# ༄།། བོད་ཀྱི་སྨན་རྫས་རིག་པའི་ཚིག་མཛོད་གཡུ་ཐོག་སྙོ་འབུམ་དགོངས་རྒྱན།།

# DICTIONARY OF TIBETAN MATERIA MEDICA

# ༄། །བོད་ཀྱི་སྨན་རྫས་རིག་པའི་ཚིག་མཛོད་
# གཡུ་ཐོག་སྔོ་འབུམ་དགོངས་རྒྱན།།

ཕྱོགས་སྒྲིག་བྱེད་པོ།
སྨན་རམས་པ་ཨརྱ་པ་སངས་ཡོན་ཏན།

# DICTIONARY OF TIBETAN MATERIA MEDICA
## YUTOK'S MIND ORNAMENT OF A HUNDRED THOUSAND HERBS

DR. PASANG YONTEN ARYA

First published in New Delhi, 1991


Front cover design: Abiesco.ch

Front cover illustration: detail from Medical Thangka no. 24

Line drawing: courtesy of Lhakchung Tsering

ISBN 978-2-9701464-1-4

Published by

BEDURYA
PUBLICATIONS

www.beduryapublications.org

*Bedurya Publications is a branch of TME – Tibetan Medicine Education Center Neuchâtel, Switzerland (www.tibetanmedicine-edu.org)*

## Editor's foreword

This dictionary is the fruit of more than a decade of research on the identification of the herbal, mineral, metal, and animal ingredients found in Sowa Rigpa formulas. During the hard times of early Tibetan exile, the seed of this project sprouted in the mind of Dr. Pasang Yonten Arya as he started training in the art of medicine making at Men-Tsee-Khang's pharmaceutical department in Dharamsala, India. After he and his friend Dr. Namgyal Tsering graduated top of their class in the summer of 1977, they were offered the unique opportunity to specialize further by working in the pharmacy as apprentices. Through the mentorship of the celebrated physician Jamyang Tashi Tsona (1918-1986), they gradually acquired the intricate practical knowledge and skills required to harvest, process, and compound raw materials into different forms of medicines. Working with these complicated formulas, however, the specializing young *amchi* faced many issues. With few Tibetan medical texts available, it proved to be exceedingly difficult to identify obscure ingredients, many Sanskrit terms, uncommon synonyms, and the poetic and secret names that are customarily revealed in oral instructions. While gaining the trust of the master, at times the only solution was to read through entire volumes on pharmacognosy for clues. In any case, much dedication and effort were (and still are) required to become on expert on this subject.

In this context, Pasang Yonten began compiling names from various texts in 1978, relying on Deumar Géshé Tendzin Püntsok's (1725-?) *Crystal Orb and Rosary* and Dési Sangyé Gyatso's (1653-1705) *Blue Beryl* as core references. He made square cards cut from a bunch of expired Tibetan calendars, diligently writing down and memorizing each term together with a short description. Over the years, the cards were bundled together with a thread and kept in a box as the collection kept growing, becoming like a personal treasure trove. The idea to create a dictionary for the benefit of future students, practitioners, and researchers came much later, inspired amongst others by the *Illustrated Materia Medica of Indo-Tibetan Medicine* (1987) by Vaidya Bhagwan Dash. Correspondingly, this book is dedicated to Yutok Yönten Gönpo and the many other ancient physicians who transmitted the precious teachings on pharmacognosy from India and beyond to Tibet, thus contributing to the enduring syncretic legacy of Sowa Rigpa. It is this traditionally closely guarded, vast yet essential expertise which is referred to as *Yutok's Mind Ornament of a Hundred Thousand Herbs* in the subtitle of this dictionary.

After more than ten years of steadily gathering names, during his pharmacy training and later while teaching at Men-Tsee-Khang College, Gen. Pasang Yonten entrusted the paper cards collection to Mr. Lhakchung Tsering. Without the availability of any photographical or digital resources, this student at the *thangka* painting school affiliated to the Library of Tibetan Works and Archives volunteered as a scribe and also kindly provided the elegant line drawing of Yutokpa. When the finished manuscript was finally published in 1991, Pasang Yonten let the cards be swept away by the arid winds of Ladakh from the roof of his house, like prayer flags, just before he moved to Europe.

*Dictionary of Tibetan Materia Medica* starts with a one-page preface and an introduction that briefly lays out the motivation and purpose for its compilation, followed by some remarks on the selection criteria for the inclusion of terms and quotations. The next heading presents an overview of several consulted sources, including an outline of the *Four Medical Tantras* as well as complete chapter lists of *Crystal Orb* and the Indian medical compendium *Aṣṭāṅgahṛdayasaṃhitā*, which was translated into Tibetan by Lotsawa Rinchen Zangpo (958-1055). The actual dictionary, in Tibetan alphabetical order and covering 257 pages, catalogues roughly three thousand unique terms. It documents an astounding variety of general ingredient names and different types (in terms of color, size, or superiority), numerous Sanskrit-derived terms (which are marked by the syllable སཾ༔), Chinese and other foreign loanwords. A large proportion are synonyms, which are cross-referenced to the respective main entries. There, essential information on the medicinal properties of the material in question is frequently added along with notes on similar species and substitution practices.

This extensive lexicon of materia medica might well be the first of its kind in Tibetan medical history, forming a much-needed linguistic bridge between the encyclopedic ocean of classical medical works and scholar-practitioners today. As such, it remains an ideal starting point for research on topics such as medicinal plant identification and classification, as well as an indispensable guide for anyone interested in interpreting or making the renowned multi-compound medicines of the Sowa Rigpa tradition.

Jan M. A. van der Valk, PhD
Editor in chief
Bedurya Publications

April 15, 2021

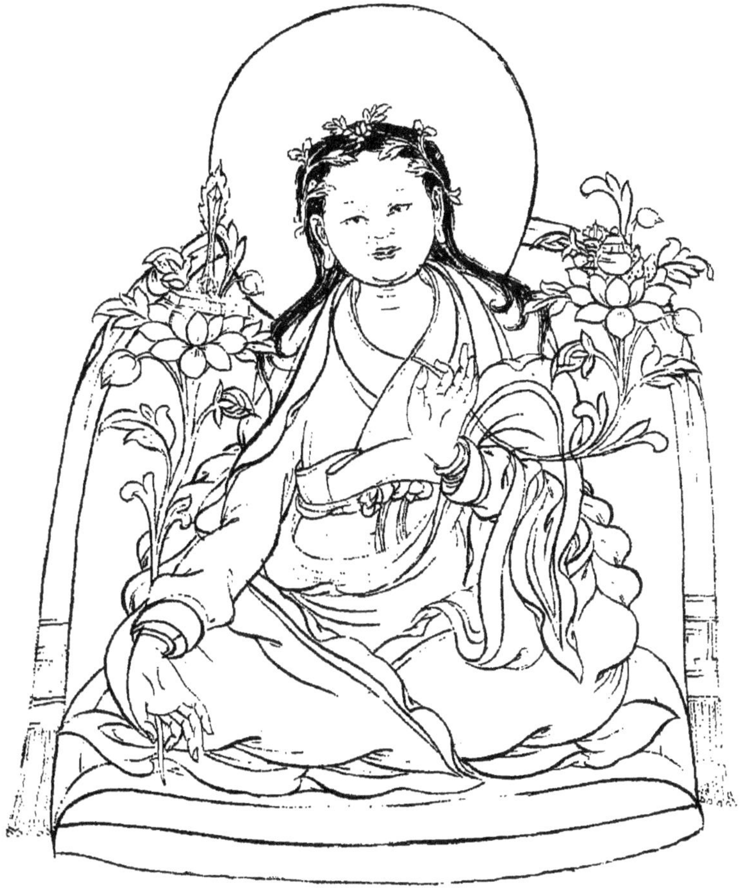

༄༅། གཡུ་ཐོག་ཡོན་ཏན་མགོན་པོ་ལ་ན་མོ།

# ༧ དཀར་ཆག

# ཆེད་བརྗོད།

དུས་རབས་ཉེར་གཅིག་ལ་མངོན་དུ་ཕྱོགས་པའི་སྐབས་འདིར་འཛམ་གླིང་རྒྱལ་ཁབ་དང་མི་རིགས་འདྲ་མིན་གྱི་རིག་གཞུང་གི་སྙིང་པོ་རྣམས་གསར་འཚོལ་དང་དར་སྤེལ་གཏོང་བའི་སྒོ་ནས་ཚན་རིག་དང་ཟུང་འབྲེལ་གྱིས་རིག་གཞུང་གི་འོད་ཟེར་མི་ནུབ་པར་སྒོ་ཀུན་ནས་འཕྲོ་བཞིན་པ་ལྟར་བོད་ཀྱི་གསོ་བ་རིག་པ་འདི་ཉིད་ཀྱང་རྒྱལ་རབས་ལོ་རྒྱུས་ཀྱིས་ཕྱུག་ཅིང་། ཤེས་བྱ་སྒོ་དུ་མས་ཕྱུར་བུར་གཏམས་པའི་ལག་རྩལ་ཕྲ་ཙང་གི་ཕུན་སུམ་ཚོགས་པོ་ཞིག་ཡིན་པས་ཕྱི་མི་མི་ཉུང་བ་ཞིག་གིས་བོད་སྨན་སྒོར་རང་རང་གི་སྐད་དུ་བསྒྱུར་རྩོམ་བྱས་ཡོད་པ་དང་། ལྷག་པར་དེང་དུས་ཕྱི་ནང་མི་རིགས་རྗེ་སྙེད་ཅིག་གིས་དོན་གཉེར་དང་ཉམས་ཞིབ་ཐད་ཚད་མཐོའི་གོ་གནས་འཛིན་ཡོད་པའི་སྐང་འདིར་ཉམས་ཞིབ་པ་དང་། དོན་གཉེར་ཅན། སྨན་སྦྱོར་ཉམས་ཞིབ་པ། སྨན་སྦྱོར་ལས་བྱེད། སྨན་རྫས་ཉམས་ཞིབ་པ་རྣམས་ཀྱི་བྱ་སྒོ་བདེ་སླག་ཏུ་སྤེལ་ཐུབ་པའི་ཆེད་ཁོ་བོས་ "**བོད་ཀྱི་སྨན་རྫས་རིག་པའི་ཚིག་མཛོད་གཡུ་ཐོག་སྨོ་འབུམ་དགོངས་རྒྱན**" ཞེས་བྱ་བ་འདི་ཉིད་ཕྱོགས་སྒྲིག་བགྱིས་པ་ལྟར། དོན་གཉེར་ཅན་གྱི་བློ་གསར་གཞོན་ནུ་རྣམས་ལ་ཕན་པ་རྒྱ་ཆེ་ཡོང་བའི་རེ་བ་ཡོད། ཚིག་མཛོད་འདིའི་ཡིག་དཀར་འདི་བཞིན་ལྷ་བྲིས་པ་ལྷག་རྒྱང་ཚེ་རིང་གིས་འབད་བརྩོན་ཆེན་པོས་པར་རྩ་ཡིག་འབྲི་གནང་བར་ཐུགས་རྗེ་ཆེ་ཞུ་རྒྱུ་བཅས། སྟོད་ལ་དྭགས་མར་ཡུལ་གྱི་རྒྱལ་ས་སླེ་ནང་པའི་མཐོ་རིམ་སློབ་གྲྭ་ཁང་ནས་སྨན་རམས་པ་སྐྱིད་གྲོང་ཨ་རྩ་མ་སངས་ཡོན་ཏན་དུ་འབོད་པས་

བོད་རྒྱལ་ལོ་ ༢༡༡༨ ཕྱི་ལོ་ ༡༩༩༡

ཟླ་བ་༦ ཚེས་ ༡༥ ལ་བྲིས།

# ངོ་སྤྲོད་མདོར་བསྡུས།

**རྩོམ་པའི་ཀུན་སློང་།** ཁོ་བོ་བོད་ཀྱི་སྨན་སྦྱོར་རིག་པར་སྦྱོང་བརྡར་གྱི་གོ་སྐབས་ཐོབ་པ་དང་སྦྲགས་བོད་ཀྱི་སྨན་སྦྱོར་རིག་པ་སྣ་ཚོགས་པར་བཀླ་ཀློག་དང་། ཉམས་ཞིབ། གོ་བསྒྱུར་བྱ་བའི་གོ་རིམ……བརྒྱུད་ཚུལ་འདིར་འཇུག་པའི་ལས་དང་པོ་བ་དང་། རིག་གསར་འཚོལ་བསྡུ། ཉམས་ཞིབ་པ་སོགས་ཀྱི་དཀའ་ངལ་སེལ་ཆེད་དང་། སྔོན་ཆད་ནས་དོན་གཅིག་མིང་གི་རྣམ་གྲངས་དང་མིང་གཅིག་དོན་མང་། གབ་མིང་དང་སྙན་ངག་གིས་བཅིངས་པ་རྣམས་ཀ་ཐས་བཀྲོལ་བའི་ཚིག་མཛོད་ཀྱི་རིགས་བྱུང་མི་འདུག་པས་འདི་ལྟ་བུ་ཞིག་འབྱུང་ན་ཅི་མ་རུང་སྙམ་པའི་ཀུན་སློང་ཐོག་མར་སྐྱེས་སོ།།

**དམིགས་ཡུལ།** ཚུལ་འདིར་སློབ་པའི་གཞོན་ནུ་རྣམས་དང་། སྨན་རྩིས་རིག་པར་ཉམས་ཞིབ་འཚོལ་བསྡུ། གབ་མིང་དང་དོན་གཅིག་མིང་གི་རྣམ་གྲངས་སོགས་ཀྱི་ངོས་འཛིན་ཐད་ནོར་འཁྲུལ་སྤང་བའི་མཛོད་རྗེས་བཟང་པོ་འཛོམ་པར་ཕན་སྐྱེད་དང་ཡར་རྒྱས་ཡོང་བའི་ཆེད་དུ་ཡིན།

**དགོས་པ།** བོད་ཀྱི་གསོ་བ་རིག་པ་ནི་སྔ་ཀུན་ནས་ཕྱུག་ཅིང་ལག་རྩལ་གྱི་ཚད་གཞི་མཐོ་པོ་ཡོད་པ་ལྟར་སྨན་གཞུང་རྒྱ་མཚོ་ལྟ་བུར་རང་དབང་གིས་བདག་གིར་སྤྱོད་པའི་སྔར་གྱི་སྐྱེས་ཆེན་དམ་པ་རྣམས་ལ་ཚིག་མཛོད་འདི་ལྟ་བུ་དགོས་པར་མི་སྣང་ལ་དེས་རྐྱེན་པས་ད་བར་སྨན་རྩིས་རིག་པའི་ཚིག་མཛོད་བྱར་དུ་མ་བྱུང་འདུག་ཅིང་དེང་སྙིགས་དུས་ཁྲིལ་བའི་རང་བཞིན་ལ་ཚིག་མཛོད་འདི་ལྟ་བུ་ཞིག་མེད་ན་གབ་མིང་དང་དོན་གཅིག་མིང་མང་སོགས་ལྟར་གྱི་མཁས་དབང་རྣམས་ཀྱིས་སྦྱོར་སྡེ་དང་ལག་ལེན་སྐབས་མིང་ཚིག་ཐ་སྙད་སྣ་ཚོགས་བེད་སྤྱོད་མཛད་ཡོད་པ་དཔེར་ན། སྐྱུ་རུ་དང་ཨུ་སུའི་གབ་མིང་ལ་སྐོམ་སེལ་ཞེས་དང་། དོན་གཅིག……

མིང་མང་ཡོད་པ་དཔེར་ན། ལྷུམ་རྩིའི་མིང་ལ་པདྨ་རྩ་རིང་། ཞིམ་ཤིང་། སེར་པོ་འོད་ལྡན་ལྷ་བུ་རོ། མིང་གཅིག་དོན་མང་ལ་འཇུག་པ་དཔེར་ན། སྐྲ་བཟང་ཟེལ་པའི་མིང་ལ་སྤང་རྩི་ཟེལ་པ་དང་པདྨ་ཏ་གཉིས་ཀར་འཇུག་པ། དཀར་པོ་ཆིག་ཐུབ་དང་བཙད་འཁྲུར་ཞེས་པ་ལྟ་བུ་མིང་གཅིག་དོན་མང་ལ་འཇུག་པ་གཞན་ཡང་འདྲ་བ་དང་བྱེད་ལས་ཁ་དོག་སོགས་ཀྱི་སྒོ་ནས་མིང་བཏགས་ཚུལ་སོགས་མང་། སྐད་རིགས་མི་འདྲ་བའི་མིང་དཔེར་ན། རྒྱ་གར་སྐད་དུ་ཏིག་ཏ་ལ་ཏིག་ཏ། བོད་སྐད་དུ་ཁ་བ། རྒྱ་ནག་ཏུ་ཏེ་ཟ་ར། ཁྲོམ་དུ་ཀླུ་ཀླུ་མི་ཞག་པས་ཀོ་སོ་ལོ། དོལ་པོས་ཇི་ར་ཟེར་བ་ལྟ་བུ་མི་འདྲ་བ་ལྟ་བུའི་ཐ་སྙད་རེ་རེ་ནས་བཅོལ་ན་སྨན་མིང་སྒྲ་སྦྱོར་ངེས་པ་དང་ཤེལ་གོང་ཤེལ་ཕྲེང་ལྟ་བུར་ཞིབ་ཏུམ་བརྟག་པར་བདེ་བླག་ཏུ་ཉེད་དཀའ་ཞིང་ངེས་ནས་ཐ་སྙད་དེ་དག་ཀ་ཐའི་ཐོག་ནས་བདེ་བླག་ཏུ་རྟོགས་ཐུབ་པ་དང་། དུས་ཚོད་བསྲི་ཚགས་ཐུབ་པའི་དགོས་པ་ཡོད།

**འབད་བརྩོན་བྱ་ཚུལ།** ཚིག་མཛོད་འདི་ཕྱི་ལོ་ ༡༩༧༨ ནས་རྩོམ་སྒྲིག་འགོ་འཛུགས་ཀྱིས་གཙོ་བོ་སྨན་སྦྱོར་ཞབས་ཞུའི་ལས་ཞོར་དུ་བསྒྲིགས་ཟུར་ཕྱི་ནང་མཐུན་རྐྱེན་ཞན་པའི་དབང་གིས་ནར་འགྱངས་སུ་ལུས་ཤིང་སླར་ཡང་རང་གི་གྲོགས་པོ་འགའ་ཞིག་གིས་སློབ་སྟོན་དང་བསྐུལ་ལྕགས་གནང་བ་ལྟར་ཕྱི་ལོ་ ༡༩༨༨ ལོའི་ནང་ལ་དྭགས་ནང་པའི་རིག་གནས་མཐོ་སློབ་ཁང་དུ་རེ་ཞིག་མཇུག་ཚང་བར་བྲིས་སོ།།

**བེད་སྤྱོད་བྱེད་ཚུལ།** སྨན་རྫས་རིག་པའི་ཚིག་མཛོད་འདི་ཉིད་དེ་ཙུ་དགེ་བཤེས་བསྟན་འཛིན་ཕུན་ཚོགས་ཀྱི་ "དྲི་མེད་ཤེལ་གོང་དང་ཤེལ་ཕྲེང་" གཙོ་བོར་གཞི་བཞག་ནས་བྲིས་ཡོད། ཤེལ་ཕྲེང་ནང་གསལ་བའི་སཾ་སྐྲི་ཏའི་མིང་ཕལ་ཆེར་འདི་ནང་དྲངས་ཡོད་པ་དང་། དེ་ལས་གཞན་པའི་སཾ་སྐྲི་ཏའི་མིང་མང་རབས་ ( རྒྱ་གར་ནས་འགྱུར་བའི་བསྟན་འགྱུར་ནང་གསོ་རིག་དང་སྣ་ཚོགས་པོད་ ༤ པ་ ) ཤིག་དྲངས་མེད། དེ་མིན་ཞལ

ཡིག་དང་སྦྱོར་དཔེ་སྣ་ཚོགས། ལྷན་ཐབས་དང་ཨེ་ཕྲི་སོགས་ནས་གབ་མིང་སོགས་ཕལ་ཆེར་དྲངས་ཡོད་པས་གཟིགས་ཚོག་པ་ཡིན། རྒྱ་དཀར་ནག་གི་སྐད་གཉིས་མི་ཚོར་བའི་ཆེད་རྒྱ་གར་སཾ་སྐྲི་ཏ་ལ་ "སཾཿ" ཞེས་འགོ་རྟགས་དང་། དེ་མིན་ཡུལ་སོ་སོའི་མིང་་་་་བཀོད་ཡོད། ཉམས་ཞིབ་པ་རྣམས་གཟིགས་བདེའི་ཆེད་སྨན་གྱི་འབྱུངས་དཔེ་ཁ་གསལ་་་རྣམས་རང་འཇགས་དང་གསལ་ཁ་དགོས་རིགས་ལ་ཚིག་ལྷུགས་ཐོག་གསལ་ཁ་ཕྱེས་ཡོད། གབ་མིང་དང་དོན་གཅིག་མིང་མང་སོགས་གང་ཡིན་རུང་རང་རང་གི་ཀ་ཁའི་ཐད་དུ་གཟིགས་ནས་འཚོལ་རྒྱུ། སྐབས་པར་རྒྱུད་དང་ཤེལ་གོང་ཤེལ་ཕྲེང་། དཔག་བསམ་ལྗོན་ཤིང་། བདུད་རྩི་ཐིགས་པ། སྒྲོན་གསལ། ཡན་ལག་བརྒྱད་པ་ཀརྨ་རང་བྱུང་རྡོ་རྗེ། བོད་སྨན་རྒྱུན་་་སྤྱོད་ཀྲུང་དབྱིའི་སྨན་རིགས་དང་སྨན་པ་རྐང་རྗེན་མའི་སྦྱོར་སྡེ་གསར་བསྒྲིགས་སོགས་་་སྨན་ནུས་དང་། རོ་ནུས་ཞུ་རྗེས་ཐོག་ཁྱད་པར་ཡོད་པ་རྣམས་ཀྱང་རེ་རེ་ནས་དྲངས་ཡོད་པས་ཉམས་ཞིབ་པ་རྣམས་ཀྱིས་དཔྱད་ཞིབ་བྱེད་པར་ཕན་པའི་རེ་བ་ཡོད། འོན་ཀྱང་ཁྱོན་ཡོངས་ཀྱི་འབྲེལ་ཡོད་སྨན་རྫས་ཀྱི་ཐ་སྙད་དང་མིང་གི་རྣམ་གྲངས་བཙས་ལ་བལྟ་རྟོག་མ་ཐུབ་པས་མིང་ཚིག་ཉུང་བ་དང་། སྨན་རྫས་ངོས་འཛིན་ཐད་དེང་དུས་རིག་གསར་དང་མཐུན་པར་འབྲི་་མ་ཐུབ་པ། མིང་གི་མངོན་བརྗོད་ཉུང་ཉག་པ་སོགས་བྱུང་ཡོད་ན། མཁྱེན་ལྡན་རྣམས་ལ་བཟོད་གསོལ་ཞུ་རྒྱུ་ཡིན།།

# ཆོག་མཚོད་འདིའི་འབྱུང་ཁུངས་བརྩལ་དཔེ་ཆ་ཁག་
# གཅིག་གི་ངོ་སྤྲོད།

ཀ། **བོད་ཀྱི་སྤོ་སྨན།** སྤྱི་ལོ་༡༩༧༣ ལོར་པད་བཀོད་རི་བོ་ཆེ་རྗེ་དྲུང་རིན་པོ་ཆེའི་··
སྤར་པ་ཆོ་བརྟན་རྡོ་རྗེས་ "བོད་སྨན་གྱི་ཕྲུག་དཔེ་གསུམ" ཞེས་པའི་ནང་གསོ་དཔྱད་
སྤོ་ཚོགས་ཀྱི་མན་ངག་རིན་ཆེན་འབྱུང་དཔེ་བསྟན་པ་ཞེས་བྱ་བ་སྤར་བསྐྲུན་གནང་།
སྤྱི་ལོ་༡༩༧༨ ལོར་ལྷ་རྗེ་བཀྲ་ཤིས་གཡང་འཕེལ་གྱིས་ "གསོ་དཔྱད་སྤོ་ཚོགས་ཀྱི་··
མན་ངག་རིན་ཆེན་འབྱུང་དཔེ་བསྟན་པ་" ཞེས་པ་སྤར་བསྐྲུན་གནང་། སྤྱི་ལོ་༡༩༨༠
ལོར་རྡ་ས་བོད་ཀྱི་དཔེ་མཛོད་ཁང་ནས་ "བོད་ཀྱི་སྤོ་སྨན་" ཞེས་པའི་དེབ་ནང་ "སྤོ་སྦྱོར་
གྱི་འབྱུང་དཔེ་མན་ངག་རིན་ཆེན་ཕྲེང་བ་" ཞེས་བྱ་བ་དང་ "སྤོ་རིན་ཆེན་འབྱུང་དཔེ་"
ཞེས་པ་ཁག་གཉིས་པར་བསྐྲུན་གནང་བ་ལྟར། དེ་དག་གི་འགྱུར་བྱང་དུ། རྒྱ་གར་གྱི···
མཁས་པ་ཆེན་པོ་ཤཱནྟི་ག་རྦྷ་དང་། གཞན་ཡང་ཟླ་སྨན་བདུན་ཀ་བསྒྲིགས་ནས་བསྒྱུར···
བའི། གནས་ཀྱི་ཁྱད་འཕགས་བྲག་དམར་བསམ་ཡས་སུ། ཡོན་བདག་ཁྱད་འཕགས···
སྤྱིལ་པས་འགྲོ་དོན་མཛད། རྗེ་རྒྱལ་གཞན་ལས་ཁྱད་འཕགས་ཁྲི་སྲོང་ལྡེའུ་བཙན་གྱིས།
ཟླ་སྨན་བདུན་ལ··················· དར་ཟབ་གདན་གཏིང་ཞལ་ཟས་བདུད་རྩི་དྲངས།
གསེར་དངུལ་ལ་སོགས་གང་དགྱེས་ཕུལ། ལུས་ངག་ཡིད་གསུམ་གུས་པས་ཕྱག་འཚལ··
ནས། སེམས་ཅན་ནང་ལས་གྲོལ་བར་བྱ་བའི་ཕྱིར། སྤྲོད་པས······འཕགས······འགྲོ
······རྫོགས་སོ། །ཞེས་འགྱུར་བྱང་དུ་གསལ་བ་ལྟར་སྐབས་དེར་སྒྲོལ་མའི་སྤོ་འབུམ་
དུ་གྲགས་པ་ལེའུ་བརྒྱད་དང་ཉི་ཤུ་ཙན་དང་ཡང་ན་སྤོའི་འབྱུང་དཔེ་རིན་ཆེན་སྒྲོལ་མ་ལེའུ་
གསུམ་ཤཱཀྱ་གར་ནས་འགྱུར་ཡོད་པ་ནས་ཁོལ་བཏོན་ལེའུ་ནི་ཤིན་ཏུ་རྩ་ཆེའི་དཔེ་གྲས་ཡིན།།

ཁ། **གསོ་རིག་རྒྱུད་བཞི།** དཔལ་ལྡན་རྒྱུད་བཞི་ནི། ཡོངས་གྲགས་སུ་སངས་རྒྱས་དགོང་

ལོ་ ༧༡ ལོར་སྨན་གྱི་ནགས་སུ་རྒྱུད་བཞི་གསུངས་ཤིང་། [ཀ] དེ་ནས་འཚོ་བྱེད་གཞོན་ནུའི་གསོས་སོགས་རིམ་བརྒྱུད་ཀྱི་ཕྱི་མོ་བརྒྱ་ཕྲག་བརྒྱད་པའི་ནང་ཁ་ཆེ་པཎ་ཆེན་ཟླ་བ་མངོན་དགའ་དང་། བོད་ཀྱི་ལོ་ཙྪ་བ་བཻ་རོ་ཙ་ན་གཉིས་ཀྱིས་བོད་སྐད་དུ་བསྒྱུར་བར་བཤད། ཡང་གངས་ཅན་གྱི་མཁས་པ་ཟུར་མཁར་སོགས་ཀྱི་ལུགས་སུ་རྒྱུད་བཞི་བསྟན་བཅོས་སུ་བཞེད་དེ་བོད་ཀྱི་མཁས་འགྲུབ་སྐྱེས་ཆེན་གཡུ་ཐོག་ཡོན་ཏན་མགོན་པོ་གསར་མས་མཛད་པར་གསུངས་པ··སོགས་ཞིབ་པ་གཞན་དུ་གཟིགས། [ཁ] དོན་སྙིང་དུམ་བུ་བཞི་ཡོད་པ་ལས་རྩ་རྒྱུད་ལེའུ་དང་པོ་རྒྱུད་བཞིའི་ལོ་རྒྱུས་དང་། ལེའུ་གཉིས་པ་རྒྱུད་བཞི་སྤྱི་ཁྲབ་ཀྱི་དཀར་ཆག་བསྟན་པ། ལེའུ་གསུམ་པ་རྒྱུད་བཞིའི་སྙིང་དོན་ཉེས་གསུམ་རྣམ་པར་འགྱུར་མ་འགྱུར་གྱི་རྣམ་པ་གསུམ་ཚན་རིག་པའི་གཞུང་ལུགས་མདོར་བསྡུས་བསྟན་པ་དང་། བཞི་པས་ངོས་འཛིན། ལྔ་པས་གསོ་ཚུལ། དྲུག་པས་མཇུག་བསྡུ་བར་བསྟན་པའོ།། དུམ་བུ་གཉིས་པ་བཤད་རྒྱུད་ནི་སྡེ་ཚན་དང་པོ་གྲུབ་པ་ལུས་ནད་དང་། སྡེ་ཚན་གཉིས་པར་འཕེལ་འགྲིབ་ནད་ཀྱི་སྐོར། སྡེ་ཚན་གསུམ་པར་སྤྱོད་ལམ་གྱི་སྐོར། སྡེ་ཚན་བཞི་པར་ཟས་སྤྱོད་ཀྱི་སྐོར། སྡེ་ཚན་ལྔ་པར་གསོ་བྱེད་སྨན། སྡེ་ཚན་དྲུག་པར་ཆ་བྱད་དཔྱད། སྡེ་ཚན་བདུན་པར་ཐ་མལ་ནད་མེད། སྡེ་ཚན་བརྒྱད་པར་ངོས་འཛིན་རྟགས། སྡེ་ཚན་དགུ་པར་གསོ་ཐབས་ཀྱི་གནས། སྡེ་ཚན་བཅུ་པར་བྱ་བྱེད་སྨན་པའི་གནས་དང་བཅས་རྩ་བ་མདོ་གནས་བསྟན་པའི་འབྲེལ་ཡོད། དུམ་བུ་གསུམ་པ་མན་ངག་རྒྱུད་ནི། ལུས་ཀྱི་སྡེ་ཚན་ལ་ལེའུ་བདུན་ཅུ། བྱིས་པར་གསུམ། མོ་ནད་ལ་གསུམ། དུག་ལ་གསུམ། གདོན་ལ་ལྔ། རྨ་ལ་ལྔ། བཅུད་ལེན་ལ་གཅིག རོ་ཙ་ལ་གཉིས་ཏེ་སྡེ་ཚན་ནམ་སྐབས་བཅོ་ལྔ་ལ་ལེའུ་གོ་གཉིས་ཡོད། དུམ་བུ་བཞི་པ་ཕྱི་མ་རྒྱུད་ནི། མདོ་བཞི་སྟེ་བརྟག་པ་རྩ་ཆུའི་མདོ་ལ་ལེའུ་གཉིས། ཞི་བྱེད་སྨན་གྱི་མདོ་ལ་ལེའུ་བཅུ། སྦྱོང་བྱེད་ལས་ཀྱི་མདོ་ལ་ལེའུ་ལྔ། འཇམ་རྩུབ་དཔྱད་ཀྱི་མདོ་ལ་དྲུག་སྟེ་ལེའུ་ཉེར་ལྔའོ།།

ཕྱི་མ་རྒྱུད་ཀྱི་ལེའུ་ཕྱི་མ་གཉིས་ལས་དང་པོ་རྒྱུད་བཞིའི་འཇུག་དོན་གཏན་འབེབས་དང་། རྒྱུད་བཞིའི་ཁུངས་བཙལ་གྱི་ཡིག་ཆ་ཕྱི་མོའི་ལེའུ། གཉིས་པ་སྨྲོག་གཅོད་ནང་དགུའི་དོགས་

སེལ་དང་རྒྱུད་བཞི་སྐུ་ལྔ་ལྷུན་གྲུབ་ལས་བྱུང་ཚུལ་དང་རྒྱུད་ཡོངས་སུ་གཏད་པའི་ཚུལ་……
བསྟན་པའོ།།

དཔལ་ལྡན་རྒྱུད་བཞིའི་བཤད་རྒྱུད་ནུས་པ་རྒྱུད་སེལ་ནང་བསྟན་པའི་སྨན་གྱི་ངོ་བོའི་གྲངས་
ནི་སྔོ་ཚན་བརྒྱད་དུ་བཤད་པ་ལས་དང་པོ་རིན་པོ་ཆེའི་གྲངས་བཅུ། གཉིས་པ་ས་སྨན་གྲངས་
བཅུ་གཅིག གསུམ་པ་རྡོ་སྨན་གྲངས་སོ་དྲུག བཞི་པ་ཤིང་སྨན་ནང་རྩ་བ་སྦྲུམ་བུ་སྡོང་པོ་…
ཡལ་ག་ཀང་ཤུན་པ། ཐང་ཆུ། ལོ་མ་མེ་ཏོག འབྲས་བུ་དང་། ལྔ་པ་རྩི་སྨན། རྩ་ཤིང་…
སྲོག་ཆགས་ལས་བྱུང་བ། དྲུག་པ་ཐང་སྨན་ནང་གསེས་བཅས་ཁྲིན་གྲངས་༡༠༥ བདུན་པ་སྔོ་…
སྨན་ལ་གྲངས་༡༡༡ བརྒྱད་པ་སྲོག་ཆགས་སྨན་གྲངས་༡༩༡ སྨན་རྟ་གཉིས་བཅས་ཁྲིན་བསྡོམས་
སྨན་སྡེ་གྲངས་༣༨༩ ཡོད་ཅིང་སྨན་རྫས་འདི་དག་གི་གསོ་བྱེད་གཉེན་པོ་སྟོང་དང་རྩ་གཉིས་
སྦྱོར་ཐུབ་པ་ཡིན་ནོ།།

༡། སྡེ་སྲིད་སངས་རྒྱས་རྒྱ་མཚོའི "བཻཌཱུརྱ་དཀར་པོའི་དྲིས་ལན་འཁྲུལ་སྣང་གཡའ་སེལ་
དོན་གྱི་བཞིན་རས་སྟོན་བྱེད" ཤོག་ལྷེབས ༣༥༥:༩ པར་གསལ། བཀྲས་ཁང་ཐུབ་
བསྟན་ཚེ་འཕེལ། མི་རིགས་པར་གསར ༡༩༨༡ །

༢། སྐྱེམས་པ་ཚེ་དབང་གི "རྩ་རྒྱུད་ཀྱི་འགྲེལ་པ་ལེགས་པར་བཤད་སྦྱར་བ་མཆོག་ཐོབ།" པར་
བཏབ་ལོ། ? ལྷུམ་པར་ ( བོད་དུ་པར་བ་ ) ཤོག་གྲངས ༣༡ ནང་གསལ། སྨན་རམ་
པ་པ་སངས་ཡོན་ཏན་གྱི "བོད་ཀྱི་གསོ་བ་རིག་པའི་ལོ་རྒྱུས་ཀྱི་བང་མཛོད་གཡུ་ཐོག་བླ་མ་
དྲན་པའི་མེ་ཏོག" མི་རིགས་པར་མ ༡༩༩༠ །

# ༄། ཡན་ལག་བརྒྱད་པའི་སྙིང་པོ་བསྡུས་པ་ཞེས་བྱ་བ་དང་། ཡན་ལག་··· བརྒྱད་པའི་སྙིང་པོ་ཞེས་བྱ་བའི་སྨན་དཔྱད་ཀྱི་བཤད་པ།

ཡན་ལག་བརྒྱད་པ་མཛད་པ་པོ་སློབ་དཔོན་དཔའ་བོ་ལ་བཤད་ཚུལ་མི་འདྲ་བ་ཡོད་ཅིང་བོད་རྣམས་གཅིག་པར་བཤད་པ་དང་། རྒྱ་གར་བ་རྣམས་ནང་དོན་རིག་པ་ལ་མཁས་པའི་དཔའ་བོ་(ASHWA GOSH) དང་ཚེ་ཡི་རིག་བྱེད་ལ་མཁས་པའི་དཔའ་བོ་(BAGHVATA) སོ་སོར་བཤད་པ། གང་ལྟར་འཁྲུངས་རྣམ་རྟོགས་བརྗོད་ལྟར་ན་ནང་པར་བཞུགས་པའི་རྗེས་སུ་ལུས་ཀྱི་སྡིག་བཤགས་སུ་ཡན་ལག་བརྒྱད་པ་ཆེན་པོ། ཡན་ལག་བརྒྱད་པ་ལ་འཇུག་པ༔ ཡན་ལག་བརྒྱད་པའི་སྙིང་པོ་བསྡུས་པ། དེའི་རང་འགྲེལ་དང་བཞི་མཛད་པར་གྲགས་པ་ལས་ད་ལྟར་བསྟན་འགྱུར་དུ་ཡན་ལག་བརྒྱད་པའི་སྙིང་པོ་བསྡུས་པ། དེའི་རང་འགྲེལ་གཉིས་བཞུགས། སྙིང་པོ་བསྡུས་པ་དང་དེའི་འགྲེལ་པ་ཚིག་དོན་ཟླ་ཟེར་གཉིས་ལོ་ཆེན་རིན་ཆེན་བཟང་ (950-1055) པོས་བསྒྱུར། སྨྲ་བོ་ལོ་ཙ་བ་དཔྱིད་ཀི་རིན་ཆེན་དང་མར་པོ་རིག་པ་གཞོན་ནུ། དཔྱིད་ཀུ་དགེ་སློང་ཤཀྱའི་བློ་གྲོས་རྣམ་གཉིས་ཀྱིས་དེའི་རང་འགྲེལ་བསྒྱུར།

## ༄། ཡན་ལག་བརྒྱད་པའི་སྙིང་པོ་བསྡུས་པ་ཞེས་བྱ་བའི་ནང་དོན་ས་བཅད།

༡ མདོ་གནས་ལེའུ་དང་པོས་ལེའུ་རྣམ་གྲངས་སམ་དཀར་ཆག་བསྟན་པ།
༢ མདོ་གནས་ལེའུ་གཉིས་པས་ཉིན་རེ་བཞིན་སྤྱོད་པའི་རྒྱུན་སྤྱོད་ལེའུ་བསྟན་པ།
༣ མདོ་གནས་ལེའུ་དུས་སུ་སྤྱོད་པའི་སྤྱོད་ལམ།
༤ མདོ་གནས་ལེའུ་ནད་མི་འབྱུང་བར་བྱ་བའི་དཔྱད་བསྟན་པ། (གནས་སྐབས་སྤྱོད་ལམ།)
༥ མདོ་གནས་ལེའུ་བཏུང་བ་ཚུལ་སོགས་ཀྱི་བྱེ་བྲག་བསྟན་པ།
༦ མདོ་གནས་ལེའུ་ཁ་ཟས་ཀྱི་ཚུལ་བརྟག་ཅིང་ཤེས་པར་བྱ་བའི་ལེའུ་བསྟན་པ།

༧ མདོ་གནས་ལེའུ་ཁ་ཟས་སྦྱོང་བའི་ལེའུ་བསྟན་པ།

༨ མདོ་གནས་ལེའུ་ཁ་ཟས་ཀྱི་ཚོད་ཟིན་པར་བཟའ་བའི་ལེའུ་བསྟན་པ།

༩ མདོ་གནས་ལེའུ་སྨན་ལ་སོགས་པའི་བྱེ་བྲག་ཤེས་པར་བྱ་བའི་ལེའུ་བསྟན་པ།

༡༠ མདོ་གནས་ལེའུ་རོ་ཟ་དང་མ་ཤེས་པར་བྱ་བའི་ལེའུ་བསྟན་པ།

༡༡ མདོ་གནས་ལེའུ་ནད་ལ་སོགས་པའི་ཚུལ་ཤེས་པར་བྱ་བའི་ལེའུ་བསྟན་པ།

༡༢ མདོ་གནས་ལེའུ་ནད་ཀྱི་བྱེ་བྲག་ཤེས་པར་བྱ་བའི་ལེའུ་བསྟན་པ།

༡༣ མདོ་གནས་ལེའུ་གསོ་བའི་ཐབས་ཀྱི་ལེའུ་བསྟན་པ།

༡༤ མདོ་གནས་ལེའུ་གསོ་བའི་ཐབས་རྣམ་པ་གཉིས་ཀྱི་ལེའུ་བསྟན་པ།

༡༥ མདོ་གནས་ལེའུ་སྦྱངས་པ་ལ་སོགས་པ་སྨན་གྱི་སྦྱོར་ཚན་འདུས་པའི་ལེའུ་བསྟན་པ།

༡༦ མདོ་གནས་ལེའུ་སྨྲ་མ་གྱི་ཚོག་བྱ་བའི་ལེའུ་བསྟན་པ།

༡༧ མདོ་གནས་ལེའུ་དགུས་ཀྱི་ཚོ་གའི་ལེའུ་བསྟན་པ།

༡༨ མདོ་གནས་ལེའུ་སྐྱུགས་སྨན་དང་བཀྲུ་སྨན་བཏང་བའི་ཚོ་གའི་ལེའུ་བསྟན་པ།

༡༩ མདོ་གནས་ལེའུ་མས་གཏོང་བའི་ཚོ་གའི་ལེའུ་བསྟན་པ།

༢༠ མདོ་གནས་ལེའུ་སྣ་སྨན་གཏོང་བའི་ཚོ་གའི་ལེའུ་བསྟན་པ།

༢༡ མདོ་གནས་ལེའུ་སྨན་གྱི་དུད་པ་གཏང་བའི་ཚོ་གའི་ལེའུ་བསྟན་པ།

༢༢ མདོ་གནས་ལེའུ་སྨན་གྱི་དུ་བས་མཁྲུར་བ་དགང་བ་ལ་སོགས་པའི་ཚོ་གའི་ལེའུ་བསྟན་པ།

༢༣ མདོ་གནས་ལེའུ་སྨན་གྱི་ཐིག་པ་མིག་ཏུ་བླུགས་པ་དང་སྨན་གྱིས་མིག་བསྐུ་བའི་ཚོག……
བསྟན་པ།

༢༤ མདོ་གནས་ལེའུ་མིག་བརྟག་པའི་ཚོག་དང་མིག་སྨན་གྱི་ཕུར་མ་བསྲེགས་ཤིང་བཙོས་པའི་
ཁུ་བ་མིག་ཏུ་བླུགས་པའི་ཚོག་བསྟན་པ།

༢༥ མདོ་གནས་ལེའུ་ཚ（སྤྱད་）དཔྱད་ཀྱི་ཚོ་གའི་ལེའུ་བསྟན་པ།

༢༦ མདོ་གནས་ལེའུ་གཏར་དཔྱད（སྤྱད་）ཀྱི་ཚོ་གའི་ལེའུ་བསྟན་པ།

༡༠༧ དེ་ནས་ཆག་གྲུམ་གསོ་བའི་ལེའུ་བཤད་པ། (ཉེ་ཤུ་བདུན།)

༡༠༨ དེ་ནས་མཚན་པར་རྟོལ་གྱི་ལེའུ་བཤད་པ། (ཉེ་ཤུ་བརྒྱད།)

༡༠༩ དེ་ནས་སྨིན་བུ་དང་ཐོར་བུ་རྐང་འབམ་འབྲས་ཀྱི་ཕྲིང་བའི་ནད་དམིགས་པ་བཤད་པ། (ཉེ་ཤུ་རྩ་དགུ)

༡༡༠ དེ་ནས་སྨིན་བུ་ལ་སོགས་པའི་ནད་གསོ་བར་བཤད་པ། (སུམ་རྩ།)

༡༡༡ དེ་ནས་ནད་བྲ་མོའི་དམིགས་ཤེས་པ་བཤད་པ། (སོ་གཅིག)

༡༡༢ དེ་ནས་བྲ་མོའི་ནད་གསོ་བར་བཤད་པ། (སོ་གཉིས།)

༡༡༣ དེ་ནས་གསང་བའི་ནད་ཀྱི་དམིགས་ཤེས་པ་བཤད་པ། (སོ་གསུམ།)

༡༡༤ དེ་ནས་གསང་བའི་གནས་ཀྱི་ནད་གསོ་བར་བཤད་པ། (སོ་བཞི།)

ཡན་ལག་བརྒྱད་པའི་སྙིང་པོ་བསྡུས་པ་ལས་མཚོན་ཕྲད་ཀྱི་གསོ་བ་རྫོགས་སོ།།

༡༡༥ དེ་ནས་དུག་ནད་གསོ་བར་བཤད་པ། (སོ་ལྔ།)

༡༡༦ དེ་ནས་སྦྲུལ་གྱིས་ཟིན་པ་གསོ་བའི་ལེའུ་བཤད་པ། (སོ་དྲུག)

༡༡༧ དེ་ནས་སྦྲིན་བུའི་དུག་ནད་གསོ་བའི་ལེའུ་བཤད་པ། (སོ་བདུན།)

༡༡༨ དེ་ནས་བྱི་བ་དང་ཨ་ལི་ཀའི་དུག་གསོ་བའི་ལེའུ་བཤད་པ། (སོ་བརྒྱད།)

ཡན་ལག་བརྒྱད་པའི་སྙིང་པོ་བསྡུས་པ་ལས་མཆེབ་གསོ་བའི་ཡན་ལག་རྫོགས་སོ།།

༡༡༩ དེ་ནས་བཅུད་ལེན་གྱི་ལེའུ་བཤད། (སོ་དགུ)

ཡན་ལག་བརྒྱད་པའི་སྙིང་པོ་བསྡུས་པ་ལས་རྒས་པ་གསོ་བའི་ཡན་ལག་རྫོགས་སོ།།

༡༢༠ དེ་ནས་རོ་ཙ་གསོ་བའི་ལེའུ་བཤད་པ། (བཞི་བཅུ་པའོ། )

## ༥། ཡན་ལག་བརྒྱད་པའི་སྙིང་པོའི་རྣམ་པར་འགྲེལ་པ་ཚིག་གི་དོན་གྱི་ཟླ་ཟེར་ཞེས་བྱ་བ།

ཟླ་ཟེར་ནི་སྨན་དཔྱད་ཡན་ལག་བརྒྱད་པའི་སྙིང་པོ་བསྡུས་པའི་རྒྱས་འགྲེལ་ཞིག་ཡིན་ལ། འདི་ནི་ཁ་ཆེ་པཎ་ཆེན་ཟླ་བ་མངོན་པར་དགའ་བ་ཞེས་བྱ་བ་སློབ་དཔོན་དཔའ་བོ་པ་ཁོལ་སྐུ་ཆེ་སྟོད་ཀྱི་སྲས་ཆགས་པ་མངོན་དགའ་དེའི་སྲས་ཁ་ཆེ་ཟླ་བ་མངོན་དགའ་སྟེ། འདིའི་

༄། **སྨན་མིང་སྒྲ་སྦྱོར་ངེས་པ།** ཁ་ཆེ་ཟླ་མགོན་གྱིས་བརྒྱད་པའི་སྙིང་པོ་བསྡུས་པ་དང་སྨན་གཞུང་གཞན་མ་རྣམས་ཀྱི་སྨན་མིང་ཟུར་དུ་བཀོད་པ་སྒྲ་སྦྱོར་ངེས་པ་ཞེས་བྱ་བ་འདིར་གཙོ་བོའི་སྨན་གྱི་ངོ་བོ་རྣམ་གྲངས་ ༨༠༠ ལྷག་ལ་མིང་གི་རྣམ་གྲངས་ ༦༢༢༥ ལྷག་ཙམ་སཾ་སྐྲི་ཏ་སྐད་ཐོག་ཡོད་པ་གཞི་ལ་བཞག་ནས་གལ་ཆེའི་མིང་རྣམས་བོད་བསྒྱུར་དང་བཅས་དེ་སྔོན་བོད་རང་གི་མིང་གི་མཚོན་བརྗོད་དང་གཞན་མིང་སོགས་བསྣན་ཏེ་དེའུ་དགེ་བཤེས་བསྟན་འཛིན་ཕུན་ཚོགས་ཀྱི་ཤེལ་ཕྲེང་རྒྱས་འགྲེལ་མཛད་ཡོད། སྒྲ་སྦྱོར་ངེས་པ་འདི་ཉིད་ཐར་ལོ་ཉི་མ་རྒྱལ་མཚན་གྱིས་བསྒྱུར་བ་བསྟན་འགྱུར་ནང་བཞུགས།

གཞན་ཡང་བཙན་པོ་ཁྲི་སྲོང་ལྡེའུ་བཙན་གྱི་སྐུ་དུས་སུ་རྒྱ་གར་གྱི་སྨན་པ་ཧྲ་ཤ་ར་ཛ་དང་། ཏ་ཤང་མཧཱ་ཀྱིན་ད། ཁྲོམ་གྱི་ཙན་པ་ཤི་ལ་ཧ་གསུམ་གྱིས་རྒྱལ་ཁམས་སོ་སོའི་ལུགས་དང་བསྟུན་ཏེ་གསོ་བ་རིག་པའི་རྩ་བ་རྩིས་ཉེ་ཟླའི་འཁོར་ལོ་ཞེས་བྱ་བ་ལེའུ་བདུན་ཡོད་པ་བརྩམས་པའི་ནང་ "རོ་སྦྱོར་ལྷུགས་ཀྱི་ཕྲེང་བ" "འཕྲུ་ཡིག་དུང་གི་མིག" "སྨན་མིང་འབུ་ཤག་ཟངས་ཀྱི་བུམ་པ" སོགས་བསྒྱུར་ཡོད། ད་དུང་བསྟན་པ་ཕྱི་དར་ནང་འགྱུར་དཔེ "དཔག་བསམ་ལྗོན་ཤིང་དང་" "བདུད་རྩི་ཐིགས་པ" དང་ "སྒྲོན་གསལ།" ཀརྨ་རང་བྱུང་རྡོ་རྗེའི "སྨན་མིང་རྒྱ་མཚོ" གཞན་ཡང་ཉེ་བའི་ཆར་བརྩམས་པའི "བོད་ལྗོངས་རྒྱུན་སྤྱོད་ཀྲུང་དབྱིན་སྨན་རིགས" དང་ "སྨན་པ་ཀཱང་རྗེན་མའི་སྦྱོར་སྡེ་གསར་བསྒྲིགས" སོགས་ཀྱང་ཡོད་དོ།།

༄། **ཤེལ་གོང་དང་ཤེལ་ཕྲེང་།** ཤེལ་གོང་ཤེལ་ཕྲེང་རྩོམ་པ་པོ་ནི་དེའུ་དགེ་བཤེས་བསྟན་འཛིན་ཕུན་ཚོགས་ཞེས་པཎྜི་ཏ་ཆེན་པོ་དེ་རབ་བྱུང་བཅུ་གཅིག་པའི་ནང་སྨན་རྗེ་པོ་རྗེའི་གདུང་བརྒྱུད་དུ་འཁྲུངས། དགུང་ལོ་ལྔ་ནས་རིག་གནས་སློབ་གཉེར་མཛད་ཅིང་བརྒྱུད་པ་ལ་སྨན

དཔྱད་ཀྱི་ཕྱག་ལེན་མཛད། དགུང་ལོ་བཅུ་བདུན་ནས་ནང་དོན་རིག་པ་ལ་གསན་བསམ་མཛད་ནས་ཐ་སྙད་རིག་པ་དང་བཅས་པར་མཁས་པའི་ཡང་རྩེར་སོན་པས་དེའུ་དམར་པཎ་ཆེན་ཞེས་གྲགས། མདོ་ཁམས་སོ་འཛོ་རུ་དེའུ་དམར་ཟབ་རྒྱས་ཆོས་གླིང་ཕྱག་བཏབ་སྟེ་ནང་དོན་རིག་པ་དང་། གསོ་བ་རིག་པ་སོགས་ཐ་སྙད་རིག་པའི་སྐོར་རྣམས་འཆད་ཉན་མཛད། དམ་པ་གང་གི་ཞབས་སྲས་ཀྱང་སེ་ཏུ་པཎ་ཆེན་གཙུག་ལག་ཆོས་ཀྱི་སྣང་བ་དང་། ཁམས་ཕྱུལ་བསྟན་འཛིན་ཆོས་ཀྱི་ཉི་མ་སོགས་སྐྱེས་ཆེན་དམ་པ་མང་དུ་བསྐྲུན། གང་གི་མཁྱེན་པ་ལས་གྲུབ་པའི་ནང་དོན་རིག་པ་དང་ཐ་སྙད་རིག་པར་ཤེལ་གོང་ཤེལ་ཕྲེང་སོགས་བསྟན་བཅོས་བརྒྱ་ཕྲག་ཙམ་མཛད་པར་སྣང་ཞིང་རྣམ་ཐར་རྒྱས་པ་གཞན་དུ་གཟིགས་སོ།།

༄། ཤེལ་གོང་། བདུད་ནད་གཞོམ་པའི་གཉེན་པོ་རྩི་སྨན་གྱི་ནུས་པ་རྒྱུད་བཤད་གསལ་སྟོན་དྲི་མེད་ཤེལ་གོང་ཞེས་བྱ་བ་ལ་ནང་གསེས་ས་བཅད་དམ་སྡེ་ཚན་བཅུ་གསུམ་ཡོད་པ།

| | | |
|---|---|---|
| སྡེ་ཚན་དང་པོ། | | རིན་པོ་ཆེའི་སྨན་སྡེ་བཤད་པ། |
| " གཉིས་པ། | | རྡོའི་སྨན་སྡེ་བཤད་པ། |
| " གསུམ་པ། | | སའི་སྨན་སྡེ་བཤད་པ། |
| " བཞི་པ། | | རྩིའི་སྨན་སྡེ་བཤད་པ། |
| " ལྔ་པ། | | ཤིང་གི་སྨན་སྡེ་བཤད་པ། |
| ནང་གསེས | ༡ | འབྲས་བུའི་སྨན་གྱི་ནུས་པ་བསྟན་པ། |
| " | ༢ | ཤིང་སྨན་མེ་ཏོག་གི་ནུས་པ་བསྟན་པ། |
| " | ༣ | ལོ་མའི་སྨན་གྱི་ནུས་པ་བསྟན་པ། |
| " | ༤ | ཤིང་སྨན་སྡོང་པོའི་ནུས་པ་བསྟན་པ། |
| " | ༥ | ཡན་ཕྲན་ལྷུག་མའི་ནུས་པ་བསྟན་པ། |
| " | ༦ | ཤིང་གི་པགས་པའི་ནུས་པ་བསྟན་པ། |

སྤྱི་ཚེས་བཅུ་གསུམ་པ། གདུགས་པའི་སྨན་སྤྱི་བཤད་པ་བཅས་སྨན་སྤྱི་ངོ་བོ་དགུ་བརྒྱ་བཅོ་ལྔའི་ནུས་པ་བཅས་བཤད་དོ།།

༄། སྨན་རམས་པ་པ་སངས་ཡོན་ཏན་གྱི་ " བོད་ཀྱི་གསོ་བ་རིག་པའི་ལོ་རྒྱུས་ཀྱི་བང་མཛོད་གཡུ་ཐོག་བླ་མ་དྲན་པའི་མེ་ལོང། " ཤོག་གྲངས་ ༡༥༨ ལྡི་ལི་པར་མ ༡༩༨༧

# ཀ

ཀ་ཀ་ནྡི་ལ སྐ༔ ཨིནྡྲ་ནཱི་ལ་ལ་རིགས་བཞི་ལས་ཀ་ཀ་ནྡི་ལ་ཞེས་པ། མདོག་ཧྲུང…
ནད་གཉན་ལ་ཉི་མ་ཤར་བའི་ཕྱོགས་སུ་རང་གི་འོད་འབྱུང་ལ་ཆེ་ཆུང་ངེས་མེད་ཞིག་གོ

ཀ་ཀུ་སྨ སྐ༔ བྱ་རོག་གདོང་སྐྱེ། ཨ་ག་རུའི་མིང་གི་རྣམ་གྲངས་ཤིག

ཀ་ཀུ་བྷ་ཡ སྐ༔ ཤིང་ཞིག་སྟེ། ཕྱོགས་ཁྱབ་ཤིང་ཞེས་དགེ་སྒྲོན་ལས་གསུང་།

ཀ་ཀོ་ལ ཀ་ཀོ་ལ་ཡིས་ཕོ་མཆེར་གྲང་བ་སེལ། ཞེས་དང་། ལྷ་གྲུ་སྦྱིང་ལས། །ཀོ་ལ་ཧྲུང…
ནད་དྲོ་ལ་ཞུ་རྗེས་བསིལ་དུ་འགྲོ། །ཚ་ཞིང་རྩུབ་ལ་ཞུ་རྗེས་བསིལ་དུ་འགྱུར། ཞེས་ཀ་ཀོ་ལ་སྔོད…
གཡུང་རིགས་གཉིས་ཏེ། །དཀར་པོ་སྐྱ་ལ་གང་བུ་སྲབ། །སྨུག་པོ་གང་བུ་འབྲུ་རྣམས་སྨུམ། །ཀོ་
ལ་རྒྱུང་བ་སྲུག་སྐྱིལ་ཚམ། །ཞེས་དང་སྨོ་མོན་ནས་ཀྱང་རིགས་གཉིས་འབྱུང་། ཐམས་ཅད…
ཀྱང་ཀོ་ལ་མི་ཤན་ཐུལ་གྱིན་འདུག ངང་གི་མིག་ལས། །ཀ་ཀོ་ལ་ནི་དྲིས་རྫོག་འདུག འདྲ་བ་ཤད་ལས།
ཀོ་ལ་མི་ཤན་སེན་མོ་འདྲ། སྨན་ཚོང་པས། ཀོ་ལ་བྱིང་བྱིང་ཐུ་ལུ་འདྲ། ཞེས་པ་ལྟར་མཆེར…
པའི་བཟང་པོ་སྤྲོས་ལ་འཚང་སྤྱོད་པའོ། །

ཀ་ཀོ་ལི སྐ༔ འོམ་མེད་པ་སྟེ། ར་མཉེའི་མིང་གི་རྣམ་གྲངས་ཤིག

ཀ་སྒྲོ་གི སྐ༔ གཡུ་རིགས་བཞི་ལས། མདོག་སྔོ་ནག་ཡིན་ནོ།

ཀ་པེད ཀ་པེད་འབྲས་བུས་ཚ་འབྲུ་གཅོད་པར་བྱེད། ཞེས་པ་འབྱུངས་དཔེ་ལས། ཀ་པེད་
ཏེས་བྱའི་འབྲས་མཆོག་ནི། །ལོ་མ་ཞིབ་ལ་ཆེ་བ་ཡིན། །སྡོང་པོ་རིང་ལ་ཡལ་ག་མང་། །མེ་ཏོག་
དཀར་ལ་རབ་ཏུ་མཛེས། །འབྲས་བུ་བྱིས་པའི་ཐོད་པོར་འདྲ། །རོ་ནི་ཅུང་ཟད་སྐྱུར་བ་ཡིན། །ནུས་
པས་རྨ་དང་གློ་ནད་སེལ། །ཞེས་གསུངས། ཕོ་རིགས་བུམ་དབྱིབས་ཅན་ནང་འབྲས་དཀར་སེལ་

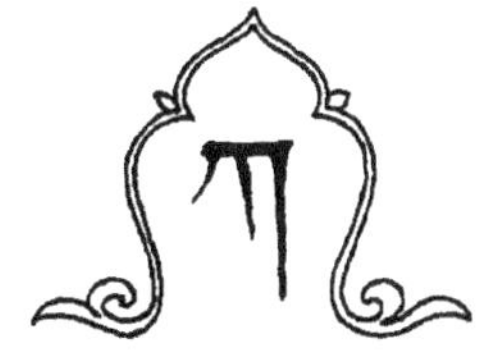

ལ་འབྲས་བུ་དཀར་ལེབ་ཐོན་གསེར་མེའི་ཕྲེབས་ཏོད་པ་ཞིག་འབྱུང་བ་ལ་མིང་གསེར་ལ་…
ཕུད་བུ་ཟེར། གསེར་ལ་ཕུད་བུ་ཞེས་བྱ་བ། །ཀུ་བ་ས་བོན་འབྲས་བུ་སྟེ། ནུས་པས་འབྲུ་…
གཅོད་གྲིབ་འཛིན་སྐྱུགས། ཞེས་པ་གསེར་གྱི་ཕུད་བུ་དང་མི་ཉོར་བ་གལ་ཆེ། མོ་རིགས་རིགས་
རྒྱུང་བ་ནི་སྒྲིལ་པ་སྟེ་བཀྲ་ཤིས་པའི་རྫས་བྱེད་པ་འབྲས་བུ་རྒྱུང་བ་དང་རོ་ནི་སྐྱུར་ཞིང་བསྐ་བའོ།

**ཀ་ཏུ་རི** ཀསྟུ་རི་ནུར་ཆག་པ་གླ་རྩིའི་མིང་གི་རྣམ་གྲངས་ཤིག

**ཀ་ན་ཀ** སཾ༔ གསེར་གྱི་མིང་གི་རྣམ་གྲངས་ཤིག

**ཀ་ན་ཀཾ** ཧོར་སྐད་དུ་གསེར་གྱི་མིང་གི་རྣམ་གྲངས་ཤིག

**ཀ་ན་ཀ་ཧཱ་ར་མ་ལི** སཾ༔ རིན་པོ་ཆེ་ཧཱ་ར་ལ་རིགས་གསུམ་ཡོད་པ་ལས་གསུམ་པ་ནི… ཆེ་རྒྱུང་མཐེ་བོང་ཙམ་ལ་མདོག་གསེར་འོད་ལྡན་པ་ཞིག་གོ །

**ཀ་པི་ཏ་ན** སཾ༔ རྒྱ་འབྲུང་སྔོད་ལྡན་ཏེ་ཨ་གསྟིའི་མིང་གི་རྣམ་གྲངས་ཤིག

**ཀ་པི་ལྡཱ** སཾ༔ སེར་སྐྱ་སྟེ་ཨ་གསྟིའི་མིང་གི་རྣམ་གྲངས་ཤིག

**ཀ་བ་རྒྱུད་གཅོད** ཐག་ཕྱོས་ཀྱི་མིང་གི་རྣམ་གྲངས་ཤིག

**ཀ་མོ་ཏ** ཟར་ཟུའི་མིང་གི་རྣམ་གྲངས་ཤིག་སྟེ་མི་ཉག་གི་སྐད་དུ་ཁ་ཤད།

**ཀཱ་ཡ་སྨྲ** སཾ༔ ལུས་གནས་བྱེད་དེ་ཨ་རུ་རའི་མིང་གི་རྣམ་གྲངས་ཤིག

**ཀ་ར** ཀ་ར་ཁྲག་མཁྲིས་ཚ་བ་སེལ་བའི་རྫས། ཞེས་དང་། རིན་ཆེན་སྤུངས་པ་ལས། ཁ་ར…
བསིལ་ལ་རྣོ་བ་ཡིན། ཞེས་དང་། བདུད་རྩི་ཐིགས་པར། ཁ་ར་དཀར་པོས་ལུས་ཚ་སྐྱོམ་དང་
ཆེ༑ སྐྱུགས་བྲོ་རྒྱལ་དང་མཁྲིས་པ་རྒྱས་རྣམས་སེལ། ཞེས་དང་། རང་བྱུང་པས། ཀ་ར…
དཀར་པོས་ཚ་བ་སེལ། ཤ་ཁ་ར་ནི་བཅུད་ཆེན་ཏེ། ཞེས་གསུངས། འདི་ཤིང་ལོ་ཁ་རའི་ཁུ་བ…
ལས་བྱུང་སྟེ། དང་པོ་ལ་ཀ་རའམ་ཁ་ར། རྒྱལ་མོ་ཀ་ར་ཟེར། དེའི་ཞབས་ལས་བྱེ་མ་ཀ་ར…
བྱུང་༑ དེའི་འོག་ཞབས་ལས་ཀ་ར་དཀར་པོ་ཞེས་པ་རྣམས་རིམ་བཞིན་ཆགས་པ་ལས་བྱུང་…
བའོ།

**ཀ་རྞཱ** ཀརྞཱ་ཡིས་པོ་བའི་མེ་ཏོག་སྐྱེས། ཞེས་ལག་པའི་ཐལ་མོ་ཞེས་པའི་དོན་ལ་ངོས་

འཛིན་ལུགས་མང་ཉུང་འཛམ་འབྲས་ཀྱི་རིགས་གང་བྱུང་བ་ལ་མོ་ཁ་སྦྱར་འཕྲོའི་ནང་འབྲས་རྩུང་ཟད་···
ཁམས་ཞད་སྲུལ་རེས་སྦྱུས་བྲིས་པ་ལྟར་ལ་ཟླུམ་འཁོར་ཅན། ནང་ཚིག་རོ་གྲོང་བ་ཞིག་གོ །

ཀ་ལ་ཧཾ་ས སཾ༔ ཚོད་པའི་ཤིང་སྐྱེ་བ་རུའི་མིང་གི་རྣམ་གྲངས་ཤིག

ཀ་ལ་ཧཾ་ར སཾ༔ ཆ་ཤས་སྦྱུང་སྐྱེ་གསེར་གྱི་མིང་གི་རྣམ་གྲངས་ཤིག

ཀཱུ་ལ སཾ༔ ནག་པོ་སྐྱེ་ལྕགས་ཀྱི་མིང་གི་རྣམ་གྲངས་ཤིག

ཀཱུ་ལ་མི་ཤེ སཾ༔ ལུག་ནག་སྐྱེ་སོ་མ་ར་ཛའི་མིང་གི་རྣམ་གྲངས་ཤིག

ཀྭ་ལ་ཛཱི་ར སཾ༔ ནག་པོ་ཟེ་ར་སྐྱེ་ཟེ་ར་ནག་པོའི་མིང་གི་རྣམ་གྲངས་ཤིག

ཀཱུ་ལི སཾ༔ དུས་ལྡན་ཏེ་ཤ་ག་ཟུའི་མིང་གི་རྣམ་གྲངས་ཤིག

ཀཱུ་ལེ་ཡ སཾ༔ དུས་སྐྱེས་ཏེ་ཤ་ག་ཟུའི་མིང་གི་རྣམ་གྲངས་ཤིག

ཀ་ལན་ཏ་ཀ བྱ་ཀ་ལན་ཏ་ཀའི་མགོས་རོ་ཙེ་ལ་རྩ་གསོ་རྫས་འགར་མཆོན། ཅེས་སོ།

ཀཱ་ཤྭ་ཀ་ཤྭ སཾ༔ བ་སྦྲུ་སྐྱེ་ཨ་ཤྭ་གནྡྷ་འམ་བ་སྦྲུའི་མིང་གི་རྣམ་གྲངས་ཤིག

ཀཀྐོ སཾ༔ ཤིང་ཀཀྐོ་ཞེས་པ་སྐྱེ་སྐྱུག་ཟིལ་བ་སྦྱར་གྱི་ཤིང་གི་མིང་།

ཀཀྐོ་ཐ སཾ༔ ཤིང་ཚའི་མིང་གི་རྣམ་གྲངས་ཤིག

ཀུཾ་ཀུ་མ སཾ༔ གསེར་གྱི་མིང་གི་རྣམ་གྲངས་ཤིག

ཀྐྲ་ང་ཡ་ཀཱི སཾ༔ མཛེས་རྒྱན་ཏེ་ཤ་ག་ཟུའི་མིང་གི་རྣམ་གྲངས་ཤིག

ཀཀྐ་ཀ སཾ༔ སྨོབས་ལྡན་ཞགས་ཏེ་སྨུ་ཟིའི་མིང་གི་རྣམ་གྲངས་ཤིག

ཀཀྐཾ སཾ༔ ག་བུར་གྱི་མིང་གི་རྣམ་གྲངས་ཤིག

ཀརྐ་ཀ་རི སྣྲི་ཏེས་ཀརྐ་ཀ་རེས་ཟླུང་ཚད་སེལ། ཞེས་པར་རིགས་གཉིས་ལས་དཀར་པོ་སྐྱེ་སྔོན་པོ་སེ་བ་གཞོན་ནུ་འདྲ་ལ་མེ་ཏོག་དཀར་སེར་འབྲས་བུ་དམར་ཆུང་སྤྱངས་ནས་སྨྲ། ལོ་སྔོང་ཆེར་མའི་བ་སྤུ་ཅན། རོ་ནི་མངར་ལ་བསྐ་བ་དང་ལྡན་པར་བཤད་དོ།

ཀརྐ་ཀ་ར སཾ༔ དོང་གའི་མིང་གི་རྣམས་གྲངས་ཤིག

ཀརྐ་ར སཾ༔ དུང་གི་མིང་གི་རྣམ་གྲངས་ཤིག

ཀརྐོཊ སྔོ༔ ཀླུ་ཤུག་ཐུང་བའི་མིང་།

ཀརྐེ་ཏ སྔོ༔ ནོར་བུ་གསེར་བུ་ཞིག

ཀརྩུར བྱེ་མ་ཀ་རའི་མིང་གི་རྣམ་གྲངས་ཞིག

ཀརྞ སྔོ༔ སྦྲང་རྩི་ དྲོ་བོའི་མིང་གི་རྣམ་གྲངས་ཞིག

ཀརྞ་སུཝརྞ སྔོ༔ འོད་བྱེད་དེ་གསེར་གྱི་མིང་གི་རྣམ་གྲངས་ཞིག

ཀསྟཱུ་རི སྔོ༔ གླ་རྩིའི་མིང་གི་རྣམ་གྲངས་ཞིག

ཀལྱཱ་ཡ་ཀཱི སྔོ༔ བསྐལ་ཤས་ལྡན་ཏེ་ཨ་རུ་རའི་མིང་གི་རྣམ་གྲངས་ཞིག

ཀྵཱ་ར་ཀ་ཀོ་ལི སྔོ༔ ཉེ་ཤིང་འོ་མ་ཅན་གྱི་མིང་གི་རྣམ་གྲངས་ཞིག

ཀྵཱ་ར་ན སྔོ༔ མཚལ་གྱི་མིང་གི་རྣམ་གྲངས་ཞིག

ཀྵཱི་ར་ཀ་ཀོ་ལི སྔོ༔ འོ་མ་ཅན་ཏེ་ལུག་མཇེའི་མིང་གི་རྣམ་གྲངས་ཞིག

ཀྵཽ་ད སྔོ༔ ཕྲན་ཚེགས་མ་སྟེ་ཀཎྜ་ཀཱ་རིའི་མིང་གི་རྣམ་གྲངས་ཞིག

ཀྵཽ་ཏ སྔོ༔ ཕྲ་མོ་ལས་བྱུང་བ་སྟེ་སྦྲང་རྩིའི་མིང་གི་རྣམ་གྲངས་ཞིག

དཀར་ཁྲ་མན ཁྲ་མན་ལ་ལྟོས།

དཀར་གོང དཀར་གོང་སྲིན་འདོན་གདོན་བསྐྲད་དུག་ལ་ཕན། ཞེས་པ་རྫ་དཀར་པོ་འདི་ལ… རིགས་སྤྲིན་ཅན་དང་སྤྲིན་མེད་གཉིས་ལས་སྤྲིན་ཅན་སྒོ་ལ་འཁྲིགས་ཤིང་འོད་དང་ལྡན། སྤྲིན… སོང་བའི་ཤུལ་ལྟ་བུའི་བུ་ག་གསེང་ཡོད་པ་དང་། སྤྲིན་མེད་དཀར་ལ་དྭངས་མ་ལུག་ཚིལ་འདྲ་བ། སོལ་བར་བསྲེགས་ནས་ཆུར་བསྐུར་ཡང་ཞོ་ལྟར་མི་འཇུ་བ་ཡིན། འདི་ལ་ཚ་ལ་བསྲེས་ཏེ་ཡོལ་གོ་འཚོས་པ་ལ་དཀར་ཡོལ་ཟེར་བར་བཤད་དོ།

དཀར་པོ་ཅིག་ཐུབ མིང་གཅིག་དོན་མང་ལ་འཇུག་པ་ཞིག་སྟེ་དུག་སྦྱོང་གསོད་སྐབས་ཀོ་ཙ་དང་སྲིན་དང་གླང་ཐབས་ཀྱི་སྐབས་ཐང་ཁྲིམ་དཀར་པོའམ་ཤ་ཏ་ལ་འཇུག་པ་ཡང་དུག་ཚད་སྐབས་དཔའ་བོ་ཆེན་པོར་འཇུག རྗེ་སྨན་སྐབས་དམར་པོ་མདུད་རྩེ་སྟེ་སྒྲ་མཁྲིགས་རྩ་བ་སྐྱོམ་ལ་རྩེ་མོ་ཕྲ་བ། བཅག་ན་རྒྱ་ཁབ་ག་ཤིབས་པ་ལྟར་ཞིག་ཅིང་རྗེ་དར་དང་ལྡན་པ། ཚལ་སྔ་རིང་བ་ཁ་དོག…

དཀར་མགུལ་ཉིས་ཡོད་པ་ནུས་པ་སྨུག་པོ་སྤལ་རྒྱབ་དང་འདྲ། གཞན་ཡང་གཉྫ་རྒྱུང་དང་།
ཨ་ཧྥྲི་ཀཱ་ལ་ཡང་འཛུག་པའི་སྐབས་ཡོད་དོ།

**དཀར་པོ་སྤལ་རྒྱབ** རྡོ་དཀར་པོ་ཛམ་མཐུག་པ་ཕྱེ་ལ་འབྲུམ་པ་འོད་དུ་འཚེར་བ···
སྤལ་བའི་རྒྱབ་ལྟར་ཡོད་པ་རྡོ་ཡི་སྣ་སྤུལ་རྒྱ་ཚོ་བཅག་པ་ལྟར་འཛམ་ཞིག་གི་བ་བརྫུང་ཚེ
དྲི་ཞིམ་པ། ནུས་པ་སྨུག་པོ་སྤལ་རྒྱབ་དང་འདྲ་བའོ།

**དཀར་པོ་ཡར་འདྲེན** སྔ་ཡག་རྩ་བའི་མིང་གི་རྣམ་གྲངས་ཤིག་དང་རི་ཤོ་ལ་ཡང···
འཛུག

**དཀར་མོ་མཁར་ཐབས** ཟིན་ཏིག་གི་མིང་གི་རྣམ་གྲངས་ཤིག

**དཀར་རྩི** དཀར་རྩིས་ཤ་ནུས་ཞེན་པའི་ནད་འགོགས་བྱེད། རྩས་ཚོན་དུ་འགྲོ་བའི་ལྡོ···
ཐུན་འབྱུང་ན་བཟང་། མཆེད་ན་རུས་གཞི་འདུལ་རྩི་ཞུན་པའི་ས་དཀར་ཏེ། གང་ཡང་ཞག་རྩི་···
ཆགས་པ་བཟང་། འདི་ལ་མཆོད་རྟེན་ན་བཟའང་ཟེར་ཞེས་བ་ཤད།

**ཀེ་རྣ་ཀ** སཾཿ ཤིང་གི་རིགས་ཏེ། ཅུང་ཟད་དམར་བའི་ཚ་ཡོད་པ་ཞིག་གོ །

**ཀུ་ཀ་ཀྵ** སཾཿ བྱ་དཀར་ཅན་ཏེ། ཁྱི་ལྕེ་དཀར་པོའི་མིང་གི་རྣམ་གྲངས་ཤིག

**ཀུ་ཏ་ཛ** སཾཿ བཙད་སྐྱེས་ཏེ་དུག་མོ་ཉུང་གི་མིང་གི་རྣམ་གྲངས་ཤིག

**ཀུ་ཏ་ར་ན** སཾཿ དུར་བྱིད་རིགས་རྩ་བ་ཆེལ་གྲོང་སྔེ་ཚེ་རྒྱུང་བ་ཅན་པ་ཞིག

**ཀུ་ཙན་དན** སཾཿ ཙནྡན་དམར་པོ་དམན་པའི་མིང་གི་རྣམ་གྲངས་ཤིག

**ཀུ་ར** སཾཿ གུ་གུལ་གྱི་མིང་གི་རྣམ་གྲངས་ཤིག

**ཀུ་ར་མ** སཾཿ ཕྲོམ་གྱི་སྐད་དུ་སྨྱུང་ཚེར་ནག་པོའི་མིང་ལ་བ་ཤད།

**ཀུ་ཤ** སཾཿ ཀུ་ཤས་ཚེ་སྲིད་ལུས་ཟུངས་རྒྱས་པར་བྱེད། ཅེས་པ་ངན་སེལ་ཞེས་ཀུ་ཤ་བུམ་པའི་
ཁ་རྒྱན་བྱེད་པ་དེའོ།

**ཀུ་ཤ་ཧྲྡ** སཾཿ རྩ་ཀུ་ཤའི་འབྲས་བུ་རིན་པོ་ཆེ་ཞིག་ལ་ཟེར། ཡང་འགའ་ཞིག་དུང་གཡས···
འཁྱིལ་ཡིན་ཡང་ཟེར་རོ།

ཀུ་ཤུ  ཀུ་ཤུས་རྒྱུ་ལོང་འཁྲོག་འབྲུ་གཟེར་བ་འཇོམས། ཞེས་པ་ཡོངས་གྲགས་དངོས་འཛིན་
སླ་བ་ལ། རོ་མངར་ལ་སྦྱར་བ་ཡིན་ནོ།

ཀུ་ས་ནི  གུར་གུམ་གྱི་མིང་གི་རྣམ་གྲངས་ཤིག (སཾ)

ཀུ་ས་ཤ་ར  སཾ༔ ཕྱུང་ཚེར་ནག་པོའི་མིང་།

ཀུ་སུམ  སཾ༔ མེ་ཏོག་སྤེ་གུར་གུམ་གྱི་མིང་གི་རྣམ་གྲངས་ཤིག

ཀུ་སུམྦྷ  སཾ༔ གུར་གུམ་གྱི་མིང་གི་རྣམ་གྲངས་ཤིག

ཀུང་ཀུ་མཾ  སཾ༔ གུར་གུམ་གྱི་མིང་གི་རྣམ་གྲངས་ཤིག

ཀུ་སུ་མྦྷ་ཀཾ  སཾ༔ མེ་ཏོག་དོན་ཅན་ཏེ་གུར་གུམ་གྱི་མིང་གི་རྣམ་གྲངས་ཤིག

ཀུན་དགའ  ཨ་རུ་ནག་ཆུང་གི་མིང་ལ་འཇུག

ཀུན་འཛོམས་ག་བུར  གྲི་ཡང་ཀུའི་མིང་གི་རྣམ་གྲངས་ཤིག

ཀུནྡའི་རང་བཞིན  དངུལ་ཆུའི་གབ་མིང་ཞིག

ཀུན་དུ་རུ  ཕྲ་རི་ཤོག་སྤེ་སྤོས་དཀར་གྱི་མིང་ཞིག

ཀུཎྜ་ན་ཀ  སཾ༔ སྤང་སྤོས་ཀྱི་མིང་གི་རྣམ་གྲངས་ཤིག

ཀུན་བྱེད་རྒྱལ་པོ  སྤང་རྩི་དོ་པོའི་མིང་གི་རྣམ་གྲངས་ཤིག

ཀུསྨ  སཾ༔ ཐར་ནུའི་མིང་གི་རྣམ་གྲངས་ཤིག

ཀུཥྨཱ་ཀཎྜ  སཾ༔ ཐུམ་མཁྲིན་ཏེ་ཨ་རུ་རའི་མིང་གི་རྣམ་གྲངས་ཤིག

ཀུཥྨཱ་ན  སཾ༔ ཐུམ་པ་ཅན་ཏེ་གུ་གུལ་གྱི་མིང་གི་རྣམ་གྲངས་ཤིག

ཀུའི་བུའམ་སྤྱང་སྐྱེས  རྣྜ་ཀྱ་ཎ་ཋྲ་སྐྱེ། དུར་ཁའི་མིང་གི་རྣམ་གྲངས་ཤིག

ཀུརྐུ་རམ  སཾ༔ གདངས་ལྡན་ཏེ་གསེར་གྱི་མིང་གི་རྣམ་གྲངས་ཤིག

ཀུལླི  སཾ༔ རིགས་ཅན་མ་ཞེས་ཀཎྚ་ཀཱ་རིའི་མིང་གི་རྣམ་གྲངས་ཤིག

ཀུཥྛ  སཾ༔ མཛེ་ཅན་ཏེ་རུ་རྟའི་མིང་གི་རྣམས་གྲངས་ཤིག

ཀུཥྛ  སཾ༔ སོ་བ་སྐྱེ་རུ་རྟའི་མིང་གི་རྣམ་གྲངས་ཤིག

ཀེ་ཀེ་རུ སཾ༔ ཀརྐེ་ཏ་དང་དོན་གཅིག

ཀེ་ལ་ཀ སཾ༔ སྨན་སྣའི་མིང་གི་རྣམ་གྲངས་ཤིག

ཀེ་ལ་པ་ཏྲ སཾ༔ པ་ཏྲའི་རིགས་ཁ་དོག་ལྗ་སྐྱོགས་ལོགས་པ་ཞིག

ཀེ་སུ སཾ༔ ཆུ་སྐྱོགས་ཀྱི་མིང་གི་རྣམ་གྲངས་ཤིག

ཀཻ་རི་ཀཾ སཾ༔ རི་ལས་སྐྱེས་ཏེ་གསེར་གྱི་མིང་གི་རྣམ་གྲངས།

ཀཻ་ས་ར སཾ༔ གུར་གུམ་གྱི་མིང་གི་རྣམ་གྲངས་ཤིག

ཀོ་ཏེ ཀླུ་བདུད་རྡོ་རྗེ་དཀར་པོའི་མིང་གི་རྣམ་གྲངས་ཤིག

ཀོ་ཛ་ཨ་པ མ་ཞིང་གྲིས་མའི་མིང་།

ཀོ་ཎི ཀླུ་བདུད་རྡོ་རྗེ་དཀར་པོའི་མིང་གི་རྣམ་གྲངས་ཤིག

ཀོ་པི་ཏཥྭ སཾ༔ ལི་ག་དུར་གྱི་མིང་གི་རྣམ་གྲངས་ཤིག

ཀོ་ཀྲི་ལ རྒྱ་གར་གྱི་སྐད་ཀུ་ཀྲི་ལ་ཞེས་པ་ནུར་ཚགས་པ་སྟེ་ "ཁྱུམ་སྐྱག་" ལ་གཟིགས།

ཀོ་ཤླང་པ སྲིན་ཤིང་སྣ་མའི་འབྲས་བུའི་མིང་།

ཀོ་རཀྵཱུ སཾ༔ རྡོ་རྗེ་ཕ་ལམ་གྱི་རིགས་བཞི་ལས་དམན་པ་སྐྱེ་མདོག་སྨུག་ཤས་ཆེ་ལ་ཕ་ལམ་གཞན་ལས་མི་དྭངས་ཤིང་ངར་ཡང་ཆུང་བར་བཤད།

ཀོཾ་ཤི་ཀ སཾ༔ གུ་གུལ་གྱི་མིང་གི་རྣམ་གྲངས་ཤིག

ཀོ་ཤ་སྤུབས་ཅན རྟ་ཧྲའི་མིང་གི་རྣམ་གྲངས་ཤིག

ཀོ་ཤ་ཛ སཾ༔ མུ་ཏིག་གི་མིང་གི་རྣམ་གྲངས་ཤིག

ཀོ་ས་ལ དོལ་པོའི་སྐད་དུ་ཏིག་ཏའི་མིང་ལ་བཤད།

ཀོན་པ་གབ་སྐྱེས འབྱུང་དཔེ་ལས། །དཀོན་པ་གབ་སྐྱེས་ཞེས་བྱ་བ། །ཡོ་མ་ནག་སྤྲབ་ཅ་ག་ཅན། །ཕྱི་ནི་དཀར་བས་ཤོག་བུ་འདྲ། །མེ་ཏོག་རྒྱ་སྨུག་ར་ནེ་ཁ། །གསར་རྙིང་རྨ་རིགས་ཀུན་ལ་བསྐུགས། །ཕྲེད་པར་ཤ་དུག་འཇོམས་པར་བྱེད། ཅེས་པ་འཕྲུར་ན་སྤྲ་བ་ལྟར་འགྲོ་བ་འདིར་ཕོ་རིགས་དང་མོ་རིགས་གཉིས་སུ་ཕྱེའོ།།

ཀུན་པ་གབ་ཆུང  ཐང་ལས་སྐྱེ་བའི་ལོ་མ་ནག་ལ་མཐུག་པ་པོ་ར་བཞེད།

ཀུན་པ་གབ་ཆེན  ཁ་སྐྱད་སྐྱེ་བའི་ལོ་མ་ཆེ་རིང་སྲབ་ལ་ཞུག་ཆེ་བ་མོ་རིགས་ཀྱི་མིང་།

ཀྱི་ལྕེ་དཀར་པོ  ཀྱི་ལྕེ་དཀར་པོས་སྐོད་ཚད་མཁྲིས་ཚད་སེལ། ཞེས་དང་། དཔག་བསམ་ལྗོན་ཤིང་ལས། ཤེལ་རང་དཀར་པོས་ཁྲག་རྣམས་གཅོད། བཙལ་མས་དཀྲིས་ན་སྐྲངས་རྣམས་འཇོམས། རྨ་འདུལ་བཏབ་ན་རྩ་ཚད་སྡོམ། ཞེས་དང་། རང་འགྲེལ་པས། དཀར་པོས་མཛེ་ནད་དུག་ཚད་འཇོམས། ཞེས་སོ། དེ་ལ་རིགས་གཉིས་ལས་དཀར་པོ་ནི་འབྲུངས་དཔེ་ལས། ཀྱི་ལྕེ་དཀར་པོ་ཐང་ལས་སྐྱེས། ལོ་མ་སྔོ་ལ་མཐུག་འཇམ་རིང་། སྡོང་པོ་དམར་ལ་མེ་ཏོག་དཀར། འབྲས་བུ་ནག་པོ་ལྷགས་བུ་འདྲ། རོ་ནི་ཁ་ལ་རྩུབ་པ་ཡིན། ཞེས་པ་དང་ནག་པོ་ནི། ནག་པོས་སྐྲངས་འཇོམས་གག་མ་རྒྱུ་སེར་སྐམ་མས། ཞེས་དང་། ནག་པོས་རྒྱུ་སེར་སྐམ་པའི་མཆོག ཀག་པས་གྲི་བ་འཁགས་པ་དང་། ཡན་ལག་སྐྲངས་པ་འཇོམ་པ་ཡིན། ཞེས་དང་རང་འགྲེལ་པས། ཀྱི་ལྕེ་ནག་པོས་གཉན་སྐྲངས་སེལ། ཞེས་པ། དབྱིབས་དཀར་པོ་དང་འདྲ་ལ་ལོ་མ་དེ་ལས་ཆེ་བ་མེ་ཏོག་དཀར་པོ་མདངས་མི་གསལ་བ་ལོ་སྡོང་ས་ལ་བགྲད་ནས་ཐང་སོགས་སུ་སྐྱེ་བའོ།།

ཀྱི་ལྕེ་ནག་པོ  ཀྱི་ལྕེ་དཀར་པོར་གཟིགས།

ཀྱི་ལུ  སྐྱི་བའི་ཤིང་གི་རྣམ་གྲངས་ཞིག

ཀྱུང་བྲུ་ལུང་བྲུ  སྨ་ཡག་རྩ་བའི་ཤིང་གི་རྣམ་གྲངས་ཞིག

ཀྲ་མུ་ཀ  སཾ༔ ཀུ་མཁན་ཏི་ཀུ་མཁན་གྱི་ཤིང་གི་རྣམ་གྲངས་ཞིག

ཀྲ་མ་ཛ  སཾ༔ ཁྲིན་སྐྱེས་ཏི་ཇ་ག་རྣྱིའི་ཤིང་གི་རྣམ་གྲངས་ཞིག

ཀྲ་མི་ཛ  སཾ༔ རྒྱ་སྐྱེགས་ཀྱི་ཤིང་གི་རྣམ་གྲངས་ཞིག

ཀྲ་ཎྜུ  སཾ༔ སྐམ་པོ་སྐྱ་ཇ་ནྟུ་སྐམ་པོ་སྲུལ་མང་གི་ཤིང་གི་རྣམ་གྲངས་ཞིག

ཀྲ་ཎྜུ་ལཱ་ཀཿ  སཾ༔ སྐམ་པོ་སྐྱ་ཇ་ནྟུ་སྐམ་པོ་སྲུལ་མང་གི་ཤིང་གི་རྣམ་གྲངས་ཞིག

ཀྲ་ཀྵིང  སཾ༔ དབྱི་མོང་གི་ཤིང་གི་རྣམ་གྲངས་ཞིག

ཀྲ་ཥྞ  སཾ༔ ནག་པོ་སྐྱེ་པི་པི་ལིང་གི་ཤིང་གི་རྣམ་གྲངས་ཞིག

ཀྲྀཥྞ་པ་ལ སྃ༔ འབྲས་ནག་པོ་སྐྱེ་སོ་མ་རཱ་ཛའི་མིང་གི་རྣམ་གྲངས་ཤིག

ཀྲྀཥྞ་བྲྀ་ཀྵ སྃ༔ ཤིང་ནག་སྐྱེ་ཨ་གརུའི་མིང་གི་རྣམ་གྲངས་ཤིག

ཀྲྀཥྞ་ས་ཀ སྃ༔ འབྲས་ནག་སྐྱེ་དུག་མོ་ཉུང་གི་མིང་གི་རྣམ་གྲངས་ཤིག

ཀླད་པ གང་ཟུང་ཀླད་ཟླུམ་རྨེན་བུ་ལྟེ་འཁོར་ཕན།

ཀླུ་དུག་ནག་པོ སྤང་རིའི་ཆིལ་པའི་མིང་གི་རྣམ་གྲངས་ཤིག

ཀླུ་བདུད་དཀར་ནག ཀླུ་བདུད་རྡོ་རྗེའི་སྤྱི་མིང་ཞིག

ཀླུ་བདུད་རྡོ་རྗེ ཀླུ་བདུད་རྡོ་རྗེས་གཟའ་ཀླུ་འཕམ་གདོན་འཇོམས། ཞེས་དང་། རང་གྲོལ་ཕས༔ ༔ཀླུ་དུག་རྒྱུད་དྲུས་སྐྲངས་རྣམས་འཇོམས། །མི་རྟོག་དཀར་པོས་ཕྲག་འབྲུགས་སེལ། ཞེས་གསུངས། འབྱུང་དཔེར། ནག་པོ་ནི། །སྲེས་བུ་ཀླུ་བདུད་རྡོ་རྗེ་འདི། །ཉིན་ན་མི་སྐྱེ་སྲིབ་ན་སྐྱེ། སྲིབ་སྐྱེ་ཤིང་སྡོན་གསེབ་ལས་སྐྱེ། །ལོ་མ་དངུལ་གྱི་མདེའུ་ཞིབ་འདྲ། །སྡོང་པོ་སྨུག་རིང་ལྕགས་སྐྱུད་འདྲ༔ ༔མེ་ཏོག་ཞལ་དཀར་གླང་ཆེན་མདོག །དྲིལ་བུ་འདྲ་བ་ཐུར་དུ་བསུབ། །ཞེའུ་འབྲུ་རྡོ་རྗེའི་རྩེ་འདྲ།། ནང་མདོག་ཀླད་པའི་རྩ་རིས་ཅན། །སྨན་ན་གླང་ཆེན་དྲི་མ་བྲོ། །བཙན་དུ་ཐོ་མའི་ཁྲུ་པ་འཕབ། །རོ་ནི་ཁ་ཚ་བསྐ་ལ་བསིལ། །ནུས་པས་ཀླད་ནད་སྲ་གདོན་འཇོམས། །ཞེས་དང་། དཀར་པོ་ནི། །ལྷ་བ་འཇོམས་པའི་ཀོ་ཏེ་བ། །མགོ་ལས་མི་སྐྱེ་དམའ་ལས་སྐྱེ། །དམའ་བའི་ཉིན་ལོགས་དག་ལས་སྐྱེ༔ ༔ལོ་མ་གོང་འདྲ་སྐྱུ་རུ་ཅན། །མེ་ཏོག་དཀར་པོ་བོན་ག་ཤང་འདྲ། །བཙན་དུ་ཞོ་འཛག་དྲི་དང་རོ༔ ༔གོང་དང་མཚུངས་ཞིང་ཕན་ཡོན་ཡང་། །འདྲ་ལ་ཁྱད་པར་འཛམ་ཞིང་སྟེ། ཞེས་སོ། །

ཀླུ་བདུད་ནག་པོ ཨ་སྦྱི་ཁའི་མིང་གི་རྣམ་གྲངས་ཤིག

ཀླུ་ནག ཞ་ཉེའི་མིང་གི་རྣམ་གྲངས་ཤིག

ཀླུ་རྣམས་འདུལ་བའི་དར་ཡ་ཀན ཀླུ་བདུད་རྡོ་རྗེའི་མིང་།

ཀླུ་མོ་གྲུར་གྲུམ བྲི་ཡང་ཀུའི་མིང་གི་རྣམ་གྲངས་ཤིག

ཀླུ་ཤིང པད་མ་གེ་སར་གྱི་སྡོང་པོའི་མིང་།

ཀླུང་གི་ཤ་མང སྤྲི་ནུས། །ཤ་མང་བ་ཡིས་དུག་དང་རྨ་ལ་ཕན། ཞེས་དང་། བྱི་བྲག་ཀླུང་

ཤ་མང་ནི། ར་བྱུང་པས། །ཚ་ཤ་ལྡུར་གི་ནད་ལ་ཕན།། གསུངས། འབྱུངས་དཔེར། །གླུང་
སྐྱེས་ཤ་མང་དམར་ལ་ཁམ། །དེ་ནི་ཡན་རྐྱ་བསིལ་ལ་སྦྱུམ། །ཁ་རམ་སྨུག་དང་དཀྱིག་སྦྱར།།
འབྲུ་བ་རྩད་ནས་གཅོད་པར་བྱེད། ཅེས་གླུང་ཤིང་དུ་བདེ་བའི་ཞང་སོགས་ལ་སྐྱེ་བའོ།།

**གླུང་སྨོག** སྨོག་སྔོན་གྱི་མིང་གི་རྣམ་གྲངས་ཤིག་སྟེ་སྨོག་པ་སྟེ་ཧཱུ་ཞེས་བྱ་བ། །ཁ་གླུང་ས་ཤས་སྤང་ལས་སྐྱེ། །རྩ་བ་དཀར་པོ་འབུ་འདྲ་ཆོམ། །ལོ་མ་སྨོག་སྨྱུ་དག་དང་འདྲ། །སྡོང་པོ་ཐུར་མ་རིང་བའི་རྩེར། །མགོ་ཇོག་མེ་ཏོག་དམར་རམ་སེར། །འབྲས་བུ་ཞིབ་ལ་སྔོ་དཀར་ཕྲེམ།། ནུས་པས་རྨ་གསོ་སྐྲངས་པ་འདྲུལ། །རྒྱ་སྐམ་ལྷོག་འབྲས་འགགས་པ་སེལ། ཞེས་མེ་ཏོག··· དམར་དཀར་སེར་མ་ངེས་པའོ།།

**གླུང་ལྕང** གླུང་ལྕང་དཀར་ནག་གཉིས་ལས་ལྕང་དཀར་གཞན་དུ་བརྟགས་ན་སྐྱེ་བ་ཤུན་པ་སྐྱ༔ ལྕང་ནག་མི་སྐྱེ་ལྷགས་པ་ནག ནུས་པ་ལྕང་མ་གཞན་ལས་དམན་པའོ།།

**གླུང་ཤོ** ཤོ་མང་གི་རིགས། སྡོང་པོ་དམར་གསོབ་ཆེ་ལ་ཚིགས་པ་ཅན། ལོ་མ་ལྕང་སྨུམ་ཆེ་ཞིང་མེ་ཏོག་དམར་སེར། འབྲས་བུ་གཞི་མར་མགོ་འདྲ་བ་དེས་ཁནད་ཐམས་ཅད་ལ་ཕན་པར་བཤད་དོ།།

**གླུའི་གེ་སར** ནཱ་ག་གེ་སར་ཏེ་གླུའི་གེ་སར་ཞེས་ནཱ་ག་གེ་སར་གྱི་མིང་གི་རྣམ་གྲངས་ཤིག །

**གླུའི་དབང་པོ** ཞཉིའི་མིང་གི་རྣམ་གྲངས་ཤིག

**གླུའི་མེ་ཏོག** ནཱ་ག་པུཥྤ་སྟེ་གླུའི་མེ་ཏོག་ཅེས་ནཱ་ག་གེ་སར་གྱི་མིང་གི····· རྣམ་གྲངས་ཤིག

**ཀླང་བརྒྱད་པ** ཨཥྚ་ནཱ་ད་སྟེ་ཀླང་བརྒྱད་པ་ཞེས་གསེར་གྱི་མིང་གི་རྣམ་གྲངས།

**ཀླང་མར** ཀླང་རིགས་གང་བྱུང་ཡན་ལག་ཉེས་འབྲུམ་མཉེན། ཞེས་སོ།།

**ཀླང་གཙོ** ཡུ་གུ་ཤིང་གི་མིང་གི་རྣམ་གྲངས་ཤིག

**ཀླང་རིང** ཀླང་རིང་འབྱུར་དགུ་ཞེས་གཟིའི་བྱེ་བྲག་པ་ཞིག་གི་མིང་།

**ཀྱུང** ཀྱུང་ཤས་ལྷུང་ནད་གྲང་བ་སེལ།

**སྨག་གྲོགས** ཉུ་མཁན་གྱི་མིང་གི་རྣམ་གྲངས་ཤིག

**སྐམ་ཚ**　སྐམ་ཚྭས་བད་ཀན་སྐྱེད་ལ་འཇུ་དཀའ་ལྟོ། ཞེས་པ་གཏད་ཚྭ་སྟེ། གད་རལ་དངས་ཕྱུག་སྐམ་པོ་ལས་བྱུང་བ་སྟེ་བཙྭ་བཞིན་ཆགས་ཀྱང་རྫུལ་གྱི་རང་བཞིན་ཅན་ཁ་དོག་ཕྱུལ་སའི···རྫས་སུ་འབྱུང་བ་དང་། རོ་ཚོད་ཚ་ཞིང་དང་འདྲ་བ་ཞིག་གོ །

**སྐམ་གསེང་ལེགས**　རྒྱུད་ལས། །སྐམ་པས་གསེད་གང་ཡང་བཏུ་དྲུས་རྩ་ཕབ་ལ། །བསིལ་སྨན་གྲིབ་ལྷགས་དྲོད་སྨན་མི་ཉེས་བསྐམ། །བསེར་གྲིས་མ་ཞིག་མི་ཉེས་མ་གདུངས···པ༔ ཛྲུབ་མ་སོག་གཞན་གྱི་དྲིས་མ་གོས། །རང་གི་ནུས་ལྡན་ཡོན་ཏན་དཔག་ཏུ་མེད། ཅེས་གསུངས་པ་ལྟར་སྨན་གྱི་ལས་བསྔོན་བྱེད་སྡྙ་དང་བདག་ཉ་ར་བྲ་སྡྙ་རྩོད་པའི་གལ་ཆེའི་ལག་ལེན་རྣམས་གཞན་དུ་ཤེས་དགོས་སོ། །

**སྐལ་ལྡ་སྨ་དངས**　སོ༔ དཔག་བསམ་ཤིང་སྟེ་བཙུ་རུའི་མིང་གི་རྣམ་གྲངས་ཤིག

**བསྐ་ཤིས་ལྡན**　ཨ་རུ་རའི་མིང་གི་རྣམ་གྲངས་ཤིག

**སྐུ་དཀར**　ཀྱི་ཤྲི་དཀར་པོའི་མིང་གི་རྣམ་གྲངས་ཤིག

**སྐྱེ་ཚེ**　སྐྱེ་ཚེས་བགེགས་འདུལ་སྐྲངས་དང་ལྷོག་པ་སེལ། ཞེས་པ་འབྱུངས་དཔེར། །སྐྱེ་ཚེ་ལོ་མ་ནག་ལ་མཐུག །སྡོང་པོ་མི་ཏོག་འབྲས་བུ་གསུམ། །ཡུངས་ནག་པ་དང་འདྲ་བའོ། །རོ་ནི་ཚ་ལ་རྣུམ་པ་ཡིན། །ནུས་པས་སྐྲངས་དང་ལྷོག་པ་འདུལ། ཞེས་སྐྱེ་ལུགས་ལྟར་སོན་འདྲའོ། །

**སྐྱེམ་པོ**　གྲིཾ་ཤྲཱུ་ལྷ་ཀ༔ ཡང་ན་གྲིཾ་ཤྲཱ་སྟེ་ཨ་རུ་སྐྱེམ་པོ་སྲུལ་མང་གི་མིང་།

**སྐྱེམ་སེལ**　སྐྱུ་རུ་དང་འུ་སུའི་གབ་མིང་ལ་འཇུག

**སྐོར་བྱེད**　ཁབ་ལེན་ལས་བྱུང་བའི་ལྕགས་ཀྱི་རིགས་ཤིག་སྟེ། རང་བྱུང་རྡོ་རྗེས། །འགུགས་བྱེད་ལྕགས་རྣམས་འགུགས་པར་བྱེད། །གཅོད་བྱེད་འབིགས་བྱེད་སྐོར་བྱེད་རྣམས། །ལྕགས···ཀུན་ལས་བྱེད་ཁམས་མཆོག་ཡིན། ཞེས་པའི་སྐོར་བྱེད་ནི། སྒྲོགས་པ་བརྟག་འཁོར་ལོ་སོགས་ཀྱི་ལྕག་རྣམས་ལ་པ་ཤད་དོ། །

**སྐྱེ་བ་རྒྱུན་གཅོད**　ཕ་ཡག་རྩ་བའི་མིང་གི་རྣམ་གྲངས་ཤིག

**སྐྱ་དཀར་ཅན**　དབྱི་མོང་གི་མིང་གི་རྣམ་གྲངས་ཤིག

**སྐྱ་བོ་སོམ་སེང་ལྡིང** སེང་ལྡིང་རིགས་གསུམ་ལས་དམན་པ་སོམ་སེང་ལྡིང་གི་མིང་།

**སྐྱུར་མོ** སྐྱུར་མོའི་ཤ་ཡིས་ཀྲ་ཤར་སྨུར་དུག་སེལ།

**སྐྱེ་བའི་འབྲས་བུ** སྐྱེ་བའི་འབྲས་བུས་མཁྲིས་པ་གྱེན་དུ་འདྲེན། ཞེས་དང་། རང་བྱུང་པས། སྐྱེ་ཚེར་འབྲས་བུས་གག་པ་སེལ། ཞེས་གསུང་ཤིང་བྲེ་མར་སྐྱེ་བའི་ཚེར་སྐྱ་ལ་ཟེར།

**སྐྱེ་འབྲུམ** སྐྱེ་བའི་འབྲས་བུའི་མིང་།

**སྐྱུ་རུ་སྐྱུ་རུ** རྒྱ་མ་རྩེའི་མིང་གི་རྣམ་གྲངས་ཤིག

**སྐྱུ་རུ་ར** སྐྱུ་རུ་ར་ཡིས་བད་མཁྲིས་ཁྲག་ནད་སེལ། ཞེས་དང་། བདུད་རྩི་ཐིགས་པ་ལས། །སྐྱུ་རུ་ར་བསིལ་མཁྲིས་སེལ་ལྷུང་མི་སྐྱེད། ཅེས་སོ། །ཚད་པ་ཆེ་བའི་ཡུལ་དུ་ཤིང་སྡོང་རིང་ལ་ལྡེམ་ལོ་མ་སེབ་སེབ། མེ་ཏོག་དཀར་སེར་འཆར་བ། འབྲས་བུ་སྔོན་དུས་ལྗང་སེར་ལ་ནང་རུས་དོས་ནས་སྐམ་པས་དཀར་ཤས་ཆེ་བ་བཟང་ལ་ནག་པོ་འམ་དམར་བ་ངན། འདྲ་དཔེ་ལས། སྐྱུ་རུ་རག་ཤ་སེར་པོ་འདྲ། ཞེས་སོ།།

**སྐྱུར་མོ** ང་ཕྲིག་གི་མིང་གི་རྣམ་གྲངས་ཤིག

**སྐྱེ་ལྷན** དུར་ཁྲའི་མིང་གི་རྣམ་གྲངས་ཤིག

**སྐྱེ་གཟུགས** ཧཱུ་ར་ཀུ་པམ་སྐྱེ་སྐྱེ་གཟུགས་ཞེས་པ་གསེར་གྱི་མིང་གི་རྣམ་གྲངས་ཤིག

**སྐྱེ་སར་སྐྱེས** རྒྱུད་ལས། །གངས་ཅན་འབིགས་བྱེད་བསིལ་ཕྱོད་རང་གནས་སྐྱེ། །ཁྱི་ལྡིང་སྟོབས་ལྡན་སྐྱེ་སར་སྐྱེས་ཞེས་བྱ། ཞེས་པ་ལྟར་གདགས་སྲིབས་ཀོ་ལོག་གམ་འཚོལ་བར་མ་སྐྱེས་པ་སྨན་ནུས་དང་སྐྱེ་གནས་མཐུན་ཕྱོགས་སུ་སྐྱེས་པའི་དོན་ནོ།།

**སྐྱེར་པ** སྐྱེར་པའི་མེ་ཏོག་འབྲས་བུས་འབྲུ་བ་གཅོད། ཅེས་པ་སྐྱེར་པ་རིགས་དཀར་ནག···གཉིས་ཡོད་པ་ལས། དཀར་པོའི་མེ་ཏོག་གིས་ཁྲག་ཤོར་ལ་ཕན། ནག་པོའི་འབྲས་བུ་དམར་ལ་རོ་སྐྱུར་ཞིང་ཁ་བས་འབྲུ་བ་གཅོད། པར་ཤུན་གྱིས་དུག་དང་། (卍) རྒྱ་སེར་མིག་སོགས་ལ་ཕན་པར···བཤད་དོ། (卍) འབྲུ་བ་གཅོད། ཚད་སྙིང་དང···

**སྐྱེས་བུ་མིང་ཅན་ནག་པོ** མིང་ཅན་ནག་པོའི་མིང་།

**སྐྱོང་བྱེད**  ཀྱི་ལྡེ་ནག་པོའི་མིང་གི་རྣམ་གྲངས་ཤིག

**སྐྱོབ་བྱེད**  ཧུ་ཡ་སྨུན་སྐྱེ་སྐྱོབ་བྱེད་ཅེས་པ་ཀྱི་ལྡེ་དཀར་པོའི་མིང་གི་རྣམ་གྲངས་ཤིག

**སྒྲ་བཟང་ཟེལ་པ**  ཕྱང་རི་ཟེལ་པའི་རིགས་འདྲེན་ལུགས་གཅིག་དང་། བརྡ་ཧྲའི་མིང་ལ་འཇུག་པ་སྐབས་ཕྱེད་དགོས།

# ཁ

ཁ་ཀྱི་ཁ ཕྱུང་གི་མིང་གི་རྣམ་གྲངས་ཤིག

ཁ་སྐྱུངས དྭ་བའི་རྩ་བའི་མིང་གི་རྣམ་གྲངས་ཤིག

ཁ་ཆེར་སྐྱེས ཀཤྨི་ར་ཛནྨ་སྟེ། ཁ་ཆེར་སྐྱེས་ཞེས་པ་གུར་གུམ་གྱི་མིང་གི་རྣམ་གྲངས་ཤིག

ཁ་ཆེར་མཆོག་སྐྱེས བ་ར་མ་ཀཤྨི་ར་སྟེ། ཁ་ཆེར་མཆོག་སྐྱེས་ཞེས་གུར་གུམ་གྱི་མིང་གི་
རྣམ་གྲངས་ཤིག

ཁྭ་ཏ ཤེས་གདོན་ནད་སེལ། སྦྲོས་སྦྲིབ་ཤིང་ནུས།

ཁ་གདངས གཡེར་མའི་མིང་གི་རྣམ་གྲངས་ཤིག

ཁ་འདར་མ ཁ་འདར་མ་ཡི་མཚན་མས་བྱིའུ་གདོན་སྲུང་ནུས།

ཁ་ཊིར སཾཿ སེང་ལྡེང་གི་མིང་གི་རྣམ་གྲངས་ཤིག

ཁ་ཊིར་སི་ཏ སཾཿ སེང་ལྡེང་དཀར་པོ་སྟེ། མིང་གི་རྣམས་གྲངས་ཤིག

ཁ་དོག་རྒྱལ་པོ མ་ཧཱ་རཱ་ཛ་སྟེ། ཁ་དོག་རྒྱལ་པོ་ཞེས་པ་གསེར་གྱི་མིང་གི་རྣམ་གྲངས་ཤིག

ཁཏཀ སཾཿ ཀ་ཏེད་ཀྱི་མིང་གི་རྣམ་གྲངས་ཤིག

ཁ་བའི་ཕྱེ་མ ཧི་མ་བ་ལུ་ཀཱ་སྟེ། ག་པུར་གྱི་མིང་གི་རྣམ་གྲངས་ཤིག

ཁ་བའི་མིང་ཅན ཧི་མཱ་ཧྭ་ཡ་སྟེ། ག་པུར་གྱི་མིང་གི་རྣམ་གྲངས་ཤིག

ཁ་ཚ་བ དྭ་བའི་རྩ་བའི་མིང་གི་རྣམ་གྲངས་ཤིག

ཁ་ར ཤི་ཁ་ར་སྟེ། རྒྱ་མོ་ཀ་རའི་མིང་གི་རྣམ་གྲངས་ཤིག

ཁ་རུ་ཚྭ ཚྭ་རུ་ཚ་ཡིས་དྲོད་སྐྱེད་སྐོམ་པ་དང་། །སྐྲིགས་དང་འཁྱིལ་འགྲིབ་བད་རླུང་འཇོམས་

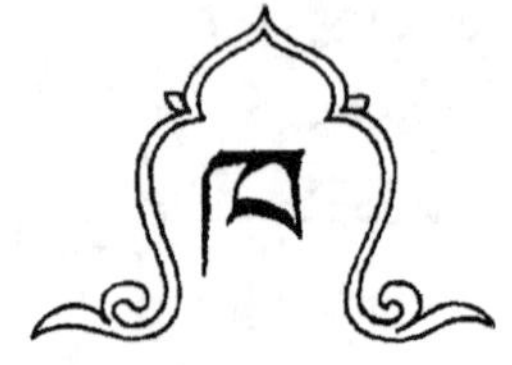

པར་བྱེད། ཅེས་དང་། སྒྲོན་གསལ་ལས། །ཁ་རུ་ཚ་ནི་སྣུམ་ཞིང་དྲོ་ལ་ཚ། །སྟོད་ཀྱི་བད་ཀན་སྨད་ཀྱི་རླུང་ནད་འཇོམས། །གཉེར་དང་ཟུག་དང་ལུས་ཕྱི་རྨུག་སྐམ་དང་། །བ་ཤང་འགགས་ས་སྟོ་སྨྲོས་སེལ་ཞིང་མེ་དྲོད་སྐྱེད། ཅེས་དང་། རང་གྲུང་པས། ཁ་རུ་ཚ་ནི་དྲོད་ཀྱི་གཙོ། །རྒྱུ་ལོང་ཚད་སེལ་ངོ་མཚར་ཆེ། ཞེས་པར་རང་གྲུང་དང་བཟོ་མ་གཉིས་ལས། རང་གྲུང་ལ་དམར་ནག་གཉིས། གང་ཡང་སྣ་ཚོང་ཞི་འདྲ་ལ་འོད་དང་ལྡན་ཞིང་། རོ་ཚ་ལ་ར་གཞོབ་བྲོ་བ་ཡོད། དམར་པོ་ལ་འདྲ་ཡིག་ཧུ། ཁ་རུ་ཚ་ནི་མེ་ཏོག་བཙག་པ་འདྲ། ནག་གམ་དམར་ལ་ར་གཞོབ་དྲི་མ་བྲོ། ཞེས་དང་། ནག་པོ་འདྲ་དཔེར། །ཁ་རུ་ཚ་ནི་ཚོང་ཞི་ནག་པོ་འདྲ། ཞེས་སོ། བཟོ་མ་ནི་ཚ་བཟོ་ལས་བཤད་པ་ལྟར་དབྱིབས་མ་ངེས་པར་རོ་འདྲ་ཡང་རིགས་ཡོད་པའོ།

**ཁ་ལ་རིག་གཙོད** སྟང་རི་ཟིལ་པའི་མིང་གི་རྣམ་གྲངས་ཤིག

**ཁ་ཤ** ཁ་ཤའི་སྒྲོ་བས་གློ་ནག་སེལ་བར་བྱེད། ཤས་གདོན་ནད་སེལ་ཞིང་ནུས་པ་སྨོམས།

**ཁ་ཤ་ཤ་བའི་བོག་ལྷ** ཁ་ཤ་ཤ་བའི་བོག་ལྷ་བསེ་རུར་མཚུངས། ཞེས་པ་ཁ་ཤའི་བོག་ལྷ་དང་ཤ་བའི་བོག་ལྷ་སྟེ། ལྷགས་ར་སྤུ་ཅན་སོབ་པོ་ནུས་པ་བསེ་རུ་དང་མཚུངས་པར་བཤད།

**ཁ་ཤོག་པ** ཐང་ཕྲོམ་དཀར་པོ་དམན་པའི་མིང་ཞིག

**ཁ་ཏི་ར** སཾཿ ཆུ་སེར་ཁྲག་འཕྱུང་སྟེ། སེང་ལྡེང་གི་མིང་གི་རྣམ་གྲངས་ཤིག

**ཁང་ཐོག་པ** བྱང་ཁོག་ཆུ་སེར་འཇོམས་པའི་སྨུག་པོ་དར་ཡ་ཀན་ནམ་སྐྱེས་པས་དངོས་རལ་བཏགས་པའི་མིང་།

**ཁང་ཕུག་པ** བྱང་ཁོག་ཆུ་སེར་འཇོམས་པའི་སྨུག་པོ་དར་ཡ་ཀན་ནམ་སྐྱེས་པས་དངོས་རལ་བཏགས་པའི་མིང་།

**ཁཊྭ** ཐེ་མ་ཀ་རའི་མིང་ལའང་འཇུག སྨན་ནུས་ཆུས་གདུས་ཤིང་གར་པོར་སྒྱུར་པའི་རི་ཏ་ཤིག

**ཁཊྭ་ལི** སཾཿ དུམ་བུ་འཛིན་པ་སྟེ། ཧྲུར་ཕའི་མིང་གི་རྣམ་གྲངས་ཤིག

**ཁབ་ལེན** ཁབ་ལེན་རྡེའུ་འབྱིན་མདང་རྒྱུས་རྩ་ནད་སེལ། ཞེས་པ་ལ་རིགས་བཞི་སྟེ། འགུར་བྱེད། གཙོད་བྱེད། འཕེགས་བྱེད། སོས་བྱེད་དོ། །ཕྱགས་རྡོ་སྦོ་མཁྲིགས་དང་། ནག་ལ་སྐྱེ་བ་འོད་ཅན་

འཕྲིང་པོ་སོགས་བརྡུངས་ན་ལྷགས་དྲི་མནམ་ཞིང་ལྷགས་ཀྱིས་བརྡུངས་པས་ཁ་སོ་བ་སྨྲ་ལྷུར་སོབ་ཟིང་ཟིང་ལྡང་འོང་བ་ཡིན་ནོ། །རབ་སྒྲ་གང་གིས་ནས་དང་། འཕྲིང་གིས་སོར་དོ། ཐ་མས་རིག་ནས་ཁབ་ལེན་པས་ཁབ་ལེན་·····ནི་འགུགས་བྱེད་དང་། ཁབ་མ་བླངས་ཀྱང་ཁབ་བསྐོར་བརྒྱབ་པར་··བསྐོར་བྱེད། ཕྱི་མ་ཆུར་སྦྱར་བ་ལྷགས་སྤྱང་དུ་བླུགས་ལ་ཞག་འགའ་བཞག་ལྷགས་ཕྱུག་བརྒྱབ་པའི་འཕིགས་བྱེད་ཅེས་བཤད་དོ།།

**ཁམ་བུ** ཁམ་བུས་སྐྲ་སོགས་སྨུ་སྐྱེ་རྒྱ་སེར་སྐེམ། ཞེས་པ་ཟ་ཤིང་ཁམ་བུ་ཡིན་པས་འབྲུལ་པ་རྒྱུད། ལི་ཁམ་དང་ཀླུང་ཁམ། ཀླུང་ཁམ་ལ་རྒྱ་ཁམ་བོད་ཁམ་གཉིས་སོགས་རིགས་མང་། ཚི་གུའི་སྨུམ་གྱིས་སྐྲ་སོགས་སྐྱེ་བ་དང་ཤ་རྡུལ་བསྲེགས་ཐལ་གྱིས་རྨ་གསོ་རྒྱ་སེར་སྐེམ་པར་བྱེད་དོ།

**ཁམས་ལྷའི་བཅུད་སྨན** བྲག་ཞུན་གྱི་གབ་མིང་།

**ཁཱུ་རུ** སཾཿ དངུལ་གྱི་མིང་གི་རྣམ་གྲངས་ཤིག

**ཁལ་སྤྲལ་བྲེ་བོ** སྲད་སྨུག་གི་མིང་གི་རྣམ་གྲངས་ཤིག

**ཁལ་སྤྲལ་སྨུག་པོ** སྲད་སྨུག་གི་མིང་གི་རྣམ་གྲངས་ཤིག

**མཁའ་འགྲོ་ལ་ཕྱུག** རྒྱ་མ་རྫིའི་མིང་གི་རྣམ་གྲངས་ཤིག

**མཁར་གོང** དཀར་གོང་གི་མིང་གི་རྣམ་གྲངས་ཤིག

**མཁལ་མ** ཚི་གྲང་ནུས་མཐུན་མཁལ་མས་མཁལ་ནད་དང་། །རྐེད་པ་བཀྲང་པ་རྒྱུ་སོའི་ནད་ལ་ཕན། །ཞེས་སོ།

**མཁལ་མ་ཞོ་ཤ** མཁལ་མ་ཞོ་ཤས་མཁལ་ཚད་སེལ། ཞེས་དང་། རོ་བསྐོར་ལས། ། མཁལ་ཞོ་ཤས་ཡང་དག་ལ་སྐྱོམས། །ཞེས་གསུངས། ཤིང་སྡོང་བྲ་འཇམ་ལོ་ཏོག་མཐིང་ནག་འཆར་བ་གང་བུ་སེར་པོའི་ནང་ནས་འབྲས་བུ་ནག་པོ་མཁལ་མ་འདྲ་བ་ཡོང་། འདི་ལ་རིགས་···དཀར་དམར་ནག་གསུམ་ལས་གོང་མ་རིམ་བཞིན་བཟང་། འདྲ་ཡིག་ལས། མཁལ་མ་ཞོ་ཤ་··མཁལ་མ་འདྲ། ཞེས་སོ།།

**མཁས་མ** བེ་དྲྀ་ཀ་སྟེ། ཀཎྜ་ཀ་རིའི་མིང་གི་རྣམ་གྲངས་ཤིག

**འཁན་དཀར།** འཁན་པ་ཨ་གྲོང་ཡང་ཟེར་ཏེ། །འཁན་པ་ཨ་གྲོང་གཡའ་སྨད་སྐྱེ། །ལོ་མ་དཀར་འཇམ་ཤུང་ལ་སྤུན། །ཤིང་ཤུང་མཐོ་རེ་མཐྲུབ་རེ་ཙམ། །མེ་ཏོག་སེར་པོ་དྲི་མ་མངར། །འཁན་ཆུང་སེར་མགོ་ཞེས་ཀྱང་བྱ། །སྐྲངས་འདུལ་འབྲས་དང་རྨ་ལ་ཕན། །གློ་ནད་འདྲེན་ལ་མཁལ་མར་ཕན། །ཞེས་པའོ།

**འཁན་ནག** འབྱུང་དཔེ་ལས། །འཁན་ནག་ས་སྨད་ཉིན་ལས་སྐྱེ། །ཤུང་པོ་ཆེ་ལ་རྨ་མཁར་སྡོམ། །སྡོང་པོ་དམར་ལ་ལོ་མ་ནག །དྲི་ངན་སྐྲངས་འདུལ་ལྷོག་པ་འཇོམས། །བཙོས་པའི་ལུམ་དང་བསྲེགས་དུད་ཀྱིས། །གདུགས་ན་གྲང་བ་གཉིད་ནས་འདོན། །ཞེས་པ་དེའོ།

**འཁན་པ** འཁན་པས་ཁྲག་གཅོད་ཡན་ལག་སྐྲངས་པ་འཇོམས། ཞེས་པ་དཔག་བསམ་ལྗོན་ཤིང་ལས། །འཁན་པས་ལྷུང་ནད་སྐྲངས་པ་འཇོམས། །མཆོག་ཏུ་སྨིན་སྐྱེས་ཐམས་ཅད་གཅོད། ཅེས་དང་རང་འགྲེལ་ལས། འཁན་དམར་གྲང་སྐྲན་འདུལ་བའི་མཆོག །དཀར་པོས་མཁལ་མའི་ནད་ལ་ཕན། ཞེས་གསུངས་པ་འདི་ལ་རིགས་བཞི་སྟེ། འཁན་དཀར། འཁན་སྐྱ། འཁན་དམར། འཁན་ནག་བཅས་བཞིའོ། ཉུས་པ་གོང་དང་མཐུན་པའི་འཁན་སྐྱ་ཡིན་ཏེ། །འཁན་སྐྱ་ལོ་དཀར་སྤུ་བ་འདྲ། །དྲི་ཞིམ་ཐག་གི་ལོག་ལས་སྐྱེ། རེང་ཚད་མདའ་རེ་ཁྲུ་རེ་ཙམ། ཞེས་པའོ།

**འཁན་བུ** གྲི་ཡང་ཀུའི་མིང་གི་རྣམ་གྲངས་ཤིག

**འཁན་བུ་ལོ་སྔོན** གྲི་ཡང་ཀུའི་མིང་གི་རྣམ་གྲངས་ཤིག

**འཁན་དམར** འབྱུང་དཔེ་ལས། དམར་པོའི་ཚད་ནི་སྐྱ་བོ་ཙམ། (འཁན་པ་ལ་གཟིགས།) ལོ་མ་སྨུག་པོ་སྤྲལ་ལག་འདྲ། དྲི་སྟུབ་སྐྲངས་འདུལ་འབྲས་ལ་ཕན། ཞེས་པ་དེའོ།

**འཁར་བ** རྒྱུད་ལས། །འཁར་བ་ར་གན་གཡའ་ཡིས་མིག་ནད་སེལ། །ཞེས་དཀར་དམར་རིགས་གཉིས་འབྱུང་བ་ཁ་ཤའ་རིགས་ལས་ལི་འཁར་འཚོས་པ་དང་། དེ་ལས་རིགས་དཀར་སེར་དམར་ནག་བཞི་འཚོས་པ་སོགས་ཏེ། འཁར་དཀར་འདུལ་མ་སྨན་དང་སྦྱར་ཏེ་བྱུགས་ན་མིག་ལ་ཕན། འཁར་དམར་གཡའ་སག་ཏུ་སྔོང་རྫོ་ཤུ་ལ་བྱུགས་པས་ཕན་པར་བཤད་དོ།

**ཁྲུ་བ་མཛེ་འཛོམས** ཤིང་ལྗོན་གྱི་མིང་གི་རྣམ་གྲངས་ཤིག

**ཁྲུ་སྦྲུག** གྲི་བས་སྐད་འགགས་སེལ་ཞིང་དབྱངས་སྙན་ཐོབ།

**ཁྲུ་སྦྲུག་པ** ཁྲུ་སྦྲུག་པ་ཡིས་རྩ་འབྱེད་རྒྱུ་འགགས···འབྱེད། ཞེས་པ་འཁྲུངས་དཔེར། ལྷུམ་བུ་བྱང་ཆུབ་ཅེས་ཀྱང་བྱ། ཀུ་ཤ་ས་ལུ་ཞེས་ཀྱང་བྱ། འཇམ་ཆོན་ཟླུ་གུ་ཞེས་ཀྱང་བྱ། ཁྲུ་སྦྲུག···རྩ་ལྷངས་ཞེས་ཀྱང་བྱ། སྐྱེས་ལྡོ་བལ་རོང་དུ་སྐྱེ། ལོ་མ་གྲིས་མ་གཞོན་ནུ་འདྲ། རྩ་བ་གསེར་གྱི་སྐོར་རྩེ་འདྲ། རང་གི་ནུས་པས་རྩ་ཁ་འབྱེད། རྒྱུ་འགགས་རྫེའུ་ནད་མ་ལུས་སེལ། མེ་ཏོག་མདངར་གསུམ་སྦྱར་བ་ཡིས། བཅུད་ལེན་ཡོན་ཏན་མ་ལུས་འབྱུང་། ཞེས་པའོ།

**ཁྲུ་སྦྲུག་མེ་ཏོག** མ་ཞིང་གྲིས་མའི་མིང་།

**ཁྲུ་སྦྲུག་རྩེ་ཐག** རྩ་བ་ལ་མ་མ་རྒྱས་རྒྱས་ཟེར། སྨུག་པོའི་དབྱིབས་ལ་ཟིལ་པ་དབང···ལག་ལོ་མ་ལྟར་ཚགས་པ། སྲབ་ལ་སྦྱུམ་པ་གཅིག་སྟེང་གཅིག་འཕྲུད་སྐྱེ་བ། མེ་ཏོག་དམར་ནག་བཟེད་ཞལ་ལྟར་གྱེན་ལ་བཟེད་པར་ཆར་རྒྱུ་བསོགས་འདུག་པ་མེ་ཏོག་གི་ཁ་ཆོད་ཀྱི་ཚུལ་དུ་ཁ···ཁེབས་ལ་ཁད་པ་ཡོད། ཁྱེས་པས་ཁྲུ་སྦྲུག་གཅིན་རྫེའུ་ཟེར། འདིས་ཁྲུ་སྦྲུག་པའི་ཚབ་རྫོང་།

**ཁྲག་རྟེ** ཁྲག་རྟེའི་གྲོ་བས་གློ་རྫོལ་གཅོད། །ཐྲུན་གྱིས་རྩ་སྦྱོང་དམར་ཞ་ཤལ་ལ་ཕན།

**ཁྲུར་མོང** ཁྲུར་མོང་བད་སྨུག་ཚད་རྙིང་དག་ལ་ཕན། ཞེས་དང་། ལྷོན་ཤིང་ལས། ཁྲུར་མོང་མཁྲིས་སེལ་ཕོ་ནད་སེལ། གློ་ཁྲུར་དུག་ཐབས་འཐབ་པ་བསངས། དེ་ཡི་མེ་ཏོག་ཚད་རིའི་སེལ། ཕ་ཁྲུར་དྲང་ག་འགགས་པ་སེལ། ཁྲག་མཁྲིས་སེལ་བར་བྱེད་པའི་མཆོག ཅེས་དང་། རང་འབྱུང་པས། ཁྲུར་མོང་ནོ་ཅན་དབྱིག་དུག་སེལ། ཞེས་པར་རིགས་པ་བཞི་སྟེ། ཁྲུར་མོང་རྒྱ···ཁྲུར་ཕ་ཁྲུར་གཉིས། དཀར་ནག་དབྱེ་བས་བཞི་ཡིན་ཏེ། བདུད་རྩི་དར་ཡ་ཀན་ཞེས་ཟེར། ནད་སེལ་བདུད་རྩི་སྨན་བཞི་ཡིན། མེ་ཏོག་དཀར་པོ་ཁྲུར་དཀར་ཏེ། སེར་པོ་ཤ་ར་བ་ཁྲུར་ནག་ཡིན། གང་ཡང་མེ་ཏོག་འདབ་སྟོང་ལྡན། སྟོང་སྤུབས་ཁོང་སྟོང་གདུགས་ཡུ་འདྲ། གང་ནས་བཅད་ཀྱང་འོ་མ་འབབ། རྒྱ་ཁྲུར་རི་དང་ལྗོངས་སུ་སྐྱེ། ལོ་མ་ལྷང་རིང་སྔོན་པོ་རིང་། ཞེས་དང་། ཕ་ཁྲུར་པ་སྟོད་ཐང་ལས་སྐྱེ། ལོ་མ་ཕྲ་སྦྱུམ་ཞ་ག་ཅན། མེ་ཏོག་གཅིག་ཐུར་སྐྱེས་པ་ཡིན།

རོ་ཁ་ཡུད་ཙམ་འཕེལ་ལ་མངར། རྩ་བ་དཀར་གཉེན་འོམ་འབབ། མིང་ནི་སྐྱབས་ལས··· དཀར་པོ་ཟེར། ནུས་པས་ཚད་རིམས་ཁྲག་མཁྲིས་སེལ། ཞེས་སོ།

**འཁྲུན་པ་གྲོས་འདེབས** ཐང་ཁྲིམ་གྱི་སྤྱི་མིང་ཞིག

**ཁོ་ཐྲི** མཛོ་མོ་ཤིང་གི་མིང་གི་རྣམ་གྲངས་ཤིག

**ཁོ་ཡག་པ** སྨ་ཡག་རྩ་བའི་མིང་གི་རྣམ་གྲངས་ཤིག

**ཁྱབ་འཇུག་རིལ་མ** རྒྱ་སྐྱེགས་ཀྱི་མིང་གི་རྣམ་གྲངས་ཤིག

**ཁྱི** ཁྱི་ལྕེས་རྨ་འཇུབ་ཕག་ལྕེས་རུས་གཟེར་འགོག ཚེས་པ་ཁྱི་ལྕེ་དང་དོམ་མཁྲིས་སྦྱར་དགོས། ཁྱིའི་མཆེ་བས་གག་པ་སེལ། ཁྱི་ར་མོ་ཡི་མཚན་ཤས་ཚིལ་དགའ་སྦྱིན། ཀླད་པས་ཕྱི་འཁྲིབ་མིག་ལ་ཕན། སྤོངས་སྤུས་ཁ་ནད་རྣག་རྒྱུ་སེམ། ཁྱིའི་སྤུ་གཞོབ་ཀྱིས་ལྷོག་སྐྲང་གནོན། ཞིང་སྤྲུས་སྲིན་འཇོམས། མཇུག་མའི་སྤུས་མོ་གདོན་ལ་ཕན། ཁྱི་ནག་མཇུག··· སྤུས་རྩ་ལ་ཕན། ལྷན་གྱིས་གདོན་འཇོམས་སྐྲངས་པ་ཞི། ཁྱི་ཤུག་ཆགས་པའི་དྲི་རྒྱུ་དང་བསྐོངས་པའི་དྲི་རྒྱུས་ཁ་ཡི་རྨས་ཐོལ་གཅོད།

**ཁྱི་དཀར་དུང་གི་ཐག་པ་ཅན** ཁྱི་ལྕེ་དཀར་པོའི་མིང་གི་རྣམ་གྲངས་ཤིག

**ཁྱི་ར་སྐྱུང་ཚེར** མཛོ་མོ་ཤིང་གི་མིང་གི་རྣམ་གྲངས་ཤིག

**ཁྱི་རྡུག་པ** ག་བུར་རིས་སོའི་མིང་གི་རྣམ་གྲངས་ཤིག

**ཁྱི་རྡུག་སྐྱུང་རྩེས** ག་བུར་རིས་སོའི་མིང་གི་རྣམ་གྲངས་ཤིག

**ཁྱི་རྡུག་སྨན་གཅིག** སྤང་རྩི་ཞིལ་པའི་མིང་གི་རྣམ་···གྲངས་ཤིག

**ཁྱི་ཤིང** ཁྱི་ཤིང་གློ་མིག་ནད་སེལ་བད་ཀན་འདྲེན། ཞེས་གར་ཡང་སྐྱེ་བའི་ཤིང་ཕྲན··· དཀར་པོ་ལོ་མ་ཞིབ་ལ་མེ་ཏོག་རྒྱ་ཁ་ཆུང་བ། འབྲས་བུ་སྨིན་ནས་དམར་པོ་སྨན་འཕོ་ཙམ··· ཐོལ་ལ་ཁད་པའོ།

**ཁྱིམ་བྱ** ཤས་ལུས་ཡང་ཞིང་རྩལ་སྟོབས་དང་རོ་ཙ་སྐྱེད།

**ཁྱིམ་བྱ་མཚལ་ལུ** ཁྱིམ་བྱ་མཚལ་ལུས་རྨ་ཕྱིའི་སྐྲང་དུག་སེལ། ཞེས་སོ།

ཁྲུ་མཆོག  པེ་ཧ་སྒྲ་སྣེ་ཁྲུ་མཆོག་ཅེས་པ་ཟངས་རྩིའི་མིང་གི་རྣམ་གྲངས་ཤིག

ཁྲུང  ཁྲུང་སེན་ཀླུ་ནད་ལ་ཕན།

ཁྲུང་སྨུགས  ཁྲུང་སྨུགས་དུག་སོགས་ནད་ཀུན་འཇོམས་པར་བྱེད། ཅེས་པ་ནམ་མཁའ་སྙིང་…གིས་དུག སྨུལ་ཐོས་པས་དུག་གིས་ཁྲུང་འཆིང་ལ་སྙིང་ནོར་བུ་རིན་པོ་ཆེར་གྱུར་ཏེ་རིན་…ཆེན་མཆོག་ཏུ་རྩིས་ཏེ་དགོན། ཕལ་རིགས་བརྟགས་ན་སྔོན་པོ་གཡུ་ཏིང་ལྟ་བུ། རབ་དེ་…ལས་མཐིང་མདངས་རྡོ་ཆ་ཤིག་དྭངས་པའི་ཉམས་ལྡར་ལ་དེ་ལས་དྭངས་པ་མི་ནོར་བའི་རྟགས་སུ་ཡུང་བར་…བརྫར་ན་ཁ་མདོག་དམར་པོ་ཁྲག་ལྟར་འཕབ་པར་བཤད་དོ།

ཁྲུང་སེར་དཀར་སྨུག  ཁྲུང་སེར་དཀར་སྨུག་དུག་ཚད་སེལ་བར་བྱེད། ཅེས་དང་། འདྲ་ཡིག་ལས། ཁྲུང་སེར་དཀར་པོ་བྱ་བོའི་ཕྱི་སྙེར་འདྲ། སྨུག་པོ་བྱ་རོག་སྙེར་མོ་བསྐུམ་པ་འདྲ། ཞེས་གསུངས། དཀར་པོ་མོན་དང་། སྨུག་པོ་བོད་ནས་འབྱུང་། གཉིས་ཀ་རོ་ཁ་བར་གཏོགས་པ་ཚིམ་ཡང་མི་འདྲ་སྟེ། ནོར་འཕྱང་མེད་པར་ཤེལ་ཕྲེང་ནས་གསུངས། གཉིས་ལ་སྙེར་མོ་གཉིས་ཟེར་རོ།

འབྲོག་པའི་སོན  དབྱལ་གྱི་མིང་གི་རྣམ་གྲངས་ཤིག

ཁྲ  མཇུག་སྒྲོས་མོ་ནད་ལ་ཕན། སྨན་གྱིས་སྐྲངས་འཇོམས་རྣག་ཏུ་འགྱུགས། སྔོང་གས་…ཆག་མེད་པ་གཟུ་ལྷ་བུའི་ནང་བཅུག་སྟེ། གསང་གནས་སུ་བཏགས་ནས་བོན་འཛིག་པ་གཅོད་…ཉུས།

ཁྲ་སླག  ཁྲ་སླག་ཤ་ནི་བཅུད་ལྡན་འབྱུང་གདོན་སྲུང་།

ཁྲ་རྒྱུང  ཁྲ་རྒྱུང་ཞེས་གཞིའི་རིགས་ཀྱི་ཕྲག་པ་ཞིག་ལ་ཟེར།

ཁྲ་བོ་སྤྱག་རིས  སྤང་རི་ཐེལ་པའི་མིང་གི་རྣམ་གྲངས་ཤིག

ཁྲ་མ  ཁྲ་མ་ཞེས་པ་བཏབ་ནས་ཞག་དྲུག་རྒྱུན་སྨིན་པ་དེ་ཉུས་པ་བསིལ་ཡང་རྩུབ་ལ་ཡེ་གར་འཕྲོད་པའོ།

ཁྲ་མན  ཁྲ་མན་གཟའ་ནད་འབྱུང་པོའི་གདོན་ཀུན་སྲུང་། ཅེས་པ་དཀར་ཕྲན་ཏེ་གཟིའི་རྒྱུ་ལས…

སྦོ་དཀར་དམར་སེར་སོགས་མ་ངེས་པ་ཞིག་ལ། རིགས་གཅིག་ནི་གཟི་ནག་ཁྲ་འགྱུར་མིག་དགུ་པ་ཡིན་པར་བཤད། དཔྱད་དོན་ལས། སྦོ་ལྗང་དམར་སེར་འདྲེས་པ་མིག་གི་རྒྱན། ཕྱི་ལ་སྐྱེ་ཞིང་ལ་དྲིལ་འདྲ་ན་བཟང་། ནུས་པ་ཤིང་མཁྲིས་ན་རྒྱ་ཡི་བཙོ་མ་སྟེ། འདི་ནི་རྒྱ་ལས་བྱུང་བའི་རིན་པོ་ཆེ༔ ཛ་ཡབ་གླིང་ནས་ཤར་ཤར་ཉིད་ཀྱིས་ཁྱེར། ཨུ་རྒྱན་མཁའ་འགྲོའི་གནས་སུ་ཚོང་སྤྲད་པས། དཔྱ་དཀར་གྱི་ཁྲ་མན་ཞེས་སུ་གྲགས། འདི་ནི་བརྟགས་ན་གཟའ་དཀར་སྐྱེང་གདོན་སྲུབ། ཅེས་གསུང་པ་བཤད་དོ།

**ཁྲག་སྐྲོམ** ཕ་ཤ་ཀའི་གབ་མིང་ཞིག

**ཁྲག་ཁྲོག་པ** གྲུང་པོག་རྒྱ་སེར་འཇོམས་པའི་སྨུག་པོ་དར་ཡ་ཀན་ནམ་སྐྱེས་པས་དོང་རལ་བཏགས་པའི་མིང་།

**ཁྲག་གཅོད་རལ་པ་ཅན** འཁན་པའི་གབ་མིང་ཞིག

**ཁྲག་འཕྱུང** ཕ་ཤ་ཀའི་གབ་མིང་ཞིག

**ཁྲག་དར་ཡ་ཀན** བྲག་ཞུན་གྱི་གབ་མིང་དང་གཡའ་ཀྱི་མའི་མིང་གི་རྣམ་གྲངས་ཤིག

**ཁྲག་འདྲ** བྲག་ཞུན་གྱི་གབ་མིང་།

**ཁྲག་འབྲིད** སྐྱུ་རུ་རའི་གབ་མིང་ཞིག

**ཁྲག་ཤོག་པ** ཐང་ཕྲོམ་ནག་པོའི་ལོ་མའི་མིང་ལ་འཇུག

**ཁྲབ་མོ** སོག་ཀ་པའི་མིང་གི་རྣམ་གྲངས་ཤིག

**ཁྲའི་སྡེར་མོ** ཧོང་ལེན་གྱི་མིང་གི་རྣམ་གྲངས་ཤིག

**ཁྲུང་ཁྲུང** ཁྲུང་ཁྲུང་གི་རུས་པས་རྒྱ་འགགས་ལ་ཕན། ཤ་ནུས་པ་བསིལ།

**ཁྲེ** ཁྲེ་ནི་ལྕི་བསིལ་ལྡན་པས་རྩ་བརྟས་བྱེད། རུས་པ་ཆག་གྲུམ་གས་རྣམས་སྦྱོར་བར་བྱེད། ཅེས་དང་། ཁྲེ་ཐོད་འབྲུ་གཅོད་དབུགས་སེལ་རེག་ན་བསིལ། ཞེས་སོ།

**ཁྲོག་ཆུང་པ** འབྲུངས་དཔེ་ལས། ཁྲོག་ཆུང་པ་ཞེས་བྱ་བའི་སྨན། ལོ་མ་རྒྱབ་སྐྱ་སོག་ལེ་ཁ། ཁྲག་གཅོད་སྨན་གྱི་རྒྱལ་པོ་ཡིན། ཞེས་ས་འབོལ་སར་སྐྱེ་ཁ་དབྱིབས་སྔ་མ་འདྲ་ལ…

ལོ་མ་སྲབ་རྒྱང་རྩེ་ཟླ་གཏིང་པ་ཞིང་ཆེ་བ་སྟེ། འདི་བཅད་ལ་ཁྲག་དྲོན་མོར་བཙུགས་པས་འགྱུར་རྫ་པར་འབྱུང་བར་བཤད་དོ།

ཁྲོག་ཆེན་པོ ཀོན་པ་གབ་སྐྱེའི་མིང་གི་རྣམ་གྲངས་ཤིག

ཁྲོན་རྐྱང ཁྲོན་ཕུའི་མིང་གི་རྣམ་གྲངས་ཤིག

ཁྲོན་ཆེན་པ ཐར་བུའི་མིང་གི་རྣམ་གྲངས་ཤིག

ཁྲན་བུ ཐར་བུའི་རིགས་གར་ཡང་ངེས་མེད་སྐྱེ་བ་སོར་བཞི་ནས་མཐོ་གང་ཙམ་པ་སྐྱེ་རྩུལ་ཐར་བུ་འདྲ། ཐར་བུ་ལས་ཆུས་པ་འཛམ་སྟེ། ཁྲོན་ཕུས་སྦྱོང་བྱེད་གྲོགས་ཀྱི་མཆོག ཅེས་དང་། ལྷོ་ན་ཤིང་ལས། ཁྲོན་ཕུས་འཛི་པོར་བྱེད་པ་ཡིན། ཞེས་མཁྲིས་པའི་སྦྱོང་ལ་མཆོག་གོ །

མཁྲིས་པ མཁྲིས་པ་གང་ཡང་ནུས་པ་བསིལ་ཞིང་མཁྲིས་ནད་སེལ། ཞེས་དང་། མཁྲིས་པའི་རིགས་རྣམས་ཐམས་ཅད་རྩ་ཁ་སྨོམ། ཞེས་སོ།

མཁྲིས་པ་སྣ་ཚོགས སྣ་ཚོགས་མཁྲིས་བསྲུས་རྩ་དུག་མཁྲིས་མིག་པན། ཞེསོ།

མཁྲིས་སེལ སེ་བའི་མེ་ཏོག་གི་མིང་གི་རྣམ་གྲངས་ཤིག

འཁྲི་ཤིང དཀྲི་མོང་གི་མིང་གི་རྣམ་གྲངས་ཤིག

འཁྲི་ཤིང་རལ་པ་ཅན པདྨ་ཏའི་མིང་གི་རྣམ་གྲངས་ཤིག

འཁྲུ་གཅོད མན་ཆ་རའི་མིང་གི་རྣམ་གྲངས་ཤིག

འཁྲུ་གཅོད་གཙོ་བོ ཀ་བེད་ཀྱི་མིང་གི་རྣམ་གྲངས་ཤིག

འཁྲོ་ནག འཁྲོ་ནག་གདོན་གཟེར་སྲིན་དང་དུག་ནད་འཇོམས། རོ་བཞུས་པ་ལས་བྱུང་བའི་གྲི་ལྕགས་བརྡུང་དུ་མེད་པ་ཞིག་གོ །

# ག

**ག་གེ་ཡཾ** སྔོ༔ གཙུ་སྐྱེས་ཏེ་གསེར་གྱི་མིང་གི་རྣམ་གྲངས།

**ག་ཏ་ལ** སྔོ༔ ལྷ་བའི་མིང་གི་རྣམ་གྲངས་ཤིག

**ག་དུར** མི་ཉག་སྐད་དུ་གཞི་མའི་མིང་དུ་བཤད།

**གྭ་དོར་གསུམ** གྭ་དོར་གསུམ་གྱིས་རྣག་དང་ཆུ་སེར་སྐེམ། ཞེས་པ་ཁ་ཤིག་དང་། ཤ་བ། བསེ་རུ་གསུམ་གྱི་རྭ་ལ་བཤད་དོ།

**ག་སྦུར** སྔོ༔ ག་སྦུར་ཚ་བ་རྒྱས་པ་ཐོག་བབས་གསོད། །སྙིང་ཞིང་ཞེན་པའི་ཚ་བ་རྩོད་ནས་འཇོམས། ཞེས་དང་། རྒྱུད་རིན་ཆེན་སྤུངས་པ་ལས། བསིལ་བྱེད་རྒྱལ་པོ་ག་སྦུར་ཡིན་ཏེ་བསིལ་ལ་རྩུབ། ། ཆོན་པོ་རྩ་གང་མེད་ན་རྩུབ་པས་ཚ་བར་ལྡོག ཅེས་སོགས་མང་ཞིང་། ཤིང་གི་ཆུ་ཡིན་ཏེ། ཤིང་··· ཀརྤྤཱུ་ཞེས་པ་ལས་ལྷག་ཟིལ་ག་སྦུར་མདངས་སེར་སྤྱིལ་མང་བསིལ་འགྱུར། ཤིང་ཚི་དྲྭ་ཞེས་བྱ་བ་ལས་མང་ག་སྦུར་སེར་ལ་སྣ་རིང་མཉན་པའམ། ཡང་ན་དཀར་འཇམ་ཁ་བ་བསྒོངས་པ་འདྲ་བ་རིང་གཉིས་བསིལ་ཤིད་ཆུང་བ་དང་། ཤིང་བྱི་མ་ཞེས་པ་ལས་བྱུང་བ་ཤེལ་ག་སྦུར་ཞེས་པ་དཀར་སྐྱ··· འཁྱག་པའི་དུམ་བུ་འདྲ་བ་བསིལ་བའི་བསིལ་ཞིང་ཚང་མ་རོ་ཁ་ཚ་བ་སྣ་རྩུབ་བསིལ་ཡང་། སྦྱོང་བར་བཤད། ཀ་སྦུར་ཞེས་པའི་སྒྲ་ཟུར་ཆགས་པས་ག་སྦུར་ཞེས་གྲགས་སོ།

**ག་སྦུར་ཏིས་ལོ** ག་སྦུར་ཏིས་ལོས་གློ་རིམས་ཚད་པ་སེལ། །ཞེས་པ་མན་ངག་འབྲུམས་དཔེར། ལྷོག་སྦུར་ཏིས་ལོ་ཞེས་བྱ་བ། །ཁ་སྐྱོད་གཡའ་དང་སྲིབ་ལས་སྐྱེ། །རྩ་བ་ནག་པོ་རྒྱུན་པོར་འབྲེལ། ། ལོ་མ་གཅན་གཟན་སྤར་སྦྱར་འདྲ། །སྡོང་པོ་མི་ཏོག་རྡུག་རྡུག་འདྲ། །རོ་ནི་ཁ་ལ་བསྙུས་པ་བསིལ། །ཁྲེ་དུག་སྦྱོང་རྩེས་ཞེས་ཀྱང་བྱ། །སེང་གེ་སྤྱིར་མོ་བྱ་བ་ཡིན། །གློ་ཚད་ནད་ལ་བདུད་རྩི་ཡིན། ཞེས་སོ།

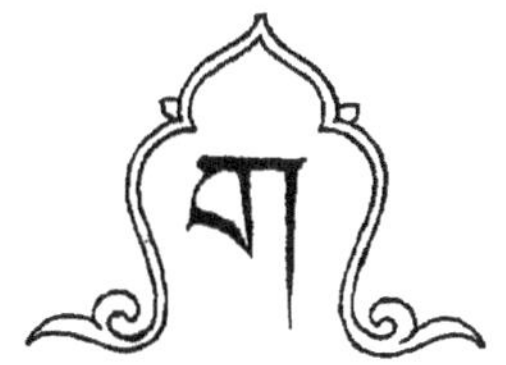

ག་པུར་དྲི་ལྡན། ཐ་ལེ་ཀའི་གབ་མིང་ཞིག།

ག་པུར་ཟིལ་གནོན། ཙོང་ལེན་གྱི་མིང་གི་རྣམ་གྲངས་ཤིག།

ག་བྲུ་སྨྱུང་ཤོག ཨུཏྤལ་སེར་པོའི་མིང་གི་རྣམ་གྲངས་ཤིག།

ག་བྲ། ག་བྲ་དཀར་ཀྱང་དེ་བཞིན་རིམས་ལ་ཕན། ཞེས་ཀནྡ་ཀ་རི་དང་ནུས་པ་མཚུངས་པའོ། ཀནྡ་ཀ་རི་ར་རིགས་གཉིས་ཡོད་པ་ལས་འདི་ཀནྡ་ཀ་རི་སྨུག་པོ་སྟེ་སེ་བ་འབྲས་བཟང་འདྲ་ལ། སྔོན་པོ་དང་ཐ་ཕྱིར་ཞི་གཏོར་བ་ལྟར་དཀར་ཞིག་ཡོད། འདི་ལ་སྣར་མིང་སྨུག་ཚེར་དང་བྲིད་ཏི་ཟེར་རོ།

ག་མོ་ལི། སཾ༔ ཤུ་དག་གི་མིང་གི་རྣམ་གྲངས་ཡིན།།

ག་ཛ་དནྟ། སཾ༔ ག་ཛ་དནྟས་གདོན་དང་རིམས་ནད་སྲུང་། ཞེས་ག་ཛ་དནྟ་སྟེ་གླང་པོའི་སོ་སྐྱེ། བ་ལང་གི་སོ་ཡང་ཟེར། གླང་ཆེན་གྱི་གཡས་ཀྱི་མཆེ་བ་རབ་ཐལ་དཀར་མཆོག་ལ་གཡས་གཡོན་གསུམ་གསུམ་སྤྱི་ཐུག་དང་། འབྲིང་ལ་བཞི། ཐ་མར་གཉིས་ཏེ་འབྱུང་བ་རབ་ཀྱི་མཆེ་བ་ནོར་བུར་བཤད་དོ།

ག་རམ་བུ་ལ། རྒྱ་ནག་སྐད་དེ་ལེ་ཤིའི་མིང་གི་རྣམ་གྲངས་ཤིག།

ག་སྲུ། སཾ༔ ལྷ་བའི་མིང་གི་རྣམ་གྲངས་ཤིག།

ག་སྲི་ཏ། སཾ༔ ཤུ་ཟིའི་མིང་གི་རྣམ་གྲངས་ཤིག།

གནྡྷ་སྐྱེས། གསེར་གྱི་མིང་གི་རྣམ་གྲངས་ཤིག།

གང་གཱ་ཆུང་། གང་གཱ་ཆུང་གིས་དུག་དང་ཚད་འཁྲུ་གཅོད། ཅེས་དང་། རང་འགྲེལ་ལས། གང་གཱ་ཆུང་དང་ག་པུར་མཚུངས། ཞེས་པ་ལྟར་འབྲུངས་དཔེ་ལས། །གང་གཱ་ཆུང་ཞེས་བྱ་བ་ནི། །ཁྱི་དང་བྱུད་མེད་མི་འགྲོ་སའི། །མཐོ་བའི་གཡང་ཞིབ་རྫ་ལས་སྐྱེས། །ལོ་མ་ཞིབ་ཚེ་རྩེགས་པ་ཡི། །སྔུར་བཞི་ལོགས་བརྒྱུད་མཆེད་རྟེན་བརྩེགས། །དེ་སྟེང་མེ་ཏོག་དཀར་པོ་ལ། །སྔོ་དང་དམར་བའི་མདངས་འོད་ཆགས། །དྲིལ་བུ་གྱེན་ཁ་བཟེད་འདྲ། །ཙ་བ་རྒྱུས་པ་རྫོངས་པ་འདྲ། །ཞེས་སོ།

གངས་ཀྱི་སྨོམ་ཆེན། ཨ་སྦྱི་ཀའི་མིང་གི་རྣམ་གྲངས་ཤིག།

གངས་ཀྱི་ཞུན་ཆུང་། ཐང་དཀར་གྱི་གབ་མིང་ཞིག།

**གངས་ཀྱི་སེང་ཆུང** སྒོ་ལོ་དཀར་པོའི་མིང་གི་རྣམ་གྲངས་ཞིག

**གངས་ཀྱི་ལྷ་མོ** གཡའ་ཀྱི་མའི་མིང་གི་རྣམ་གྲངས་ཤིག

**གངས་ཐང་ཕྲོམ** ཐང་ཕྲོམ་དཀར་པོའི་མིང་།

**གངས་ཐིགས** གངས་ཐིགས་དེ་བཞིན་མཆེན་པའི་ཚིབ་སེལ། ཞེས་དང་། རང་འགྲེལ་ལས། གངས་ཐིགས་འབྲུམ་པའི་ཚིབ་སེལ། ཞེས་པ། རབ་ནི་སྲིད་པའི་གངས་རྩེ་ནས་རྡོར་གྱུར་པ་དང་། ཞུ་བའི་ཐིགས་པ་རྡོར་གྱུར་པ་ཅོང་ཞི་འདམ་བཏགས་འདུལ་དཀར་བ་ཟློས་ན་སོ་མི་སེལ་བའོ། ། དམན་པ་ནི། སྲིབ་མཐོན་ཁ་བྱང་བལྟས་བྲག་ཕུག་གངས་མི་ཞུ་བར་བྲག་གི་ཐིགས་པ་གོང་བུར་འཁྲིལ་བ་གོང་ལྟར་དང་། གཞན་མ་ས་གཏིང་ནས་རྡོ་དཀར་མོ་ཅོང་ལྟར་ཐོན་ལ་སོ་མི་སེལ་བ་བསྲེགས་ནས་ཆུར་སྦྱང་ན་ཞོ་ལྟར་གྱུར་པ་ལྷ་ཞོ་དཀར་པོ་དང་། དཀར་པོ་རྣོ་མཆོག་ཀྱང་ཟེར་བས་ཚིབ་ཕྲུང་བར་བཤད་དོ།

**གངས་ལྷན** ཏེ་མ་ཤ་ཏི་སྐྱེ་གངས་ལྷན་ཞེས་ཤུ་དག་ནག་པོའི་མིང་།

**གངས་སྨྱུལ་དཀར་པོ** སྒོ་ལོ་དཀར་པོའི་མིང་གི་རྣམ་གྲངས་ཤིག

**གངས་ལས་སྐྱེས་པའི་ཨུཏྤལ** གང་གཱ་ཆུང་གི་མིང་གི་རྣམ་གྲངས།

**གཏྲི** སཾཿ ལྷ་བའི་མིང་གི་རྣམ་གྲངས་ཤིག

**གན་འདྲི་འདོན** ཕྲམ་གྱི་སྐད་དུ་བརྟ་ཏའི་མིང་དུ་བཤད།

**གནྡྷ་ཀ་རེ** སཾཿ དྲི་ཅན་ཏེ་སྤུ་ཟེའི་མིང་གི་རྣམ་གྲངས་ཤིག

**གནྡྷ་ཀུ་ཊིཾ** སཾཿ དྲིའི་ཤིང་སྤྲེ་ཨ་ག་རུའི་མིང་གི་རྣམ་གྲངས་ཤིག

**གནྡྷ་བྷ་དྲ** གནྡྷ་བྷ་དྲས་སྨན་དང་བད་ཀན་སེལ། ཞེས་པ་ཡོ་མ་རྒྱ་ཕྲུར་འདྲ་ལ་ཕྲ་ཉམས་ཅན། རྐང་རིང་ལ་ཐོག་བུ་སྦྲ་བ་འདྲ་བ་དང་། མེ་ཏོག་སེར་པོ་ཡོད་ཀྱི་དབྱིབས་ཅན། མེ་ཏོག་སྐྱ་སོབ་འདབ་མ་ཟླུར་བཞི་འཆར་བ་སོགས་སྐྱེ་སའི་དབང་གིས་གཅིག་ཏུམ་ངེས་ཀྱང་དྲི་ཞིམ་ཏུ་བཟང་བའོ། གཞན་ཡང་མིང་གཅིག་དོན་མང་ལ་འཇུག་པ་ནི། གཉན་དང་ཚད་པ་སོགས་ཀྱི་སྐབས་གནྡྷ་བྷ་དྲ་ཞེས་པ་སྨང་སློས་དང་། ཁ་སོ་མཁལ་མའི་སྐབས་གོ་ལྷུ། དྲེག་དང་ཆམ་

པ་དྲུག་སྐྱན་རིགས་བདག་ཀན་སྒྲོ་བོ་རྣམས་དང་བུམ་རྫས་འདག་ཆ་ལ་སོགས་ཀྱི་སྐབས་གན་རྒྱ་སྒྲ་དུ་འདི་རང་དང་། སྨོས་ཆོན་མཆིན་ནད་སོགས་ལ་གུར་གུམ་ལ་འཇུག་པས་སྐབས་དང་བསྟུན་པ་གཅེས་སོ།

**གཛྷ་སྭ་ར** སོ༔ དྲིའི་སྙིང་པོ་སྤེ་ཙན་དན་དཀར་པོའི་སྤྱི་མིང་།

**གཝ་ཛྷ་སྲུ་མི** སོ༔ ཤེལ་གྱི་མིང་གི་རྣམ་གྲངས་སུ་བཤད།

**གཛྙི** སོ༔ གཟྲིས་ས་གདོན་མཛེ་ཡི་ནད་ལ་ཕན། ཞེས་པ་ས་གཟྲི་ཞེས་བྱ་བའི་རིན་པོ་ཆེ་སྟེ། རཀྟ་སུ་གཟྲི་དང་ནི་ལ་སུ་གཟྲི་གཉིས་ཡོད་པ་ལས། རཀྟ་སུ་གཟྲི་ནི་ཟངས་ཀྱི་མདོག་ལྟ་བུ་འོད་ཟེར་སོར་ཕྱེད་ཙམ་འཕྲོ་བ་དང་། ནི་ལ་སུ་གཟྲི་ནི་མདོག་སྔོ་ནག་འོད་སོར་གསུམ་གྱི་ཚད་ཙམ་འཕྲོ་བ་དབྱིབས་ཟུར་གསུམ་དང་ལྡན་པ་རང་བྱུང་ཞིག་གོ །

**གཛྙི་ཀཾ** སོ༔ ཤེལ་གྱི་མིང་གི་རྣམ་གྲངས་སུ་བཤད།

**གབ་པ་སྦྲུམ** ཕར་ནྲིའི་མིང་གི་རྣམ་གྲངས་ཤིག

**གཛྷ་ཙ་རྦུ་ལི** སོ༔ མངལ་གཏུམ་མོ་སྟེ་འོལ་མོ་སེའི་མིང་གི་རྣམ་གྲངས་ཤིག

**གལ་མ** ཀ་ར་འམ་རྒྱལ་མོ་ཀ་རའི་མིང་།

**གི་ཝང** གི་ཝཾ་རིམས་དུག་མཆིན་ནད་སྨྱོད་ཚད་སེལ། ཞེས་པ་གླང་ཆེན་གྱི་མཆེན་མཁྲིས་ལས་བྱུང་བར་བཤད་པ། མཆོག་དམན་གཉིས་འབྱུང་བ་ལས་དང་པོ་མདོག་དམར་སེར་སྨུག་ལ་སྨུམ་མདངས་ཅན་མཁྲིགས་པ་ལྷག་འཁྱོར་དམར་སེར་རིམ་པ་དོད་པ། ཕྱི་ལ་ལྷགས་རྩི་ཆགས་པ་དྲི་རོ་བཟང་བ་ཞིག་དང་། དམན་པ་སྔ་མ་ལས་སེར་ལ་འབོལ་བའོ། གཞན་མ་བཟོས་མ་ནི་རིལ་བུར་དྲིལ་ནས་འབྱུང་ལ་ད་དུང་མི་དང་སེམས་ཅན་ལས་ཀྱང་བྱུང་བ་མིའི་གི་ཝང་བཟང་བ་དང་། སེམས་ཅན་རྫ་བྲན་རྣམས་འབྲིང་། རྟ་སྤུན་ལུག་གི་རིགས་རྣམས་དམན་པའོ། སེམས་ཅན་མཚན་མོ་འཕྲུན་པ་དང་མཛེ་ཏོལ་སོགས་མིག་དམར་སེར་འཁྲུན་ལ་འབྱུང་བར་བཤད་པ་ལྟར། དོན་དུ་སྣོད་ཀྱི་མཁྲིས་པའི་མཁྲིས་སྐྲན་ཡིན་ཞིང་རྒྱ་ནག་གི་སྐད་ཀྱི་བརྡར་བཤད་དོ།།

**གི་རི་མལླི་ཀ** སཾ༔ རིགས་བྱེད་སྐྱེ་དྲུག་མོ་ཞུང་གི་མིང་གི་རྣམ་གྲངས་ཤིག

**གུ་གྒུ་ལ** སཾ༔ གུ་གུལ་གྱི་མིང་གི་རྣམ་གྲངས་ཤིག

**གུ་གུ་ལ** སཾ༔ གུ་གུལ་གྱི་མིང་གི་རྣམ་གྲངས་ཤིག

**གུ་གུལ** གུ་གུལ་ས་གདོན་ལྡོག་པ་གཉན་གཟེར་འཇོམས། ཞྭགས་བྱེད་ལས། གུ་གུལ་བསིལ་ལ་ལྡེ་བས་རང་གི་ནུས་པས་མཆིན་ནད་གསར་རྙིང་སེལ། ཞེས་གསུངས་པ། ཤིང་གུ་གུལ་ནམ་འདྲེ་འཇིགས་ཐང་ཆུ་ཞེས་པ་རིགས་གཉིས་ལས་བཟང་བ་ཁ་དོག་སེར་···ལ་དྭངས་སམ་དཀར་པོ། དམན་པ་ནག གང་ཡང་མེར་བསྲེགས་ཚོ་རོ་མེད་འཇུ་ལ་དྲི་ཞིམ་པ་བཟང་ཞིང་དེ་ལྡོག་ངན་པར་བཤད་དོ།

**གུ་གུལ་དཀར་པོ** སྤོས་དཀར་གྱི་མིང་གི་རྣམ་གྲངས་ཤིག

**གུ་དུར་སྨུག་མ** མཚེ་ལྷམ་གྱི་མིང་གི་རྣམ་གྲངས་ཤིག

**གུ་ཌ** སཾ༔ གུ་རམ་གྱི་མིང་གི་རྣམ་གྲངས་ཤིག

**གུ་རི་ཙི** སཾ༔ སྤྲི་ཏྲུས་ཀྱི་མིང་གི་རྣམ་གྲངས་ཤིག

**གུ་རུ** སཾ༔ ལྡི་བ་སྐྱེ་ཇ་གཟུའི་མིང་གི་རྣམ་གྲངས་ཤིག

**གུང** ཤས་གདོན་ནད་སེལ།

**གུར་གུམ** གུར་གུམ་མཆིན་ནད་ཀུན་སེལ་རྩ་ཁ་སྡོམ། ཞེས་ཀུང་ཀུ་མཾ་ཞེས་ནུར་ཚགས་ཏེ་གུར་གུམ་དུ་འབོད་པ་འདི་ལ་ལོ་རྒྱུས་མང་བས་ཤིལ་བྱེད་སོགས་སུ་རྒྱས་པར་སྣང་བས་དེར་གཟིགས། གུར་གུམ་རིགས་ལྔ་ཡོད་པ་ལས་མཆོག་ནི་རི་བོ་བྱ་རྐང་ལས་སྐྱེས་པ་བྱ་རྐང་མ་དང་། རབ་ནི་ཁ་ཆེར···སྐྱེས་པ་ཁ་ཆེ་མ་དང་། འབྲིང་རྒྱ་གར་དུ་སྐྱེས་པ་ལོ་བཀྲ་ནམ། དེ་ལས་དམན་པ་བལ་གུར། ཐ་མ་བོད་ཀྱི་མེ་ཏོག་གུར་གུམ་དུ་བཤད་དོ། ཇོས་འཛིན་ཡང་བྱ་རྐང་མ་ནི་ལོ་མ་དང་། །མེ་ཏོག་སྔོན་པོ་རྩུང་ཟད་འདྲ། །རྩ་བ་དོ་བའི་སྔོང་པོ་འདྲ། །དྲི་རོ···སྟག་པར་བཟང་བ་ཡིན། །ཞེས་དང་། །ཁ་ཆེ་མ་ནི་རབ་ཏུ་སེར། །གེ་སར་ཁམ་ན་གཞན་མ་འདྲེས། ཞེས་དང་། །ལི་བཀྲ་ན་དྲི་རོ་མི་གསལ་ཡང་། །ཁ་དོག་དམར་ལ་སེར་གསལ་ན་བཟང་།

ཞེས་ལེ་བརྒན་རྩེ་དང་། བོད་ལ་ལྷུམ་རའི་ནང་དུ་སྐྱེ། །དྲི་ཞིམ་ལི་ཁྲིའི་མདོག་ཅན་མཆོག །གེ་སར་སྨུག་པོ་འདུག་པ་འབྲིང་། །སྐྱ་ལ་དྲི་མ་ཆུང་ན་ངན། ཞེས་སོ།

**གུར་གུར** སཾ༔ གུ་གུལ་གྱི་མིང་གི་རྣམ་གྲངས་ཤིག

**གུར་དྲིག** རང་བྱུང་པས། །ལྷམ་རིག་རྩ་ཚད་མ་ལུས་སེལ། །ཞེས་ལོ་མ་སྔོར་མོ··· མཐུག་པ་ལ་ཟེལ་པ་ཅན། སྡོང་པོ་ཐུང་ཞིང་ཕག་སུག་འདྲ་བ། མེ་ཏོག་སེར་སྐྱ་སྐྱུམ་པའི་དབྱིབས། རོ་མངར་ར་ཁ་ལ་ནུས་པས་ཁྲག་མཁྲིས་རྩ་ཚད་འཇོམས་པ་དང་། མཁྲིས་ནད་སེལ་བའི་གསང་སྨན་དང་། རྩ་རིགས་ཀྱི་བདུད་རྩི་རབ་ཤད་པའོ།

**གོ་སྨྲ** གོ་སྨྲོས་གདོན་འཇོམས་ཆུ་རྣམས་སྐམ་པར་བྱེད།

**གོ་སྙོད** གོ་སྙོད་སྣུར་ཚད་དུག་དང་མིག་ནད་སེལ། ཞེས་དང་། རིན་ཆེན་སྤུངས་པ་ལས། གོ་སྙོད་ཡངས་ལ་སྙོམས་པས་མིག་དང་བད་ཀན་དག་ལ་སྙོམས་པར་བཤད། ཅེས་དང་། རང་བྱུང་པས། །གོ་སྙོད་སྙིང་ཚད་སྣུར་ནད་སེལ། ཞེས་གསུངས། འབྲུངས་དཔེར། །གོ་སྙོད་ཁ་ལུང་ན་ལས་སྐྱེ། །ལོ་མ་འཇོངས་སྦུབས་ཉག་ཅན། །སྡོང་པོ་ཕྲ་རིང་རྩེ་མང་གྱིས། །མེ་ཏོག་དཀར་པོ་གཟུགས་ལྟར་ཟླུམ། །འབྲས་བུ་ལ་ལ་ཕུད་འདྲ་སྨུམ། །ནུས་པས་སྐྲངས་འདུལ་མིག་ནད་སེལ། །བད་ཀན་སེལ་ཞིང་དང་གཉེད། ཅེས་སོ།

**གོ་བོ** གོ་བོས་ཁྲི་བས་མ་ཞུ་འཇུ་ཞིང་ཁྱད་པར་ཤ་འཇུ་བར་ནུས། ཕོ་བས་ཟས་འཇུ་སྨན་ལ་བཀོ། གླད་པས་རྣག་སྐམ་ནུས། ཤས་གདོན་ནད་སེལ་ཞིང་དྲོད་སྐྱེད་ལྷ་བ་འདེབ། དུག··· གསོད་པའི་ཐུན་གྱིས་དྲོད་སྐྱེས་པ་དང་སྐྲན་བ་ཤིག་ལྕགས་དྲེགས་འགོགས། སྐྲངས་པ···· འཇོམས་ཤིང་རྣག་འགུགས་ནུས།

**གཽ་སྟ་ནི** སཾ༔ རྒྱན་འབྲུམ་གྱི་མིང་གི་རྣམ་གྲངས་ཤིག

**གཽ་བཀ་སྨུ་ར** བ་ལང་གི་དྲི་ཆུས་དངུལ་ཆུའི་དུག་གཡའ་འཕྲུད། （སཾ༔）

**གོ་ཐྱིས** གོ་ཐྱིས་སྲིན་གསོད་རུལ་གཅོད་ཕོ་རིམས་སེལ། ཞེས་དང་། བདུད་རྩི་ཐིག··· པར༔ ༔བསེ་ཤིང་འབྲས་བུ་རྡོ་ཞིང་སྐམ་པས་ནི། །ཆུ་སེར་སྐེམ་ཞིང་རྨེན་སེལ་བཅུད···

ལེན་འགྱུར། ཞེས་པ་ཛཱ་ཏཱི་བཟེ་ཤིང་དཀར་ནག་གཉིས་ཀྱི་ནང་ནས་དཀར་པོའི་འབྲས་བུ་སྟེ། འབྲས་བུའི་ཕྱི་སྐོག་སྐྱ་མཚམས་སུ་རྒྱལ་བའི་ཁ་སྒྲོ་ལྟར་འདུས་ཤིང་། ཕྱི་དབྱིབས་ནི། ། གོ་བྲིས་རྟ་ཡི་ནུ་མ་འདྲ། ཞེས་པའི་ནང་དུ་སྨུམ་དམར་པོ་ཁྲག་འདྲ་བ་འབྱུང་། དུག་ཆེ་བས་ལག་ལེན་མེད་པར་མི་སྦྱོད། རེག་དུག་བཟེ་མོག་ཀྱང་འདི་ལས་འཚོས་པར་བཤད་དོ།

**གོ་མེ་ད** སཾཿ པདྨ་རཱ་ག་ལ་རིགས་དགུ་ཡོད་པ་ལས་དམན་ཤོས་ཏེ། ཁ་དོག་ཕྱི་མཆེན་ཁ་ལ་ནང་མེ་ལྟ་བུ་ས་ལ་བཞག་ན་འོད་མི་འབྱུང་ལ་མཁའ་ལ་བཏེག … ན་འོད་འབྱུང་བ་ཆེ … ཆུང་མ་རིས་པའོ།

**གོ་རོ་ཙ་ན** སཾཿ གི་ཝང་གི་མིང་གི་རྣམ་གྲངས་ཤིག་སྟེ། སྐབས་འགར་གླང་ཆེན་ལས་བྱུང་བའི་དབང་པོ་རིལ་བུ་ལའང་འཇུག་པས་སྐབས་ཕྱེ་དགོས།

**གོ་ལོ་མི** སཾཿ གླང་གི་སྤྲུ་སྐྱེས་ཏེ་དྲུར་ཕའི་མིང་གི་རྣམ་གྲངས་ཤིག

**གོ་ཤཱིརྵ** སཾཿ ས་མཆོག་སྐྱེ་ཙན་དན་དཀར་པོའི་མིང་གི་རྣམ་གྲངས་ཤིག

**གོ་སྨད** མེ་ཏོག་ལུག་མིག་གི་མིང་གི་རྣམ་གྲངས་ཤིག

**གོང་བ་འཛིན་པ** བྲག་སྐྱ་ཏ་པོའི་མིང་གི་རྣམ་གྲངས་ཤིག

**གོང་བུ** པདྨ་སྟེ་གོང་བུ་ཞེས་ལྕགས་ཀྱི་མིང་གི་རྣམ་གྲངས་ཤིག་དང་། ཕྱི་མ་ཀ་རའི་མིང་ལ་འཇུག

**གོང་མ་སྲེག** ཤས་ལུས་ཡང་ཞིང་རྩལ་སྟོབས་དང་ཤུ་ཀྲ་སྐྱེད། སྣོ་ངས་མི་ལའི་གདོན་ནད་གསོ།

**གོང་མོ** གོང་མོའི་ཤས་རོ་ཙ་ཞིང་ཆུ་སེར་མོ་ནད་སེལ། མཇུག་སྒྲོས་མོ་ནད་ལ་ཕན། ། བྲུན་གྱིས་གདོན་འཇོམས་སྐྲངས་པ་ཞི།

**གོང་མོ་བཙད་འཐོར** གང་གུ་ཆུང་གི་མིང་།

**གོར་ཙནྡན** སཾཿ སྤྲིན་ཤིང་གི་མིང་གི་རྣམ་གྲངས་ཤིག

**གོ་ཤཱིཪྵ** སཾཿ ཙནྡན་གོ་ཤཱིརྵའི་མིང་།

**ཀྱུ་ཧོམ་པ** བྱུ་རུ་རའི་གབ་མིང་ཞིག

**ཀྱིབ་ཤིང** སྔོན་པུའི་གབ་མིང་ཞིག

**ཀྱེར་དུ་འདྲེན་བྱེད** རི་བོའི་མིང་གི་རྣམ་གྲངས་ཤིག

**ཀྱང་སྐྱེན་འདུལ་བའི་དར་ཡ་ཀན** དབྱི་མོང་གི་མིང་།

**ཀྱི་སྙིང** སྐྱེས་དར་མ་སྙིང་སྟོབས་ཅན་གཡུལ་ངོར་བསད་པའི་སྙིང་།

**ཀྲུ་བཞི** ཀྲུ་བཞིས་སྐྲན་པ་གསོ་ཞིང་རྒྱ་སེར་འདྲེན། ཞེས་དང་རང་འབྱུང་ཞབས་ཀྱིས། ནག་པོ་ཀྲུ་བཞིས་མཆེན་སྨན་ཕན། གསུངས་པ་ཇོ་སྨུག་ནག་སེར་པ་ཁ་རྒྱང་ཟད་ཡོད་པ། དབྱིབས་ཀྲུ་བཞི་ཁོན་ལས་མི་ཡོང་བ། བཅག་ན་ཕྱི་ནང་ཐམས་ཅད་རྒྱུ་གཅིག་པ་ཞིག་གོ འདི་དང་པ་བང་ཡོང་བུ་གཅིག་པ་མིན་པར་ཤེས་དགོས་སོ།

**ཀྲུམ་པ** ཀྲུམ་པའི་ཤས་གདོན་ནད་སེལ་ཞིང་རྒྱ་སེར་སྐེམ་པ་དང་། རྒྱུ་ཟས་རྒྱུ་གཟེར་འཇོམས་ནུས།

**ཀྲེས་རྗོད** ཀྲེས་མའི་རིགས་ཀྱི་མོ་ཀྲེས་ལ་འདུག

**ཀྲེས་མའི་གེ་སར** ཀྲེས་མའི་གེ་སར་སྲིན་གསོད་གླང་ཐབས་འཇོམས། ཞེས་པ་འཕགས་པ་སྤྱན་རས་གཟིགས་ཀྱི་སྤྱན་ཆབ་ལས་འབྱུངས་པར་གསུངས་པ་ལ་རིགས་གསུམ་སྟེ། ཕོ་ཀྲེས་སྨང་དང་ཞིང་མྱུ་ལས་སྐྱེ་བ་ལོ་མ་སྣ་ལྕུ་ལྡང་བ་ལྟར་སྐྱེ་ཞིང་། མེ་ཏོག་སྨུག་པོ་ལོ་མའི་རྩ་ཐག་ཉེན་པ་དཀྱིལ་ནས་སྡོང་པོ་སྐྱེ་བར་གང་བུ་ནུར་གསུམ་ནང་འབྲས་བུ་སྐམ་ནས་དམར་པོར་འགྲོ་བ་དེ་དང་། མོ་ཀྲེས་ནི་སྔ་མ་དང་འདྲ་ལ་སྡོང་པོ་མེད་པར་རྩ་བར་གང་བུ་དམར་ནུམ་ནང་ནས་སྐྱེ། མ་ནིང་ཀྲེས་མ་ནི། ལོ་མ་ཅུང་ལ་འབྲས་ལོ་འདྲ་བ་མེ་ཏོག་དམར་ལ་སྨོ་མདངས་ཅན། གང་བུ་ནུར་གསུམ་གྱི་ནང་ཤུས་འབྲས་བུ་དཀར་ཞིབ་ཅན་འབྱུང་། རོ་མངར་ཞིང་ཚ་བ་དང་། དུག་རིགས་བསྲུ་གསོད་དང་འབྲེན་པ་སོགས་རྒྱས་པ་གཞན་དུ་གཟིགས།

**ཀྲོ** ཀྲོ་ནི་རོ་མངར་སྨུ་མ་བསིལ་ལྗི་བ་སྟེ། རོ་ཙི་འཚོ་བྱེད་ལྷུང་དང་མཁྲིས་པར་ཕན། དུག་

ནད་ཚིགས་ལ་ཕྱིར་བ་སྤྱོད་པར་བྱེད། ཅེས་སོ།

**གྲོ་མ** གྲོ་མ་ནུས་པ་བསིལ་མངར་ཡང་ཚ་འབྲུ་གཙོད། ཞེས་པ་འབྱུངས་དཔེ་ལས། གྲོ་མ་ཞེས་པ་ཁ་ཡུང་སྐྱ། །ལོ་མ་སྔོ་སྐྱ་ཏོག་དཀར་ལ། །ལོ་སྡོང་ས་སྟེང་ཁྲབ་པར་བདལ། །ངར་པ་དམར་པོས་དྲ་བ་བརྒྱངས། །མེ་ཏོག་སེར་པོ་མདངས་དང་ལྡན། །རྩ་བ་ཏོག་པོ་རིལ་མ་འདྲ༔ ༔ངོ་མར་ནུས་པ་བསིལ་ཀུན་གྱི་ཟས། །སྟོན་དུས་ནུས་པ་བཏོད་དུ་འགྲོ། །སྟོན་གྲོ་བཟང་ལ་དཔྱིད་གྲོ་གྲང་། །ནུས་པས་འབྲུ་བ་གཙོད་པར་བྱེད། ཅེས་པའོ།

**གྲོ་ཚང** གྲོ་ཚང་གློ་དང་གྲོ་སོགས་ཚིགས་པ་ཡི། །ཁྲིབ་ལ་ཕན་བག་ཕྱིས་སྐྲངས་པ···འདུལ༔ ཞེས་སོ།

**གྲོག་སྦྲང** གྲོག་མས་བསགས་པའི་སྦྲང་གི་མིང་།

**གྲོག་ཞིང** གྲོག་ཞིང་རྨ་དང་གཟེར་སྐྲངས་ཆུ་སེར་སེལ། ཞེས་མཆོད་རྟེན་དང་ལྷ་ཁང་། གྱང་རྩིག་གདང་རལ་སོགས་སུ་ཡུན་རིང་ཆར་པས་གཞུང་པའི་ངོས་ལ་མེ་ཏོག་ཟེའུ་འབྲུ་ལྟར··· སྐྱེས་པ་ཚུང་ཟད་སྔང་གི་རྣམ་པ་ལྟར་སྔོ་ལྗང་སྐྱེས་པའིས་དེ་ལ་ཟེར་བ་ཡིན།

**གྲོལ་བ་ཅན** ཨུ་ཏིག་གི་མིང་གི་རྣམ་གྲངས་ཤིག

**གླ་སྒང** གླ་སྒང་སྐད་འགགས་གློ་ནད་རྒྱུ་མར་ཕན། ཞེས་དང་ཡང་དཔག་བསམ་ལྗོན་ཤིང་ལས། །གླ་སྒང་ཐང་གིས་ཚད་འབྲུ་གཙོད། །དྲོ་བས་རླུང་ནད་སེལ་བ་དང་། །འབྲུ་བ་སྨིན་ཅིང་གཙོད་པར་བྱེད། ཅེས་དང་། འབྱུངས་དཔེ་ལས། །རྩ་བ་སྲབ་བ་མང་བ་སྐྱེ། །ས··· ཏོག་ཐམས་ཅད་ཁྲབ་པར་ཁྱེར། །རོ་ནི་ཚ་ལ་བསྐ་དང་བཅས། །རང་གིནུས་པས་བད་ཀན་དང༔ ༔གློ་ལས་གྱུར་པའི་སྐད་འགགས་སེལ། ཞེས་པ་ལྟར་རིགས་ཚོད་པ་དང་། །གཡུང་བས་འཐོལ་སར་སྐྱེས་བ་ལོ་མ་ཕྲུགས་ཙམ་ལོ་བཙོན་པ་དང་འདྲ་ལ་རྐང་དམར་བ། མེ་ཏོག་རྒྱ་དཀར་ཐེན་མའི་མེ་ཏོག་ཆེ་ཤེས་ཙམ་འཆར་ལ་རྩ་བ་སོག་བུ་འདྲ་ལ་ཕྱི་ནང······ དམར་བ་རོ་བསྐ་བའོ།

གླང་ཆེན་ཁ་རྒྱ　གླང་ཆེན་ཚིག་ཐུབ་བམ་དཔའ་བོ་ཆེན་པོའི་མིང་གི་རྣམ་གྲངས་ཤིག

གླང་ཆེན་ཁྲི་འཕང　ཐར་ཕྱིའི་མིང་གི་རྣམ་གྲངས་ཤིག

གླང་ཆེན་མཁྲིས་པ　གི་ཝང་གི་མིང་གི་རྣམ་གྲངས་ཤིག

གླང་ཆེན་ཚིག་ཐུབ　དཔའ་བོ་ཆེན་པོའི་མིང་གི་རྣམ་གྲངས་ཤིག

གླང་ཆེན་སྨྱོན་པ　ཐང་ཕྲོམ་དཀར་པོའི་མིང་།

གླང་ཆེན་རྩེ　གི་ཝང་གི་མིང་གི་རྣམ་གྲངས་ཤིག

གླང་ཐུག་རྫ　གླང་ཐུག་མགོ་ཆག་གླང་ནག་མཛེ་ལ་ཕན། དང་པོ་སྨུ་མདོག་གང་ཡང་
རུང་ཞིང་ཕྱི་མ་ཐུག་པོ་བཟང་བར་བཤད།

གླང་མ　གླང་མས་མོ་ནད་དང་ནི་ཚད་པ་སེལ། ཞེས་གླང་དཀར་དང་གླང་ནག་རིགས་
གཉིས་ཏེ། གླང་དཀར་པགས་པ་དཀར་ལ་བོང་རིང་" དྲང་། གླང་ནག་པགས་པ་དམར་ལ་
བོང་ཡང་ཐུང་། པགས་པ་སྨན་ལ་སྤྱོད་པའོ།

གླང་མིག　ཀླུ་གོར་ཞོ་ཤའི་མིང་གི་རྣམ་གྲངས་ཤིག

གླི་ཚེར　སྣར་ཐུའི་མིང་གི་རྣམ་གྲངས་ཤིག

གླུ་གཉེན　ཤིང་མངར་གི་གཞན་མིང་ཞིག

གླུ་ནད་སེལ་བའི་ངར་ཡ་ཀན　སྤང་རྒྱན་དཀར་པོའི་མིང་།

གླུ་བ　གློ་བ་གང་ཡང་གློ་ནད་ཀུན་ལ་ཕན། ཞེས་སོ།

གླུ་སྨན་ཚིག་ལྷུམ　རོག་པོ་འཇོམས་སྐྱེས་ཀྱི་མིང་གི་རྣམ་གྲངས་ཤིག

གླུག　ཙི་ཏྲ་ཀའི་མིང་གི་རྣམ་གྲངས་ཤིག

གླུས་མ　ཡུ་གུ་ཤིང་གི་མིང་གི་རྣམ་གྲངས་ཤིག

གླཽ་ན་སཱུ་ར　སཾཿ　སྤྲིན་གྱི་སྙིང་པོ་སྒྲེ་ག་ཕུར་གྱི་མིང་གི་རྣམ་གྲངས་ཤིག

གླཽ་ཤོ་ཡ　སཾཿ　སྨི་ཏྲས་ཀྱི་མིང་གི་རྣམ་གྲངས་ཤིག

གླཽ་ར་ཙོ་ཡ　སཾཿ　སྨི་ཏྲས་ཀྱི་མིང་གི་རྣམ་གྲངས་ཤིག

**གླ་བ** ཤ་ནུས་པ་སྐྱོམས། །གླ་རིལ་ ལུམས་ཀྱིས་རྩ་ནད་སྨྱོ་དང་ནི། །ཚ་བ་གཟབ་པའི་… གཟེར་རིགས་ཀླད་བབས་དང་། །བྱང་ཁོག་རྨ་ལ་ཕན་པར་བྱེད་པ་ཡིན།

**གླ་བ་བཅད་འབྱོར** ཐུ་དྲུས་ཀྱི་མིང་།

**གླ་བའི་ནོར་བུ** གླ་བའི་ནོར་བུས་སྦྲུལ་སོགས་དུག་སྲུང་བྱེད། ཞེས་པ་གླ་བ་ལས་བྱུང་བའི་… དབང་རིལ་དང་། གླ་བའི་རྩེ་རིལ་གཅིག་ཏུ་འདྲིལ་བ་ཁ་དོག་ནག་པོ་འོད་ཟེར་འབར་བ་ཞིག་བཅས་ གཉིས་ལ་བཞེད་པ་ཡིན་རུང་ཤེལ་ཕྲེང་ནས་སྦྲེ་མར་བཞེད་པ་ལེགས་པར་བཤད།

**གླ་བ་ཀེ་ར་མ** ཕུར་བུའི་མིང་གི་རྣམ་གྲངས་ཤིག

**གླ་རྩེ** གླ་རྩེས་དུག་སྲིན་མཁལ་མཆིན་གཉན་ཚད་སེལ། ཞེས་རི་དྭགས་གླ་བའི་ལྟེ་བ་ལས་… བྱུང་། རིགས་གླ་ནག་དང་གླ་སྐྱ་སྟེ། དང་པོ་ནི་ནགས་ནང་དུ་གནས་པའི་གླ་བ་སྔོ་ནག་གཟུགས་… ཆུང་བ་དེའི་རྩེ་ཤིན་ཏུ་དྲི་ངར་ཞིང་ཆེ་བ་བཟང་། གླ་སྐྱ་ནི་ཡོངས་གྲགས་ལྟར་དང་། གླ་རྡོག་… གཅིག་ཏུ་དྲིལ་ཞིང་རྩེ་འབྲུམ་རིལ་བུ་མང་བ་འབྲིང་། རྩེ་འབྲུམ་སྲ་མཁྲེགས་ཅན་བཟང་། རྩེ་ ཉོབ་ཅན་པའོ། ཁ་དོག་ནི་སེར་པོ་རབ། དམར་ཁམ་འབྲིང་། ནག་པོ་ཐ་མར་བཤད་དོ།

**གླ་རྩེའི་དྲི་ཅན** བྱ་རྒོད་སྤོས་ཀྱི་མིང་གི་རྣམ་གྲངས་ཤིག

**གླང** གླང་མཁྲིས་སྨྱུར་དུག་མིག་སྐྱོན་པ་སེལ། ཞེས་དང་། གླང་གི་མཆེར་པས་རྨ་དང་… དུག་ལ་ཕན། མཁལ་མས་མཁལ་ཚད་སེལ། གླང་ཁྲག་གིས་དུག་སྦྱོར་སྐྱུད་ནུས། གླང་དམར་ཞུག་པོའི་གསོན་ཁྲག་དྲོན་མོ་ཡིས། དུག་ནད་རྩ་ཡི་འགྲོས་འཕྱུར་སྡོམ་པར་… བྱེད། གླང་ནག་རྨོངས་སྨྱུས་རྨ་ལ་ཕན། ཞེས་སོ།

**གླང་གི་སྨྱུ་སྐྱེས** ཧུར་པའི་མིང་གི་རྣམ་གྲངས་ཤིག

**གླང་གི་རྣ་གཞོབ** གླང་གི་རྣ་གཞོབ་མཆིན་པའི་ཚབ་སེལ། ཞེས་བྲག་ཞུན་དང་སྦྱར་ དགོས་པར་བཤད།

**གླང་ཆེན** གླང་ཆེན་ཤས་གདོན་ནད་སེལ། པགས་པས་འབྲུམ་ནག་ལ་ཕན། སྐྱི་ཡིས་ ཟུགས་ཀྱི་ནད་ཀུན་སྲུང་ནུས།

ཀྲོ་ཀྲུ་རི  སཾ༔ གཟི་མའི་མིང་གི་རྣམ་གྲངས་ཤིག

ཀྲོ་ཁྲུ་རི  སཾ༔ གཟི་མའི་མིང་གི་རྣམ་གྲངས་ཤིག

ཀྲོ་གི་ར  རྒྱ་ནག་གི་སྐད་དེ། ཕུ་ཟེའི་མིང་གི་རྣམ་གྲངས་ཤིག

ཀྲོ་ར  སཾ༔ ཀུ་རྟ་མོ་སྟེ་སྟག་ཤའི་མིང་གི་རྣམ་གྲངས་ཤིག

དགུ་ཐུབ  རྩད་དང་དགུ་ཐུབ་ལྷུམ་སྟག་དུག་ནད་སེལ། ཞེས་ངོས་འཛིན་ལུགས་མང་བས་འགའ་ཤས་ཀྱིས་རྩད་མཆོག་ལྷོ་བལ་ནས་འོང་བའི་འབྲས་བུ་ལྕང་སྨུག་གཡེར་དྲི་མནམ་པ་སྟག་ལ་བྱེད་པ་དང་། དཔག་བསམ་ལྗོན་ཤིང་ལྟར་ན་བེ་ལྷང་ཁྱད་པར་ཅན་གེ་དངོས་ལས་སྐྱེ་བར་འདོད་པ་དང་། བེ་ལྗོན་གླང་ཆེན་ཚིག་ཐུབ་ལ་བྱེད། ཡང་ཞུངས་གསོན་ལོ་དགུ་ལོན་པ་དང༑ ཆར་ཞུངས་དམར་བྱང་བསྟུས་སུ་སྐྱེ་བ་ལོ་དགུ་ལོན་པའི་ཁ་རྒྱུར་འདོད་པ་སོགས་འདི་ཀུན་མཆོག་མིན་ཀྱང་ནུས་པ་ལྡང་མཐུན་དུ་བཤད་པས་བརྟག །

དགེ་འདུན་སྐྱེས  རེ་ཕོའི་མིང་གི་རྣམ་གྲངས་ཤིག

དགེ་སློང་ཆབ་རིལ  བྱི་གའི་མིང་གི་རྣམ་གྲངས་ཤིག

དགེ་བའི་ཟླ  བཅོད་དང་དགེ་བའི་ཟླ་ཡིས་འཁྲུ་བ་གཅོད། ཅེས་དང་གྲི་བས་མགུལ་བའི་ལྷ་བ་འཇོམས་ནུས།

དགོ་མོ་རྐང  ཤང་དྲིལ་གྱི་མིང་གི་རྣམ་གྲངས་ཤིག

དགྲི་མོ  དབྱི་མོང་གི་མིང་གི་རྣམ་གྲངས་ཤིག

བགེགས་སྐྱོད  གུ་གུལ་གྱི་མིང་གི་རྣམ་གྲངས་ཤིག

མགོ་ཆག་རྩ་འཛིན  ཕུ་མོ་མདེའུ་འབྱིན་གྱི་མིང་གི་རྣམ་གྲངས་ཤིག

མགོ་རྒྱལ  མགོ་ཁྲིད་བྱེད་ཁྲུ་བ་གདུས་པའི་སིག་མས་ལུམས་བྲུས་པས་རླུང་སྲིན་ལ་ཕན༎

འགྲུགས་བྱེད  ལྷགས་རིགས་ཁབ་ལེན་ལས་བྱུང་བ་ཞིག་སྟེ། འགྲུགས་བྱེད་ལྷགས་རྣམས་འགྲུགས་པར་བྱེད། ཅེས་ཕྱུར་པ་སོགས་འཚོས་ནས་ཁབ་ལེན་པ་དེར་བཤད།

འགྲམ་གཅོད  མན་ཆར་ཡི་མིང་གི་རྣམ་གྲངས་ཤིག

འགྲོན་ཐལ  འགྲོན་ཐལ་ཁྲག་གཅོད་འཁྱིལ་བ་ཤིག་ནག་རྒྱུ་སྐེམ། ཞེས་སོ།

རྒྱུ་དྲུས  རྒྱུ་དྲུས་རྨ་འདྲུབ་རྩ་མཐུད་རྒྱུ་གཞིར་འཛོམས། ཞེས་དང་སྔོན་ཤིང་ལས། ལྷམ་བུ རྒྱུ་དྲུས་བྱ་བ་ནི། རྨ་ཡི་ཤའུ་གསོ་བའི་མཆོག ཅེས་དང་། རང་བྱུང་པས། རྒྱུ་དྲུས་སྟོད་ཚོད་འཛོམས་པ་ཡིན། ཞེས་པ་རིགས་གཉིས་ལས། མཆོག་ནི། རྒྱུ་དྲུས་ཉིན་སྲིབ་གཉིས་ཀར་སྐྱེ། ལོ་མ་ཕྲ་འཛམ་སྔོང་པོ་རིང་། ཚིགས་པ་ཐེ་རེ་དགུ་ནས་སྐྱེ། དབྱིབས་ནི་ཀྱི་ལྕེ་ནག་པོ་འདྲ། ། མེ་ཏོག་དཀར་སེར་དམར་བའི་མདངས། འབྲས་བུ་དག་གིས་ཁྱུར་བུར་གང་། རྩ་བ་གསེར་གྱི་ལྕུག་མ་འདྲ། རོ་ཁ་ནུས་པས་རྨ་དང་ནི། དུག་དང་རིམས་ཀྱི་གཉེན་པོ་ཡིན། ཕྱི་མ་ལན་གསུཾ་བཏབ་པ་ན། རྨ་རྙིང་མོ་དབང་འགྱུར་ཡང་ནུས། ཞེས་དང་དམན་པ་ནི། སེར་པོ་རྒྱུ་དྲུས་ཞེས་བྱ་བ། མཐོ་བསིལ་རྟ་འདབ་ཐང་ལས་སྐྱེ། ལོ་མ་སྐྱ་མཐུག་རྒྱ་མེན་འདྲ། སྡོང་བུ་ཐུང་ལ་མེ་ཏོག་སེར། དབྱིབས་ནི་གཡུ་སྔོང་གསེར་མགོ་དང་། འདྲ་ལ་གང་བུ་འབྲས་བུའང་མཚུངས། རྩ་བ་སེར་པོ་འཛིངས་ཐབས་ཅན། མཛེ་སྨད་སྣུམས་པ་འདྲ་ཡང་ཟེར། དབྱིབས་ནི་བེ་དོའི་རྩ་བ་འདྲ༔ ཁ་བསིལ་རྨ་ཚིད་སྟོད་ཚད་སེལ། ཞེས་སོ།

ཆན་པོ་གཞོན་ནུར་བྱེད་པ  ར་མཉེའི་མིང་གི་རྣམ་གྲངས་ཤིག

རྒྱན་འབྲུམ  རྒྱན་འབྲུམ་གློ་ནད་སེལ་ཞིང་ཚད་པ་སྦྱོང་། ཞེས་པ་སྔོང་པོ་ཆེ་ལ་དབྱི་མོང་ལྟར་འཁྱིལ་ཞིང་ལོ་མ་ལྕམ་པ་འདྲ་བ་ལ་འབྲས་བུ་དམར་སྨུག་མང་བར་བཏགས་པ་སྐྱེ་རིགས་དྲུག་ཡོད་པར་བཤད། འབྲས་བུ་དམར་སེར་མཆུ་སྨྱུང་ཆེ་བ་དང་། རྒྱ་གར་ནས་འོང་བ་སེར་པོ། མངའ་རིས་ཀྱི་འབའ་ཤའམ་བ་རྫུ་ཤིང་ཀ་ཟེར་བ་ནག་པོ་སྤྲུན་མ་ཅམ་ནང་ཉུས་མེད་པ། ཁམས་ནས་ཡོང་བ་དམར་པོ་དཀར་ཤས་ཆེ་བ། དམར་སྨུག་ནག་ཤས་ཆེ་བ། སྤགས་པོ་ནས་ལྡོན་པོ་ཞིག་ཡོང་བ་བཅས་ཕྱི་མ་རྣམས་དམན་པའོ། རོ་ཚ་མངར་ཞུ་རྗེས་སྐྱུམ་ལ་རྩུང་ཟད་བསྐ་ཞིང་བསིལ་སྟེ་དང་ལྡན་པའོ།

ཚོད་གཡག་ཐུག་རྣ  ཚོད་གཡག་ཐུག་རྣས་རྨ་འབྲས་ཕོ་ནད་སེལ། འབྱོང་དང་སྐྱུར

གཡག་ལ་བཤད། གྲི་བས་ལྷ་བ་འཇོམས་པར་ནུས།

**རྐོད་གཡག་རྣ** རྐོད་གཡག་རྣ་རྫོང་སྐྱིད་སྨན་ནད་བ་ཤིག ཅེས་འགྲོང་པོ་ལ་བཤད་དོ། ཤ་དང་རྒྱུས་པས་རླུང་སེལ་དམུ་ཆུ་སྐེམ་ནུས། ཡིས

**རྒྱ་སྐྱེགས** རྒྱ་སྐྱེགས་འཁྲམ་འབྲུགས་ཁྲག་ནད་ཚད་པ་སེལ། རོ་སྐོར་ལས་རྒྱ་སྐྱེགས་བསིལ་ལ་ཡང་བ་ཡིན། ཁྲག་གིས་འགགས་པའི་སྨན་ཡིན་ནོ། ཞེས་པ་ཤིང་ཀིཾ་ཤུ་ཀའི་འཚེ། ནམ་ཟླའི་དབང་གིས་གྲོ་ཚོས་དྭངས་ཤས་ཅན་དང་ནག་ཧྲུག་ཅེས་གཉིས་བཤད། ཪ པོ་ཤིང་སྟག་པ་འདྲ་ལ་མེ་ཏོག་ནང་དམར་ལ་རྒྱབ་ནག་ཟེའུ་འབྲུ་སེར་པོ་ཅན་བཤད་དོ།

**རྒྱ་སྐྱེགས་དྭངས་བྱེད** ལཱཀྵཱ་བྲ་སྭ་ད་ན་སྟེ་ཞུ་མཁན་གྱི་མིང་གི་རྣམ་གྲངས་ཤིག

**རྒྱ་གྲེས** གྲེས་མའི་རིགས་པོ་གྲེས་ལ་འཇུག

**རྒྱ་གྲིག** གྲི་གུའི་མིང་གི་རྣམ་གྲངས་ཤིག

**རྒྱ་སྨུག** སྨུག་པོན་གྱི་མིང་གི་རྣམ་གྲངས་ཤིག་སྟེ། རྒྱ་ཞེས་བྱ་སྨུག་པའི་རིགས། ཉིན་སྲིབ་འཐོལ་བའི་སྐབས་ལས་སྐྱེ། ལོ་མ་མཐུག་ལ་རིང་བ་ཡིན། མེ་ཏོག་དམར་པོ་རབ་ཏུ་མཛེས༔ འབྲས་བུ་ཟླུམ་པོ་སྔོ་ལ་གསལ། རོ་ཚ་ནུས་པས་གྲང་རླུང་དང་། ཕོ་མཆིན་མཁལ་མའི་གྲང་ནད་དང་། སྲིན་འཇོམས་ཁོང་པའི་ཆུ་རྣག་འབྱིན། ཞེས་པར་རང་བྱུང་རྡོ་རྗེས། རྒྱ་བ་འཇོམ་དང་ཁྲག་སྨུག་གསུམ། སྲིན་དང་ཆུ་སེར་གྲང་བ་སེལ། ཞེས་སོ།

**རྒྱ་ལྦང** ལྦང་མའི་རིགས་ཕྲ་ལ་དྲང་པོར་སྐྱེས་པ་ལོ་མ་ཕྲ་མཐེན་སྲབ་ལ་རིང་བ་ཅན། ལྦང་མས་དུག་དང་དམུ་ཆུའི་ནད་ལ་ཕན། ཞེས་སོ།

**རྒྱ་སྤྱག་ཐྲིལ་པ** སྤང་རི་ཐྲིལ་པའི་རིགས་ཤིག

**རྒྱ་ཐང་ཕྲུམ** ཐང་ཕྲུམ་ཕྲ་པོའི་མིང་།

**རྒྱ་སྲུ** སྲོ་འབྲུམ་དུ། རྒྱ་སྲེ་དམར་པོ་ཞེས་བྱ་བ། ལུམ་གྲམ་པ་ཐལ་བར་སྐྱེ། རྩ་བ་སྡོང་པོ་དམར་པོ་སྟེ། ལོ་མ་དམར་པོ་ཤིན་ཏུ་མཐུག དབྱིབས་ནི་ཟླུམ་ལ་འབྲས་བུ་རྒྱས། བདུད་རྩི་ཐྲིལ་པ་ཆགས་པ་འདྲ། ནད་རྣམས་ཐམས་ཅད་སེལ་བ་ཡིན། ཞེས་སོ།

**རྒྱ་སྟོས** རྒྱ་སྟོས་དེར་མཆོངས་ཡན་ལག་རྣག་རྣམས་སྐེམ། ཞེས་དང་། དཔག་བསམ་ལྗོན་ཤིང་ལས། རྒྱ་སྟོས་རྩ་བས་གཉན་རིགས་སེལ། མཆེར་པ་གླང་ཐབས་གག་ལྷོག་འཇོམས། ཕྲག་པར་ཡན་ལག་རྣག་རྣཾས་སྐེམ། ཞེས་པ་འབྱུང་དཔེར། རྒྱ་སྟོས་རྒྱལ་པོའི་ལྷུམ་རའམ། བསོད་ནམས་ལྡན་པའི་ཚལ་དུ་སྐྱེ། ལོ་མ་ཤུག་ལོ་ཟ་དང་འདྲ། ལོ་མ་མེ་ལོང་ཁ་ལྟར་གྱེས། མེ་ཏོག་སེར་པའི་མདངས་ཆགས་པ། དྲི་ཞིམ་རོ་ཁ་ནུས་པ་བསིལ། ནུས་པས་དུག་ཚད་གཉན་ཚད་སེལ། ཞེས་སོ།

**རྒྱ་ཕྲུམ** རྒྱ་ཕྲུམ་ཞེས་བྱ་རྒྱ་འདོང་འོ་ཟེམ་ལ། ཆགས་པའི་ཟོ་མར་ཟོ་ཤིར་གྲགས་པ་··· དང་། མར་མ་བཏོན་པའི་ཕྲུམ་དང་ཁུ་འདུས་ལ། ཕྱུར་པ་ཞེས་གྲགས་འདི་བཞིས་སྟོབས་སྐྱེད་ཅིང་། ཁུ་བ་འཕེལ་དང་གཉིད་ཆེ་བད་ཀན་སྐྱེད། རླུང་པ་སྐམ་པར་བྱེད་ཕྱི་ཉེས་དང་ལྡན།། ཞེས་སོ།

**རྒྱ་ཕྱིན་ལྷ་སྐྱུང་དར་ཡ་ཀན** ཏ་ཡོའི་མིང་།

**རྒྱ་སྐྱེ** རྒྱ་སྐྱེས་ཙམ་ཤ་ཧོར་འཇོམས་འབྲས་སྐྲན་འདུལ། ཞེས་པ་བྲག་དང་གྲམ་པ་དག་ལས་སྐྱེ་བ་སྔོང་པོ་ཁོང་སྟོང་ལ་འབྲས་བུ་ལྕགས་ཀྱི་ཕུར་མ་ལྟ་བུ། སྐྱེ་ལུགས་སྦྲུ་བ་འདྲ་བ་ཡིན། རོ་ཁ་ལ་རྩུབ། དྲིམ་རྩུབ་ཅིང་དྲི་ངུག་ཆེ་བས་བྲོས་ན་འཆི་ལ་བྱུགས་པས་སྤྲེ་ཤུ་སོགས་འཇོམས། དེ་ཡང་། གྱི་ཤིང་རྟ་ལ་རྫོ་བྱུང་ན། རྒྱ་སྐྱེ་དག་ལོ་གསེར་གྱིས་ཅེས། གཡོང་ལ་མ་ལྷ་རྟ་ལ··· གཞིག ཅེས་སོ།

**རྒྱ་ཚ** རྒྱ་ཚས་དུག་དང་སྲིད་གསོད་རྩ་ནད་སྦྱོང་། གག་པ་ཤ་ར་གཅོད་ཅིང་རྒྱུ་འགག་འབིགས། ཞེས་དང་། རིན་ཆེན་སྤུངས་པ་ལས། རྒྱ་ཚ་མཆོག་སྟེ་ཞུ་པ་བརྒྱད་དང་ལྡན། ཞེས་དང་། བདུད་རྩི་ཐིག་པ་ལས། རྒྱ་ཚ་རྩེ་ཞིང་ལྷེ་ཐུང་རྒྱུ་འགགས་སེལ། རྨ་ཡི་རྣུས··· གཅོད་རྒྱུ་སེར་འཇིབ་པར་བྱེད། ཅེས་དང་། རང་བྱུང་པས། རྒྱ་ཚས་རྩ་སྦྱོང་བདུད་རྩི་ཡིན། ཞེས་དང་། ཏིང་ཁྲུན་ཟབ་ཏིག་ལས་རྩ་དང་ལྡན་པ་རྒྱུ་ཡི་དཔྱད་ནི་རྒྱ་ཚ་རོ། ཞེས་པ་རྒྱུ་དང་བྲག་ལས་བྱུང་བ་དབྱིབས་ཤེལ་ལྟར་ལ་བཅགས་ན་གསུར་སྣར་ཆེ···འཛིན་པ། བྲག་གི་དྲེག་

རྩེ་འདྲ་བ་དང་རྡོ་དམར་སོགས་འབྱུར་ང་ལ། ཁ་ཞབས་དྭངས་སྙིགས་ཀྱི་རྣམ་པ་མེད་པ་ནི་… ཤིན་ཏུ་ཚ་ངར་ཆེ་བ་རང་བྱུང་ཡིན་པས་མཆོག་ཏུ་བཟང་། གཞན་མ་དེང་སང་སྤོ་ལ་དྭངས་… མ་དཀར་ལ་འཚོར་བ་འབྱིང་། སྤྱི་སོབ་ཡང་བ་མདངས་མི་གསལ་བ་དམན་པ་སྟེ་ཕྱེ་མ་ གཉིས་སྔོད་དུ་བླུགས་པའི་ཉམས་ནོ་ཡོད་པའོ།

**རྒྱ་ཚིལ** ཁྲེ་ལུད་དཀྱིལ་དུ་སྦྲན་དཀར་པོ་རིལ་རིལ་བྱུང་བ་དེས་རེག་དུག་གླང་ཤུ་གཉན་སྐྲོག་འཇོམས། ཡང་སེམས་ཅན་རྒྱ་གོས་ཞེས་པའི་ཚིལ་ལུ་དང་། ར་རྒྱ་བོད་ཚིལ་རྣམས་… ལའང་འཇུག་པས་སྐབས་ཤེས་དགོས།

**རྒྱ་མཚོ་ལས་བྱུང་བ** རྒྱམ་ཚྭའི་མིང་གི་རྣམ་གྲངས་ཤིག

**རྒྱ་མཚོའི་ལྦུ་བ** རྒྱ་མཚོའི་ལྦུ་བས་མཁལ་ཚད་གློད་ནད་སེལ། ཞེས་པ་མཐའི་རྒྱ་མཚོའི་ལྦབས་ཀྱི་ལྦུ་དྲིག་བྲག་ལ་ཆགས་སྐྱམ་ལེབ་དཀར་པོ་ཉ་ཕྱིས་ཀྱི་རྒྱུ་འདྲ་ལ་དཀར་ཤས་ཆེ་ཞིང་གཉེར་རིས་ཞིབ་མོ་ཅན་མཁྲེགས་པ་དང་དམན་པ་དེ་ལས་གསོབ་པའོ། ཀླུའི་ཀླད་པ་ཉམས་པ་གསོ། འདི་རྒྱ་མཚོའི་དྲིག་པ་མིན་པར་ཉ་རིགས་ཤིག་གི་སྦལ་པའི་གཞེ་བ… ཡིན་པར་བཤད་འདུག་པས་ལེགས་པར་རྟོགས་ཤིག

**རྒྱ་མཚོའི་དྲིག་པ** སེ་རྒྱུར་ཞེས་རྒྱ་མཚོའི་དྲིག་པའི་དོན་ཏེ་སེ་རྒྱུ་རའི་མིང་གི་རྣམ་གྲངས་ཤིག གཞན་ཡང་ར་ཆགས་པ་དང་ཁྲག་ལའང་འཇུག་པ་ཤེས་དགོས་སོ།

**རྒྱ་མཚོའི་རྡོ་བ** རྒྱ་མཚོའི་རྡོ་བས་ཚ་བའི་གྲིན་ལ་ཕན། ཞེས་པ་བོད་ཀྱི་བྱང་གནམ་… མཚོ་ཕྱུག་མོའི་དོ་སྨོར་རྡོའི་རིལ་བུ་འོད་ཟེར་འཕྲོ་བ་ནག་པོ་ཞིག་འབྱུང་བ་ཀརྨ་པས་རིལ་… ནག་ས་བོན་བཏབ་པར་བཤད་སྲོལ་ཡོད་པ་དེ་ལྟ་བུའི་མཚོའི་རྡེའུ་ཁ་དོག་མ་ངེས་ཀྱང་དབྱིབས་ཟླུམ་པོ་དང་འབྲུ་འདྲ་བ་སོགས་ཡོང་བ་དེའོ།

**རྒྱ་མཚོའི་ཚྭ** རྒྱམ་ཚའི་མིང་གི་རྣམ་གྲངས་ཤིག

**རྒྱ་རི་མཐོན་པོ** ར་མཉན་རྩེ་དམར་གྱི་མིང་གི་རྣམ་གྲངས་ཤིག

**རྒྱ་རུ** རྒྱ་རུས་གྲང་བ་ཁ་ཤས་མཁལ་གཉེར་འཇོམས། ཞེས་པ་རྒྱ་རུ་ཆང་དང་སྦྱར་ཞིང་།

ཁ་ཤ་ཤུག་པའི་ཐང་ཆུ་དང་སྦྱར་བས་ནད་སོ་སོར་ཕན་པར་བཤད། ཡང་རྒྱ་སྤོས་སེམས་ཅན་གྱིས་བརྟུངས་པའི་ལྡ་དྲུག་དང་བྱིད་མངལ་ཁྲག་འགགས་པར་ཕན་ཞིང་བུ་འབྱིན་པར་ནུས་སོ།

**རྒྱ་ཤུག** རྒྱ་ཤུག་འབྲས་བུས་འགགས་འབྱིན་ཆེན་ནད་དང་། དྲེག་དང་གློ་མཆིན་མཁྲིས་པའི་ནད་ལ་ཕན། ཞེས་དང་རོ་སྦྱོར་ལས། རྒྱ་ཤུག་འབྲས་བུ་སྐོམས་ལ་ཚ་བས་མཁལ་ནད་སེལ། ཛོ་བོ་ཤུག་པ་སྐྱེ་ལྷུག་ཤུག་འཛམ་པ་དང་། རི་ཤུག ཚེར་མ་ཅན་གཉིས་འབྱུང་། དང་པོ་ལའང་རིགས་གསུམ་སོགས་ཡོད་དོ།

**རྒྱ་ཤུག་སྨྱུར་མོ** ཤུག་པ་སྤྱིའི་མིང་ལ་འཇུག

**རྒྱ་ཤུག་ཕྱམ** ཤུག་པ་སྤྱིའི་མིང་ལ་འཇུག

**རྒྱ་ཤོ** ཆུ་སྐྱུན་པའི་རིགས་ལྕམ་ར་སོགས་སུ་སྐྱེ་བ་ཕོ་ཤུང་ཆེ་བ་ཙོམ་པ་དེས་ཟླ་དང་དུག་ནད་ཤུ་ཐོར་སོགས་ལ་ཕན།

**རྒྱ་ཤོ་བ** ཤང་དྲིལ་གྱི་མིང་གི་རྣམ་གྲངས་ཤིག

**རྒྱ་སྲན** རྒྱ་སྲན་དཀར་ནག་རོ་ཆ་ཞུ་རྗེས་སྐྱུར། བད་རླུང་ལུད་པ་དབུགས་མི་བདེ་བ་དང་། ཁྲུ་བ་ལས་བྱུང་རྡེའུ་འཇོམས་གཞང་འབྲུམ་སེལ། ཁྲག་མཁྲིས་སྐྱེད་ལ་སོ་དང་སེའུ་སྐྱེད། ཅེས་སོ།

**རྒྱམ་ཚྭ** རྒྱམ་ཚྭ་ས་ཞུ་བད་རླུང་གྲང་བ་སེལ། ཞེས་དང་། སྒྲོན་གསལ་ལས། རྒྱམ་ཚྭ་དེ་འདྲ་བསིལ་ཞིང་གྲང་ནད་སེལ། འདི་གཉིས་ཕན་ཡོན་དྲོད་བསིལ་ནུས་དང་ལྡན། ཞེས་པ་མཚོ་དང་བྲག་ལས་བྱུང་བ་གཉིས། བྲག་ལས་རང་བྱུང་ཤེལ་ལྟར་དྭངས་ལ་བཅག་ན་གྲུ་བཞིར་འགྲོ་བ། ལན་ཚ་ཞིང་མངར་བ་དང་། མཚོ་ལས་བྱུང་བ་འབྲིང་། མཚོ་ལས་བྱུང་བ་མདོག་སྔོ་ནག་ཞེ་དམན་པའོ། འདིའི་ཆེ་བ་བོད་ཀྱི་བྱང་མཚོ་ལས་བྱུང་བ་དྭངས་ལ་མངར་བ་གསེར་མཚོའི་ཚྭ་དཀར་པོ་འདྲ་བ་དང་། བྱང་ཆེན་གྱི་སྔོན་པོ་གྲུ་བཞི་མ་རྫུང་། རང་བྱུང་པས། བྱང་ཚྭ་སྨད་མེད་རྒྱམ་ཚར་མཚུངས། ཞེས་སོ།

**རྒྱའི་དབོན་པོ** རྒྱ་ཚའི་མིང་གི་རྣམ་གྲངས་ཤིག

**རྒྱའི་མེ་ཏོག** རྒྱ་མེན་མེ་ཏོག་གི་མིང་གི་རྣམ་གྲངས་ཤིག

རྒྱལ་པོ་སྙེམས་པོ  ཨ་རུ་རའི་མིང་གི་རྣམ་གྲངས་ཤིག

རྒྱལ་པོ་འཁྲིལ་བ  སུ་མེན་གྱི་མིང་གི་རྣམ་གྲངས་ཤིག

རྒྱལ་པོ་མཉེས་བྱེད  རཱ་ཛ་ཧི་ཏ་ རྒྱལ་པོ་མཉེས་བྱེད་ཅེས་པ་ཨ་ག་རུའི་མིང་གི་རྣམ་
གྲངས་ཤིག

རྒྱལ་པོ་ཀླུ་སྨན  ཡུ་མོ་མདེའུ་འབྲིན་གྱི་མིང་གི་རྣམ་གྲངས་ཤིག

རྒྱལ་པོ་བེར་སེར་ཅན  ཆུ་རྩའི་མིང་གི་རྣམ་གྲངས་ཤིག

རྒྱལ་པོ་གཙུག་ན་ནོར་བུ  ཕ་ཡག་རྩ་བའི་མིང་གི་རྣམ་གྲངས་ཤིག

རྒྱལ་པོ་ཀླུ་བསིལ  གཡའ་ཀྱི་མའི་མིང་གི་རྣམ་གྲངས་ཤིག

རྒྱལ་པོ་རི་རལ  རི་རལ་རིགས་གསུམ་ལས་ཆེ་བ་རྒྱལ་པོ་རི་རལ་ཏེ་བྲག་ལས་སྐྱེ་ཞིང་
ལོ་མ་མེ་ལྕེ་མཆེད་པ་འདྲ་བ། རྩ་བ་སྤྲེའུའི་མཇུག་མ་ལྟ་བུ་ལ་རོ་ཚུང་ཟད་མངར་བ་ཡིན།།

རྒྱལ་པོ་ལ་སྦོད་ཅན  ཙ་རྟོད་ཕྲུག་པའི་མིང་གི་རྣམ་གྲངས་ཤིག་དང་། རེ་ལྡུག····
པ་ལའང་འཇུག

རྒྱལ་པོ་ལ་འོས  རཱ་ཛཱརྷ་སྟེ། རྒྱལ་པོ་ལ་འོས་ཞེས་པ། ཨ་ག་རུའི་མིང་གི་རྣམ···
གྲངས་ཤིག

རྒྱལ་པོའི་གཙོད་པན  སུ་མེན་གྱི་མིང་གི་རྣམ་གྲངས་ཤིག

རྒྱལ་བ  ཇོ་མ་སྟེ་རྒྱལ་བ་ཞེས་ཤུ་དག་དཀར་པོའི་མིང་།

རྒྱལ་བའི་སྨན་ཅན  མེ་ཏོག་ལུག་མིག་ཆེ་བའི་མིང་གི་རྣམ་གྲངས་ཤིག

རྒྱལ་འབྲས  ཏེ་བྱཱ་ཕ་ལ་སྟེ་རྒྱལ་འབྲས་ཞེས། སྐྱུ་རུ་རའི་མིང་གི་རྣམ་གྲངས་ཤིག

རྒྱལ་མཚན་གང་གླུ་རྒྱུང  གླུ་རྒྱུང་གི་མིང་གི་རྣམ་གྲངས་ཤིག

རྒྱུག་བྱེད  པཱ་ད་ར་སྟེ། དངུལ་ཆུའི་མིང་གི་རྣམ་གྲངས་ཤིག

རྒྱུག་བྱེད་ཆུ་བོ  གྲོན་བུའི་མིང་གི་རྣམ་གྲངས་ཤིག

རྒྱུད་ལྡན  ཏནྟྲི་ཀཱ་སྟེ། རྒྱུད་ལྡན་ཞེས་སླེ་ཏྲེས་ཀྱི་མིང་གི་རྣམ་གྲངས་ཤིག

**རྒྱལ་མཐུད**  ཆུ་རུག་པའི་མིང་གི་རྣམ་གྲངས་ཤིག

**རྒོད་སྤོས་པ**  བྱ་རྒོད་སྤོས་ཀྱི་མིང་གི་རྣམ་གྲངས་ཤིག

**སྣ་སྒྲོ**  སྣ་སྒྲུས་བད་ཀླད་སེལ་ཞིང་ཁྲག་འཁྲུགས་འཇུ། སྨན་གྱི་བྱིངས་ལས། སྣ་སྒྲོ་ནི་ཚ་བའི་ཚི་བ་བཀྲ་བའོ། ཞེས་པ་ལོ་མ་ལྷུང་བྲུ་ལེབ་ཆེ་བ། འབྲས་བུ་སྣ་སྨུག་དབྱིབས···ལ་དེ་ལས་ཆེ་བ་སྐྱེ། ཁྲབ་ཆེ་ཞིང་ནང་དཀར་སོབ་ཁོང་སྦུ་ཅན་ནོ།

**སྣ་སྨྲེའུ**  སྨན་སྣའི་མིང་གི་རྣམ་གྲངས་ཤིག

**སྣ་ཏིག་ནག་པོ**  སྣ་ཏིག་ནག་པོས་དམུ་རྫིང་ཆུ་སེར་འདྲེན། ཞེས་དང་ལྷོན་ཤིང་ལས། སྣ་ཏིག་ནག་པོས་ལྷོག་པ་གསོ། ཚ་བ་འཇོམས་དང་སྐེམས་པར་བྱེད། ཅེས་དང་། རང···བྱུང་པས། སྣ་ཏིག············ཚི་ཆུ་སེལ་བའི་མཆོག ཅེས་པ་རྩྭ་སྔོ་མེས། སྣ་ཏིག···ནག་པོ་ཞེས་བྱ་བ། ས་བྲག་འདྲེས་པའི་ངོས་ལས་སྐྱེ། རྩ་བ་རྒྱུས་པ་བ་ཤད་པ་འདྲ། ལོ་མ་གསུམ་རྩུ་ཏིག་གི་དབྱིབས། པད་རྡབ་བྱ་སྒ་ཡོད་པས་བསྐོར། སྡོང་བུ་སྦོས་རྟེང་དམར་པོ་འདྲ། རྩེ་མོར་མེ་ཏོག་ད...བདན་འདས། མེ་ཏོག་དཀ...་པོ་བྱ་མིག་འདྲ། གཡར་མོ་ཐང་དང་གཉིས་མེད་མཚུངས། མེ་ཏོག་དབྱར་ཟླ་འབྲིང་པོར་འབྱུང་། སྔོན་མོ་ཆབ་འདྲེན་ཞེས་སུ་གྲགས། ཁ་ཅིག་སྤང་སྤོས་ཡིན་ཞེས་འཕྲུལ། ཞེས་སོ།

**སྣ་པོ་ཆེ**  སྨན་སྣའི་མིང་གི་རྣམ་གྲངས་ཤིག

**སྣ་སྨུག**  སྨན་སྣའི་མིང་གི་རྣམ་གྲངས་ཤིག

**སྣ་དམར**  སྨན་སྣའི་མིང་གི་རྣམ་གྲངས་ཤིག

**སྣ་ཚེ**  སྣ་ཚེས་ཀྲོད་སྐྱིད་རུལ་གཅོད་ཆུ་སེར་འདྲེན། ཞེས་དང་། ཕྱི་ཚི་ཚི་ཞིང་དམུ···རྫིང་སེལ། ཆུ་སེར་གཉིང་ནས་འདྲེན་པར་བྱེད། ལྷག་པར་མགོ་ཡི་འཐིབ་པ་འཇོམས། ཞེས་དང་། རང་བྱུང་པས། ལྷེ་ཚིབ་ཡིས་གག་པ་སེལ། ཞེས་པ་འབྱུང་དཔེ་ལས། བོང་བུ་ལེན་ཚི་ཞེས་ཀྱང་བྱ། ན་སྨང་ལྷས་དང་སྲིབ་ལས་སྐྱེ། ལོ་མ་སྦལ་པའི་ལག་པ་འདྲ། མེ་ཏོག་སེར་པོ་འོད་དང་ལྡན། རོ་ནི་ཚ་ལ་ནུས་པ་ཡིས། གྲང་སྐྲན་དམུ་རྒྱུ་གག་པ་སེལ།

སྣ་ཤོ  ལོ་སྟོང་བཙག་ན་ཁོང་སྤྲ་ཡོད་པ། ལོ་མ་ལྷུམ་ལ་མཐུག་པའི་དབྱིབས་ཏེ་ཤ་བ་ཡུ་མོའི་རྣ་མཆོག་འདྲ་བ་ལ་མེ་ཏོག་སེར་པོ་རོ་ཁ་ལ་ཚ་བས་བད་ཀན་དང་དུག་ནད་སེལ་བར་སྣ་ཤོ་ཆེ་བ་དང་། སྣ་ཤོ་ཆུང་བ་ནི་ཆུ་འགྲམ་དུ་སྐྱེས་པའི་སྣ་ཆུང་ལོ་སྟོང་སྔོ་ལ་སྨུག་པ༑ མེ་ཏོག་སེར་པོ་གུར་གུམ་འདྲ་བ། རོ་ཁ་ལ་ཙུང་ཟད་བསྐ་བས་ཤ་དུག་ལ་ཕན་པ་… དང༑ སྣ་ཤོ་རིང་བ་ནི། ལོ་ལྷུམ་ཤ་ལ་ཡུ་རིང་སྟེ་སྔོ་སྣའི་རིགས་རིང་བ་སྔོ་སྣ་རྗེ་ལྟ་བ་ལྟ་སྡོང་པོ་དམར་ལ་འདོམ་རེ་གང་ལ་ཁང་པ་མེ་ཏོག་ཤིན་ཏུ་སེར་པོ་འཚར་བའོ། ཞུས་པས། རྨ་ནི་སྨུག་མགོ་ཁ་ཡིན་ལ། སྨན་འདི་སེ་རྡོ་འཛིགས་མེད་ཡིན། ཐུལ་པ་རྗེ་ཁྱེར་འཐོར་བ་ལ། གཅིག་ཏུ་སྦྱོར་བའི་ལ་ཆུ་ཡིན། ཞེས་སོ།

སྣ་སེར  ཡུང་བའི་མིང་གི་རྣམ་གྲངས་ཤིག

སྣེ་ཐོད  སྨན་སྣའི་མིང་གི་རྣམ་གྲངས་ཤིག

སྣེ་ག་ཤེར  སྨན་སྣ་སྔོན་པའི་མིང་།

སྣོ་འབྱེད་སྨན  རྩ་ཨ་ཤའི་མིང་གི་རྣམ་གྲངས་ཤིག

སྣང་ཐོག་པ  སྣང་ཐོག་པ་ཡིས་ཤ་དུག་འཁྲུགས་ཚད་སེལ། ཞེས་པ་འབྱུང་ས་དཔེར། སྣང་ཐོག་འབར་བ་ཞེས་བྱ་བ། ག་བུར་ཟིལ་གནོན་ཞེས་ཀྱང་བྱ། སྐམ་སའི་གྲམ་དང་ཞིང་མུར་སྐྱེ། ལོ་མ་ལ་ཤུག་འདྲ་རྩ་ཐུ། སྡོང་པོ་གཅིག་ལ་ཡལ་ག་མང་། ཡལ་གར་མེ་ཏོག་སེར་པོ་རྒྱས། གང་བུ་རིང་ལ་ཟང་ལོ་འདྲ། འབྲས་བུ་གསེར་གྱི་ཕྱེ་མ་འདྲ། གློ་བའི་ནད་དང་ཁྲག་ནད་སེལ། ཁྲག་གི་ནད་ལ་ཆེག་ཟང་ཐུབ། རྩེས་གང་བུ་ཕྱོགས་གཅིག་ལ་འཕྱུར་རྫ་པ་དེའོ།

སྣེའུ་སྣ་དར  རི་ཤིའི་མིང་གི་རྣམ་གྲངས་ཤིག

སྣག་སྐྱ  སྣག་སྐྱ་ལ་རྐྱང་སྤྱིན་དུག་མཛེ་གདོན་སེལ་ཏོ། ཞེས་དང་། ལྷུགས་ཕྲེང་ལས། སྣག་པ་ཚ་བས་ཆུ་སེར་ལྷུང་ལ་ཕན། ཞེས་དང་། སློབ་དཔོན་དཔའ་བོས། སྣག་སྐྱ་རབ་ཏུ་ཚ་ཞིང་རྣོ། ཤུ་རྗེས་ཚ་ཞིང་འབྲུ་བ་དང་། ཞེམ་ཞིང་སྐྲ་སྐྱེད་ཡིག་འབྱེད། རྩས་དང་།

རང་བྱུང་བས། རླུང་ནད་ཀུན་ལ་སྒོག་སྐྱ་མཆོག ལོ་མ་དེ་དང་གྲོགས་མཐུན་ཡིན། ཞེས་དང་། སྨན་གསལ་ལས། སྒོག་སྐྱ་རོ་ཙ་ཚ་ཞིང་རབ་ཏུ་སྔོ། ཞུ་རྗེས་ལྷེ་ཞིང་འབྲུ་བས··· སྐྱེད་ཅིང་། ཞིམ་ཤིང་སྦུམ་ལ་ཕྲོད་སྐྱེད་དང་ག་འབྱེད། ཤ་བཀྲ་མཛེ་སྐྲན་གཞང་འབྲུམ་··གཅིན་སྲི་དང་། བད་རླུང་སྐྱིགས་བུ་ཆམ་པ་དབུགས་མི་བདེ། ལུད་པ་སེལ་ཏེ་ཁྲག་དང་མཁྲིས་པ་སྐྱེད། ཅེས་པ་རིགས་གཉིས་ཏེ་སྒོག་སྐྱ་ཞེས་པ་ཡོངས་གྲགས་སྒོག་པ་དང་། སྒོག་སྔོན་ཞེས་པ་རི་ལས་སྐྱེས་པའོ། ཡང་རྩ་བ་དཀར་ལ་ཏོག་ཆེ་རོ་འཇམ་པ་སྒོག་སྐྱ་དང་། རྩ་ཏོག་ཁྲ་མང་ཕྲགས་དམར་ཆེ་བ་སྒོག་དམར་སྦུབ་པའོ། མཆོག་ནི་སྒོག་པ་ཅིག་སྐྱེས་ལ་བྱེད་དོ།

**སྒོང་སྐྱི** སྒོང་སྐྱིས་དཀར་པོས་མིག་ལ་ཕན།

**སྐྱུ་བ་མ** ནད་མ་སྨུན་གསུམ་གྱི་ནང་ཆེན་ནོ།

**སྒྲོན་ཤིང** སྒྲོན་ཤིང་བད་རླུང་རྒྱུ་སེར་གྲང་བ་སེལ། ཞེས་པར་བདུད་རྩི་ཐིགས་པ་ལས། སྒྲོན་ཤིང་དྲོ་ཞིང་སྐམ་ལ་རླུང་ནད་དང་། ངོར་དང་སྐྲངས་པ་མ་ལུས་འཇོམས་པ་ཡིན། ཞེས་སོམ་ཐང་ཤིང་འདྲ་ལ་དེ་ལས་རིང་བ་ཡག་པའི་ཟེ་བ་གཤིབས་པ་ལྕུ་བུའི་ལོ་མ། སྡོང་པོ་ཐང་རྒྱུ་ཅན་སྒྲོན་མེ་བྱེད་པ་དེ་ཡིན།

**སྒྲོལ་སྔོན་སྡོང་འཁོར** མི་ཏོག་ལུག་མིག་གི་མིང་གི་རྣམ་གྲངས་ཤིག

**བརྒྱ་བྱིན** ཞུ་མཁན་གྱི་མིང་གི་རྣམ་གྲངས་ཤིག

**བརྒྱ་བྱིན་སྤྲང** ལྷའི་དབང་པོ་བརྒྱ་བྱིན་ལ་མིག་སྟོང་ཡོད་པ་བཞིན་གྲོག་ཚང་···ལའང་འཛུལ་མིག་མང་བས་འདྲ་བའི་མིང་ཐོགས་པས་གྲོག་མ་ལ་བརྒྱ་བྱིན་དང་། བརྟེན་ས་གྲོག་མ་ཡིན་པས་གནས་ཀྱི་མིང་གང་ཟག་ལའམ་རྟེན་གྱི་མིང་བརྟེན་པ་ལ་··ཐོགས་པས་གྲོག་མར་བརྒྱ་བྱིན་དང་། དེས་བསགས་པའི་སྤྲང་ལ་བརྒྱ་བྱིན་སྤྲང···ཞེས་བཅུད་ལེན་གྱི་མཆོག་དང་། དུག་རིགས་ཐམས་ཅད་ཀྱི་གཉེན་པོ་མཆོག་ཏུ་འགྱུར་པ་ཞིག་ཡིན་ནོ།

བརྒྱ་བྱིན་ཤིང   ཤ་ཀྲཿ ཞེས་པ་སྟེ། བརྒྱ་བྱིན་ཤིང་སྟེ་དུག་མོ་ཤུང་གི་མིང་།
བརྒྱའི་མིང་ཅན   ཤ་ཏ་ཏོ་སྟེ། བརྒྱའི་མིང་ཅན་ཞེས་པ་ཧུ་སྲུའི་མིང་གི་རྣམ་
གྲངས་ཤིག །

# ང

ངང་པ་བཅད་འཁོར  ཕུར་མོང་པའི་མིང་།
ངང་པ་ཆེག་རྒྱུག  སྐྱེ་བའི་འབྲས་བུའི་མིང་།
ངང་པ་ཆེག་རྒྱུག་དར་ཡ་ཀན  ལྕེ་འབྲུམ་གྱི་མིང་།
ངང་པ་ཆེག་སྒྲུབ  སྐྱེ་བའི་འབྲས་བུའི་མིང་།
ངང་པ་སེར་སྐྱོང  སྐྱེ་བའི་འབྲས་བུའི་མིང་།
ངར་འཕྱུང  ལྷུགས་ཀྱི་ཤཔ་མིང་ཞིག
ངུར་པ  ཤའི་ནུས་པ་བསིལ་བར་བཤད།
ངུར་སྨྲིག་འཛིན་པ  རྒྱ་མིན་མེ་ཏོག་གི་མིང་གི་རྣམ་གྲངས་ཤིག
དངུལ  དངུལ་གྱིས་སོ་ཉི་བཟང་པོར་འགྱུར། ཞེས་དང་། དངུལ་གྱིས་ཆུ་སེར་ནད་དང་རྣག་ཁྲག་སྐེམ། ཞེས་དང་དངུལ་གྱིས་རུལ་གསོད་འབྲས་འདུལ་དམུ་ཆུ་སྐེམ། ཡང་གསེར་དངུལ་ཐལ་བས་ཤ་རོ་སྨིན་འབྲས་གསོད། ཅེས་པ་དངུལ་གྱི་འབྱུང་ཁུངས་ལ་མང་ཡང་… དངུལ་རྡོ་སྔོན་པོ་ལོད་ཁྲོམ་པ་དེ་བཞུས་པ་ལས་འབྱུང་། རིགས་མང་ཡང་ར་དངུལ་དང་… ལུག་དངུལ་གཉིས་ལ་འདུ་བས་དང་པོ་སྔོ་ལ་ཕྱི་མ་དཀར་བའོ།
དངུལ་གྱི་ཕྲོམ་ཕྲོམ  ཐར་ནུའི་མིང་གི་རྣམ་གྲངས་ཤིག
དངུལ་གྱི་མེ་ཁབ  རྩ་ཨ་ཤའི་མིང་གི་རྣམ་གྲངས་ཤིག
དངུལ་ཆུ  དངུལ་ཆུས་བཅུད་ལེན་ནད་གདོན་ཀུན་འཇོམས་མཆོག  འབྱུང་ཁུངས་ལོ་རྒྱུས་མང་ཡང་རྡོ་དངུལ་རྡོ་འདྲ་བ་བསྲེགས་ནུ་དུད་པར་ཡལ་འགྲོ་བ་ཞིག་དང་། རྡོ་ཕ་བོང…

ཡོང་ཕྱུ་མིའི་རྟུལ་ཕྲིག་ཅན། རོ་གོས་ཆར་ཟག་སོང་བ། མཚོར་ཤུལ་གྱི་རེ་བ་ཆར་ཟག་སོང་བ༑ སྤོ་སྤྲེའུ། བྱ་ཕྲུག་རོ། འབྲུ་སྐྱེག་པ་ནག་པོ་སྐྱེ་རྫས་སྣ་དགུ་ནས་བབས། མདོར་ན་སྤོ་ཞིང་དལ་བ་ཞེ་གཡུང་། དཀར་ཞིང་གསོ་བ་ཉེ་ཚོད་པའོ། གང་ཡང་ལྡེ་བའི་དུག་དང་། འཕིགས་པའི་དུག སྐྱིའི་དུག་དང་གསུམ་ཡོད་པ་བསད་ཐབས་བཙོ་བཀྲུ་སྦྱང་གསུམ་གྱི··· སྒོ་ནས་འདུལ་དགོས་པའོ།

**དངུལ་ཆུའི་རྫོ** དངུལ་ཆུའི་རྫོ་བསྲེགས་ཤ་རོ་གཅོད་པར་བྱེད། ཅེས་པ་དངུལ་ཆུའི་ཀྱུར་བ་ཤད་པའི་རྫོ་སྔོན་པོ་ལ་བ་ཤད།

**དངུལ་ཏིག** དངུལ་ཏིག་མི་ཏོག་དཀར་པོ་ལོ་སྔོང་རིང་ལ། རོ་ཁ་བ་ལ་ནུས་པ་རྣོ་བ། སྐྱན་ནད་ཐམས་ཅད་ལ་ཕན་པར་བཤད་དོ།

**དངུལ་སྦུར** རྩ་ཨ་ལྷའི་མིང་གི་རྣམ་གྲངས་ཤིག

**དངུལ་རྫོ** རྫོ་དབྱིབས་འདྲ་མིན་མང་ཡང་དོན་ལ་རྫོ་བཞུས་ན་དངུལ་འབྱུང་བ་ལ··· བ་ཤད། གསེར་རྫོ་དངུལ་རྫོས་རྒྱ་སེར་འདྲེན་པར་བྱེད། རྩ་ནད་སྦྱངས་ལ་དུག་ནད་འཇོམས་པར་བྱེད། ཅེས་པའོ།

**དངུལ་ཟིལ** སྤང་ཟིལ་གསེར་ཟིལ་རྣམས་མདོག་འཕྱིན། ཞེས་པ་ལས་དངུལ་ཟིལ་ནི། རང་བྱུང་ཞབས་ཀྱིས། དངུལ་ཟིལ་རྫོ་དུག་སེལ་བར་བྱེད། གསུངས་པ་དབྱིབས་ངེས་མེད་འོད་ཁབ་ག་ཤིབས་པ་ལྟར་རིང་ལ་ཁ་དོག་དངུལ་རྫོ་ལས་ཆུང་ལྡང··· ལ་དཀར་ཞིང་འཚོལ་བ་ཞིག །

**དངུལ་ཟིལ་ཅན** ཐར་ནུའི་མིང་གི་རྣམ་གྲངས་ཤིག

**དངུལ་ཤ་མང** ཀློ་ནུས། ཤ་མང་བ་ཡིས་དུག་དང་རྨ་ལ་ཕན། ཞེས་དང་བྱེ་བྲག··· དངུལ་ཤ་ནི། རང་བྱུང་པས། རྩེ་ཤ་ནས་ཤ་ཡི་དུག་ལ་ཕན། ཞེས་གསུངས། དངུལ་ཤ་རྩེ་ཤ་ཕྱུར་ལུགས་ཀྱང་ཟེར།

**དངོས་གྲུབ་རྩ་བ** བཛྲ་སྨུ་ལ་སྟེ་དངོས་གྲུབ་རྩ་བ་ཞེས། ཞིང་སྐྱེས་སྒོ་མ་ར་ཙའི་མིང་

གི་རྣམ་གྲངས་ཤིག།
མངལ་གཏུམ་མོ  འོལ་མོ་སེའི་མིང་གི་རྣམ་གྲངས་ཤིག
ཛ་མོང  ཛ་མོང་སྨྲུས་རྩ་རེབ་པ་འདྲ་ལ། འོ་མ་ཆུང་ཟད་རྩུབ་ལ་དྲི་ཞིམ།  ཡན་ཆ་
བྲི་ཆེ་ཡང་སྐྱ་སྣུར་དང་ནི། བད་ཀན་ལྟོ་སྨྱོས་སྲིན་འབུར་དམུ་ཆུ་དང་། གཞང་བའི་ནད་ལ་…
ཕན་པར་བྱེད་པ་ཡིན།
ཛེ་ཏུ  ཛེ་ཏུ་སྐྱེས་འཕྲུལ་ཤི་བའི་ཤུས་ཤུ་ཏུ་སྐྱེད།
ཝ་མཆོག  ཏི་ཚའི་མིང་གི་རྣམ་གྲངས་ཤིག
ཝ་སྐྱབས་སེང  སྤྱི་བི་ཛུ་ཏིའི་མིང་གི་རྣམ་གྲངས་ཤིག
ཝ་དེ་ཝ  དེ་ཕས་རེམས་སེལ་རྩ་མཁྲིས་མཁྲིས་ཚད་སེལ། ཞེས་པ་ལ་རིགས་སྔོ་
དེ་ཁ། རྒྱ་དེ་ཁ། ཤིང་དེ་ཕ་གསུམ་ལས་སྔོ་དེ་ཕ་ནི། འབྲུངས་དཔེར། དེ་ཕ་གཡང་
སྤང་རྫ་འདབ་སྐྱེ། ལོ་མ་སྔོན་པོ་ཉག་ཅན། ས་ལ་གཔ་པའི་རྩོལ་གྱིས་སྐྱེ། མེ་ཏོག…
གསུ་ཆུང་དུང་དཀར་མདོག དབྱིབས་ནི་སྤྲང་ཐེལ་མེ་ཏོག་དབྱིབས། གཉིས་གསུམ་
ལས་ནི་མང་བ་མེད། ལྷ་ཡན་ཤར་ནོར་བ་ཡིན། སྔོང་པོ་སོར་གསུམ་ལས་མ་རིང་།
སོར་བཞི་འདས་ན་དེ་ཡང་ཉུང་། རོ་ནི་ཁ་མངར་རེམས་ཚད་ལ། འདི་ལས་གཞན་…
པའི་གྲོགས་མི་སྤྱ། ཞེས་སོ།
ཝ་སྐྱིན་ཐེལ་པ  སྤང་རི་ཐེལ་པའི་རིགས་འདྲེན་ལུགས་གཅིག
ཝ་མ་གི་ཏ  བྱ་རྒོད་སྤོས་ཀྱི་མིང་གི་རྣམ་གྲངས་ཤིག
ཝ་སྨན  རྩ་བ་བྲ་བའི་རིགས་ཀྱི་རྩ་སྨན་དཔེར་ན། དཔེར་ན། གཡའ་ཀྱི་མ་དང་། རྩ་
ཨ་ཤི་ལ་སོགས་པའོ།
ཝ་ལེབ་སྒྲ་ཅན  སྤྱམ་སྤྲག་གམ་ཀོ་བྱི་ལའི་མིང་གི་རྣམ་གྲངས་ཤིག
ཝ་ཞིག་གསོང  བྱ་རྒོད་སྤོས་ཀྱི་མིང་གི་རྣམ་གྲངས་ཤིག
ཝ་ཨ་ཙར  སྤོན་སྤུའི་མིང་གི་རྣམ་གྲངས་ཤིག

སྔོན་པོ་ཅིག་སྒྲུབ པདྨ་ཧྲའི་མིང་གི་རྣམ་གྲངས་ཤིག

སྔོན་པོ་དར་ཡ་ཀན བྲ་རྐང་དང་ཚེར་སྔོན་གྱི་མིང་ལ་འཇུག

སྔོན་པོ་བདེ་སྐྱིད ཚེར་སྔོན་གྱི་མིང་གི་རྣམ་གྲངས་ཤིག

སྔོན་པོ་བྱི་བྲུང སྤང་རི་ཞིལ་པའི་མིང་གི་རྣམ་གྲངས་ཤིག

སྔོན་བུ སྔོན་བུས་རྒྱུ་སེར་ནད་རྣམས་འཇོམ་པོར་སྦྱོང་། ཞེས་པ་རྩ་བ་ལ་ཕྱུག ... སྣར་རྟོག་ལ་ལོ་མ་ཞིབ་ཅིང་སར་འབྱར་བ། སྔོང་པོ་སྔོ་སྐྱ་སྨུ་རྒྱུང་ལ་མེ་ཏོག་སྔོན་པོ། འདབ་མ་བཞི། བཅད་ན་འོ་མ་འཛགས་པ་ཞིག འཕྲུངས་དཔེ་ལས། སྔོན་བུ་སྤང་གི་ལ་ཕྱུག་འདུག ཞེས་སོ།

སྔོན་མོ་ཆབ་འཛིན ཨ་ཏིག་ནག་པོའི་མིང་དང་། གསུར་རིས་ལོ་ལའང་འཇུག་པས་སྐབས་ཕྱེད། སྲད་སྨུག་གི་མིང་ལའང་འཇུག་གོ།

# ཙ

**ཙུ་གང** སྒོ་བའི་བཟང་པོ་ཙུ་གང་ལ་རིགས་སྨུག་ཙུ་གང་མཆོག ཅུ་ཙུ་གང་བྲག་ཆགས་བཅས་གསུམ་ལས། དང་པོ་དཀར་ཞིབ་ཁར་འཛུམ། རོ་མི་གསལ་ཡང་ཟླུང་ནད་ཙུང་ཟད་མདངར་ཉམ་ཆུ་ཅན་དང་། གཉིས་པ་གངས་རི་ཏི་སེའི་ཡུལ་ན་ཡོད་པ་ཆུ་ཙུ་གང་། གསུམ་པ་ནི་དམན་པ་སྟེ་བྲག་ཕུག་གཏིང་རིང་ཐལ་ཆེར་དུ་ཉི་སྔགས་རླུང་གསུམ་གྱིས་མ་གདུངས་པའི་བྲག་ཆུ་བཞྭན་དང་མཐྲལ་བའི་བྲག་ལ་ཆགས་པ་དེ་འོང་གསུངས། གང་ཡང་སོ་མི་སེག་པ་དང་། རོ་མི་གསལ་བ་དགོས། ནུས་པ་བསིལ་བས་གློ་ཚད་སེལ་ཞིང་རྨ་ཚད་གཅོག་ནུས།

**ཙེ་སྤྱང་ནྭ** གཙན་གཟན་ཙེ་སྤྱང་སྐྱེ་བ་ལྟ་བར་བརྒྱ་ཆད་པར་སྐྱེས་པ་དེའི་མགོ་ལ་ནྭ་སྐྱེ་བར་བཤད་པ་དེ་རིན་པོ་ཆེའི་རིགས་ཡིན་པར་བཤད། ཙེ་སྤྱང་ནྭ་ཡིས་ཕྲུག་ནོར་ནད་རྣམས་སྲུང་། ཞེས་སོ།

**ཙེས་ཏ** སཾཿ པི་པི་ལིང་གི་སྡོང་པོའི་མིང་།

**ཙོ་ག** བྱིའུ་ཙོ་གའི་ཁྲི་བས་སྐད་འགགས་སེལ་ཞིང་སྐད་སྙན་ཐོབ། སྒོ་ངས་རྩ་བཀྲ·· སྐྲུབ་པའི་······ ཐུས་ལ་འགྲོ།

**ཙོ་ག་ཀླད་སྨན** འབུ་སུ་ཧང་གི་མིང་།

**ཙོག་ལ** ཙོག་ལ་མ་ཡིས་རྩ་དང་ལྷོ་བ་འཛིན། འདི་རྒྱ་གར། རྒྱ་ནག་ནས་འབྱུང་བའི··· མཚལ་ཙོག་ལ་མ་ཡིན།

**ཙོང་ཞི** ཙོང་ཞིས་འབྲུ་གཅོད་བད་ཀན་ཚིབ་སེལ། ཞེས་གསུངས། ནུས་པ་ཐལ་ཆེར་སྙོམས་ལ་ཞུ་རྗེས་དྲོ་བ་ཡིན། ལོ་རྒྱུས་སུ་ལྷའི་བུས་སྟེ་བརྒྱད་བུ་མོ་ལ་འབྱུང་པས་དཀར་

དམར་པ་ཁམས་རྫོ་ལ་ཟུགས་པས་ཅོང་ཞི་དང་བྲུས་ཞུན་བྱུང་ཞེས་གྲགས། འདི་ལ་སྤྱི་རིགས་…ལྔ༑ དེ་ལས་རྒྱས་པ་ཉེ་ཤུ། དེ་ལ་ཡང་མཆོག་རབ་འབྲིང་ཐ་མ་ཁ་དོག་དབྱེ་བ་སོགས་ཀྱིས་ཅོང་ཞི་དབྱེ་བ་ལྔ་བརྒྱ་ཐམས་པ་ཡོད། ངོ་བོ་རྫོ་ལ་སོ་མི་སེག་པ་པོ་ཅོང་དཀར། སྐྱ་སོབ་སྣུ་རིང་མཉེན་པ་བུ་ཅོང་། སྨུག་ཟིལ་བ་ནུ་ལྟ་བུ་མོ་ཅོང་། གཡའ་བྲག་གི་སྦུབ་ཏུ་སེར་ལ་ཐྲིགས་པ་ཆགས་པ་ལྟ་བུ་དེ་ཕྲུ་ཅོང་། དཀར་དམར་སེར་ལ་སྣུ་རིང་མཉེན་པ་མཞིང་ཅོང་ཞེའོ།

**ཅོང་ཞི་རྡོང་བཏུལ** ཅོང་ཞི་རྡོབ་བརྡུངས་བྲུས་པ་སོལ་མེ་དམར་པོའི་དཀྱིལ་དུ…ཐར་བསྲེགས་ཀྱིས་དམར་པོ་འབྱུང་དུས་ཚ་གྲང་ཆང་རྒྱུའི་ནང་དུ་སྐྱུར་ལ་ཕྱེ་མར་སྦྱར་པ་དེས…གག་པ་དང་། ཤ་རོ་གཅོད། སྐྱོག་སྐྲན་དང་ལྟུགས་དབྲིག་གཅོད་པར་བྱེད་དོ།

**གཙན་གཟན** མཆེ་བ་ཅན་ནམ་ཟས་སུ་ཤ་རིགས་པོ་ནར་ཟ་བ་ལ་ཟེར།

**གཅིག་སྤོབས** བ་ལེ་ཀའི་མིང་།

**གཅིག་པུར་སྤྱོད་པ** བསེ་རུའི་མིང་།

**གཅོག་སྤྱ** སྐྱེ་བའི་འབྲས་བུའི་མིང་།

**གཅོང་ནད་གཅིག་ཐུབ** ཅོང་ཞིའི་མིང་།

**གཅོད་བྱེད** ལྕགས་ཀྱི་གབ་མིང་།

**གཅོད་བྱེད་དཀར་པོ** དབྱི་མོང་དཀར་པོའི་མིང་།

**བཅད་སྦྱོས** སྨི་ཏྲེས་ཀྱི་མིང་།

**བཅད་འཁོར** བཅད་འཁོར་ཞེས་པ་ཕྱུས་ལ་རྩམ་པ་འདམ་བཅད་པ་འཁོར་བའི་སྨན་ཏེ་སྟོན་སྨན་པ་རྣམས་ཀྱིས་སེམས་ཅན་རྣམས་མ་ཐག་འཚོ་བ་མཐོང་ནས་དེ་རྣམས་ལ་གསོས་པའི་ཐབས་ཡོད་པར་གོ་ནས་ཐབས་མཁས་ཀྱིས་དེ་དག་གི་སྨུག་དང་། བྱ་རྣམས་ཀྱི་སྒོང་ལ་ཁྲག་གི་རི་མོ་བྲིས་ནས་རྩམ་པའི་ཉ་མས་བརྡོད་ནས་བཞག་པས་སེམས་ཅན་དེ་དག་གི་ལ་མས་རྩམ་སམ་སྐམ་…ནས་རང་རང་གི་སྨན་འཚོལ་ཏེ་རི་མོ་ལ་གླན་པ་ལ་བརྟེན་ནས་…སྨན་པ་རྣམས་ཀྱིས་བཅད་འཁོར་ཞེ་ཤུར་གྲགས་པ་ངོས་བཟུང་བ་ཡིན།

བཅད་འགྱུར་གྱི་གཙོ་བོ  ཨུ་ཤུ་ཤིང་གི་མིང་།
བཅད་འགྱུར་རྒྱལ་པོ  ཨུ་ཤུ་ཤིང་གི་མིང་།
བཅའ་སྒྲ  སྒྲན་སྒྲ་སྔོན་པ་ལ་བཅའ་སྒྲ་ཟེར།
བཅའ་སྒྲོག  བཅའ་སྤྲེ་ཟ་བའི་སྒྲོག་སྒྲ།
བཅུད་ཀྱིས་ལེན་པ  དངུལ་ཆུའི་མིང་།
བཅུད་ལྡི་ལྡན  པ་ཏྲིའི་མིང་།
བཅུད་ལྡན་རྒྱལ་པོ  ཧག་ཏུ་ཙོད་ལྡན་གྱི་མིང་།
བཅུད་ཕུད  ཆུ་མ་སྐྱིའི་མིང་།
ལྷ་ཆོད  གྲིབ་རིར་སྐྱེ་བ་ལོ་མ་ལྷུང་སེབ་མེ་ཏོག་དམར་པོ་སེབ་པ་གོར་གོར་སྤྲེ་གདུགས་ཕུབ་པ་ལྟ་བུ་ཡོད་པ་ལ་ཚེར་མའི་རང་བཞིན་ཡིན་ལ་དུག་ཤས་ཆེ།
ལྷ་བ  རིགས་གསུམ་ཡོད་པ། ལྷ་ཆོད། ལྷ་གཡུང་། པ་ལང་ལྷ་བ་སྤྲེ་སྤྱི་ནུས་ཆུ་སེར་མཁལ་ལ་ཇེ་དྭངས་གྲང་བ་སེལ་ཞིང་བཅུད་ལེན་དུ་བྱེད། སྨན་ནུས་སོ་སོར་ཕྱོགས།
ལྷ་གཡུང  ཞིང་གསེབ་ཏུ་ཡང་སྐྱེ། ལོ་མ་སྔོན་པོ་གོ་སྟོད་འདྲ་ལ་མེ་ཏོག་དཀར་སེབ་འཕྲས་བུ་ཀོ་སྟོད་ལྟར། རོ་ནི་ཚ་བ། ཁ་བ། མང་རབ་དང་ལྡན་ཞིང་ནུས་པས་བད་ཀན་གྲང་བ་དང་ཟོ་ནད་བཅས་སེལ་ལ་ཐུབ།
ལྷགས  ལྷགས་ཀྱིས་མཆིན་དུག་མིག་ནད་སྐྲ་ཐབ་སེལ་ལ། ཞེས་པ་ངོ་འཕྲོད་སྨ། ཆུ་ནི་རྡོ་ཞུས་པ་ལས་འབྱུང་། མཆོག་ནི་མདོག་ཁམས་ནག་ཞིག་ཡོད། དམན་པ་འདམ་གཉིས་པ་པ་ནི་མདོག་ཤིན་ཏུ་སྔོ་བ་གསེར་དང་འགོང་མཉམ་པ་ཤེལ་སྦྲང་ལས་བ་ཤད། ཕལ་བ་ནི། སྨྲ་ཚགས། རྡོ་ཁབ་ལེན། ལྷགས་རྡོ་སོགས་ལས་བྱུང་བ་ཡོད་དོ།
ལྷགས་ཀྱི་དུར་ཕག་སྔོན་པོ  དངུལ་ཆུའི་གབ་མིང་།
ལྷགས་ཀྱི་སྤྲང་ཀི  སྤྲང་ཚེར་གྱི་མིང་།
ལྷགས་ཀྱུ  ཉིན་གྲིབ་ཛ་གསེབ་སོགས་སུ་སྐྱེ་བ་སྡོང་པོ་རིང་ལ་ཙུང་ཟད་སེར། ལོ་མ

སྒོར་རྒྱུང་ཡལ་ལ་ག་གཅིག་ལ་ལོ་མ་སེབ་སེབ་ཤིན་ཏུ་མང་། མེ་ཏོག་སེར་པོ་འབྲས་བུ་ཟེ་ར་… དཀར་པོ་འདྲ་བ་བཤད། རོ་རྩུང་ཟད་ཁ་བ། རང་བཞིན་བསིལ་བ། ནུས་པས་ཚད་རིམས་སེལ། དུག་དང་གཉན་རིགས་འཇོམས། རྒྱགས་ཚད་དྭངས་སྙིགས་འབྱེད་པ་དང་བྱེར་བ་བསྡུ། འདི་ལ་མོ་ལྕུམ་དང་། སྤྱང་རྩེ་སྤྲུས་ལ་ཕོ་ལྕུམ་དུ་བཤད།

**ལྕགས་ཀྱུ་མགོ་ལྔ** རྡོ་ལྕགས་ཀྱུའི་མིང་།

**ལྕགས་བརྒྱད** གསེར། དངུལ། ཟངས། ལྕགས། རྒྱ་རག གཤའ་དཀར། ཞ་ཉེ། མཁར་བ་རྣམས་…བརྒྱད་ལ་ཟེར།

**ལྕགས་མཆོག** གསེར་གྱི་མིང་།

**ལྕགས་ཏིག** སྔོན་པོ་དམར་སྨུག་ཆེ་ཕྲ་པ་ཅན་ལ་ཡལ་ག་ཁ་ཟུག་རིམ་པ་ཅན་གྱི་མདུག་ཏུ་ལོ་མ་སྔོ་ལྗང་…རིང་བ་དང་། མེ་ཏོག་སྔོ་སྐྱ་ཤར་པ་རོ་ཤིན་ཏུ་ཁ་ལ་རྩ་ཚད་དང་རིམས་ཚད་ལ་ཕན།

**ལྕགས་ཐལ** མཆིན་པའི་དུག་དང་། དམུ་རྫིང་སེལ།

**ལྕགས་རྗེ** ལྕགས་ཀྱི་རྗེ་བས་ཆེ་འཕེལ་བ་ཞུ་ཅུད་ལེན་བྱེད། ཅེས་ལྕགས་རྗེ་ཁ་དོག་ནག་པོ་དང་སེར་པོ་གཉིས་ཞུས་ན་ལྕགས་འབབ་པའོ།

**ལྕགས་དམར** ཟངས་ཀྱི་མིང་།

**ལྕང་མ** སྡོང་པོ་ཆེ་ལ་ལོ་མ་ཆེ་བ། མེ་ཏོག་དཀར་པོ་ཅན། དེའི་པགས་པས་འདུ་བ་གསུ་ལ་བརྟེན་པའི་རྩ་སྐྲན་སྐྲངས་རིགས་ཀུན་ལ་ཕན། དེའང་རིགས་གསུམ་སྟེ། དབྱར་པ་དང་། རྒྱ་ལྕང་། སྐྱང་ལྕང་བཅས་སོ།

**ལྕང་ལོག་སེར་པོ** ཨུ་ཏྤལ་སེར་པོའི་མིང་།

**ལྕམ་པ** འདི་ལ་རིགས་གསུམ་སྟེ། ཕོ་ནི་ཏ་ལོ། མོ་ནི་རྒྱ་ལྕམ། མ་ནིང་ནི་བོད་ལྕམ་བཅས་གསུམ་མོ། གང་ཡང་སྐྱེ་སྟངས་དང་དབྱིབས་སོགས་སྐབས་སོ་སོར་གཟིགས། ནུས་ལྕམ་འབྲུམ་ངར་ལ་ཆེ་བ། ནུས་པས་མཁལ་ནད་སེལ་ཞིང་རྒྱུ་འགགས་འབེབས། སོ་

དད་དང་འཛོགས་པ་འཕྲུ་བ་གཅོད་ཐུབ།

**ཨཱུམ་མོ** ཨཱུམ་པའི་མིང་།

**ཨཱུག་མ** འབྲི་རྟས་འཛིན་གྱི་གབ་མིང་།

**ཨཱུམ་ནག** ཨཱུམ་རྩའི་རིགས་ཆེ་བ་ཞིག

**ཨཱུམ་དམར** ཆུ་རྩའི་མིང་།

**ཨཱུམ་རྩ** ལོ་མ་ཆེ་ཞིང་གོར་མོ་ལ་རྩ་རིས་དམར་པོ། སྡོང་པོ་དམར་སྨུག་ཚོགས་པ་ཅན། མེ་ཏོག་དམར་པོ་སེར་ཅན་གོང་ནས་གོང་དུ་སྐྱེ་བ་སྟེ་སྤུངས་པ་འདྲ་བ་ཡོད། རིགས་ཆེ་འབྲིང་ཆུང་གསུམ་ཡོད་པ་སྡོང་པོ་ཅན་ཨཱུམ་ཆེན་ནམ་ཨཱུམ་ནག སྡོང་པོ་མེད་པ་ཨཱུམ་དཀར། སྡོང་པོ་སྣ་ལོ་འདྲ་བ་ངར་བ་མེད་པ་འབྲས་བུ་གོར་ལ་འབྱར་བ་ལ་ཆུ་སྐྱུན་སོགས་མིང་མང་དུ་བཤད་པ་སྐབས་སོ་སོར་གཟིགས། ཀུན་ཀྱང་རྩ་བ་རེང་ལ་སེར། རོ་མངར་བསྐྱུར་སྐྱོམས་ཤིང་ཞི་བ་བཅུ་ཡོང་གི་ཚད་པ་དང་དུག་ཚད་སེལ། ཤིག་པ་སྦྱོས་བཅྭངས་འཛོམས། བ་ཤང་བ་བཀག་པ་སྦྱོང་། ཁྲག་སྐྲན་བཤིག་ཅིང་དང་ཀ་འབྱེད།

**ཨཱུ་མཁྲིས** ཤིང་མངར་གྱི་མིང་།

**ཨཱུ་འཕིགས** རྒྱ་ཚའི་མིང་།

**ཨཱུ་སྲུང་ཚ** འདི་ལ་ཤིང་དང་ཚེ་རིགས་བཅས་ཡོད་པ། ཤིང་གི་ལྕེ་སྲུང་ཚའི་རོ་ཚ་ལ་དབྱིབས་བ་ལེ་ཀ་དང་འདྲ་ཞིང་ཚ་རྒྱུང་ཟད་ཡོད་ཙམ་པ་དང་དེས་བད་ཀླུང་གྲང་བ་མ་ཞུ་བ་འཇུ་ཞིང་མིག་ལ་ཕན། ཚེ་རིགས་ལྕེ་སྲུང་ཚ་ནི། རྒྱ་ལས་འབྱུང་བའི་རྡང་འབྱུང་གི་ཚ་དཀར་པོ་དམར་མདངས་ཆགས་པ་ཞིག་གོ། རོ་མངར་ལ་འདྲ་བ་དང་མིག་ལ་ཕན་ཞིང་གཉིས་ཀས་མཁྲིས་པ་མི་སྐྱོ་བོ་བའི་མི་འདོད་ལ་ཕན། གྲང་སྐྲན་ལ་འང་ཕན།

**ཨཱུ་ཚ** ན་ལྕང་སོགས་ལས་སྐྱེ་བ་རེང་ཤོས་མཐོ་གཉིས་དང་། སྦུང་ཤོས་ལ་མཐོ་རེ་ཙམ་ལྗང་། ལོ་མ་སྐྱལ་བའི་ལག་པ་ལྟ་བུ་ལ་མེ་ཏོག་སེར་པོ་འདབ་མ་ལྔ་འབྱུང་བ། འདབ་མའི་ནང་ཞག་རྩེ་ཕྱུགས་པ་ལྟ་བུའི་མདངས་ལྡན་པ་དེ་ལྕེ་ཐོག་ཏུ་བཞག་ཚེ་ལྕེ་ཚ་བས་ལྕེ་

ཚེ་ཞེས་རྒྱུ་མཚན་གྱིས་བཏགས། རོ་ཚེ་ལ་རྫོང་ཡིན། རྒྱས་པས་རྫོང་སྐྱིད། ཐུལ་བ་གཅོད།
སྐུ་སེར་འདྲེན། དམུ་རྒྱུ་སྐེམ། གྲང་སྨན་བཞིག མགོ་འཁྱིབས་པ་སེལ།

ཀླུ་སྲིག ཛོ་བའི་མིང་།

ཀླུ་ག་བཙད་འབྱོར འབུ་སུ་ཧང་གི་མིང་།

# ཆ

**ཆ་ག་པ** འབྲུ་ཆག་པའི་མགོ་བོས་བྱུང་བའི་དྲུག་སེལ།

**ཆ་མཉམ་བཞི** རྒྱམ་ཚྭ། བཙའ་སྣ། ཨ་རུ་ར། པི་པི་ལིང་བཞི་ཐང་། རྒྱུས་པ་ལ་ཆ་མཉམ་བཞི་ཐང་ཟེར།

**ཀླུ་ཤ་ཝ་ཛ** ཉ་ཁྲབ་ཅན་གྱི་པགས་པ་སེན་མོའི་དབྱིབས་ཅན་ཞིག

**ཆག་ཚང་ཀྲུབ** ཀ་ཕེད་ཀྱི་མིང་།

**ཆག་ཚེ** ནས་གསར་པའི་སྤུས་ཐུག་གི་མིང་སྟེ་མཁྲིས་པར་ཕན།

**ཆང** ལོ་རྒྱུས་སུ། སྔོན་རྒྱ་མཚོ་སྦྱུབ་དུས་སྐྱེ་དམན་མཛེས་མ་ཞིག་ཐོན་པ་ཚིངས… པས་གཟིར་བས་མི་རྟག་འདབ་མ་ལྷ་པ་ཞིག་ཏུ་གྱུར་པ་དེ་ཆང་རྩེ་འབྱུང་ཁུངས་སུ་བཤད། རྒྱུད་ལས། ཆང་ནི་མངར་སྐྱུར་ཁ་ལ་ཞུ་རྗེས་སྐྱུར། རྣོ་དྲོ་རྩུབ་སྲབ་རྩུང་ཟད་སྣུར་དུ་འབྱིན། ཞེས་སོགས་གསུངས་པ་ལྟར་རོ།

**ཆམ་པ་ལམ་སློག** ག་བུར་དྲིས་ལོའི་མིང་།

**ཆར་ཆུ** ནམ་མཁའ་ལས་འབབས་པའི་ཆུ་སྟེ། ཆར་ཆུ་ནི་ཆུ་འི་ནང་ནས་མཆོག་ཏུ… བཤད་དོ། དེ་ལས་དམན་པ་གཙྭ་ནི་རིག་བྱེད་ལོ་རྒྱུས་སུ་ལྷ་ཡུལ་ནས་བབས་པས་ཡན་ལག་བརྒྱད་ལྡན་ཡིན་པར་བཤད་པ་དང་། དེ་ལ་ཡན་ལག་བརྒྱད་དང་ལྡན་པའི་ཆུ་ནི། དུས་ཀྱི་ཡན་ལག་བརྒྱད་ལྡན། རང་བྱུང་གི་ཡན་ལག་བརྒྱད་ལྡན། བཅོས་པའི་ཡན་ལག་བརྒྱད་ལྡན་དག་ཀྱང་ཡོད་དོ།

ཆར་སྦྱོང་བྱེད་ ཤུག་ཏྲ་ལ་ལྟོས།

ཆིག་ཐུབ ཆིག་རྐྱག་སྟེ་གཙོ་བོ་གང་ཡིན་ལ་གོ་བ་ཆ་གཏོགས་སྐྱུད་སྦྱོར་གྱི་གྲོགས་ལ་ལྟོས་མི་དགོས་སོ།

ཆིག་ཐུབ་དཀར་པོ ཐང་རྩེ་དོ་བོའི་མིང་།

ཆུ་ཀ་རྀ་ཀ སཾཿ དུང་གི་མིང་།

ཆུ་སྐྱུང་སྐྱེས་པའི་ངར་ཡ་ཀན ཁྲག་གྲོག་པའི་མིང་།

ཆུ་སྐྱུར་མ ཆུ་ཚན་གྱི་མིང་།

ཆུ་སྐྱེས དུང་གི་མིང་།

ཆུ་སྐྱོགས ཤང་དྲིལ་གྱི་མིང་།

ཆུ་མཁྲིས ཉའི་མཁྲིས་པ།

ཆུ་ངན ཕོ་མོ་ཆགས་པ་སྤྱོད་པའི་བར་ནས་འཛག་པའི་ཆུས་མེ་དཔལ་དང་། རྨ་རིགས་ལ་ཕན། སྤྱིར་བཏང་ཆུ་ངན་པ་ལ་འང་འཇུག

ཆུ་ལྷམ ལྷམ་རིགས་ཆུ་སྲུན་པ།

ཆུ་སྲུང་བ ཆུ་རྩའི་མིང་།

ཆུ་སྲུང་རིན་པོ་ཆེ ཆུ་སྲུང་ནོར་བུ་ལ་ཡང་ཟེར་དེ་དང་འདྲ། ཞེས་ཆུ་སྐྱོང་གི་ནུས་པ་དང་མཚུངས་པ་ནོར་བུ་ལ་ཆེ་ཡང་ཟེར། མདོག་སྔོ་སྐྱ་ཤེལ་དྭངས་མའི་མདོག་འདྲ་བ། མེས་མི་འཇིག་པ་ཞིག་གོ །ཆུ་སྲུང་དང་ཆུ་སྐྱོང་གཉིས་ཀ་སྦྱར་སེང་གྲ་ལ་དང་། ཏམས་ས་ཕ་རི། སྲུ་ཁམ་ལ་སོགས་རྒྱ་གར་ནས་འབྱུང་།

ཆུ་སྐྱུང ཨ་རུ་སྐྱེམ་པོ་སྦུལ་མང་གི་མིང་།

ཆུ་ཧྲ་མོ སྟག་ཤ་དང་ཡུ་གུ་གཉིས་ཀར་འཇུག

ཆུ་འཕྲུང་གསང་བའི་སྨན་གཅིག ཡུ་གུ་ཤིང་གྱི་མིང་།

ཆུ་དྭ ཆུ་རྩ་དང་དྭ་བ་གཉིས་ཀྱི་བསྡུས་མིང་།

ཆུ་ང་བྱིད  རྒྱ་ཚའི་མིང་།

ཆུ་ངེ་བ  ཕོ་སྒྲི་ཕྲུར་གྱི་མིང་།

ཆུའི་དྭངས་མ  རྒྱ་ཚྭའི་མིང་།

ཆུ་འཛིན  སྒ་ཏིག་ནག་པོའི་མིང་།

ཆུ་རྫེ  སྲིབ་རི་ཁ་བྱང་བལྟའི་རྒྱུ་བསིལ་རྫ་ཆབ་འབབ་པའི་དཀྱིལ་ནས་ཉི་མ་མ་མཐོང་
བར་སྐྲངས་པའི་རྫེ་ཆུས་ཁྲག་གཟེར་འཇོམས་ནུས།

ཆུ་རྫོལ  རྒྱ་ཚྭའི་མིང་།

ཆུ་ལྷམ་ཨོག་དཀར  ཆུ་ལྷམ་ཨོག་དཀར་དངོས། སྟོང་རི་ཞིལ་པར་ཡང་
འཇུག །

ཆུ་སྲུན་པ  རྒྱ་གར་སོགས་སུ་སྐྱེ་བ་སྡོང་པོ་སྐྱ་ལོ་འདྲ་ལ་ལོ་མ་ཐང་ཞིང་ཤོ་འདྲ་བ།
ངར་བ་མེད་པ་འབྲས་བུ་ལྷུམ་རྩ་འདྲ་ཡང་གོས་ལ་འབྱར་ནུས་པ་དེ་ཡིན།། ནུས་པ་ལྷུ་
རྩ་དང་ ཁྱད་མེད།

ཆུ་བ  སྨན་ཆུ་རྩ་དང་ལུས་ཀྱི་ཆུ་ཁམས་རྒྱུ་བའི་ཆུ་རྩ་ལ་ཆུ་བ་ཡང་ཟེར།

ཆུ་བལ་མོ  ཉ་ལྤགས་ཀྱི་མིང་།

ཆུ་བྱི  ཆུར་གནས་པའི་བྱི་བ་སྣ་རིང་ལ་སྣ་དབྱིབས་ཕག་འདྲ་བ་དེའི་ཤས་ཤ་དུག་སེལ།

ཆུ་འབྱིན་དཀར་ནག  སྲད་མ་དཀར་ནག་གི་མིང་སྟེ། སྔོན་པོ་ཡང་རེར་འདྲེ།

ཆུ་འབྱིན་རྒྱལ་མོ  ཚེར་སྔོན་གྱི་མིང་།

ཆུའི་འབྲས་བུ  སུ་ཏིག་གི་མིང་།

ཆུ་མ་རྩི  འདམ་དང་ཞིང་གསེབ་ཏུ་སྐྱེ་བའི་སྔོ་ལོ་མ་ལྷང་ནག་ནར་མོ་རྩེ་རྣོ་བ···
ངར་བ་དམར་པོ་ཅན། སྙེ་མ་ནོར་བའི་དབྱིབས་ཅན་དུ་འདོད་པ་གཅིག་དང་། ཁ་ཅིག
ལྷམ་རིགས་ཆུང་བ་ལྷམ་དཀར་ལའང་བཞེད། གང་ཡང་རོ་སྐྱུར་ལ་བསྐ་ཞིང་སྙོམས།
ནུས་པས་དམུ་ཆུ་དང་ཆུ་སེར་སྐྱོང་ཐུབ།

ཆུ་མིག་ནང་སྐྱེས་དར་ཡ་ཀན　ཆུ་ཕྲུམ་པའི་མིང་།

ཆུ་མེན་པ　ཤང་དྲིལ་གྱི་མིང་།

ཆུ་སྨན་གཉིས　ལྷན་ཐབས་ནས་སོ་མ་ར་ཛ་དང་ཞལ་དཀར་རྡོ་རྗེ། བཀྲ་འཕྱུ་ནས་གསེར་བྱེ། ཕྱིག་སྲིན་གཉིས་སོ་སོར་བཞེད།

ཆུ་སྨན་སྔོན་པོ་གསུམ　ཆུ་ཤི། གསེར་བྱེ། ཕྱིག་སྲིན་གསུམ་གྱི་སྤྱི་མིང་།

ཆུ་སྨན་རལ་གྲི་རེག་གཅོད　དངུལ་ཆུའི་གབ་མིང་།

ཆུའི་སྨན་པ་དཀར་པོ　དངུལ་ཆུའི་གབ་མིང་།

ཆུ་རྩ　སྐྱེ་སྐྱངས་ལུས་རྩ་འདྲ་ཡང་ལོ་མ་སྔོར་ཆེ་ལ་རྩུབ། རྩ་བ་གླང་ཆེན་ན་ལྟར་གཉེར་མ་ཅན་ནང་སེར། ལྕུམ་རིགས་འབྲིང་བའམ་ལྕུམ་དམར་དུ་ཡང་བཤད། རོ་ཁ་ལ་སྐྱུར་ཞིང་བསིལ། ཕོ་བ་རྒྱ་ཡོང་སོགས་ཀྱི་གཉན་ཚད་གཅོག ཆུ་རིགས་ལ་ཁན་ཞིང་གཉན་སྐྱུང་ཡང་ཐུབ། རྩ་བ་ལ་ཆུ་རྩ། སྡོང་པོ་ལ་ལ་ཆུ། འདབ་མ་ལ་ཆུ་ཡོ། ཁང་ལ་ཆུ་ཁང་ཞེས་ཟེར།

ཆུ་ཚ　ཆུ་མིག་ཚ་ཆུའི་རང་བཞིན་རྫ་སོགས་ལ་བླུགས་ན་ཚ་གོ་ཆོད་པ་ཞིག རོ་ལན་ཚྭ་ཞིག རང་བཞིན་དྲོད། ནུས་པས་ནས་འཇུ་བ་དང་སྐྱུག་སྐྲན་པ་ཤིག

ཆུ་མཚོ　མཚོ་ཕྲུམ་གྱི་རིགས།

ཆུ་ཡི་ནོར་བུ　ཆུ་ཡི་ནོར་བུས་ཚད་རིགས་མཐར་དག་འཇོམས། འདི་ལ་རིགས་གཉིས། གཅིག་ནི་རིན་པོ་ཆེ་སྨུག་དང་། གཞན་དེ་ལྗང་སེར་ཅན་ཞིག་ཡོད་པ་ཤེལ་གོང་ལས་བཤད།

ཆུ་ཡི་རུས　ཉ་ཕྱིས་ཀྱི་གབ་མིང་།

ཆུ་ཡི་ལྷ་མོ　བུལ་ཏོག་གི་གབ་མིང་།

ཆུ་རུག་སྤྲལ་ལག　ཆུ་འགྲམ་སོགས་སུ་སྐྱེ་བ་ལོ་མ་སྤྲལ་པའི་ལག་པ་འདྲ་ལ་མཐུག་པ། དགུན་ཡང་ཆེར་མི་རྙམ་པ། མེ་ཏོག་རྙམ་སྐྱེས་དཀར་ཤས་

ཆེ་བ་དང་། སྔོན་སྐྱེས་དམར་ཤས་ཆེ་བ་ཞིག རོ་ཚུང་ཟད་མངར་ཞིང་ཆུ་རྒྱུས་ཚད་པ་དང་རྨུས་ཚད་སེལ། ཆུ་རྒྱུས་ཆད་པ་གསོ། རྐང་འབམ་དང་གྲུམ་བུར་ཕན།། ཆུ་བསར་པ་ལ་འཕང་ཕན།

**ཆུ་ཤིང** འོམ་བུའི་མིང་།

**ཆུ་ཤེལ** ཆུ་ཤེལ་ཀླུ་གདོན་ཚད་པ་ཞི་བར་བྱེད། ཅེས་ཅིནྟ་ཀྲྀ་མདོག་དཀར་ལ་སྦོ་ཤས་ཅན་ཆེས་བཙོ་ལྷུའི་ཟླ་བའི་འོད་ལ་བསྟན་ཚེ་ཆུ་ཤིན་ཏུ་གྲང་མོ་འབྱུང་། རྒྱུ་ནི་ས་ཤེལ་གྱི་རིགས་ཡིན།། འདི་ལུས་ལ་འཆང་བས་རྒྱ་དཀར་ནག་རོང་གི་ཚད་པས་མི་ཐུབ་པར་བཤད།

**ཆུ་ཤོ** རིགས་གཉིས་ལས་ཆེ་བ་སྡོང་པོ་དམར་སྨུག་ཁོང་སྟོང་མེ་ཏོག་སེར་པོ་སྤུང་པ་ཤོ་མང་ལྷུར་སྐྱེ། ལོ་མ་སྒོར་ཆེན་ཆུ་ལོ་དང་རྐང་ལྷུམ་དང་འདྲ་བ། དམར་ཞིང་ཐུ་བ། རོ་ཚུང་སྐྱུར་ལ་ནུས་པ་ཤོ་མང་དང་འདྲ། ཆུང་བ་ནི་ལྗང་ཤོ་འདྲ་ཡང་ཆུང་ཞིང་སྡོང་པོ་མེད་དོ།།

**ཆུ་སེར་སྨན་གསུམ** གློས་དཀར། ཞལ་ཀ་རྡོ་རྗེ། སོ་མ་ར་ཛ་གསུམ་གྱི་སྡོམ་མིང་དང་། དེ་སྟེང་སེང་ལྡེང་། ཏིལ་དཀར་ནག ཟིར་དཀར་ནག་བསྣན་པས་ཆུ་སེར་སྨན་བརྒྱད་ཟེར།

**ཆུ་སྲིན་སྡེར་མོ** མིང་པམ་གྲི་ཟེར་བ་སློ་ཆུ་སྲིན་སྡེར་མོ་དང་། ཆུ་སྲིན་སྡེར་མོ་དངོས་གཉིས་ཀར་འཇུག ཀླུ་སྨན་སྐབས་དང་པོ་བྱེད། ཕྱི་མ་ནི་གེ་ལ་ཡང་བྱེད༑ གང་ཡང་ནུས་པས་ཟུས་པའི་ཚད་པ་གསལ་བར་གསུངས།

**ཆོས** བ་ཤ་ཀའི་མིང་།

**མཆིན་མཁྲིས་ནད་སེལ** བྲག་ཞུན་གྱི་གབ་མིང་།

**མཆིན་ནད་ཀྱི་དགྲ** སེ་འབྲུའི་མིང་།

**མཆིན་པའི་བཅུད** ཀྲི་ཐམ་གྱི་གབ་མིང་།

མཆིན་པ་ཞོ་ཤ  ཚ··ཡུལ་དུ་སྐྱེ་བའི་ཤིང་སྡོང་ཆེན་པོ་གང་བུ་འདོམ···ཕྱེད་ཙམ་གྱི་ནང་ནས་གང་བུ་དམར་པོ་སྒང་མིག་འདྲ་བ་ལ་མཆིན་པའི་ཁ་དོག་ཅན་དེས་མཆིན་ནད་དུག་དང་རྩ་དཀར་ལ་ཕན།

མཆིན་པའི་རྩེ  བྲག་ཞུན་གྱི་གབ་མིང་།

མཆིན་སྨན་ཙིཏྲ  བྲེ་ཡང་ཀུའི་མིང་།

མཆིན་སྨན་གཙོ་བོ  གུར་གུམ་གྱི་གབ་མིང་།

མཆིལ་པ  ནས་ཐན་གྱི་མིང་།

མཆུ་བ་འོམ་བུ  ཤོ་མང་གི་མིང་།

མཆུ་རིངས  ཨ་རུ་སྦུལ་མང་གི་མིང་།

མཆེར་པ་ཞོ་ཤ  ཟླ་གོར་ཞོ་ཤའི་མིང་།

མཆོག་གི་ལུས  སྨི་ཏྲས་ཀྱི་མིང་།

མཆོང  མཆོང་དང་མནྡ་དག་ཀྱང་དེ་དང་འདྲ། ཞེས་གཟི་དང་ནུས་པ་མཚུངས་པར་བཤད། འདི་ལ་རིགས་བཞི་སྟེ། དཀར་མོ་ལག་གཡས་ཞེས་སྔོ་མདངས་ཅན་དྭངས༔ མ་ན་རྩེ་ཞེས་པ་མི་དྭངས་པ་དམར་མདངས་ཅན། ཡང་དམར་པོ་དང་། དཀར་ཁྲ་ཅན་ཡང་འབྱུང་ངོ་།།

མཆོད་རྟེན་ན་བཟའ  དཀར་རྩི་འམ་ས་དཀར་གྱི་མིང་།

མཆོད་ལྷམ  ཞོམ་བུའི་མིང་།

མཆོད་རྫ་གཡུ་འདབ་ཅན  སྣ་རྟིག་གི་མིང་།

འཆང་རྫ་གཡུ་འབྲུག  སྣ་རྟིག་ལོ་མ་འོད་ཆགས་པ་སྔོན་ཉམས་ཡོད་པ་ཧོང་ཁའི་ཐྲག་ལ་སྐྱེས་པ་དེ་ཡིན་པར་བཤད།

འཆི་མེད་མེ་ཏོག  བརྩོན་པ་མེ་ཏོག་གི་མིང་།

འཆིངས་གྲོལ་སྔགས་བརྒྱད  གསེར་དངུལ་ཟངས་ལྕགས་འཁར་བ

དང་༔ ར་གན་ཞ་ཉེ་ག་ཤའ་དཀར་བརྒྱུད། བཅས་ལ་འཆིང་བྱེད་ལྷུགས་
བརྒྱུད་ཞེར་བའོ།།

# ཛ

ཛ་ཤིང་ རྒྱ་ནག་ནས་ཐོན་པའི་འབྲུང་བྱའི་ཛ་ཤིང་དུ་བཤད། ནུས་པ་བསིལ་ལ་ཡངས་པས་རྒྱ་ནད་ཚད་པ་དང་། རླང་ལུམས་ཀྱིས་ཚད་པ་རྣུལ་ཞེན་འདོན་ནུས།

ཛེ་ར་ དོལ་པོའི་སྐད་དུ་ཏིག་ཏའི་མིང་།

ཛེ་ལ་ སཾ༔ རྒྱ་ཤུག་གི་མིང་།

ཛེ་མོ་གློ་ལྷམ་ ཐོག་པོ་འཛོམས་སྨྱོས་ཀྱི་མིང་།

ཛེ་མོ་གློ་ལྷུམ་ ཐོག་པོ་འཛོམས་སྨྱོས་ཀྱི་མིང་།

འཛམ་དཔལ་མདོག་ ཡུང་བའི་མིང་།

འཛམ་དབྱངས་མདོག་ཅན་ གུར་གུམ་གྱི་མིང་།

འཛམ་འབྲས་ ཤིང་སྡོང་ནག་ཤས་ཅན་ལོ་མ་སིབ་ལ་ཚེར་མ་ཡོད་པ། མེ་ཏོག་སེར་ཞིང་གང་བུ་འཛིང་མོ་ལ་འབྲས་བུ་སྨོ་སྨྱུ་ཕལ་ཀ་ལྷ་བུ་སྨུགས་པས་ཁྲིག་ཁྲིག་ཟེར་བ་དེས་མཁལ་ནད་སེལ།

འཛའ་ཚོན་མྱུ་གུ་ ཤུ་དྲུག་རྩ་ལྷང་གི་མིང་།

འཛིགས་མེད་ ཁ་དོག་ནག་ཅིང་དབྱིབས་རིལ་མོ་ཟླ་རིལ་ལྷ་བུ་ཡོད་པ་ཇ་རུའི་རིགས་གཅིག་ཡིན།

འཛིབ་ཆེན་ འཛིབ་རྩེ་ཆེན་པོ་སྟེ་ཕྲི་ཡང་ཀུའི་རིགས་ཤིག

འཛིབ་བ་དཀར་ཐོག་ འཛིབ་རྩེ་དཀར་པོའི་མིང་།

འཛིབ་བུ་ ཕྲི་ཡང་ཀུའི་མིང་།

འཛིབ་བྲ   ཏྲ་ཤགས་ཀྱི་མིང་།

འཛིབ་རྩེ   འཛིབ་རྩེ་ནག་པོ་ཕྲི་ཡང་ཀུ་ཡིན།། འཛིབ་རྩེ་ཆེན་པོ་དང་མཚོར་ཅིག

འཛིབ་རྩེ་ཆེན་པོ   འདི་ཕྲི་ཡང་ཀུའི་རིགས་ཤིག་ཡིན།། སྔོང་པོ་སྨུག་ལ་གྲུ་བཞི་ལོ་མ་ཁྱིའི་ལྕེ་འདྲ་བ་ལ་མེ་ཏོག་ཕྲི་ཡང་ཀུ་ཇི་བཞིན་ལས་ཆུང་ཆེ་ཞིང་དྲི་ཞིམ། རིགས་སམ་མེ་ཏོག་དཀར་སྔོ་གཉིས་འབྱུང་། མེ་ཏོག་གི་རྩ་བ་འཛིབ་པས་མངར་ཤས་ཆེ་བ་དེ་ཡིན༔ རོ་མངར་ལ་བསྐ། རང་བཞིན་བསིལ། ནུས་པས་ཁ་ནད་དང་སོ་ནད་སེལ། ཕོ་བ་དང་མཆིན་ཚད་སེལ་ཞིང་སྐེམས་ནད་ཀྱང་སེལ།

འཛེ་ཁྲིད   ཙི་ལའི་མིང་།

འཛེ་ཁྲིད་རྫས   ལན་ཚྭའི་མིང་།

འཛེ་རྩེ་དར་སྨན   ཙི་ལ་ཀྱུ་བཙད་དང་། ཟེ་ཙའི་མིང་།

འཛེ་ལ་མོ   ཁྲི་བས་སྐད་འགགས་སེལ་ཞིང་སྐད་སྙན་འགྱུར།

ཡུང་ལོ་ཆིག་སྐྱེས   འདམ་བུ་ཀ་རའི་མིང་།

ཡོན་པའི་བཙུད   ཤ་གུལ་གྱི་མིང་།

ཡོན་ཤིང་གི་རྒྱལ་པོ   དོང་གའི་མིང་།

ཉ

ཉ　ཉའི་མིག་གིས་གཉིད་མཐུག་པ་སྲུང་། མཁྲིས་པས་རྨ་ཚད་མིག་འགྲིབ་དག་ལ་ཕན༔ མེས་ཅིག་རྨ་ཡང་གསོ། ཉའི་རུས་པས་དམུ་རྒྱུ་སྐེམ། ཉ་ཞྭད་མོ་ཆགས་སྐྱི། ཤས་རོ་ཅིབ་དང་མཁལ་ནད་གྲང་བ་ཅན་ལ་ཕན། ཉ་ཡི་མགོས་པུད་མེད་རྩ་ནད་ཆབ་ནད་སེལ།

**ཉ་སྒྲོགས**　ཉ་ཕྱིས་ཀྱི་མིང་།

**ཉ་གཅིག**　ཟངས་སྐྱེ་དཀར་པོའི་མིང་།

**ཉ་ལྤྱིབས**　རྒྱ་དཔལ་བའམ་རྒྱ་འབྲེལ་བའི་ནང་བལ་འདབ་རྒྱུར་བསྒྱུར་འདྲ་བ་ཁ་དོག་ལྷང་གུ་མང་བ་དང་། སྟོ་ནལ་ནལ་འགྱུར་བ་དེའོ། །ཞུས་པས་མེས་ཅིག་དང་རྒྱུ་སྐམ་ཞིང་འཚོ་ནུས།

**ཉ་དུག་དཀར་མོ**　རི་སྙིའི་མིང་།

**ཉ་ལྤྱུབས**　ཉ་ལྤྱིབས་ཀྱི་མིང་།

**ཉ་ཕྱིས**　ཉ་ཕྱིས་ཨུ་དུག་ནུས་པ་ཁྱད་པར་མེད། ཅེས་པ་དུང་ལྟར་འཁྱིལ་ཞིང་དཀར་ལ་དམར་མདངས་ཅན་བཟང་། ལེབ་མོ་ཐལ་སྨུར་ཕྱི་ལ་རྒྱུ་དྲིག་ཆགས་པ་དམན། འདི་གཉིས་ཀ་འབྲུ་སྒྲོགས་ཀྱི་རིགས་ཡིན། ནུས་པ་ཨུ་དུག་གི་ཆབ་རྒྱུད་དོ།

**ཉ་མོ་བཅད་འཁྱོར**　རྒྱ་ལོ་བ་སྐྱེ་རྒྱ་རྩིའི་ལོ་མའི་མིང་།

**ཉ་ཟན་པ**　བྱིའུ་རྒྱ་སྐྱར་མོའི་མིང་། ཉ་ཟན་ཨ་ཀྲོ་པ་ཡང་ཟེར། མཇུག་སྒྲོའི་ཐལ་བས་ཁ་ནད་སེལ།

ཉི་དགའ བོད་ལྷུམ་དུ་གྲགས་པའམ་མ་ཞིང་ལྷུམ་པ་གཉིས་དོན་གཅིག

ཉི་མ མཚལ་གྱི་གབ་མིང་།

ཉི་མ་གུང་སྙེད གུར་གུམ་གྱི་གབ་མིང་།

ཉི་མར་གྲུལ་པ མ་ཞིང་ལྷུམ་མམ་བོད་ལྷུམ་ལ་ཟེར།

ཉི་མའི་ལྷུས ཟངས་ཀྱི་མིང་།

ཉི་འོང ཤེལ་གྱི་མིང་གི་རྣམ་གྲངས་ཤིག

ཉུང་གཞི ཉུང་སྔོན་པོ་ལྤའམ་དཀྲུ་ཡོན་པ།

ཉུངས་མ ཞིང་སྐྱེས་ཉུངས་མ་རོ་ཚ་བ། རང་བཞིན་དྲོད། ནུས་པ་ཁ་བྱང་ལྷས་ཁ་དོག་དམར་པོ་ཅན་ལོ་དགུ་ཡོན་པའི་ཉུངས་མའི་ཁཎྜ་དང་། དེ་བཞིན་གྱི་ཉུངས་སྔོན་གྱིས་ཀྱང་སྨྱུར་དུག་རིགས་ཀུན་བསྲུང་བ་དང་། བསྡུ་གསོད་བྱེད་པའི་བདུད་རྩི་ཡིན་པས་བདུད་རྩི་ཞུན་གྱི་ཁུ་བ་ཡང་ཟེར།

ཉེ་ཤིང རིགས་གཉིས་ཡོད་པས་ཚེར་མ་ཅན་པོ་དང་། ཚེར་མ་མེད་པ་མོ། སྡོང་པོ་ཐུ་ལ་རིང་བ་ཚེར་མ་དཀར་ཞིབ་ཀྱིས་ཁྱབ་པ་ལོ་མ་ཕྲ་ཆུང་སྤོ་སེབ་ཅན་འབྱུང་། གསར་སྐྱེས་ལྷམ་བུས་ཚོད་མ་བྱེད་ཅིང་རོ་ཁ་ལ་བསྐ་ཞིང་མངར་བ་དེས་བཅུད་ལེན་ནི་སྟོབས་སྐྱེད་པ་དང་རྐུ་སེར་གྲང་བ་དང་མཁལ་མའི་དྲོད་ཉམས་པ་གསོ། ཟ་ཕྲུ་འཛིག་པ་གཅོད། པགས་ནད་ཀྱི་རིགས་ལ་ཁྲུས་ཕན།

ཉེ་སྨུག་པ ཉེ་ཤིང་གི་མིང་།

ཉེ་ལུ ཉེ་ཤིང་གི་མིང་།

ཉེ་ལུ་རྒྱུང་བཅད་འབྱོར འབྲི་ཏ་ས་འཛིན་གྱི་མིང་།

ཉེས་སེལ་ཆུ ཆུ་ཚན་གྱི་མིང་།

གཉན རི་དྭགས་གཉན་གྱི་རྭས་རིམས་ནད་སེལ། ཤ་སྐེམས། གཉན་གློས་རྒྱུ་ཚབ་སེལ།

གཉན་ཐུབ་པ ཤས་གཡའ་འཁྲིགས་སུ་སྐྱེ་བ། མེ་ཏོག་སེར་པོ་སར་འབྱར་བ་རྣམས་

ནས་ཆུ་བུར་ནོར་གྱི་ཁ་ཚེར་ལྟ་བུར་འབྱུང་། ནུས་པས་པགས་ནད་འཛེར་པ་ཞི་བར་ནུས།
ཡང་སྟག་ཤའི་མིང་ལའང་འཇུག་པས་སྐབས་ཐོབ་ཤེས་དགོས།

**གཉན་ཐུབ་དཔའ་བོ** ཐོ་ལྕགས་ཀྱུའི་མིང་།

**གཉན་ཐུབ་གསུམ** མིང་ཅན་ནག་པོ། ལྕགས་ཀྱུ། སྟག་ཤ་གསུམ་གྱི་མིང་།

**གཉན་དུག** སྟག་ཤའི་མིང་།

**གཉན་འདུལ་བ** རི་མཐོའི་རྩེ་ལས་སྐྱེ་ཞིང་སྡོང་པོ་གྲུ་བཞི་དམར་སྨུག་ཁང་ཅན། ལོ་མ་ཟེའུ་འབྲུ་བརྩེགས་འདྲའི་གསེང་ནས་མེ་ཏོག་སྔོན་པོ་སོས་སྤུ་ཅན་འཆར་བ་དེ་… ཡིན༎ རོ་ཚ་ཁ་གཉིས་དང་ལྡན་པ་ནུས་པས་གཉན་གཟེར་གག་སྲིན་ཚ་བ་འཇོམས། བདུད་རྩི་གང་ཤམ་དང་སྟག་ཤ་ལ་ཡང་འཇུག་པས་སྐབས་ཐོབ་ཤེས་དགོས།

**གཉན་སྨན་བཞི** སྨན་ཆེན། གླ་རྩི། གུ་གུལ། གྲི་ཤ་བཙས་བཞི།

**གཉེན་པོ་གསུམ** མ་ནུ། ཞུ་སྲུ། ཏཱར་བུ་དང་། བསེ་ཡབ་བསྟན་པས་སྨུག་པོའི་གཉེན་པོ་བཞི་ཡང་ཟེར།

**གཉེན་པོའི་ནུས་པ** ཚ་བྱེའི་ཤ་དང་མཁྲིས་པ་སྒྲོས་དུག་ལ་ཕན། ཕག་སྣས་གཉན་ལྷོག་ལ་ཕན་པ་ལྟ་བུ་གང་གི་དགྲར་འགྱུར་པ་དེས་དེར་ཕན་ནོ།

**གཉེར་ནག་འཁྲིས་པ** ཤུ་དག་ནག་པོའི་གབ་མིང་།

**སྟ་ལོ** རི་ཐང་མཐོ་བའི་ཆུ་རྒྱུད་སོགས་སུ་སྐྱེ། སྡོང་པོ་དམར་པོ་ཚིགས་པ་ཅན། ལོ་མ་ལྡང་གུ་རྩེ་རྣོ་བ་མེ་ཏོག་དཀར་སེར་བྲའུའི་མེ་ཏོག་ལྟར་འཆར་བ་རོ་སྐྱུར་ལ་བསྐ་བ༎ ནུས་པ་བསིལ་བ་སྐྲེ་རྒྱུ་ལོང་སྟོད་ཚད་སེལ་ཞིང་ཚད་འཁྲུ་གཅོད། རྩ་བས་རྒྱུ་ནད་བ་ཤལ་བ་གཅོད་ཐུབ།

**སྐྱི་བ** ལོ་གསེབ་དང་ཤིང་སོགས་ལ་འཁྲིལ་ནས་སྐྱེ་བ། ལོ་མ་ཕྲ་ལ་མེ་ཏོག་ལྕུག་མིག་སྔོན་པོ་འདྲ་བ། རྩ་བ་རྟོག་པོ་ཆེ་བའོ། །རོ་མངར་ལ་བསྐ་བ་རང་བཞིན་སྙོམས། རྩ་བས་ཆམ་གཞུག་གི་གློ་འཇགས། གློ་ཡུའི་ཚད་པ་གཅོད། ཕོ་མཆེར་གྱི་ནད་སེལ། མགོ…

བོའི་རླུས་སྐྱོན་གསོ། ལུས་སྟོབས་ཞན་པར་ཡང་ཕན།

**སྙིང་ཁྲག་ཁོལ་མ** ཤར་བུའི་གཞན་མིང་།

**སྙིང་ཁྲག་ཅན** ཤར་བུ་དང་བཙན་དུག་གཉིས་ཀར་འཇུག

**སྙིང་པོ་མེད་པ** འོམ་བུའི་མིང་།

**སྙིང་པོ་སེར་པོ** ཙནྡན་དཀར་པོའི་མིང་།

**སྙིང་ཞོ་ཤ** ལོ་རྒྱུས་ལས་གསོད་སྨིན་བསྒྲལ་བའི་སྙིང་གར་སྐྱེས་པས་ན་སྡོད··· སྨིན་སྙིང་འབྲས་ཀྱང་ཟེར། དོན་རོང་དུ་སྐྱེ་བའི་ཤིང་སྡོང་རྩ་ཏའི་འབྲས་བུ་ཡིན་པར་བཤད། འབྲས་བུ་སྔོ་ཞིང་སྐམ་ན་ཁམ་ནག་ཏུ་འགྱུར་པ་སྙིང་འདྲ་བ་ཡོད། ཤ་མཐུག་པ་བཟང་ཞིང་སྲབ་པ་ངན། སྨིར་བཏང་རླུས་པ་འབྲས་བུའི་དུག་ཡིན་ཀྱང་སྙིང་ཞོ་ཤ་རླུས་པ་བཟང་བར་གསུངས། ནུས་པ་དྲོ་ལ་སྙོམས་པས་སྙིང་·····གེ་ཚད་པ་སེལ།

**སྙེ་ནག་པ** སཻ་ཀའི་མིང་།

**སྙེ་མ** འོམ་བུའི་མིང་།

# ད

ད་ཧྲུ　རང་བྱུང་མཚལ་ཏེ་རྒྱ་ནག་གི་སྐད།
ད་ཧེ་རོ　སཾ༔　ཐར་བུའི་མིང་།
ད་པ་ཐི　སཾ༔　སྤང་རྒྱན་དཀར་པོའི་མིང་།
ད་བྲ　སཾ༔ ཙོང་ཞིའི་མིང་།
ད་ཙོའཾ་ད་བྲ　སཾ༔ བྲང་རྟེས་གསེར་རྡོ། བྱུར་ལུགས་སྨ་སྨྱུ། འགའ་ཞིག་བྲག་ཞུན། ཡང་དངུལ་རྒྱུ། ཕལ་ཆེར་འུ་ཤུ་ལ་བྱེད་པ་འཐད་ཅེས་སི་ཏུ་སྨན་བརྒྱུད་ལས་གསུངས།
ད་ཙོ་ཀི　སཾ༔ སེ་རྒོད་ཀྱི་མིང་།
ད་རུ་སྨུར　སཾ༔ ཤིང་གི་སྙིང་པོ་སྟེ། ག་བུར་གྱི་མིང་།
དྷ་མ་སྟི་རི　སཾ༔ ཙུ་གང་གི་མིང་།
དྷ་མ་ལ་ཀ　སཾ༔ སྟབ་སེང་གི་མིང་།
དྷ་རིང་ཤིང　རྒྱ་ནག་གི་སྐད། ? ལི་ཤི་མཆོག་གི་མིང་།
དག་ཤིར　སཾ༔ ཙུ་གང་གི་མིང་།
དང་ཀྲུ　རྒྱ་ནག་གི་སྐད། དང་ཀུན་གྱི་……མིང་།
དང་ཀུན　རྒྱ་ནག་གི་སྐད་དེ། ཕོ་མོ་གཉིས་སུ་དབྱེ་སྟེ། ཕོ་ནི་ལོ་མ་སྔོ་ནག་སྡོང་པོ… སྦོམ་ལ་མེ་ཏོག་སྨྱུ་ནག་འདྲ་ལ། དཀར་པོ་རྩ་བ་སྨྱུ་དཀར་འདྲ། མོ་རིགས་ལོ་མ་སྲ་ལ་མེ་ཏོག་མེད། གང་ཡང་དྲི་ཞིམ། རོ་མངར་ལ་ཚ་བ། ནུས་པ་རླུང་བསེལ། འབྲས་བུས་སྙིང་ཚད་སེལ་ཞིང་སྙིང་གཞིར་གཅོག ཁྲག་ཚད་དང་བད་རླུང་ལའང་ཕན།

ཏི་ཀྟ  སཾ༔ བཙོད་ཀྱི་མིང་།
ཏི་ཀྟ་རམ་པ  ཟ་རམ་གྱི་མིང་།
ཏི་ཀྟ་ལམ་སྦྱིས  ཟ་རམ་གྱི་མིང་།
ཏི་ཀྟ་ལམ་ཡག  ཟ་རམ་གྱི་མིང་།
ཏི་ཏི  བྱིའུ་ཆུང་ཏི་ཏིའི་ཤ་དང་སྒོ་ངས་གཟན་ལྷུགས་པ་འབྱེད།
ཏི་སྣུ་ས  ཏི་སྣུ་ས་འམ་བྱ་རྐང་རིགས་གསུམ་ལས་ཆེ་བ། ལོ་མ་སྔོར་འདྲ་ལ་སྔོ། སྡོང་པོ་སྔོན་པོ་ཕྲ་ལ་རིང་། མེ་ཏོག་སྔོ་དམར་པུ་ཤོད་མགོ་ལྟ་བུར་འཆར། རོ་བ་སྐ་ལ་ཁ༔ རང་བཞིན་སྙོམས། ནུས་པས་དམར་བ་ཤལ་གཅོད། གྲོགས་ཀྱིས་བསྒྱུར་ན་གྲང་འབྲུ་གཅོད་ནུབ།
ཏི་སྣུ་ས་པ  སྔོ་རྟ་རྨིག་པའི་མིང་།
ཏི་ཚ  ཏི་ཚ་དཀར་པོའི་དུད་པས་མིག་ལ་ཕན། འདི་རྗེ་སྔོན་པོ་དང་དམར་པོ་གཉིས་ལས་འབྱུང་། དངུལ་ཟིལ་སྒོ་ལ་སོ་བར་བསྟད་པས་སེག་སྨྲ་འབྱིན་པ། སོལ་མེར་བཏབ་ན་… དུད་པ་འབྱུང་། ཏི་ཚ་སེར་པོས་རྨ་འབྲུབ་མིག་ལ་ཕན། རྡོ་གསེར་བ་ཞུས་ན་ཏི་ཚ་རང་… འབབ་པ་ཞིག་ཡོད་པར་ཤེལ་ཕྲེང་ནས་བཤད།
ཏི་ལཾ  སཾ༔ རྒྱ་ཚོས་ཀྱི་མིང་།
ཏི་ལོ  ཏི་ལོའི་གླང་པས་སྤྲ་རྟག་སྐྱེང་ལ་བབས་སེལ། (ཕ) ཤས་གདོན་སེལ་ཞིང་རྒྱུ་སེར་སྐམས།
ཏི་ཀྟ་ཁཎ  སཾ༔ ཚ་ལའི་མིང་།
ཏིག་ཏ  སཾ༔ ཁ་བའི་དོན་ཏེ། རིགས་གསུམ། རྒྱ་ཏིག བལ་ཏིག བོད་ཏིག་བཅས་གསུམ། དང་པོ་མཁྲིས་ལ་ནད་སྟོང་ཚིགས་པ་ཅན། རོ་ཤིན་ཏུ་ཁ་ཞིང་བསིལ་ཆེ། ཚད་པ་དང་མཁྲིས་པ་ཀུན་ལ་ཕན། བལ་ཏིག་བལ་ཡུལ་ནས་འབྱུང་བ་རྩང་ཟད་པོངས་ཆུང་བ་དང་། བོད་ཏིག་ནི་སུམ་ཅུ་ཏིག་སོགས་མང་བར་ཡོད། གང་ཡང་མཁྲིས་ཚད་ལ་

ཕན་ཞིང་ཁྲུད་པར་སྦྱོ་ཏིག་སྐྱོམས་པས་བཟང་བར་བཤད།

ཏིག་ཏ་གསུམ    རྒྱ་ཏིག བོད་ཏིག བལ་ཏིག་བཅས་ཀྱི་སྤྱི་མིང་།

ཏིང་ཁྲོལ    ཆུ་བཅད་པའི་མིང་དང་དེའི་དོན་གྱི་སྦྱོར་སྡེའི་མིང་ཡང་ཡིན།

ཏིང་ལོ་འཛིན    ཁྲི་ཡང་ཀུའི་མིང་།

ཏིལ    རིགས་དཀར་ནག་གཉིས། ཁ་དོག་གི་ཁྲུད་པར་ཙམ་ལས་དབྱིབས་ཆེ་ཆུང་འདྲ་ལ། ལེབ་མོ་ཆུང་ཟད་འཇོང་སྐབས་ལ་སྒོང་སྨད་ཆེ་ཆུང་ནུར་ཙམ་ཡོད་པ་བྲི་མའི་འབྲུ་ཙམ་... སེན་མོས་བཙིར་ན་སྣུམ་གྱི་རང་བཞིན་ཅན། རོ་མངར་ལ་རང་བཞིན་དྲོད། ནུས་པས་རླུང་འཇོམས། ལུས་སྟོབས་འཕེལ། ཕོ་མཆིན་གྱི་པགས་སྲིན་སེལ། མངལ་སྐྲན་... བཤིག སྐྲ་དང་སྨ་ར་སྨིན་མ་སྐྱེ། པགས་པ་འཇམ་པོར་བྱེད་དོ།

ཏིལ་མར་འདབ་ཅན    ཙན་དན་དཀར་པོའི་རིགས་གཅིག་གི་མིང་།

ཏུ་རུ་ཥྐ    སཾ༔ སོས་དཀར་གྱི་མིང་།

ཏྲུག་ཏྲུག    ལྷ་རབས་ལོ་ཙཱ་བ་རྣམས་ཀྱིས་ཏི་ཏ་ཀའི་སྐད་དོད་དུ་བསྒྱུར་བར་བཤད།

ཏ་ཟུར    རྒྱ་ནག་སྐད་དུ་ཏིག་ཏའི་མིང་།

ཏེ་ལ་ཙ་ཀྲུང    ཟ་རམ་གྱི་མིང་།

ཏེ་ལ་པརྞི་ཀ    སཾ༔ ཏིལ་མར་འདབ་ཅན་ཏེ་ཙན་དན་དཀར་པོའི་མིང་།

ཏོ་མ་རི་ཏ    སཾ༔ ཟ་རམ་གྱི་མིང་།

ཏོ་ར    ཏོ་རས་རིམས་དང་མིག་གི་ནད་ལ་ཕན། རིགས་གསུམ་ནི། ཏོ་ར་མ་ལི། ཤཀྟ་ཏོ་ར་མ་ལི། ཀན་ཀ་ཏོ་ར་མ་ལི་བཅས་སོ། །རིགས་སོ་སོ་ཁ་དོག་དང་དབྱིབས་མི་འདྲ་བ་ཡོད།

ཏོ་ཧི་ཏིས    མི་ཉག་གི་སྐད་དུ་སེ་རྒོད་ཀྱི་མིང་།

ཏང་ཀུ    རྒྱ་ནག་པས། ཕྱུ་ནག་གི་མིང་ལ་བཤད་ཀྱང་ཏང་ཀུན་ལ་འང་འཇུག་གོ །

ཏ་ཡོན    མི་ཉག་གི་སྐད་དུ་གཟྷ་ཟྷ་དྲ་ལ་ཟེར།

ཏ་ཡ་ན  སཾ༔ ཀྱི་ལྕེ་དཀར་པོའི་མིང་།

ཏ་ཡ་སྨུ་ན  སཾ༔ སྤྲོ་བྱེད་དེ་ཀྱི་ལྕེ་དཀར་པོའི་མིང་།

ཏ་བི་ཏྲ  སཾ༔ དུར་བྱེད་རྩ་བ་དཀར་པོ་…ཅན་གྱི་མིང་།

ཏ་སྱ་བ་ན  སཾ༔ ཞིང་སྐྱེས་སྲོ་མ་ར་ཙའི་མིང་།

ཏ་བྲི་ཏ  སཾ༔ དུར་བྱེད་རྩ་བ་དཀར་པོ་ཅན་གྱི་མིང་།

ཏ་ཡ་སྨུག་འཚེར  སྨུག་པོ་ཐལ་རྒྱབ་ཀྱི་མིང་།

ཏ་ཝ་ཀ་ལ  གླུ་གླུའི་སྐད་དུ་བ་ལུའི་མིང་ལ་ཟེར།

ཏ་ཏེ་ཤིང  སཾ༔ ཡུ་གུ་ཤིང་གི་མིང་།

ཏ་རེ་ཤིང  སཾ༔ ཡུ་གུ་ཤིང་གི་མིང་།

གཏན་ལ་གནས  བརྟན་པ་མི་རྟག་གི་མིང་།

གཏི་སྨུག་འཁོར་ལོ  ཕག་གི་སྣའི་གབ་མིང་།

གཏུམ་པོ  རེ་ལྡག་པའི་མིང་། ཨ་རུ་ལའང་འཇུག

ཏྲ  གྲི་བས་ལྟ་བ་འཇོམས། སྙིང་གིས་དུག་ནད་ཚོགས་བྱེར་སྐྱོད། མཆེར་པ་རློན… འབྱུར་དཀྲིས་མས་བསྐྱམས་ཏེ་བཞག་པས་རྨ་གསོ། ཕྲུ་མས་མེས་ཚིག་རྨ་ལ་ཕན། རུས་པས་ཁྲག་ཤོར་གཅོད། ཀླད་པས་སྐྲ་སྐྱེ། ཚིལ་གྱིས་ཟ་ཕྲུག་གླང་ཤུ་སེལ། ཏྲ་པོ་དུག་ཁྲོམ་ཏེ་མིག་ཏོ་གླུབ་སྟེང་ཁྲ་པོ་ཐིག་ལེ་ཅན་གྱི་ཤ་ཁྲག་རྨ་ལ་ཕན། ཏྲ་མོ… ཀས་རང་གི་ཁྲག་གིས་སྐྱ་སྐྲ་འགགས་པར་བྱེད། ཤས་ཀླུང་འཇོམས། ཏྲ་སྤང་སྤྲིན་སེལ་མཁྲིས་ཀླུང་སྨུག་པ་གཅོད། གསེབ་ཀྱི་དྲི་རྒྱས་དངུལ་རྒྱུའི་དུག་གཡར… འཕྲུད། འོམས་གློ་གསོ། ཡན་ལག་ཀླུང་སེལ་ཡང་སྦྱོངས་པར་བྱེད་དོ།

ཏྲ་སྐམ  ཏྲ་ཕིགས་ཀྱི་མིང་།

ཏྲ་དྲེག་པ  ཏྲ་ཐགས་ཀྱི་མིང་།

ཏྲ་ཐྲགས  རི་སྐྱེས་དཀར་པོ་དང་། ཀླུང་སྐྱེས་ནག་པོ་བྱེད། སྐྱེ་སྟངས་གཅིག་པ་སྟེ་

སྔོད་བུ་གྲུ་བཞི་ལ་ལོ་མ་མཐུག་ཅིང་འབྲུམ་ཕྲན་ཡོད་པ་ལྟ་བུ་དང་། མེ་ཏོག་རྒྱ་སེར་… དཀར་པོ་གསུམ་བཅས་འཆར། རོ་སྐྱེས་རོ་མངར་ལ་ཁ་བ། རང་བཞིན་སྐོམས། ནུས་སྨིན་གསོ་ཞིང་སྐྲ་བ་འཛིན། རྒྱ་སེར་སྐེམས་དང་རྩ་ཁ་འབྱེད། རྒྱུ་རྒྱུས་ཀྱིན་ནུག་ལ… ཡང་ཕན།

རྟ་པོན་པ  རྟའི་ཞེའུ་ཆུང་གིས་ཉ་སྐྱོག་འཛོམས།

རྟ་གྲུ  ཧྲེ་ཙི་ཡང་ཟེར། གསེར་རྡོ་དང་། ཨུ་སུ་གཉིས་ཀར་འཇུག

རྟ་མིན་པ  རམ་བུ་གཡུང་བའི་འབྲུ་ལ་ཟེར།

རྟ་སྨིག  རྟའི་མིག་པས་སྨན་ནད་སེལ། སྐྲ་ཡང་སྐྱེ་བར་བཤད།

རྟ་རྨིག་པ  ཐག་གི་རྩ་བའམ་ལོགས་ལས་སྐྱེ་བ། ལོ་མ་ཉེ་དགའ་འདྲ་ཞིང་མེ་ཏོག རྟའི་མིག་པ་ལྟ་བུ་ཞིག ནུས་པས་རྨ་གསོ། རུས་པ་ཆགས་པ་སྦྱོར། རྩ་སྐྲ་འགེགས་པ་དང་། མགོ་ལའང་ཕན།

རྟ་ཚེར  སྤྱང་ཚེར་ནག་པོའི་མིང་།

རྟ་ཀ་དུ་རོད་ལྡན  སྔོང་པོ་སྒྲ་ཐོག་དང་འདྲ་བ་ལ་བོང་ཞུང་། མེ་ཏོག་སེར་པོ གསལ་ཞིང་། ནང་མདོག་དམར་སྨུག་གི་མདངས་ཆགས་ལ་རྒྱུང་། རྒྱའི་ཟིལ་པ་རྒྱུན དུ་ཆགས་པས་རྟག་ཏུ་རབ་མཛེད། རྩ་བ་རྡོག་པོ་ཡོད་ཅིང་འབྲུ་རྩེ་རྒྱུང་ཙམ་ཡང་ཡོད། འཇམ་དབྱངས་སྨན་གཟིགས་ཕྱུག་རྫོར་སོགས་ལ་སྦྱར་བ་འདྲིའི་བྲོངས་སུ་མི་འདུ་བར ཤིལ་ཁྲིང་ལས་བཤད། རོ་མངར་ལ་བསྐ། རང་བཞིན་སྐོམས། ནུས་པས་མཚིན་ཚད དང་མཆིན་པ་མཁྲིགས་པོ་ཆགས་པ་སོགས་མཆིན་ནད་ཀྱི་རིགས་དང་། ཁྲག་ངན་སེལ། ཟུང་ཁྲག་སྐྱེད་ཅིང་མིག་ལ་སོགས་པའི་དབང་པོ་གསལ། ལུས་ཁམས་སྐོམས། བརྟུད་ལེན་དང་ཚེ་འཕེལ་བར་བྱེད་པའོ།

རྟེ་ལྦུ་བ  ལྷག་ཤའི་མིང་།

རྟེའུ་རྫོག་པ  བྲི་ཡང་ཀུའི་མིང་།

རྟེའུ་སྨིག སྤོ་རྟ་སྨིག་པའི་མིང་།

རྟག་བྱེད ག་པུར་གྱི་མིང་།

རྟ་བའི་དྲི གླ་རྩིའི་གབ་མིང་།

སྟག མཆེ་བ་སྨན་སྦྱོར་གཞན་དང་སྦྱར་བས་པས་སོ་ཡི་སྲིན་གཟེར་འཇོམས་པ་དང་་་ དུག་གསོད། རུས་པས་ལྷ་བ་འཇུག་པ་དང་ཐལ་བས་སྐྲན་བཞིག ཤས་གདོན་ནད་སེལ། སྤུ་སྨན་སྦྱོར་སོ་སོར་སྦྱར་བས་ན་སྣ་ཁྲག་གཅོད་པ་དང་། མགོ་ལུས་ཀྱི་གཟེར་ཀུན་འཇོམས། གསོན་པོའི་རྨ་རུས་ཕྱུག་ནད་སེལ། ཡང་སྟག་ཤ་དང་འབུ་བྱུང་པ་ལའང་འཇུག་པ་སྐབས་ཕྱེད་དགོས།

སྟག་རྒྱུང་བ སྲིན་ཤིང་སྣ་མའི་མིང་།

སྟག་བུ་རྒྱུང སྲིན་ཤིང་སྣ་མའི་མིང་།

སྟག་མ ཉིན་སྲིབ་ལ་སྐྱེ་ཞིང་ལོ་མ་ནར་ལ་རྒྱབ་དཀར་ཞིང་མདུན་ལྗང་ལ་སྨུག་པ་ མེ་ཏོག་དཀར་པོ་དང་དམར་པོ་དྲིལ་བུ་ཁ་སྤྱང་མཆུན་པོ་འབྱུང་བ་དེས་རྣག་སྐེམ་པར་ནུས།

སྟག་མོ་བཅད་འབྱུར གྱུར་ཏིག་གི་མིང་།

སྟག་སྨན་ཟེལ་པ་ཅན སྒྲོ་ལོ་དཀར་པོའི་མིང་།

སྟག་ཚེར ག་བྲའམ་ཀནྟ་ཀཱ་རཱི་སྨྱུག་པོ་སྤྲེ་སྟག་དང་ཟླུགས་ན་ སྟག་ འཚེ་བས་སྟག་ཚེར་ཞེར།

སྟག་བཞོན བྱང་པ་ཁྲ་བོའི་མིང་།

སྟག་ཡུངས པོ་སོ་ཆའི་རིགས་དམན་པ་ཞིག་ཡིན།

སྟག་ལག་ཅན མཁན་པའི་མིང་།

སྟག་ལོའི་གྲི་མཆེན གྲུ་སྟག་ལོ་ལོ་བརྩེགས་ལོན་པ་མཆོན་འོག་འཆེ་བའི་མཆེན་པས་དུག་ནད་འཇོམས་པར་ནུས།

སྟག་ཤ སྐམ་རི་དང་སྲིབ་སོགས་སུ་སྐྱེ་བ། ལོ་མ་མཐུག་ཁྲ་ནར་བཞི་ལ་མེ་ཏོག་སྐྱད་ ནག་འདྲ་བ་དེ་འཇམ་པ་དཀར་པོ་དང་། དེ་ཆེ་བ་ནག་པོ་ཡིན། གང་ཡང་ལག་པས་བཅད་ན་

འབྱར་སྐྱེ་ཡོད་པའོ། །རོ་རྩང་ཟེད་ཁ་ལ་ནུས་པས་རྨ་འབྲུབ་པ་དང་གཉན་གསོད་དུག་ནད་
སེལ་ནུས་པའོ།

**སྟང་ཟིལ** སྟང་ཟིལ་གསེར་ཟིལ་དངུལ་ཟིལ་རྣམ་མདོག་འབྱེད། ཞེས་ཧོ་ཤིན་ཏུ་ནག་ལ་བཙག་ན་ཕག་ཟེ་ལྟར་ཡོད་པ། འོད་ཟེར་འཕྲོ་བས་འདྲ་དཔེ་ལས། སྟང་ཟིལ་སྡུས་… དབུ་སྐྲ་འདྲ། ནག་པའི་ཚད་ཡིན་ནོ།

**སྟབ་སེང** ཤིང་སྦུར་པ་འདྲ་བ་ཁྱི་སྐྱུ་ལ་བར་རྩེ་སྔོན་པོ་ཆུར་སྦྲངས་ན་ཆུ་སྔོན་པོར་འགྱུར་ནུས་པ་དེས་རུས་ཆག་སྦྱོར་བ་དང་། རུས་ཚད་སེལ་ཞིང་རྒྱུ་ཁམས་མི་འཇིགས་… པ་དང་། མགོ་ཆག་སོགས་ལ་ཕན།

**སྟར་ག** སྟར་གའི་སྡོང་པོ་རྩོས་ཟིན་སླ་ཞིང་། འབྲས་བུའི་ཁྱི་ཤིས་སྐྲ་ནག་པོ་བྱེད་པ་དང་སྐྱ་བར་བྱེད། ནང་ཚིག་གིས་རླུང་ལ་ཕན་ཞིང་ཐུགས་པས་རླུང་ནད་གཟུགས་… འཁྱུམས་ལ་ཕན་པར་བཤད།

**སྟར་བུ** འདི་ལ་རིགས་གསུམ་ཡོད་པ་གང་ཡང་སྡོང་བུ་ཚེར་མའི་རང་བཞིན་ལ་… འབྲས་བུ་སེར་པོ་ཆུང་བ་ཡལ་ཁྲན་རྣམས་ཁེངས་པ། རོ་སྐྱུར་ཞིང་ནུས་པ་རྣོ་བས་གློ་ནད་ཁྲི་བར་བད་ཀན་ཞུགས་པ་བཅས་ལ་ཕན།

**སྟོང** འདི་ཟེ་ལ་དང་ཟངས་རག་སོགས་བསྲེས་ནས་འཚོས་པ་ཡིན། རེག་དུག་ལའང་ཕན།

**སྟོང་ཚེ་རོག་པོ** སྟང་ཟིལ་གྱི་མིང་།

**སྟོང་རི་ཟིལ་པ** རིགས་ཚོད་གཡུངས་གཉིས་ཡོད། ཚོད་པ་མེ་ཏོག་སྔོ་སྨུག་དང་། གཡུང་བ་མེ་ཏོག་དམར་སེར་ཅན་ཏེ། ལོ་མ་མཐུག་ལ་ཁྲ་བ་སྡོང་པོ་ཁོང་སྟོང་ངམ་ཟུར་ཡོད་པ་རྒྱུ་ཤུལ་རྫ་བྲག་ཏུ་སྐྱེ། རྒྱུའི་ཟིལ་པ་རྒྱུན་མི་ཆད་པ་ཡོད། གང་ཡང་རོ་ཁ་ལ་… ནུས་པ་བསིལ་བ་ཡིན། ཚོད་པ་བསིལ་ཚད་ག་བུར་དང་མཉམ། གཡུང་བ་ག་བུར་དང་མཉམ་ཡང་ཁྲོད་པར་སྣང་འཛོམས། གཉིས་ཀས་མཁྲིས་པ་དང་ཚིབ་ལ་ཕན། རྟོགས་

བརྗོད་ལྷུར་རིགས་བདུན་ཕྱེ་བ་ནི་མི་ཉོག་གི་ཁ་དོག་གི་ཁྱད་པར་རོ།

སྐྱོད་ལི ལི་ག་དུར་མཆོག་གི་མིང་།

སྐྱབས་སྐྱིད ད་ཐིད་ཀྱི་མིང་།

སྐྱབས་ལྷུན་སྐུ་ཉིག་གོས་ཅན གངས་སྤྲུལ་གྱི་མིང་།

སྐྱབས་ལྷུན་ཞགས སྐུ་ཞིའི་གབ་མིང་།

སྐྱབས་རབ ཕྱུ་རུའི་མིང་གི་རྣམ་གྲངས།

བརྟན་པོའི་དྲེག་པ རྡོ་དྲིག་གི་མིང་།

# ཐ

**ཐ་རམ།** ཞིང་སོགས་ནས་སྐྱེ་བ་ལོ་མ་ནར་ཞིང་རིང་ལ་རི་མོ་ཅན་རྩ་བ་ནས་གྱེས། དཀྱིལ་ནས་སྐྱེས་པའི་སྡོང་ཆུང་རྐང་གཅིག་ལ་རྩེ་མོ་སྤྲིལ་མཛུག་ལྟ་བུར་མེ་ཏོག་དཀར་པོ་ཆུང་སེབ་འཆར། རོ་མངར་ལ་བསྐ་བ། རང་བཞིན་བསིལ། ནུས་པས་འབྲུབ་གཅོད། མ་གསོ་ཞིང་ཆུ་སེར་སྐེམ། གློ་ཚད་སེལ། ཁྲག་ཁོལ་གཅོད། མཁལ་ནད་སེལ། གཅིན་པ་འབབས་དཀའ་བ་བཅས་ལ་ཕན།

**ཐང་དཀར་བཅད་སྦྱོར།** ཡུ་མོ་མདེའུ་འཕྲེན་དང་། ཐག་ཐོས་གཉིས་ཀར་འཇུག་པ་སྐབས་ཕྱེད་དགོས།

**ཐང་ཁྲག།** སོམ་ཐང་ཤིང་ཆན་ཀྱི་ཁྲག་གིས་མི་ཕྱུགས་དུག་གིས་ནད་པ། ཏ་དྲེའུ་ཐང་ཚོས་དུག་པ། དུག་རྒྱུ་མར་བབས་པའི་འབྲུ་བ་གཅོད་ནུས།

**ཐང་ཁྲིམ།** འདི་རྒྱ་མཚོ་བསྲུབ་དུས་དུག་བྱུང་བ་ཚངས་པས་གཞིར་བས་མི་རྒྱུ་བར་འཐིམ་པའི་དུག་སྟེ། རིགས་གསུམ་ཡོད་པ་ཐང་ཁྲིམ་དཀར་པོ་གངས་ཐང་ཁྲིམ། ཁྲ་བོ་རྒྱ་ཐང་ཁྲིམ་མམ་གཡའ་ཐང་ཁྲིམ། ནག་པོ་རྫ་ཐང་ཁྲིམ་མམ་དུག་ཐང་ཁྲིམ། དེ་དག་སོ་སོའི་ནུས་པ་མི་འདྲ་བས་སྐབས་སོ་སོར་སྦྱོར་ལ་སྤྱི་ནུས་ནི་སྲིན་ནད་སེལ་ནུས།

**ཐང་ཁྲིམ་དཀར་པོ།** གཡའ་རི་སྤང་མཚམས་ལྟ་བུ་ལ་རྩ་བ་སྦོམ་ཞིང་སྡོང་པོ་དམིགས་བསལ་མེད་ཅིང་ལོ་མ་གཞིར་མའི་རིས་རང་གི་འཁོར་ཁྲབ་པ་མེ་ཏོག་དཀར་སེར་གང་བུ་རས་དཀར་ཞུམ་མ་ཁ་ཟུམ་ལྟར་འབྲས་བུའི་དབྱིབས་ནག་ཞེབ་མཁལ་མ་ལྟ་བུ་དེས་གཞན་ནད་གག་ལྷོག་འཛོམས་ཐུབ། རིགས་ཚོད་གསུང་གཉིས

ཡོད་དོ།

**ཐང་ཁྲིམ་ནག་པོ།** རྩ་བ་གཅིག་ལ་སྡོང་པོ་དགུ། ལོ་མ་ནག་ཞིང་མཐུག་པ་མེ་ཏོག་སྨུག་ནག་ཅན་གང་བུ་ཐང་ཞུག་ལྟ་བུའི་ནང་འབྲས་བུ་ནག་ཞིབ་མཁལ་དབྱིབས་ཡོད་པ་དེས་སྲིན་སྐྱོག་ལ་ཕན། འདི་ལ་ཐང་ཁྲིམ་དམར་པོ་ཡང་ཟེར།

**ཐང་ཁྲིམ་ཚ་བོ།** ཨ་ཤྭ་གནྡྷའི་མིང་།

**ཐང་ཆུ།** ཤིང་གི་ཚི་སྟེ། སྤོས་དཀར་དང་གུ་གུལ་ལྟ་བུ།

**ཐང་སྨན།** ཐང་ཞེས་པ་ཐུམ་བུ་དང་དོན་གཅིག་སྟེ། རྩ་བ་རྒྱས་ཤིང་ལོ་སྡོང་སོར་ལོ་རིར་ཤིང་ལྟར་སྐྱེ་ཡང་དགུན་ནས་རྩ་བ་མ་གཏོགས་སྡོ་ལྟར་རྨས་ནས་ལོ་རེ་བཞིན་བརྗེ་བ་མ་ཟུ་དང་ཐུམ་ཏིག་ཏ་ལྟ་བུ་དེར་ཟེར།

**ཐང་སྨུག་བཙང་འཛོར།** གཞིག་མཛུག་པ་སྟེ་བྱེ་རུག་དམན་པ་ཡིན་ནཾ་བརྟག

**ཐང་ཚོ།** ཐང་ཤིང་རྩ་བ་རུལ་བའི་ཤིང་གསོབ་ཏུ་ཆགས་པ་ཤིང་གི་ཚི་མདོག་དཀར་པོ་ཞིག འདི་ཉི་མ་མི་ཕོག་པའི་བཙན་ཅན་ཕུགས་ཀྱིས་ཟོས་ན་དུག་ཏུ་གྱུར་པས་དེར་ཐང་ཁྲག་དང་ཏ་པོ་ཆ་མཉམ་བསྲོལ་ཐང་བླུད་ན་ཕན་པར་བཤད། རོ་མངར་ཞིང་ནུས་པས་འབྲས་འདུལ་བའང་གཅོད། ཞེས་པ་གསུམ་ཀ་སྐྱེས།

**ཐང་རྫོགས་པ།** ཐང་དུ་སྐྱེས་པ་རྩ་བ་ཡན་རྫོགས་པར་མཐོང་བས་ཐང་རྫོགས་མ་སྟེ་ཐང་ཁྲིམ་ནག་པོའི་མིང་།

**ཐང་ཤིང་ངར་པ།** ཏཻ་ཏྲ་ཀའི་མིང་།

**ཐང་ཤོར།** བ་སྤུའི་རིགས་དམན་ཤོས་ལ་ཟེར། ཕན་གནོད་ཆེ་བས་སྨན་དུ་མི་རུང་བར་བཤད།

**ཐབ་ཀྱི་ས།** ལོ་མང་མེ་ཆེར་བུད་པའི་ཐབ་འོག་གི་ས་ཆིག་ལན་ཚྭ་རུང་ཟད་བྲོ་བ་དེས་རྒྱུ་མའི་སྲིན་ལ་ཕན།

**ཐར་ཆུང་།** ཐར་ནུ་ཆུང་བ་སྟེ། ཐར་ནུའི་རིགས་ཕྲན་བུའི་མིང་དུ་བཤད།

**ཐར་ནུ།** རིགས་ཆེ་ཆུང་གཉིས་ཡོད་པ་ཆེ་བ་ནི་ཕུང་པོ་ཆེ་ཞིང་རྩ་བ་སེར་ལ་རྐང་དང་ལོམ་

འབྲས་བུ་དམར་ཞིང་མེ་ཏོག་རྩེ་མོའི་འདབ་མ་རྣམས་ལོ་རྒྱུང་ཚོམ་བུར་སྐྱེས་པ་ལྷུར་ལོ་…
མའི་མདོག་ཅན། འབྲས་བུ་ཟུར་གསུམ་ལོ་སྡོང་གང་བཅད་ནས་འོ་མ་འཛག་པས། རྒྱུང་བ་
ནེ་ཙྲོན་བུ་ཡིན། ཚེ་བ་རོ་ཚ་ལ་ཁ་བ། དྲོད་དང་ལྡན་ཞིང་ཞུ་རྗེས་སྐྱོ། ཚ་གྲང་གཉིས་…
ཀའི་ནད་རོ་བ་ཤལ་བ་དང་། རྒྱུ་སྦྱོང་ལ་འགྲོ རྩ་བས་ལྷོག་པར་ཕན་ཞིང་རྗེ་དང་ཐོར་
པ་ལ་འང་ཕན། དུག་ཤེས་ཏེ།

**ཐལ་དཀར་རྡོ་རྗེ** ཐོ་རིགས་སྡོང་པོ་ཁ་ཙང་མི་ཆེ་ཞིང་། ལོ་མ་གོར་རྒྱུང་ལ…
ཤིབ། གང་བུ་སྲིན་མ་ལྷ་བུའི་ནང་འབྲས་བུ་ཁྱིའི་ཡོ་མཚན་འདྲ་བ་ཡོད། རོ་ཁ་ཞིང་རང་
བཞིན་སྙོམས། ནུས་པས་གཟན་དང་། རྒྱུ་སེར། ཤུ་བ་སོགས་ལ་ཕན། བཙུད་ལེན་
དུ་ནུས་པ་གསོ་བ་དང་། རོ་བཅའ་བའང་ནུས།

**ཐལ་ཏྲེས** ལུག་རུ་སྨུག་པོའི་མེ་ཏོག་གི་མིང་།

**ཐལ་ཚ** ཤིང་སྣའི་ཐལ་བ་དང་། སྔོང་ཚ། ལྷུམ་ཚ་གསུམ་ཡོད་པར་བཤད། འདུ་
དཔེ་ལས། ཐལ་ཚ་ཁྲེན་བུར་འདྲ་ལ་རྒྱ་ཚ་བྲོ། ཞེས་སོ། །རོ་ཚ་བ་དང་རང་བཞིན་རྣོ།
ནུས་པས་གྲང་བ་སེལ་ཞིང་ཕོ་བ་རྡོས་པ་སོགས་ཕན།

**ཐིག་ཁྱབ་ཅན** བྲག་སྤོས་ཀྱི་མིང་།

**ཐིག་ལེ་ཅན** སྤྱར་ཚད་སྐབས་སུ་ཆ་རེ་ལ་ཐིག་ལེ་ཅན་དང་། ཡང་ཆུང་ཟད་རེ་
ཞེས་པའི་དོན་ཡང་ཡིན།

**ཐིག་ལེ་ངར་ཡ་ཀན** དངུལ་ཆུ་དང་། དེ་ཉིད་བཙོ་བཀྲུ་སྦྱངས་པའི་མིང་ཡང་
ཡིན།

**ཐིམ་ཏྲི** རྒྱ་ནག་སྐད་དུ་ཤིང་མངར་ལ་བཤད།

**ཐིལ་ཡི** རྒྱ་ནག་སྐད་དུ་ཤིང་མངར་ལ་བཤད།

**ཐུགས་ཀར་མི་མཉམ** དོམ་མཁྲིས་ཀྱི་གབ་མིང་།

**ཐུན་རྫས** མཆོ་ལྷམ་ལའང་ཟེར།

ཐུན་གསུམ་རིལ་བུ  ཁྲག་སྐྲན་དང་མཁལ་སྐྲན་སོགས་ལ་ཕན་པའི་སྦྱོར་སྡེ་ཞིག་གི་མིང་།

ཐེའུ་རང་མགོ  སྤང་རྩི་དོ་བོའི་མིང་།

ཐོག་དཀར་མགོ་དགུ  སྤང་རྩི་དོ་བོ་སྟེ། དཀར་ལ་གཟར་ཁྲིས་པ་ཡང་སྟོང་།

ཐོག་ལྷགས  ཐོག་ལྷགས་རྩ་དཀར་ནད་ལ་ཕན། ཞེས་པ་ཐོག་ལྷགས་ལས་འོག་ཏུ་བཀལ་པར་ལུས་ཀྱང་བཙའ་མི་རྒྱབ་དེར་བཤད།

ཐོག་ནག་མགོ་དགུ  སྤ་ཡག་རྩ་བ་སྐྱེ་འཕྲས་སུ་ལ་བརྟེན་ནས་བཏགས་མིང་།

ཐོད་ལེ་ཀོར  རྔ་ཤིག་གི་མིང་།

མཐིང་རྒྱས  ནུས་པ་བཅུ་དང་ལྡན། དབྱིབས་རྒྱས་པ་ལྡན་པ་རྫི་རྒྱས་ལས་སྐྱོང་ཞིང་ཁ་དོག་སྔོན་པོ་བ་མཐིང་རྒྱས་དང་། སྔོ་ལྗང་ལ་སྤང་རྒྱ་ཟེར། བ་ནུ་རྫི་རྒྱས་མཐིང་རྒྱས་གསུམ་ལ་རྫིའི་རྒྱས་པ་རྣམ་གསུམ་ཟེར་རོ།

མཐིང་སྔོན  འདི་ཚོན་དུ་བྱེད་པ་ཚོན་མཐིང་དེ་ཡིན་པར་བཤད། མཐིང་སྔོན་མཁལ་ནད་ཆུ་སྲི་རྒྱས་འགྲམ་སེལ། ཞེས་དང་། རང་བྱུང་པས། ཟངས་རྫི་མཐིང་སྤང་ནད་ཀུན་སྐྲུགས། ཞེས་གསུངས། འདིའི་རྒྱུ་ཡང་ཟངས་རྫི་ཁོན་ཡིན།

མཐིང་ནག་འཁྲོས་པ  ཐང་ནག་གི་མིང་།

མཐིང་ཤུན  སྐྱུག་མའི་རྩེ།

མཐིང་ཤེར  སྐྱུག་མའི་བར་ཤུན་གྱི་མིང་།

མཐོ་རིས  ཤ་ཏིག་ནག་པོའི་མིང་།

འཐིག་སྐྱེབ  བསེ་ཡབ་ཀྱི་མིང་།

# ང

**ང་ཚུ** དཀྲུས་རུས་པ་ཆག་པ་སྦྱོར་བར་བྱེད། ཞེས་རྒྱ་ནག་གི་སྐད་དུ་བཤད་པ་ཡོང་··
རོས་དང་དངུལ་རྒྱུ་ལས་བཟོས་པར་གྲགས། མཆིལ་དཀར་ཡང་ཟེར་རོ།

**ང་ཚུ་ཚ** མཆིལ་ཚའི་མིང་།

**ང་ཏིག** ཤིང་སྡོང་ཆེ་བའི་འབྲས་བུ་ལུག་ཤིག་སྒོང་འདྲ་ཞིང་ལོ་མ་སྔོར་ལ་མེ་ཏོག་དམར་ཆུང་ཤར་བ་དེས་འབྲུ་བ་གཅོད་ཅིང་། དབུགས་ནད་དང་སྐྱུགས་དང་ཡི་ག་འཆུས་པ་སོགས་སེལ་ནུས། བསིལ་ལ་སྨོམས་ཤིང་རོ་མངར་ལ་སྐྱུར་བའོ།

**ང་དེ་སིབ** སཾཿ? ཐར་ནུའི་མིང་།

**ང་ན་ཏིག** སཾཿ? བྲི་ཡང་ཀུའི་མིང་།

**ངྷ་ཨུ** སཾཿ ཨུ་སུའི་མིང་།

**ངྷ་ཨི་ཡ** སཾཿ ཨུ་སུའི་མིང་།

**ངྭ་བ** རིགས་གཉིས་སྡོང་པོ་ལྗང་སྐྱ་རྒྱུས་བཀང་བ་ཧྲུ་བུ་ལ་ལོ་མ་གསུམ་མམ་བདུན། རྩ་བ་དང་རྩེ་རྟོ་བ་མདོར་ན་རི་ལ་སྐྱེ་བ་དྭ་སྒོད་དང་ཞིང་ལ་སྐྱེས་པ་དྭ་གཡུང་འབྲས་བུ་དམར་ཟིལ་མགོ་ནག་སྤུངས་པ་ཧྲུ་བུ་འབྱུང་། འདིའི་རྩ་བས་སྲིན་སེལ་ཞིང་རྣམས་འཇོར་འགོག །སྐྲངས་པ་དང་འབྲས་ཤ་རོ་གཅོད། འབྲས་བུས་དུག་གིས་འགགས་པ་སེལ། མི་ཏོག་གིས་མཁལ་སྨྲིན་སེལ་ཞིང་མཁལ་སྐྲ་འབྱེད། རོ་ཚ་ལ་དྲོད་ཆེ། དུག་ཤས་ཆུང་ཟད་ཡོད།

**ང་བྱིད** རོ་ཙི་སྐྱེད་པའི་མཆོག་དབྱེད་དམ་སྣང་ཐལ་ཞེ་ངོ་བོ་ཐལ་བའི་རིགས་སུ··

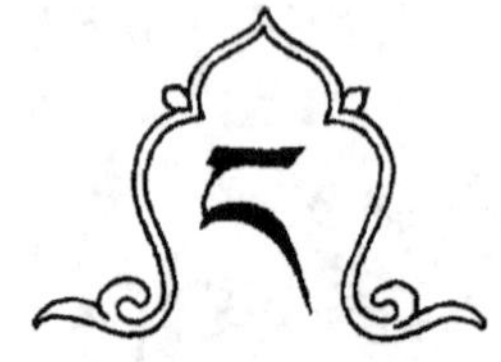

གྱུར་པ་ཞིག་ཡིན་ལ། དེ་ཡང་ཕོ་མཇུག་མ་གྲིབ་བསྟན་གཙུལ་གནས་པ་དང་། རྒྱ་མཚོར་གནས་པ་མཇུག་མ་བུར་བསྟན་མོར་བཞེད། དེ་གཉིས་དབྱར་ཟླ་གསུམ་པའི་ཚེས་གསུ་ནས་ཉི་ཤུ་གསུམ་གྱི་ནང་ལ་འཇུག་པར་བཤད་ཅིང་། དེ་གཉིས་དབྱར་འདོད་པས་སྤྱོད་པའི་ཚེ་ནུས་པ་ཕོ་ཆེ་བ་དང་། སྤྱད་ཚར་ནུས་པ་མོ་ཆེ་བར་བཤད།

**ད་བྱིད་དཀར་པོ་** བྱ་རྒོད་སྲུག་པ་དང་། ར་མཉེ་གཉིས་ཀར་འཇུག

**ད་མ་** སྔ༔ ? ཕུར་ནག་ཐལ་བར་བྲུས་པའི་མིང་།

**ད་མ་ཀ་** སྔ༔ ? ཕུར་ནག་ཐལ་བར་བྲུས་པའི་མིང་།

**ཌ་ཚེ་** སྔ༔ ? ཤིང་ཚ་རྣམས་པ་དྭ་ཚེ་ཡིན།

**ད་རྩུར་** རྩུར་དཀར་པོའི་མིང་། རྒྱ་ནག་གི་སྐད་ཡིན་མིན་བརྟག

**ཌ་ལིས་** འཕགས་པ་ཐུགས་རྗེ་ཆེན་པོའི་སྤྱན་ཆབ་ལས་བྱུང་བར་བཤད་པ་བ་ལུའི་མེ་ཏོག་གི་མིང་། ནུས་པ་དྲོ་ཞིང་ཡང་དང་རྩོམས་པས་བད་ཀན་རྒྱ་ཐབ་སེལ་ཞིང་གློ་ནད་གཞིར་དང་། དངག་འགག་པ་ལ་ཕན། རིགས་དཀར་ནག་གཉིས་ཡོད་པའི་དཀར་པོའི་མེ་ཏོག་ལ་བཤད་པའོ།

**ད་ཏ་ཎི་པ་ལ** སྔ༔ ཤིལ་གྱི་མིང་།

**ཏྲ་ངུ་ར** ཐང་གྲོམ་གྱི་སྤྱི་མིང་སྟེ་ཨ་རབ་ཀྱི་སྐད་ཡིན་ཞེར་བརྟག

**ཏྲ་མ་ཎི** སྔ༔ མཚོ་ལྷམ་གྱི་མིང་།

**དག་པའི་ཁམས** དངུལ་ཆུའི་མིང་།

**དག་པའི་རྫོ་དཀར** ཤིལ་གྱི་མིང་།

**དག་བྱེད** ཆུ་དང་ཉེ་ཤིང་ལའང་འཇུག

**དང་པོའི་དབྱངས་ལས་སྐྱེས་པ** ཨ་རུ་རའི་མིང་།

**དངས་པ** ཤིལ་གྱི་མིང་།

**ངྷྲི** སྔ༔ དུར་བྱིད་ཀྱི་མིང་།

**དན་དུ** སྨཿ དན་ཏོག་གི་མིང་།

**དན་རོག** ལོ་སྟོང་ལྷུམ་འདྲ་ལ་ལོ་མའི་རྩེ་མཇུག་མོ་ལྟར་རིང་ཐུང་སག་རིས་ཅན་ལྔ་རེ་ཡོད་པ། སྡོང་པོ་ཁོང་སྟོང་ཅན་མི་རིགས་ཏེ། རོ་ཚ་ཞིང་ཁ་བ་དང་ཞུ་རྗེས་མངར་ལ་ལྗི་བས་བད་ཀན་དང་། འདུས་ནད་རིགས་བཤལ་སྐྱུགས་བྱེད། རིགས་གསུམ་ནི། དན་རོག དན་ཁྲ། ཟུས་སྨལ་མ་བཅས་གསུམ་བཤད་དོ།

**དར་སྦྱིན་འཕྱུར་བ** ཕྲི་ཡང་ཀུའི་གཞན་མིང་།

**དར་གདུགས་ཅན** གུར་གུམ་གྱི་གཞན་མིང་།

**དར་ཐོད་ཅན** རེ་ལྷག་པ་དང་ཆོར་སྨོན་གཉིས་ཀར་འཇུག་པས་སྐབས་ཕྱེ་དགོས།

**དར་བ** ཞོ་དཀྲོགས་པའི་དར་བས་མེ་དྲོད་སྐྱེ་ཞིང་། བད་རླུང་སྐྲན་དང་དམུ་ཆེང་གཞང་འབྲུམ་དང་། ཕོ་མཆེར་ནད་དང་རྒྱ་སྲི་ཡི་ག་འཆུས། མར་མ་ཞུ་དང་སྦྱར་དུག་སྐྱུ་ཐབ་… སེལ།

**དར་རྒྱུར** རྒྱུར་རིགས་ཏེ་དར་ལ་རྩེ་ཆགས་པ་ལེན་པས་དར་རྒྱུར་ཞེས་སྨན་བརྒྱུད་ལས་སོཿ ཚོ་ལའི་མིང་ལའང་འཇུག

**དར་ཡ་ཀན** ཞང་ཞུང་གི་སྐད་ཡིན་ཟེར་ཟུང་དོན་དུ་གྱི་རེ་སིའི་སྨན་ཞིག་གི་མིང་དུ་བཤད། དོན་དུ་བདུད་རྩི་འམ་ཐང་ཆོག་སྐྱེ་སྨན་གྱི་ཆེ་བརྗོད་ཀྱི་མིང་དུ་བཤད། འདི་ལ་གཞན་གྱི་དར་ཡ་ཀན་དང་། བབས་པ་སྐབས་ཀྱི་དར་ཡ་ཀན་ཉེར་ལྔ་སོགས་ཡོད། དང་པོ་ལ་གཉིས། ཡུལ་ཀུན་ལ་སྐྱེ་བར་བཤད་པ་ལོ་སྟོང་ཡལ་ག་ཕྲེད་ལ་སྐྱེ་བ། མེ་ཏོག་དཀར་ལ་…འདབ་མ་བཞི། འབྲས་བུ་ཟུ་མེན་དམར་པོ་འདྲ་བ་དེས་བྱང་ཁོག་སྨུག་ཁྲག་རྒྱུ་སེར་སྐེམ། གཉིས་པ་བྲག་ལོགས་སུ་སྐྱེ་བ་ལོ་མ་བགྲད་ལ་རྩ་བ་དཀར་པོ་མེ་ཏོག་དཀར་སེར་སྤོ་དམར་བཞི་འབྲས་བུ་ནག་པོ་ཆུང་བ་ལོགས་གཅིག་ཏུ་གཟར་ནས་ཡོད་པ་སྐྱེ་པ་དོང་རལ་བཏགས་པ་ལྟར་ཡོད། འདི་ཡང་ནུས་པ་གོང་དང་མཚུངས་པར་བཤད། བབས་པ་སྐབས་ཀྱི་དར་ཡ་ཀན་ནི། རེ་གཅན་མགུལ་སྐྱེས་དར་ཡ་ཀན་ཞེས་པ་ཆེར་སྟོན། ཀླུང་ཤོད་དུ་སྐྱེ་

བའི་དར་ཡ་ཀན་ཞེས་པ་ཤང་དྲིལ་ཆུ་མིག་ནང་སྐྱེས་དར་ཡ་ཀན་ཞེས་པ་ཆུ་ལྷམ་པ། ཆུ་སྐྱུང་ནང་སྐྱེས་དར་ཡ་ཀན་ཞེས་པ་ཁྲག་ཁྲིག་པ། བརྒྱ་བྱིན་ལྷ་སྲུང་དར་ཡ་ཀན་ཞེས་པ་ཧ་ལོ། དམུ་རྗེ་རིང་སེལ་བའི་དར་ཡ་ཀན་ཞེས་པ་ཀླ་ཏིག ཀླུ་ནམས་འདུལ་བའི་དར་ཡ་ཀན་ཞེས་པ་གླུ་བདུད་རྡོ་རྗེ། མི་ནམས་འདུབ་པའི་དར་ཡ་ཀན་ཞེས་པ་སྐྱེས་པ་རྡོང་བཏགས། ལནས་འོང་བའི་དར་ཡ་ཀན་ཞེས་པ་གང་གླུ་ཆུང་། སྨུག་པོ་དར་ཡ་ཀན་ཞེས་པ་སྲིད་སྨུག སྔོག་པ་འདུལ་བའི་དར་ཡ་ཀན་བྱ་རྒོད་སྤུག་པ། དང་པ་ཅིག་རྒྱུག་དར་ཡ་ཀན་ཞེས་ལྷེ་འབྲུམ། ནག་འདུལ་བའི་དར་ཡ་ཀན་ཞེས་པ་སྤང་ཚན་སྤུ་རུ། གྲང་སྨན་འདུལ་བའི་དར་ཡ་ཀན་ཞེས་དབྱི་མོང་། སྒྲོན་དད་སེལ་བའི་དར་ཡ་ཀན་ཞེས་པ་སྤང་རྒྱན་དཀར་པོ། སྔོན་པོ་དར་ཡ་ཀན་ཞེས་བྱ་ཀད་། བདུད་རྩེ་དར་ཡ་ཀན་ཞེས་པ་ཁྲུར་མང་། འཆི་མེད་དར་ཡ་ཀན་ཞེས་བྱ་རོག་འོར་སྦུ། ཤ་རྒྱལ་དར་ཡ་ཀན་ཞེས་སྤྲག་ཤ། དུག་འཇོམས་དར་ཡ་ཀན་ཞེས་མི་བྱིའི་ཤ། ཤ་དར་ཡ་ཀན་ཡང་ཟེར། ཐིག་ལེ་དར་ཡ་ཀན་དཔལ་རྒྱ། རྩེ་དར་ཡ་ཀན་སློ་རྩེ། གནམ་དར་ཡ་ཀན་བྱ་རྒོད་མཁྲིས་པ། རྡོ་དར་ཡ་ཀན་ཙོང་ཞི། ཁྲག་དར་ཡ་ཀན་བྲག་ཞུན་བཅས་སོ། (འདི་སྐོར་ཕྲན་གྱིས་བྲིས་པའི་ "བོད་ཀྱི་གསོ་བ་རིག་པའི་ལོ་རྒྱུས་ཀྱི་བང་མཛོད་གཡུ་ཐོག་བླ་མ་དྲན་པའི་ཕོ་ཉ།" ཞེས་པའི་མཆན་འགྲེལ་ཤོག་ངོས་ ༧༨ ལ་གཟིགས། )

**དར་ཤིང** ཤིང་སྡོང་ཆེ་བ་ཤུན་པ་སྐྱ་སྲོབ་ཅན། སོག་པོས་མི་གདན་དང་གྲི་ཤུབས་བྱེད། ཤིང་ཐོག་བསྐོལ་ན་ཛ་བཞང་ལྟར་འབྱུང་བ་དེས་རྣུམ་ཚད་ལ་ཕན། ཁྲུ་བ་ཁ་རྒྱས་མོ་ནད་རྣུམ་ཚབ་ལ་ཕན།

**དར་ཤིང་གི་ལོ་མ** སྔོང་པོ་རིང་ལ་སོ་མ་སྔོང་དབྱིབས་ལ་རྩེ་རྣོ་ཞིང་རྒྱུད་པ་རེས་མོས་སྐྱེ་བ་དང་། དེའི་མཐར་སོག་ལེའི་ཁ་འདྲ་བ་ཡོད། མེ་ཏོག་སེར་པོ་བང་རིམ་ཤར། ལོ་མ་འབྲས་བུ་ཡལ་ག་སྲུན་པགས་བཅས་ནུས་པ་མི་འདྲ་བ་ཡོད་པ་ག་ཤམ་གསལ།

ཀ༽ ཡོ་མ : རང་བཞིན་བསིལ། རོ་མངར་ལ་ཁ་བ། ནུས་པས་ཚམ་ཚོད་དང་མཆིན་ཚད་སེལ། མིག་ལ་ཕན་ཞིང་ཁྲག་ཤེད་མཐོ་བ་གཅོག་ནུས།

ཁ༽ འབྲུ་གུ: རང་བཞིན་དྲོད། རོ་མངར་ལ་སྐྱུར། མཆིན་པ་དང་མཁལ་མ་གསོ་ཞིང་གཅིན་སྐྱི་དང་། མིག་རབ་རིབ། རྣ་བ་འུར་བ་སོགས་ལ་ཕན།

ག༽ ཡལ་ག: རང་བཞིན་སྙོམས། རོ་ཁ་བ། འཐམ་གྲུམ་སེལ་ཞིང་རྩ་··· རྒྱུས་མཉེན་པར་བྱེད། རུས་ཚིགས་གཟེར་ཚད་གཅོག་ནུས།

ང༽ རྩ་བའི་ཤུན་པགས : རང་བཞིན་བསིལ། རོ་མངར་ལ་ཁ་བ། གློ་རླུང་འཇོམས་ཤིང་རྒྱུ་བབ་པ། གློ་བ་དང་དབུགས་ཧལ་བ། གློ་ཚད་དང་དབུགས་ལམ་ནས་ཁྲག་དོན་པ་སོགས་བཅོས་ཐུབ།

**ཤིང་ཁྲིས་པ་ར་མ** ར་མཉེའི་མིང་།

**དུ་དུ་ཤག** སཾཿ ? རི་ལྷག་པའི་མིང་།

**དུ་རུ་ཀ** སཾཿ དུར་བྱིད་དང་ཐར་ནུ། ཨ་གར་ནུའི་རིགས་ཤིག

**དུ་རུ་རྗེ་ལྷག** ཡུ་གུ་ཤིང་གི་མིང་ཡིན། རྒྱ་སྐྱེ་དུག་ལོ་ལ་དུ་རུ་རྗེ་བ་ལྷག་ཟེར་བ་དེ་དང་མ་ནོར་བ་གཅེས།

**དུ་རུ་རྗེ་བ་ལྷག** རྒྱ་སྐྱེ་དུག་ལོའི་མིང་།

**དུག་ཀོ་ལོ** ཐང་ཁྲོམ་ནག་པོའི་མིང་།

**དུག་གི་མེ་ཏོག** ར་དུག་པའི་མིང་།

**དུག་གི་བཙུན་མོ** བཙོ་བཀྲུའི་སྐབས་སུ་ཟེ་ལ་བཞེད།

**དུག་འཇོམས** ཨ་རུའི་གབ་མིང་།

**དུག་ཏེ་ཀོ་རེ** ཕ་ཡག་རྩ་བའི་མིང་།

**དུག་ཐང་ཁྲོམ** ཐང་ཁྲོམ་ནག་པོའི་མིང་།

**དུག་པུཥྤ** ཐོང་ནག་གི་མེ་ཏོག་གི་མིང་།

**དུག་མེད་བོང་ང་གསུམ** བོང་དཀར། བོང་སེར། བོང་དམར་གསུམ་གྱི་སྤྱི་མིང་།

**དུག་མོ་ཉུང** ས་བོན་ནགས་གྲམ་ནས་སྐྱེ་བ་འཁྲིལ་ཤིང་གི་རིགས། ལོ་མ་བྲ་བོ་འདྲ་ཞིང་མེ་ཏོག་སེར་པོ་རྐྱང་། གང་བུ་མཁྱུ་རིང་བའི་ནང་འབྲས་བུ་སེར་མདངས་ཅན་ཆེ་ཆུང་ནེ་ཙོའི་ལྕེ་ཙམ་འབྱུང་། རོ་ཁ་ལ་བསྐ། རང་བཞིན་སྙོམས། ནུས་པས་མཁྲིས་ཚད་སེལ། ཚད་འབྲུ་གཅོད།

**དུག་རལ་འབར་བ་རྩེ་དགུ** དངུལ་ཆུའི་གབ་མིང་།

**དུག་རིལ** ནཱ་ཏྲས་སྨན་ཆེན་རིལ་བུ་དང་། གསེར་མཆན་ལས། །སྨན་ཆེན་ཨ་རུ་བདུན་སྦྱར་དུ་སྦྱར་བར་བཞེད།

**དུག་སེལ** ཨ་རུའི་གབ་མིང་།

**དུག་སེལ་སྤྱི་འཇོམས** མིང་ཅན་ནག་པོའི་མིང་།

**དུག་སྲུང** དམའ་སར་སྐྱེ་བ། ལོ་མ་ཤུང་པོར་སྐྱེ་བ། མེ་ཏོག་སྐྱ་བོ་འཆར་བའི་སྡོང་རིགས་དྲི་མ་གཏུགས་པ། ཡུལ་སྐད་དུ་སྦྲེ་ཏོག་པ་ཟེར། དུག་ཤུགས་ཡོད། ནུས་པས་གདོན་འཇོམས། སྐྲངས་པ་ཡང་འཇོམས། འདིའི་རྩ་བས་ཤོག་བུ་ཡང་འཚོས་པར་བཤད་དོ།

**དུང** དུང་ནི་རྟོགས་སྨ། རིགས་ལྔ་ཡོད་པ་མཆོག་འཁྱིལ་དམན་གསུམ་དུ་ཕྱེད། རྒྱུད་ལས། །དུང་གིས་རྣག་ཀེམ་འཁྱིགས་འབིགས་རུས་ཚད་སེལ། ཞེས་གསུངས་སོ།

**དུང་སྐྱོགས་པ་ཏྲ** མ་ནུའི་གབ་མིང་།

**དུང་མཁན་ལྷེ** དུང་མཁན་ལྷེ་ཡིས་འབྲུ་བ་གཅོད།

**དུང་འདྲ** དུང་འདྲས་རུས་སྦྱོར་དཔལ་རྒྱུ་འཆིང་བར་བྱེད། ཅེས་པ་སྒྲོག་ཆགས་ཀྱི་རུས་པ་རྡོར་གྱུར་པ་དུང་དཀར་རམ་འབུ་སྒྲོག་ལྕ་བུ་སྲུལ་རིས་གཡོན་འཁྱིལ་མང་བ་ཅན་བྱུང་གནམ་མཚོ་ཕྱུག་མཚོའི་མཚོ་ཉིན་གྱི་རྫོ་བར་ཞིག་ཏུ་མཚོ་ལྡབས་ཀྱིས་ཕྱིར་འཕངས་ནས་འབྱུང་བར་བཤད།

དུང་ཤིང  དྭ་ལིའི་མིང་།

དུད་དཀར་སྐྱེ་མ  སཀྵི་ཀའི་མིང་།

དུད་འགྲོའི་མི  གི་ཝང་གི་མིང་།

དུད་རྡེག  མིའི་དུད་པ་ཁང་པར་ཐུག་ཞུན་ལྟར་ཆགས་པ་དེས་དུག་རྡེག་དང་ཕྲུགས་ནད་མངལ་ནད་སེལ། དུད་རལ་གྱིས་རྩ་རིགས་ལ་ཕན།

དུད་པ  དུང་རྙིང་གིས་དུག་དང་རྡེག ... ནད། ཕྲུགས་ནད། མངལ་ནད་བཅས་སེལ།

དུར་ཁྲོད  མི་ཁྲོན་རྙིང་པ།

དུར་ཁྲོད་ཐལ་བ  དུར་ཁྲོད་བསྲེགས་ཐལ་གྱིས་རྣག་དང་ཆུ་སེར་སྐེམ།

དུར་བྱིད  ལོ་སྔོང་སོགས་དབྱིབས་ཐར་ནུ་འདྲ་ལ་འོན་ཀྱང་འདི་ལ་ཞོ་མང་ཞིང་རྩ་བ་རྐང་གཅིག་མ་གཏོགས་མེད། རིགས་ནི་ཤ་མ་དུར་བྱིད་ཅེས་པ་རྩ་བ་དང་ཤུན་པ་དམར། ཏྲི་བྲི་ཏ་ནི་རྩ་བ་དཀར་པོ། ཀུ་ཏ་ར་ནི་རྩ་བ་ཆེ་ལ་གྱོང་བ་སྐྱ་གསུམ། གང་ཡང་རོ་ཚ་ལ་ནུས་པ་རྡོད་ཆེ་ཞིང་རྩུབ་ལ་རྣོ་སྐྱེ། མ་ཞུ་ཡོ་ནད་སོགས་ནད་རིགས་རྣམས་སྦྱོང་། གཞང་གཅི་འགགས་པ་འབྱེད་ནུས་པར་བྱས་སོ།

དུར་ཐུ  སཾཿ རྩ་རམ་པའི་མིང་།

དུས་ཀྱི་ཡན་ལག་བརྒྱད་ལྡན་གྱི་ཆུ  སྟོན་དུས་དྲང་སྲོང་རི་ཥི་འཆར་བའི་ཞག་བདུན་རིང་ཆུ་ཐམས་ཅད་ཡན་ལག་བརྒྱད་ལྡན་དུ་འགྱུར་བར་བཤད།

དེ་ཝོ  ཁྱིམ་བྱའི་མིང་།

དེ་བ་ཀུ་སུམ  སཾཿ ལི་ཤིའི་མིང་སྟེ་ལྷའི་མེ་ཏོག་ཅེས་ཟེར།

དེ་ཝ  འདི་རིགས་གསུམ་དུ་ཕྱེ་བ་སྔོ་དེ་ཝ། ཆུ་དེ་ཝ། ཤིང་དེ་ཝ་བཅས་སོ། སྔོ་དེ་ཝ་གཡའ་སྤང་ཐར་སྐྱེ་བ། ལོ་མ་ཉ་གས་ལ་འགྱུར་བའི་ཚུལ། མེ་ཏོག་སྔོ་དཀར་དབྱིབས་སྤང་ཟིལ་སྤྲ་སྤུ་ཅན། འདབ་མ་གཉིས་གསུམ་ལས་མི་མང་བ་སྡོང་པོ་སོར་གསུམ་... ལས་མི་རིང་བ་ཞིག་གོ ཆུ་དེ་ཝ་ལོ་མ་མཐུག་ཅིང་ས་ལས་འཕགས་ཙམ་ལས་མི་

སྐྱེ་ཞིང་མེ་ཏོག་སྔོན་པོ་ལྕུག་མིག་འདྲ་བ་དང་། ཤིང་དེ་ཕ་ཞེ་ཤིང་སྦྱར་པ་འདྲ་ལ་འཛེར་པ་མང་ཞིང་འཁྲིགས་པ་འདེལ་བ་ཞེས་པའི་ཤིང་དང་། མ་རྙེད་ན་སྦྱར་པས་ཚབ་བྱུང་བར་བཤད། སྔོ་དེ་ཕ་རོ་མང་ར་ལ་ཁ་བ། རང་བཞིན་བསིལ་ཞིང་རིམས་ཚད་དང་མཁྲིས་ཚད་སེལ། རྩ་ཚད་ཀྱང་སེལ།

**དེ་བ་དཱ་རུ** སཾཿ རྒྱ་ཤུག་གི་མིང་།

**ཀྵི་ར་ཤི་ལམ** སཾཿ ཤེལ་གྱི་མིང་།

**ད་བོ་མ** ཕང་རྩེ་དོ་པོའི་མིང་།

**དོང་ག** ཚ་བའི་ཡུལ་དུ་སྐྱེས་པའི་ཤིང་ཞིག་གི་འབྲས་བུ་སྦྲུ་གཉིས་ཙམ་དང་། སྔོམ··· ཚད་སོར་མོ་གསུམ་བསྒྲིགས་པ་ཙམ་ལ་ནང་དུ་བར་ཆོག་རེར་འབྲུ་དཀར་པོ་རེ་རེ་ཡོད། རོ་ཚ་ལ་དྲོད་སྐྱེད་ཅིང་ལྕི། ནུས་པའི་རང་བཞིན་ཡིན་པས་མཆིན་ནད་འཛེར་པོས་འབྲུ་བར་ནུས།

**དྭོང་གྲ** སྨ་རེག་ས་ཁ་དོག་དམར་པོ་སྟེ་འདྲ་དཔེ་ལས། དྭོང་གྲ་སྨལ་པ་རྒྱང་མེད་འདྲ། ཞེས་པས་གློ་ནག་འདྲེན་པར་ནུས།

**དོང་རོལ་པ** འབྲི་མོག་གི་མིང་།

**དོམ** དོམ་གི་མཆེ་བས་ཁྲག་གཅོད་ནུས་པ་དང་། མཁྲིས་པ་གསེར་མཁྲིས་དང་གཡུ་མཁྲིས་གཉིས་འབྱུང་བ་དེས་རྩ་ཁ་སྡོམ་ཞིང་རྨ་གསོ། མཁྲིས་པ་དང་མིག་ནད་ཀྱང་སེལ། ཤས་ཚད་པ་ལ་ཕན། དྲེད་མོའི་མཁྲིས་པ་ཡང་ནུས་པ་ཁྱེར་མཐུན་དུ་བཤད།

**དོམ་མཁྲིས** དོམ་གྱི་མཁྲིས་པ་སྟེ། གསེར་མཁྲིས་དང་སྔོ་མཁྲིས་གཉིས་ཡོད། ནམ་ལྷའི་དབང་གིས་དགུན་གསེར་མཁྲིས་དང་། དབྱར་སྔོ་མཁྲིས་སམ་གཡུ་མཁྲིས་འབྱུང་། རོ་ཁ་ལ་མངར་ཤས་ཡོད་པ་དེས་རྩ་སྡོམ་ཞིང་རུལ་གཅོད། ཤའུ་སྐྱེས།

**དོམ་ནག་ཁ་རྒྱ** ལྕུམ་རྩའི་མིང་།

**དོམ་ནག་བཅད་འཁོར** ལྕུམ་ནག་པའི་མིང་།

ངོམ་ནག་ཟིལ་པ    ནགས་རོང་དུ་སྐྱེ་བའི་སྔོང་ཟིལ་གྱི་རིགས་མེ་ཏོག་སྔོ་ནག་ཞིག

ངོམ་རལ་པ    ལུག་མིག་གི་རིགས་རྐང་གཅིག་ལ་མགོ་གཉིས་གསུམ་དུ་གྱེས་པ་ཞིག

ངང་བ་ཐིང་སྐྱད    ཐལ་ཡབ་ཀྱི་མིང་།

ངང་བ་ཉྫི    སཾ༔ ? ཐར་བུའི་མིང་།

ངང་ངན    ཤུ་ཟེའི་མིང་།

ངང་ངར་ལྡན་པ    ཤུ་དག་ནག་པོའི་མིང་།

ངང་ཅན    ཤུ་དག་དང་ཤུ་ཟེའི་མིང་གཉིས་ཀར་འཇུག

ངང་ཆེན    ཤིང་ཀུན་དང་། བཤང་བ་གཉིས་ཀར་འཇུག

ངང་ཆེན་མགོ    རྒྱ་མཁར་བས། ཞི་བྱ་ལི་མགོ་ཟེར་ཏེ། སྲེ་མོང་མགོ་ནག་པོ་ཡིན་ལ།
ཞེས་སྨན་བརྒྱུད་ལས་སོ། སྡེ་སྲིད་ཀྱིས་བསེ་སྨུར་ནག་པོར་གསུངས་སོ།

ངང་ཆེན་ཐང་དམར    སྤང་སྤོས་ཀྱི་མིང་།

ངང་ཉ་རེ    སཾ༔ ? དུར་བྱིད་ཀྱི་མིང་།

ངང་ལྡན་གསུམ    ཙན་དན་དཀར་དམར་གཉིས་དང་། ཨ་ག་རུ་གསུམ་གྱི་སྦྱོར་མིང་།

ངང་མ་སྨུག་པོ    སྨུག་པོ་སྤལ་རྒྱབ་ཀྱི་མིང་།

ངང་མེད་ཡིད་འོང་རྟ    ལོ་བརྒྱད་དྲི་རྒྱུའི་མིང་།

ངང་ཞིམ་དཀར    ཙན་དན་དཀར་པོའི་མིང་།

ངང་ཟའི་ལག་པ    དན་ཁྲིའི་མིང་།

ངང་བཟང    གུར་གུམ་གྱི་མིང་།

ངང་བཟང་རྩེ་ཅན    གླ་རྩིའི་གབ་མིང་།

ངང་བཟང་བཞི    ཀ་ཀོ་ལ། ཤིང་ཚ། སུག་སྨེལ། གེ་སར་བཅས་ལ་ཟེར།

ངང་ཡི་སྙིང་པོ    ཙནྡན་དཀར་པོའི་མིང་།

ངང་ཡི་ཐོད    གླ་རྩིའི་མིང་།

དྲི་ཡི་སྤྲུས སྤང་སྤོས་ཀྱི་མིང་།

དྲིའི་སྙིང་པོ ཙནྡ་དཀར་པོའི་སྙིང་མིང་།

དྲིའི་རྩི སྣ་རྩིའི་མིང་།

དྲེགས་འདུལ་སྟོབས་ལྡན མིང་ཅན་སེར་པོ་དང་ནག་པོ་གང་ཡིན་བརྟག

དྲེད་མོ དྲེད་མོའི་མཁྲིས་པ་དོམ་དང་སྒོགས་མཐུན་གྱི་ནུས་པ་མཚུངས། ཤུས་ལྷུང་ལ་ཕན།

དྲེའུ་རྫོགས་པ བྲེ་ཡང་ཀུའི་མིང་།

དྲོས་མ གྲེས་མ་ལ་ལྟོས།

དྲོད་སྐྱེད་བྱེད ཏྲི་མོང་གི་མིང་།

དྲོད་སྨན་རྒྱལ་པོ ཙི་ཏྲ་ཀའི་མིང་།

དྲོད་སྨན་འཛིང་མོ པི་པི་ལིང་གི་མིང་།

དྲོད་སྨན་ལྷུང་མོ པི་པི་ལིང་གི་མིང་།

དྲོད་སྨན་རྡོག་གཅིག ཕོ་བ་རིས་ཀྱི་མིང་།

དྲོད་སྨན་ནར་མོ པི་པི་ལིང་གི་མིང་།

དྲོད་སྨན་ཕྲིལ་མོ ན་ལེ་ཤམ་གྱི་མིང་།

གདུགས་དཀར་འཁོར་ལོ སྤྲུ་ནག་རྩ་བའི་མིང་།

གདུགས་དཀར་ཅན སྤྲུ་མའི་མིང་།

གདོད་མའི་ཚ་རྒྱུ རྒྱུ་ཚོན་གྱི་མིང་།

གདོན་ག་ཤིང་ཕྲེ་བོ སྤྲུ་ནག་རྩ་བའི་མིང་།

བདུག་སྤོས སྤོས་ཀྱི་མིང་།

བདུད་རྩི་ཀ་སྒེ་ཏ སོཾ༔ ཏིང་ལེན་གྱི་མིང་།

བདུད་རྩི་ཀོ་ཁ བྱ་རོག་སྨུག་པའི་མིང་།

བདུད་རྩི་གངས་ཤམ་པ རི་མཐོའི་གྲིབ་བལྟས་རི་ར་སྐྱེ་བ་སྡོང་པོ་སོར་བཞི་ཙམ༔ རྩ་བ་པད་གདན་བརྩེགས་པ་འདྲ། སྡོང་པོ་གསེར་གྱི་ཕུར་མ་འདྲ། མེ་ཏོག་དཀར་དམར་རྒྱུང་ལ་སྐྱོམས། ཟེའུ་འབྲུ་ཙོ་གའི་མིག་དང་འདྲ། ཞེས་གསུངས་པ་ལྟར་དང་། རོ་མངར་ལ་ཁ། ནུས་པས་གློ་ནད་སེལ་ཞིང་གློ་གསོ་ནུས།

བདུད་རྩི་ལྔ ཤུག་པ། བ་ལུ། མཁན་པ། མཚེ། འོམ་བུ་བཅས་ཀྱི་བསྡུས་མིང་།

བདུད་རྩི་བཅུད་རྒྱལ དངུལ་ཆུའི་གབ་མིང་།

བདུད་རྩིའི་བཅུད ལྷ་བའི་གབ་མིང་།

བདུད་རྩི་ཅིག་ཐུབ ཁྲ་རྒོད་སྒོས་ཀྱི་མིང་།

བདུད་རྩི་འཆི་མེས སྤང་རྩི་དོ་བོའི་མིང་།

བདུད་རྩི་ཆོས་སྨན རྙིང་མའི་བདུད་རྩི་སྨན་སྒྲུབ་དང་། གསར་མའི་བདུད་རྩི་རིལ་བུ་ཀྱི་ཇོར་སོགས་ཀྱི་སྔོ་ནས་བསྒྲུབས་པས་གདོན་བསྲུང་བ་དང་བྱིན་རླབས་ནུས་པའི་རྟ་ཞེས་རྩལ་ཁྲིད་ཅིང་ནུས་བརྟས་པ་སྟེ་རྒྱས་པར་བྱེད་དོ།

བདུད་རྩི་ངཀྲུ མཚལ་ཚའི་མིང་།

བདུད་རྩི་ངལེས ང་ལེས་ཀྱི་མིང་།

བདུད་རྩི་ངར་ཡ་ཀན དངུལ་ཆུའི་གབ་མིང་།

བདུད་རྩི་དྲག་ཤུང མི་བྲུན་བསྲེགས་ཐལ་གྱི་གབ་མིང་།

བདུད་རྩི་ནད་འཇོམས ཨ་རྡེ་ཁའི་མིང་།

བདུད་རྩི་སྤྲུམ་ལྡན སྲོ་མ་ཞེས་སྨང་བ་སྲོ་མ་ར་ཛའི་འཕྲུལ་མ་བརྟག

བདུད་རྩི་དཔའ་བོ་ངང་དཔོན དཀར་པོ་ཅིག་ཐུབ་ཀྱི་མིང་།

བདུད་རྩི་བ་ལ་ཅན རེ་ལྷག་པའི་མིང་།

བདུད་རྩི་བེ་ལྡང སྔོན་པོ་རི་རལ་ལམ་བེ་ལྡང་རེ་རལ་མིང་།

བདུད་རྩི་སྨུག་པོའི་རྒྱུ  འབྲུ་ཆག་པའི་ཁ་སྐྱུགས་རྒྱུས་ཀྱང་པ་འཛིན་པ་གཅོད།

བདུད་རྩི་ཞུན་གྱི་བྲུབ  ཤུངས་མ་ལོ་དགུ་ལོན་པའི་ཁ་རྡྲིའི་མིང་དང་། ཤུངས་སོན་ལའང་འཇུག

བདུད་རྩི་རབ་བསིལ  གཡའ་ཀྱི་མ་དང་། ཆུ་དྲུས་ལ་ཡང་འཇུག

བདུད་རྩི་ལོ་མ  བཙན་དུག་མེ་ཏོག་སྔོ་རྒྱང་ཅན་ཞིག

བདེ་བྱེད  བ་ལུའི་གབ་མིང་།

མདང་སྐྱེད  ཞུང་ལྷའི་ཕྲུག་ལེན་སྐབས་རུ་ཏ་འདེབས་པའི་དུས་ལ་ཟེར། རུ་ཏ་འདེབས་རྗེས་མདང་རེམ་བཞིན་སྒྱུར་བས་ན་མདངས་སྐྱེད་ཟེར་སྐམ།

མདའ་རྒྱུས  ཁ་ཅིག་འོལ་མོ་སེ་ལ་འདོད། བྱང་པ་ནི་ཁྲི་ཤིང་གི་རིགས། ལོ་ཀང་ལྷང་ཀུ་ལོ་དབྱིབས་སྲིད་ནག་འདྲ་བ་གང་བུ་སྲིད་མའི་གང་བུ་འདྲ་བའི་ནང་ནས་འབྲུ་གུ་དམར་པོ་རིལ་རིལ་བྱུ་རུ་འདྲ་ལ་རྩེ་ནག་པོ་དམར་དུ་མགོ་ནག་ཅེས་གྲགས་པ་གསེར་སོགས་འདེགས་བྱེད་དུ་རྩི་བ་དེ་ཡིན་པར་བཞེད། ནུས་པས་རྩ་ཁ་འབྱེད་ཅིང་བུ་འབྱིན་པར་ནུས་ཅིང་མོ་ནད་འཇོམས། སྨོད་ཀྱི་མཁྲིས་སྐྲན་པ་ཤིག  ཡང་ཤིང་སྐྱེ་བའི་འབྲས་བུ་ལ་ཡང་འཇུག

མདའ་ཞུ་ཅན  ཚེར་སྔོན་གྱི་གབ་མིང་།

མདུད་པ་དྲུག་པ  ཤུ་དག་གི་སྤྱི་མིང་།

མདེ་འབྲིན་བརྒྱད  ༡· བྱང་གཡག་མདེ་འབྲིན་གཡའ་སྤང་མཚམས་སུ་སྐྱེ་བ་དབྱིད་དཀར་པོ། ༢· སྤྲེའུ་མདེ་འབྲིན་གངས་དང་སྤང་མཚམས་སུ་སྐྱེ་བ་དབུ་བཟང་རམ་བུ་ཟེར། ༣· རྒྱང་བུ་མདེ་འབྲིན་གཡའ་སྤང་གི་ན་··ལས་སྐྱེ་བ་ར་དུག་ཕོ་མོ་ཟེར། ༤· ཡུ་མོ་མདེ་འབྲིན་སྤང་རི་གཞུན་པོ་ལས་སྐྱེ་བ་ཡུ་མོ་ཨོལ་གོང་ཟེར། ༥· སྤུང་མོ་མདེ་འབྲིན་ཉིན་སྲིབ་ཚང་མར་སྐྱེ་བ་ཐོག་གར་མགོ་དགུ་ཟེར། ༦· ཀོ་པོ་མདེ་འབྲིན་ཞིང་ས་ལས་སྐྱེ་བ་ལྡིང་རོག་མེ་ཏོག་ཟེར། ༧· སྲིན་པོ་མདེ་འབྲིན་

ཞི་ན་རྒྱུ་འདམ་ལས་སྐྱེ་བ་ན་ཤུག་སྡོང་དམར་ཟེར། ༤. མི་ནོད་མདེ་འབྱིན་ནགས་རི་མཐུག་པོའི་དཀྱིལ་ནས་སྐྱེ་བ་ཐུགས་དཀར་དོམ་བུའི་མཆེན་མཁྲིས་ཡིན། ཞེས་སོགས་གསུངས། འདི་ཀུན་འཛོམས་ན་མདེའུ་ཐོང་དུ་ཤོར་བ་དང་། རྨ་སོགས་ལ་བསྐྱུ་བ་དང་གཏོང་བར་བྱེད་ན་ཤིན་ཏུ་ཕན། སྔོ་འདི་ཀུན་ཀྱང་སེམས་ཅན་སོ་སོས་ཉེད་པར་བ་ཤད། ཉེད་ཚུལ་བཅད་འགྱུར་ལ་ལྟོས།

**མདོག་ངན** དངུལ་གྱི་མིང་།

**མདོག་ཅན** བྱུ་རུའི་མིང་།

**མདོག་ལྡན** ཕོ་ལྷམ་མོ་རྟ་ལོ་དཀར་པོའི་མིང་།

**མདོག་བཟང** གསེར་གྱི་མིང་།

**འདབ་སྔོན་སྡོང་ལྡན** མེ་ཏོག་ལུག་མིག་གི་མིང་།

**འདབ་ཆགས་བརྒྱ་གཅིག་པ** མཆིལ་པའམ་ནས་ཟན་གྱི་མིང་སྟེ་དུས་གཅིག་ལ་འདོད་པ་ལན་བརྒྱ་གཅིག་སྤྱོད་ནུས་པར་བཤད།

**འདམ་བུ་ཀ་ར** ཆུ་ནང་དུ་སྐྱེ་བ་ལོ་མ་ནས་ཀྱི་ལྡང་མ་འདྲ་ལ་སྡོང་པོ་ཐོང་སྡོང་སྙེ་མ་ཨུ་མ་ལྟར་ཡོད། རོ་མངར་ལ་རང་བཞིན་བསིལ། ནུས་པས་གློ་ཚད་དང་། མཆིན་ཚད། རྩ་ཚད། རུས་ཚད། ཁྲག་ངན་བཅས་ལ་ཕན།

**འདར་སིལ་སིལ** ཁྲིམ་གྱི་སྐད་དུ་པི་པི་ལིང་གི་མིང་།

**འདི་གྲུ་གླི་སྨན** རོག་པོ་འཛོམས་སྐྱེས་ཀྱི་མིང་།

**འདེལ་པ** ཤིང་དེ་ཕ་དང་སྦུབ་སེང་གཉིས་ཀར་འཛུག་པ་ཕན་ནུས་སོ་སོ་ལྟོས།

**འདོད་ཆགས་རྩེ་མོ** བྱ་ཕོའི་ཞ་ཁྲག

**འདོད་འཛོའི་བདུད་རྩི** བ་རྒྱུའི་གབ་མིང་།

**འདོད་འཛོའི་བ་སྨུག་པོ** ཐག་ཞུན་གྱི་གབ་མིང་།

**འདོད་སྣང་དགུ་འགྱུར** ཤང་ཁྲིམ་དཀར་པོའི་མིང་།

འཛོམས་ཀྱི་ངར་རྩེ  གླ་རྩིའི་མིང་།

འབྲི་གླང  དམར་ནག་སྣ་ཚོགས་བྱུང་བའི་གླང་སྣའི་རིགས་ཤིག་སྟེ། ཇུས་ངན་ལ་མ་གཏོར་སྨན་ལ་མི་རུང་བར་བཤད།

འབྲི་ཛ་རྐྱུང  བྲེ་གའི་མིང་།

འབྲི་འཛིགས་ཀྱུ  གུ་གུལ་གྱི་མིང་།

འབྲི་ཐལ་ཐུམ  འབྲི་ཤ་ཡ་བ་དགོ་དགོའི་མིང་།

འབྲི་བདུད་ཀླུ་བདུག  གུ་གུལ་གྱི་མིང་།

འབྲིའི་བདུད  གུ་གུལ་གྱི་མིང་།

འབྲི་དཔལ་གང  སྐང་ཐོག་པའི་མིང་།

འབྲི་མོ་ཐལ་རྐོམ  འབྲི་ཤ་ཡ་བ་དགོ་དགོའི་མིང་།

འབྲི་མོ་ཡུངས་དཀར  སྐང་ཐོག་པའི་མིང་།

འབྲི་ཚེར  ཀཎྚ་ཀ་རིའི་མིང་།

འབྲི་ཡི་ཐབ་རྒྱུ  རྒྱ་ཚན་གྱི་མིང་།

འབྲི་ཤ་མང་ངམ་ཡ་བ་དགོ་དགོ  སྤང་ལས་སྐྱེ་བ་དང་པོ་ཤ་མོའི་རང་བཞིན་ལ་ནུས་རྩུས་ནད་དུ་ཐལ་བའི་རང་བཞིན་གྱི་དངུལ་རྩེ་བྱུགས་འདྲ་རིལ་རིལ་འབྱུང་། ཉུས་··པས་ཁྲག་བཅོད་པ་དང་། རྩ་ལ་ཕན། རྒྱུར་སྨྲ་ར་ནམས་སེམས་ཚིག་ལ་ཕན། གླ་རྩི་དང་སྦྱར་བས་སྦྲུལ་གྱི་སོ་དུག་ལ་ཡང་ཕན། མེ་མེད་དུ་བཏུམ་གསུམ་གྱི་གྲས་སོ།

འབྲི་གསོད  གུ་གུལ་གྱི་མིང་།

འབྲིན་བྱེད་རྒྱལ་པོ  གྲོན་བུའི་མིང་།

རྒྱལ་གྱི་སྙིང་པོ  ག་པུར་གྱི་མིང་།

རྫུ་ཐུ་ཚང་ཐུན  རྫ་ཞིབ་ཆར་པས་དག་པ་ལྔ་རིལ་ལས་མི་སྟེང་བ་སྤྲ་དར་བརྫོས་པ་ཚང་གིས་བྱུང་བ་བ་ཆེར་ལྡན་པའི་ཚོ་དུག་ཀྱིས་མ་ཞུ་བ་འཇུ་བར་བྱེད་པའོ།

**རྫོ་དཀར**  རྫོ་ཞིའི་མིང་།

**རྫོ་གླད**  རྫོ་གླད་གླད་པ་སྔོམ་ཞིང་ཤའུ་སྐྱེད། ཅེས་པ་ཕྱི་དབྱིབས་གླད་པ་འདྲ་ལ་གླད་འབྲུམ་ཐང་ཐུམ་ཅན། མཁྲིགས་ལ་བཙག་ན་བ་སོའི་ཁ་དོག་འདྲ་བ་འདི་བོད་ཀྱི་ལྷོ་རྫ་ཤོད་ཟམ་རིལ་ལུང་རྒྱུད་གཅིག་གི་རྫོ་ཕལ་ཆེ་བ་ཡིན་པ་ཤེལ་ཕྲེང་ནས་གསུངས། འདི་ཡང་སྦྲིག་ཆགས་ཆེ་བ་མོ་ཞིག་གི་ལུས་རྙིང་པ་རྫོར་འགྱུར་བ་ཞིག་གོ

**རྫོ་སྨུར**  རྫོ་སྨུར་གྲང་བ་བད་ཀན་མཁྲིས་ནད་སེལ། ཞེས་པ་ཁ་དོག་མ་ངེས་པ་སྐྱ་ཞིང་རོ་མཚུར་དང་ཕྱོགས་མཚུངས་ཀྱང་མི་བསྐ་ཞིང་སྨུར་ཤས་ཆེ་བ་ངོ་བོ་རྫོ་རིགས་སུ་གཏོགས་པ་ཡིན།

**རྫོ་མཁྲིས**  རྫོ་མཁྲིས་རྨ་ཡི་རྩ་ཁ་སྡོམ་པར་བྱེད། ཅེས་པ་འདི་ལ་རིགས་གཉིས་སྟེ༑ རྫོ་བཙག་སེར་པོ་དང་། ཙུང་ཟད་མཁྲིགས་ལ་ལྷང་སེར་མཁྲིས་པ་འདྲ་བ་གང་ཡང་ལྕེ་ལ་རེག་ན་འབྱར་ཞིང་རོ་ཁ་བའི་ཉམས་ཅན་ནོ། རང་བྱུང་རྡོ་རྗེས། འདི་མཁྲིས་པ་མིག་སེར་ལ་ཕན་པར་གསུངས། འདི་བོད་ཀྱི་རྟ་ཤོད་ཟམ་རི་ལས་འབྱུང་བ་ཤེལ་ཕྲེང་ནས་བཤད།

**རྫོ་ག་པུར་དྲི་ལྡན**  སྨུག་པོ་སྤལ་རྒྱབ་ཀྱི་མིང་།

**རྫོ་རྒྱལ་བཞི**  སྤལ་རྒྱབ་དཀར་སྨུག ཆིག་ཐུབ(མདུང་རྩེ )དཀར་སྨུག་བཞི་དང་། ཡང་། སྤལ་རྒྱབ། མདུང་རྩེ། གངས་ཐིགས་རྫོང་ཞི་བཞི་ལ་ཡང་ཟེར་བས་སྐབས་ཤེས་དགོས།

**རྫོ་རྒྱུས**  ཕྱིར་རྫོ་རྒྱུས་ཀྱི་ནུས་པ་བཞུའི་སྐབས་བཤད་པ་དང་། རྗེ་རང་བྱུང་ཞབས་ཀྱིས། རྫོ་རྒྱུས་རྒྱུས་པའི་ནད་ལ་ཕན། ཞེས་གསུངས། ངོ་བོ་རྫོ་ཡིན་ལ་གཉིས་ཀ་ས་ནང་ནས་ཐོན་པའམ་བྲག་བཤག་པ་ནས་ཀྱང་འབྱུང་། རྫོ་རྒྱུས་བྱ་བལ་མ་དང་། དམན་པ་ཤིང་སྤར་གྱོང་བའོ།

**རྫོ་བཙུད**  རྫོང་ཞིའི་མིང་།

**རྡོ་རྩ**  རྡོ་རྩུས་རུས་སྦྱོར་དངུལ་གྱི་དུག་ལ་ཕན། ཞེས་པ་རྒྱ་ཚན་སོགས་གཏིང་·· ལྡོད་ཀྱིས་རྡོ་ཞུ་ནས་རྒྱུ་ར་བབས་པ་རྒྱུ་དང་བསྡོངས་ནས་ཕྱིར་ཐོན་པས་ལྷུངས་པ་ཡལ་བ་དང་རྡོ་གཞན་ལ་འགྱུར་བ་རྒྱུ་དྲིག་ལྷུ་རས་མིན་རྡོ་མིན་དུ་གྱུར་པ་སྐྱ་སོབ་བམ་སེར་སྐྱ་སོགས་ཡིན་པ་ཤེལ་ཕྲེང་ནས་བཤད།

**རྡོ་རྗེ**  རྡོ་རྗེའི་ལུས་པས་ཐོག་ཀུན་བཟློག་པར་བྱེད། ཅེས་དྲང་སྲོང་ཞི་འབྱུང་གི་ནུས་པ་ལས་བྱུང་ཞེར། བཛྲ་ཧི་ར། རྡོ་རྗེ་ཕ་ལམ། བཛྲ་ཤུ་ཏི་ར། བཛྲ་ཤི་ལ་ཏི་ར། བཛྲ་ཏི་རཏྣ། དམན་པ་ནི་ཀོ་ཧི་ནཱུ་ཡིན་པ་སོགས་ནང་གསེས་སུ་བཤད་དོ།

**རྡོ་རྗེ་ཕྲེ་པོ**  རྒྱ་མཚལ་མགོ་དམ་ར་ཤུས་ཆེ་བའི་མིང་།

**རྡོ་སྙིང**  དངུལ་གྱི་གབ་མིང་།

**རྡོའི་སྙིང་པོ**  རིན་པོ་ཆེ་མརྐཏ་ལ་ཡང་ཟེར། ལུགས་ལ་ཡང་འཇུག རྡོ་ཡི་·· སྙིང་པོས་མཆིན་པའི་དུག་ནད་སེལ། རིགས་གཉིས་སུ་དབྱེ་བ། ཨསྨ་གརྦྷ་དང་། ཏྲུམ་ཨསྨ་གརྦྷ་ཏོ། བོད་སྐད་དུ་རྡོའི་སྙིང་པོ་ཟེར། སྐབས་འགར་དངུལ་གྱི་མིང་ལའང་འབྱུང་བས་སྐབས་དང་སྦྱར་དགོས།

**རྡོ་ཐལ**  རང་བྱུང་ཞབས་ཀྱིས། རྡོ་ཞོས་སྐྱོད་ཀྱི་ནད་རྣམས་སེལ། ཞེས་དང་། རྒྱུད་ལས། རྡོ་ཐལ་ཕོ་བའི་བད་ཀན་འཁྲིལ་བ་གཅོད། ཞེས་གསུངས། འདི་ལ་རིགས་ལྔ་ཡོད། དཀར་པོ། སྔོ་སྐྱ། སྐྱ་བོ། དམར་སྐྱ། སྔོ་ནག་བཅས་ལྔ་·· ཡོད་པ་གང་ཡང་བརྡུངས་ཚེ་ར་གཞོབ་ཀྱི་དྲི་ཡོད། འདིར་རྡོ་ཐལ་གསུངས་པ་ནི་མེར་བསྲེགས་ནས་རྒྱུར་བསྒྱུར་བ་ཐལ་བར་སོང་བ་དེ་སྨན་དུ་བྱེད་པས་ན་རྡོ་ཐལ་དུ་གྲགས། རིགས་སོ་སོའི་ནུས་པ་ནི། དཀར་པོས་སྐྲན། སྔོ་སྐྱས་ལྷེན་དྲེག། སྐྱ་བོས་གྲང་སྐྲན། དམར་སྐྱས་འཁྲིལ་བ་བཞིག སྔོ་ནག་གིས་གློ་སྐྲན་·· ཕན། རང་བྱུང་ཞབས་ཀྱིས་རིགས་དྲུག་སྐྱ་བ་སེར་པོས་མཁྲིས་འཁྲིལ་རྣམས་·· སེལ་ལོ།

རྫི་དབྱིད། ཙོང་ཞིའི་མིང་།

རྫིའི་དྭངས་མ། ཙོང་ཞིའི་མིང་།

རྫིའི་དྭངས་མའི་ཚ། རྒྱ་ཚའི་མིང་།

རྫི་དྲེག ཐག་གི་ངོས་སུ་དྲེག་པ་མེ་ཏོག་ལྟ་བུ་དཀར་པོ། དམར་པོ། སེར་པོ། ལྗང་ཁུ་ར། ནག་པོ་བཅས་ལྔ་མེ་ཏོག་གི་རིས་སུ་ཆགས་པ་དེ་རབ་ཤད། འདི་ལ་དུག་ཤས་ཆུང་ཡོད་པས་དུག་འདོན་དགོས། རྫི་དྲེག་དུག་དང་ཚད་པ་སྙིང་པ་སེལ། ཞེས་སོ།

རྫི་སྤོས། དབྱིབས་ཧ་ཤིག་འདྲ་ཞིང་དེ་ལས་མཐྲིགས་ཙམ་ལ་ཕྲེང་བ་སོགས་འཚོས་པ་སྤོས་ཤེལ་དང་མཚུངས་ལ། ཁྱི་མ་མེ་ལ་བསྲེགས་ཚེ་སྤོས་དྲི་བྲོ་བ་མཆོག་དང་། ཁ་དོག་དཀར་སྔོ་དམར་དམར་སེར་ནག་ལྗང་སྣ་ཚོགས་འབྱུང་། ལྷོ་བྲུད་གྲུ་རུ་འཕེལ་ཀྱི་བཅོ་བརྒྱུའི་ཟིན་བྲིས་ལས་རྫི་སྤོས་འདི་ཀོང་པོ་ནས་འབྱུང་བར་གསལ། རྫི་སྤོས་འདུ་བའི་ནད་ལ་ཕན་པར་བཤད། ཞེས་དང་། ཕྱུང་སྤྱུགས་དང་ནུས་པ་མཚུངས་པར་བཤད། གང་ལྟར་ཡུང་བར་བརྡར་ཚེ་མདོག་དམར་པོ་འབྱུང་བར་གསུངས་སོ།

རྫི་བ་དཀར་པོ། ཤེལ་གྱི་མིང་།

རྫི་བ་ཆར་འབེབས། ཉ་སོགས་སྲོག་ཆགས་མ་ངེས་པའི་ཀླད་པའི་སྙིང་པོ་རྫིའི་རིལ་བུར་འདྲིལ་བ་དེ་རྒྱ་མིག་ཧུ་བརྟུག་ན་ནམ་དགོས་ཆར་འབེབས་པར་བཤད། རྫི་བ་ཆར་འབེབས་སོ་སོའི་ནད་ལ་ཕན། ཞེས་སེམས་ཅན་ལུས་ཀྱི་ནང་གར་བྱུང་དེ་དང་དེར་ཕན།

རྫི་བ་འབྲུག་ཀླད། རྫི་བ་འབྲུག་ཀླད་ཀླད་པ་གསོ་བར་བྱེད། ཅེས་དང་རང་བྱུང་རྫི་རྫས། འབྲུག་ཀླད་ཀླད་པའི་ནད་ལ་ཕན། ཞེས་གསུངས། ངོ་བོ་རྫི་དཀར་འདྲ་ལ་ཡང་ཞིང་སྙི་ལ་འབོལ་ཞིང་ཀླད་པ་བཙོས་པ་འདྲ་བ། བཅག་འགྲོ་ཤིང་ཆག་འགྲོ་ལ་ཟོས་ན་ཤིང་དམ་ཤ་རུ་སྣོན་པ་ཟ་བའི་ཉམས་ལ་རྫི་ཟ་བའི་ཉམས་ཡི་འབྱུང་བ་དབྱིབས་རྫིག་ཏུམ་ལེབ་མ་སོགས་རྩེ་རིགས་པ་འབྱུང་ངོ་།

ཛ་བ་འོད་གསལ ཞལ་གྱི་མིང་གི་རྣམ་གྲངས་ཞིག
ཛ་ཁྲུང་བ ལྷུང་བཟེལ་གྱི་མིང་།
ཛའི་ཆེལ་ཁྲུ ཙང་ཞིའི་མིང་།
ཛ་སོལ ཛོ་སོལ་ཛོ་རྣམས་འཛུ་ཞིང་རྩ་ཁ་སྐོམ། ཞེས་དང་། རང་གྲོལ་ཞགས་ཀྱིས། ཛོ་སོལ་དབྱིག་གི་དུག་ལ་ཕན། ཞེས་གསུངས། རྒྱ་གར་དུ་ནི་ཛོ་སོལ་ཛོ་འཕྲོད་སྨར། དོན་དུ་རྒྱ་ཆེན་ཁོལ་བྱེད་ཀྱི་ཛོ་ཡིན་གསུངས།
ཛ་ཨ་ཏྲ ཛོ་མདུང་རྩེའི་མིང་།
ཡུམ་སྟོན སྟོ་སྤྱི་བཞུར་གྱི་མིང་།
ཡུམ་ཉིག གུར་ཉིག་གི་མིང་།
ཡུམ་སྐྱག ཀ་ཁྱི་ལ་སྐྱེ། འཁྲིལ་ཤིང་གི་རིགས་སྡོང་པོ་དཀར་ལ་སྔོ་མདངས་ཡོད་པར། མེ་ཏོག་དཀར་པོ་གོང་བུ་སེར་པོའི་ནང་ནས་ཀ་ཁྱི་ལ་སྨྲ་མཁྲིགས་སྤྱུ་ཅན་དབྱེ་ལྡ་སྨག་རིལ་མཐེབ་མོས་ནེམ་པ་ལྟ་བུ་འབྱུང་། རོ་ཁ་ལ་རྒྱབ་པ་སྐྱེ་ནུས་པས་དུག་ནད་སེལ་ནུས། ཁྲག་ལྷུང་སྐྱོད་འཚངས་ལ་སྤྲ་བཞར་བའི་ཕྱེ་མ་ཆིག་ཐང་ངམ་ཁ་ཚ་རགྱིས་ཕན་ནུས།
ཡུམ་ནག་ཅོམ་མཁྲིས སྲིབ་མོའི་ས་ནག་གི་ཐང་ལས་སྐྱེ། ལོ་མ་སྔོན་པོ་སྤྱུ་ཅན་ལ་མཐུག སྡོང་པོ་རིང་ལ་མེ་ཏོག་སྔོན་པོ་སྤྱངས་ནས་སྐྱེ། རོ་ཁ་ལ་མངར། ནུས་པས་རྨ་གསོ། ཤའུ་སྐྱེད་པ། ཁྲག་ཤོས་རིགས་གཅོད། རྨ་ཚད་སེལ་ལོ།
ཡུམ་ཁྲུ ཨ་སུ་དང་། རྒྱལ་པོ་རེ་རལ། སྟོ་ཡུམ་ཁྲུའི་མིང་།
ཡུམ་ཁྲུ་རྨ་ཁྲ སྟོང་རི་ཟེལ་པའི་མིང་།
ཡུམ་ཁྲུ་ར་ཐར སྟོང་རི་ཟེལ་པའི་མིང་།
ཡུམ་ཁྲུ་ཏྲུ་ཀྲ ཕང་རྩེ་འབྱུར་བག་གི་མིང་།
ཡུམ་ཁྲུ་རེ་རལ རྒྱལ་པོ་རེ་རལ། བློན་པོ་རེ་རལ། བཙུན་མོ་རེ་རལ་ཏེ་རིགས་གསུམ

དང་པོ་བྲག་ལས་སྐྱེས་པ་ལོ་མ་མེ་ལྕེ་མཆེད་པ་ལྟར་རྩ་བ་སྤྲེའུའི་མཇུག་མ་ལྟ་བུ་རོ་རྩུབ་ཟང་མངར་བ་དང་། གཉིས་པ་བེ་ཤིང་ལས་སྐྱེས་པ་ལོ་མ་གྲ་སིབ་གཏོར་མའི་ངེ་ཧྲེ་ཅན་རྩ་བ་ལ་ཕྱུ་སེར་པོས་ཁྱབ་པ་སྲེ་མོང་ཉལ་བ་ལྟ་བུ། ཟ་མ་ཤིང་བྲག་ལོགས་ཀྱི་སྦང་ལས་སྐྱེ་བ་ལོ་མ་སྔོན་ལྟར་རྩ་བ་‥གཡུ་འབྲུག་འཁྱིལ་བ་ལྟ་བུ་ཡོད། གང་ཡང་ཁ་ལ་ཡང་པས་ཤ་དུག་དང་སྦྲུར་དུག་ལ་ཕན།

**ལྕུམ་བུ་རིག་འཛུར** ཟངས་སྐྱེའི་མིང་།

**ལྕུམ་བུ་སེར་པོ** སྒྲང་རྩེ་སྤྲུས་ཀྱི་མིང་།

**ལྕུམ་བུ་གསུམ** སེ་རྒོད (གསུ་ལྕུམ།)། སྐྱེར་པ (གསེར་ལྕུམ།)། ཚོམ་བུ (མཆོད་ལྕུམ།) གསུམ་གྱི་སྤྱི་མིང་། དུག་གི་སྐབས་སྐྱེར་པ་དང་རེ་རལ་བཟེ་སྤྲོལ་ཡོད་པར་བཤད།

**ལྕུམ་བུ་ལྕེ་ཁྲག** ལྕམ་པའི་མིང་།

**ལྕུམ་སོ་ཆ** པོ་སོ་ཆའི་རིགས་དམན་པ་ལྕུམ་རིགས་ཐོ་གང་ཙམ་པ་ཞིག་ཡིན། ལྕག་ཡུངས་པའང་ཟེར།

**ལྕོང་རོས** ངོ་བོ་རྡོ་སྨི་རིགས་གཉིས་ཡོད་པ་དམར་པོ་དྭངས་པ་མོ་དང་། སྨུག་པོ་སྣ་སྦུང་བ་ཕོ་ཡིན། གཉིས་ཀ་ཤུ་ཟེའི་དྲི་ལས་དྲི་ངན་མནམ་པ་མེར་བསྲེགས་ཚེ་དུད་པ་སེར་པོ་བཅས་འཇུ་བར་བཤད། ལྕོང་རོས་བ་བླས་རྨེན་ངན་རུལ་པ་གཅོད། ཅེས་དང་། རང་འགྲེལ་ལས་ལྕོང་རོས་གག་པའི་སྨན་མཆོག་ཡིན། ཞེས་གསུངས།

**ལྕིག་པའི་དུག** རྩ་རམ་པའི་མིང་།

**ལྕིག་སྤྱིན** ལྕིག་པ་སེར་པོ་དང་སྤྱིན་བུ་ཀ་ཀ་རུ་གཉིས་ཀའི་མིང་ལ་འཇུག ནུས་པས་ཉ་ལོག་དང་མཁལ་ནད་ཆུ་སོགས་འདྲེན་པར་བསྟགས།

ཕྱིར་མོ་གཉིས  ཕྱུང་སྤྱིར་དཀར་སྨུག་པོའི་མིང་།
ཕྱིར་མོ་གསུམ  ཕྱུང་སྤྱིར་དཀར་སྨུག་དང་། ཆུ་སྲིན་སྤྱིར་མོ་གསུམ་གྱི་
སྤོམ་མིང་།
ཕྱོམ་པ་ལ  ཕྱུ་ནུའི་མིང་།
བརྗ་སྨན  ཀླུ་བདུད་རྡོ་རྗེ། དར་མོས་ཀྱི་ལྷེར་བ་ཤད་དོ།

# ན

**ནཱ་ག་གེ་སར** ཤྲཱུང་ཤིང་སྡོང་པོ་ཆེ་ལ། ཚེར་མ་མང་ཞིང་། མེ་ཏོག་དམར་པོ་ཤར་བ། དེའི་ནང་གི་ཟེའུ་འབྲུ་ཏྲ་ཛ་འདྲ་བ་ལ་ནཱ་ག་གེ་སར་ཟེར། དེས་མཆིན་ཚད་སེལ། ཕྱི་པད་གདན་ལ་པདྨ་གེ་སར་དང་། བར་གྱི་འདབ་མ་ལ་པུཎྜ་གེ་སར་ཟེར་རོ།

**ནཱ་ག་ཀྱུང** སྨན་མའི་མེ་ཏོག་གི་མིང་།

**ན་ག་ཧི** སཾཿ ལི་ག་དུར་གྱི་མིང་།

**ནཱ་ག་པུཥྤ** ནཱ་ག་གེ་སར་སྐབས་སུ་བཤད་པའི་ཤིང་སྡོང་གི་མེ་ཏོག་གི་པད་གདན་ནམ་ཕྱི་གདན་ཐངས་ཐོག་བཙོམ་པ་འདྲ་བ་དེས་གློ་ཚད་ལ་ཕན་ཞིང་ཀླུའི་མེ་ཏོག་ཀྱང་ཟེར།

**ན་གི** འབུ་དུང་སྦུག་གི་ཁ་ཚོད་ཡིན་པར་སེ་ཏུའི་སྙན་བརྒྱུད་ལས་བཤད།

**ན་པོས་ཏ** སཾཿ? ག་རའི་མིང་།

**ན་པིན** འཁན་པ་ལ་ཧོར་གྱིས་ན་པིན་ཞེས་འབོད།

**ན་བྲུན་བྲུ་མོ** ནམ་མཚོ་ལྟ་བུ་ལ་གནས་པའི་འབྲུ་སྐྱོགས་གཞི་དུང་འདྲ་བའི་འབུ་ཞིག དེས་ཀླད་པ་འཛགས་པ་གཅོད།

**ན་ཚོད་བརྟུད་གནས** སྐྱུ་རུ་རའི་མིང་།

**ན་ར་སྨ་ར** སཾཿ ཐེས་པ་ལོ་བརྒྱད་ཀྱི་ཆུ།

**ན་རམ** ལོ་སྟོང་ཐ་རམ་འདྲ་ལ་ན་སྨང་ལས་སྐྱེ། སྟོང་བུ་སྐྱེ་འཕྲས་ཁམ་སེར་ཡོད། ཤེལ་ཕྲེང་དུ་རོ་ཁ་བསྐ་མདོན་རྟོགས་ལས་དྲངས། སྨན་པ་ཀོང་རྫོང་མའི་བོད་སྨན་སྡོང་སྡེ་གསར་བསྒྲིགས་ལས། རོ་མངར་ལ་བསྐ་བ་བཤད། རང་བཞིན་བསིལ། ནུས་པས་

ཚ་འབྲུ་གཅོད། གོང་བ་ཤད་སྦྱོར་སྡེ་གསར་བསྒྲིགས་ལས། ནུས་པས་འབྲུ་བ་གཅོད། རྨ་གསོ། རྒྱུ་སེར་སྐེམ། གློ་ཚད་སེལ། ཁྲག་ཤོར་གཅོད། མཁལ་ནད་སེལ། རྒྱུ་འགག་འབེབས། ཞེས་བ་ཤད།

**ན་ལེ་ཤམ** འདི་ལ་རིགས་དཀར་ནག་གཉིས་ཡོད་པ་ནག་པོ་བཟང་ཞིང་དཀར་པོ་དམན། གང་ཡང་ནུས་པ་རྒྱབ་ཅིང་དྲོད་ཚ་བོ་དང་ཞུ་རྗེས་གཉིས་ཀ་ཚ་བས་བད་ཀན་གྲང་བ་སེལ་ཞིང་ཡི་ག་འཇེད་ནུས། མང་བསྟེན་མཁྲིས་པ་དང་། རླུང་སྐྱེད་པར་བཤད། ཕོ་རིས་སྨན་མ་བཙོས་སྐམ་འདྲ། ན་ལེ་ཤམ་ནི་བྲ་རིལ་འདྲ། ཞེས་འདྲ་དཔེ་དང་ནང་གསེས་རེ་མོ་ཡོད་པ་ཕོ་རིས་དང་མེད་པ་ན་ལེ་ཤམ་རེས་འགའ་བཞེད་དོ།

**ནག་པོ་ཁྲོ་གཉེར** ཤུ་དག་ནག་པོའི་མིང་།

**ནག་པོ་གྲོག་སྐད** པི་པི་ལིང་གི་གཞན་མིང་།

**ནག་པོ་བཅད་འབྱོར** དོམ་མཁྲིས་ཀྱི་གཞན་མིང་།

**ནག་པོ་ཧྲུ་དུར** ཐང་ཁྲོམ་ནག་པོའི་མིང་།

**ནག་པོ་མདུང་རྩེ** ལིག་སྲུ་མིག་གི་མིང་།

**ནག་པོ་འབའ་ཞིག** ཨར་ནག་རིགས་བཟང་བའི་མིང་།

**ནག་པོ་ཚན་དེ** པི་པི་ལིང་གི་མིང་།

**ནག་པོ་ཚི་ཧྲེ** པི་པི་ལིང་གི་མིང་།

**ནག་པོ་ཟིལ་ཅན** བོང་ང་ནག་པོའི་མིང་།

**ནག་པོ་གསུམ** མི་ཁྲི་ཕག་གསུམ་གྱི་སྨན།

**ནགས་ཀྱི་ཁྲི་མོ་རྐང་ཉག** པི་པི་ལིང་གི་གཞན་མིང་།

**ནགས་མའི་ཐང་ཆུ** ཞེས་འདི་ལ་སོམ་ཐང་ཤིང་གི་ཐང་ཆུ་དང་། ཤུག་པའི་ཐང་ཆུ། ཁྲི་ཐང་ཆུ་ཞེས་ཤིང་ཚེར་མ་ཅན་ལས་འབྱུང་བ་གང་ཡང་དྭངས་པ་དང་སྣུ་རིང་བ་བཟང་ངོ་།

**ནང་གི་འཛིན་པ** བོང་ནག་རྩ་བ་ནང་གི་འཛིན་པར་བཤད།

**ནད་བརྒྱ་སྨན་གཅིག** མིང་ཅན་སེར་པོའི་མིང་།

**ནད་ཅན** ནུ་རྟེའི་མིང་སྟེ་སྐྱེ་དུས་ནས་ནད་སྣ་ཕྲུ་ཡོད་པའི་རྒྱུ་མཚན་གྱིས་སོ།

**ནད་འཇོམས** ཟར་ནུ་དང་སྨན་སྐྱེ་ཡའང་འདུག

**ནད་མ** ནད་མ་ལ་རིགས་ནད་མ་འབྱུར་མ། ནད་མ་ཕྱུན་བུའམ་སྨྱུན་མ། ནད་མ་སྐྱེབ་མ། སྐྱེ་དབྱིབས་སོགས་སོ་སོར་ལྡོས། ནུས་པས་ཆག་སྦྱོར་དང་། རྩ་གསར་དང་སྐྱངས་པ་ལ་རྩ་བརྒྱུགས་ན་སྐྱངས་པ་འཇོམས་ནུས།

**ནད་མ་སྐྱེབ་མ** ཤེལ་ཕྲེང་ལས། མ་ཐང་ཆེན་ཕྲུའི་རིགས་ལོ་མ་ཕྲ་ལ་སེབ་པ་མེ་ཏོག་དཀར་ལ་མདོ་མདངས་ཅན་སྡོང་བུ་རིང་ལ་གཞན་ལ་འཁྲིལ་ནས་སྐྱེ་བ་དེའོ། །ཞེས་གསུངས། ཡུལ་སྐད་དུ་ནི་ནད་མ་འབྱུར་མ་འདྲ་བ་ཞིག་ལ་ཟེར་བ་སྣང་། རོ་མངར་ལ་ཁ། ནུས་པས་རྩ་གསོ་བར་བྱེད་ནུས་སོ།

**ནད་མ་སྨྱུན་མ** ནད་མ་འབྱུར་མ་འདྲ་ལ་དེ་ལས་སྨོམས་པ་ཆེ་རོ་ཁ་ལ་མངར་བའམ་མངར་ལ་བསྐ་བ་ནད་མ་འབྱུར་མ་དང་འདྲ། ནུས་པས་རྩ་ལ་ཕན།

**ནད་མ་འབྱུར་མ** སྡོང་པོ་གྲུ་བཞི་ཕྲ་བུ་ལ་ལོ་མ་རྩུབ་པོའི་ནང་རྒྱུས་རིས་གསལ། མེ་ཏོག་སྔོན་པོ་ཤིན་ཏུ་རྒྱུང་བ་འདབ་མ་བཞི་ཡལ་ཕྲན་སྟེང་གྲལ་བསྒྲིགས་ནས་འཆར་བ༔ ནས་ཚོད་ཀུན་གོས་སོགས་ལ་འབྱར། འབྲས་བུ་རྒྱང་ཞིང་ཆེར་ཕྲན་གྱིས་ཁྱབ་པ་ཞིག་ཏུ་གྲུར། རོ་ཁ་ལ་མངར། སྦྱར་སྟེ་གསར་བསྒྲིགས་ལས་མངར་ལ་བསྐ་ཞིང་རང་བཞིན་སྙོམས་པར་བཤད། རྩ་ལ་ཕན། མངལ་སྐྲན་བཤིག ལྷུད་པ་གོག སློ་འཇགས། སྐྲ་ཐབ་ལ་ཡང་ཕན་ཞེས་བཤད།

**ནད་རབ་འཇོམས** ཨ་རུའི་མིང་།

**ནད་སེལ་རྒྱ** རྒྱ་ཚན་གྱི་མིང་།

**ནན་ཡང** ལ་ལ་ཕུད་ཀྱི་མིང་།

ནམ་མཁའི་ལྷུགས་པ་སྨྲ་ར་ཙན  ཧྲུད་པའི་མིང་།
ནམ་མཁའ་སོ་ལི  ཤུ་གྲུ་ཤིང་གི་མིང་།
ནམ་རེ  བཞི་ཆའི་མིང་སྟེ། དཔེར་ན། འཁོར་རྣམས་གཙོ་བོའི་བཞི་ཆ་ཞིག་སྦྱར་བ་ཕྱུ་སྦུ།
ནཱུ་ཀྱུང  སྤང་རྩེ་དོ་བོའི་མིང་།
ནར་མ་ནུར་མ  དཔའ་རྒོད་ཀྱི་མིང་།
ནལ་མ  ཁྲ་མའི་མིང་།
ནས་དཀར  ཞིང་སྐྱེས་ནས་དཀར་རྩུབ་བསིལ་ལྕི་ལ་མངར། ཀུས་པས་ཁོང་པ་རྩུང་འཁྲོག བཤང་བའི་སྐྱུར་འཕེལ་རོ་ཙ་བ་རྣས་པར་བྱེད། གཅིན་ཆོལ་འཁྲིས་པ་བད་ཀན་ཆམ་པ་དང་། ལུད་པ་དབུགས་མི་བདེ་བ་སེལ་བར་བྱེད། དཀོན་ཤོག་མའི་ནད་དང་སྐང་ནད་སེལ། ཞེས་དང་། ནས་སྔོན་ཐྱིས་ཀྱི་ཚ་སྦུབ་རྒྱུ་གཞིར་སེལ། ནས་སྔོན་བསྲེགས་པས་སྒྲོ་བའི་ནད་ལ་ཕན།
ནས་ཟན  ཡུལ་གྲོང་དུ་ཡོད་པའི་བྱ་མཆིལ་པ་སྟེ། ཤས་རོ་ཚ་ཞིང་མཁལ་ནད་གྲང་བ་ཅན་ལ་ཕན། གློད་པས་ཀྱང་རོ་ཚ་བར་ཕན།
ནེ་ཀུམ་བ  སོཾ༔? ཧུར་བྲིད་ཀྱི་མིང་།
ནེ་གུ་ཀྱུང  སྤང་རྩེ་དོ་བོའི་མིང་།
ནེ་གྲུ་ཤ་ཀི  ཧུང་གི་མིང་།
ནེ་རྫུལ  སོཾ༔ ལྷུང་མའི་མིང་།
ནེ་ལ་ཕོ་ཐ  ཕེག་པན་ཏི་མཆུར་རིགས་ཁ་དོག་སྔོན་པོ་ཞིག
ནཱི་ལ་ཨུཏྤལ  མེ་ཏོག་ཨུག་མིག་གི་མིང་།
ནེ་ལེ་ཤི  སོཾ༔ མོ་སྙིད་ཀྱི་མིང་།
ནེ་ལེ་གང་བུ  འབུ་སྲུ་ཧང་གི་མིང་།

ནི་ཤ་ནི  སཾ༔ ཟངས་རྩེའི་མིང་།

ནི་མ་པ  ཤིང་ཁྲན་རིགས་ལོ་མ། རྐང་། ཚིགས་སོགས་ཟླ་ཤིང་འདྲ་ལ་དབྱིབས་གྲུ་...
བཞིའི་ཁ་མས་ཅན་ཟླ་ལས་སྨིན་པ་ཤིང་ཤུན་མཐུག  རོ་ཁ་ལ་ནུས་པ་སྐྱ་བསིལ་རྩོལ་
མཆེན་དང་ལྡན་པས་ཚད་པ་གདོན། སྐོམ་དད་དང་ཡིག་འཆུས་པགས་ནད་མེ་དབལ་
ཁྲག་མཁྲིས་རྒྱུ་སེར་སོགས་ལ་ཕན།

ནིར་མ་ལི  སཾ༔ ཀོ་བྲེ་ལའི་རིགས་ཤིག

ནུ་ཞོ་འཛོག  ཆར་བུའི་མིང་།

ནུས་པ་བརྒྱ་པ  རྩ་རམ་པའི་མིང་།

ནུས་ལྡན་མཆེ་བ་ཅན་དཀར  ག་ཤའ་དཀར་གྱི་མིང་།

ནེ་ཙོ  ནེ་ཙོའི་སྙིང་གིས་རྒྱལ་གདོན་སྲོ་འགོག་སྙིང་གཟེར་འཇོམས་ནུས། ཤས་ལྷུས་
ཡང་བ་དང་རྩལ་སྟོབས་སྐྱེད་པར་བྱེད།

ནེ་སེག  མི་ཕྱུག་གང་ཡིན་གྱི་མཁྲིས་པ།

ནེལ་པ  ཉེ་ཤིང་གི་མིང་།

ནེལ་མ་ལྷུགས་རྒྱུ  ཉེ་ཤིང་གི་མིང་།

ནོར་བུའི་ཤིང  བ་ལེ་ཀའི་མིང་།

གནམ་མཁྲིས  འདབ་ཆགས་ཀྱི་མཁྲིས་པ།

གནམ་གྱི་བྲ་ཕྲུང་དཀར་པོ  དངུལ་རྒྱུའི་གབ་མིང་།

གནམ་གྱི་རལ་ཆེན  རེ་ལྷགས་པའི་གབ་མིང་།

གནམ་ལྷགས  གནཾ་ལྷར་རིལ་ཀྱིས་བཀོད་འཇོམས་སྐྱེད་ཐུབ། ཅེས་གསུངས། དྲིལ་འདུལ་

གནམ་ལྷགས་ཟེལ་པ  དངུལ་རྒྱུའི་མིང་། └ལམ་ལྷར་འཆང་ནུས་ལ་སྲོ་བརྒྱུད་

གནའ  གནའ་རྣམས་ཚད་པར་ཕན། གནའ་ཐུག་ལྷ་ཡིས་ནུ་ └ཀྱིས་ཕུལ་བར་བཤད།
མའི་ནད་ཚབ་སེལ།

གཉལ  གཉལ་གྱིས་དུག་ཚད་སྤྲུར་དུག་མཆིན་ནད་སེལ། ཞེས་པ་ཁ་དོག་པདྨ་རཱ་ག་··
འདྲ་བ་དྲུང་གི་སྟེང་བཞག་ན་དྲུང་ལ་མེ་འོད་ཀྱི་གདངས་འབྱུང་།

གནོད་སྦྱིན་རྐང་མར  ཤིང་ཀུན་གྱི་གཞན་མིང་།

གནོད་སྦྱིན་ལྷ  འདྲ་མིང་སྟེ་ཀྱི་ལྷ་དཀར་པོའི་མིང་།

གནོད་སྦྱིན་མིག  ཡ་བྱུག་གཟེར་འཇོམས་ཀྱི་མིང་།

རྣམ་རྒྱལ  ཨ་རུ་རྣམ་རྒྱལ་དང་ཡུ་གུ་ཤིང་གི་མིང་།

རྣམ་སྣང  ཏྲི་ཆེན་གྱི་གཞན་མིང་།

རྣམ་པར  ཡུ་གུ་ཤིང་དང་ཡོ་འབོག་ཤིང་ལ་འང་འཇུག

རྣམ་པར་ལྡུ་གུ  ཡུ་གུ་ཤིང་གི་མིང་།

རྣམ་པར་ཤིང  སྦྲུ་རུའི་མིང་།

རྣམ་འབར་བ  ཡུ་གུ་ཤིང་གི་མིང་།

རྣམ་གསལ་སྐྱེས  ཤུ་མེན་གྱི་མིང་།

སྣང་བ་དགུ་འཕྲུལ  ཐང་ཕྲོམ་དཀར་པོའི་གཡུང་བའི་མིང་།

སྣང་བ་དགུ་འགྱུར  ཐང་ཕྲོམ་གྱི་མིང་།

སྣང་བ་སྒོ་འབྱེད  ཞིང་སྐྱེས་སྒྲོ་མ་ར་ཙ་སྟེ། མིག་ལ་ཕན་པས་བཏགས་མིང་།

སྤུམ་ཅན་ཤིང  སྤྲིན་ཤིང་གི་མིང་།

སྨུམ་བཞི  རྩེ་མར། འབུ་མར། ཚིལ་ཞག རྐང་བཙས་བཞིའོ།

སྨེའུ  འདི་ལ་རིགས་རྒྱ་སྨེ་དམར། བོད་སྨེ་སྔོ། རྒྱ་སྨེ་ལ་འང་རིགས་གཉིས་ཡོད། བོད་སྨེ་ལ་སྨེ་ཆོད་ཟེར། སྤྱི་ནུས་ཀླུང་ཚད་སེལ། ཇི་ལྟ་ལྷ་བུའི་རྒྱུད་ལས། སྨེའུ་མིག་ལ་གནོད་ཅིང་རྟག་སྐྲམ་སེལ། ཞེས་གསུངས། མིག་ལ་གནོད་པ་ཡང་སྨེའུ་ལ་དཔྱད་ཅུ་ཡོད་ཀྱེན་གྱིས་སོ།

# པ

པ་ཏྲ སཾ༔ འདབ་མའི་ལུས་ཅན་ཏེ། ཙན་དན་དམར་པོའི་མིང་།

པ་ཏོ་ལ སཾ༔ ཤེལ་ཕྲེང་ལས་གསེར་མེའི་སྐད་དོད་དང་ངོས་འཛིན་གཉིས་ཀ་མ་ཀག་ནས། རང་ལུགས་ལ་ཡུལ་སྐད་དུ་རྒྱ་ཐག་པ་ཟེར་བ་ཡོམ་རལ་གྱི་ལྗང་བུ། རྩ་བ་ར་ཉེའི་གྲོགས་དང་འདྲ་བ་སྐྱི་སྤྲངས་སྐ་སྐྱི་ལྗང་བུ་ལ་སྨུ་ཕྲན་མང་བ་ཞིག་ལ་འདོད། གང་ལྷུར་རོ་མངར་ཁ་ཚ་ཙ་དང་ལྡན། ནུས་པས་གྲིབ་ནད་སེལ། ཡི་ག་འབྱེད། ལུགས་གཞན་མང་བས་བརྟག

པ་ཏུ སཾ༔ པ་ཏུས་སྦྱར་དུག་བཏག་དང་སྦྱོང་བར་ནུས། ཞེས་པ་འདི་ལ་རིགས་གཉིས་ལས། ཨ་ཡི་པ་ཏུ་དང་། ཀ་ལ་པ་ཏུ་སྟེ་གཉིས་ཀ་སྡིག་ཆགས་ཀྱི་རིགས་ཡིན།

པ་ཉི་སྒྲོར སཾ༔ རྒྱ་ཏྲ་མོ་སྐྱེ་སྤྲག་ཤའི་མིང་།

པ་ཉི་ཕ་ལ སཾ༔ རྒྱ་གར་ཡུལ་སྐད་དུ་མུ་ཏིག་གི་མིང་།

པ་ཙི་པ་ར སཾ༔ རྒྱུའི་སྙིང་པོ་སྐྱེ་རྒྱ་ཚའི་མིང་།

པ་བ་རེ་ཀོན སྤ་ཡག་རྩ་བའི་མིང་།

པ་ཡག་རྩ་བ སྤ་ཡག་རྩ་བ་ལ་ལྟོས།

པ་རི་ཤ སཾ༔ སྐགས་གྲོགས་ཏེ། ཞུ་མཁན་གྱི་མིང་།

པ་ལ སཾ༔ བྱུ་ཤེལ་རྩེའི་མིང་།

པ་ལ་ཏ་ཀ སཾ༔ སྐྱེར་པ་དང་། ཡུལ་སྐད་དུ་བ་ཟུའི་མིང་ལའང་འཇུག་པར་བཤད།

པ་ཤ་ནད སཾ༔ སྤང་སྤོས་ཀྱི་མིང་།

པ་ཀ་ཙ་བེ་ཏ སཾ༔ ལེ་ག་དུར་གྱི་མིང་།

པཱུ་སྐུ་ར སཾ༔ བཙུད་ལྷ་ལྡན་ཏེ་སྐྱུ་རུའི་མིང་།

པཏྲ སཾ༔ ལོ་མའི་མིང་།

པད་ཁ སྤང་རྩོག་པའི་མིང་།

པདྨ་ཙ་རི ལྕུམ་རྩ་དཀར་པོའི་མིང་།

པདྨ་ཀྵ་རིང ལྕུམ་རྩའི་མིང་།

པདྨའི་ཀྵ་བ ལྕུམ་རར་འཛུགས་པའི་མེ་ཏོག་དཀར་པོ་པུཎྜ་རཱི་ཀ་དང་། དམར་པོ་གངས་ལ་སྐྱེ་ཕྱི་མ་ལོ་རེ་བཞིན་ས་བོན་འདེབས་དགོས་པར་བཤད། ནུས་པས་ལུས་ཟུངས་སྐྱེད་ཅིང་མདངས་འཕྱིན། མེ་དཔལ་གཉན་ལ་ཕན།

པདྨ་རཱ་ག སཾ༔ པདྨ་རཱ་གས་ནད་དང་གདོན་ཀུན་འཇོམས། པདྨ་རཱ་གའམ་པདྨ་རཱ་ག་སྟེ། པདྨ་དམར་པོ། འདི་ལ་རིགས་དབྱེ་སོགས་མང་བ་ཡོད།

པཉྩ་ཏ ས་ནག་ལྷ་བུ་ལས་སྐྱེས་པ་ལོ་མ་སྔོ་སེར་སེ་ལ་གྲུམ་ཞིང་མེ་ཏོག་དཀར་པོ་ཚོམ་བུ་འཆར་བ། གང་བུ་ནར་མོ་ཧ་ག་ཅན་ལ་འབྲས་བུ་ཞིབ་མོ་མོན་སྲན་གྱི་དབྱིབས་ཅན་ཡོད། རོ་ཁ་ལ་བསིལ་ཞི། ནུས་པས་མཁྲིས་ཚད་དང་རིམས་ཟུག་གི་ཚ་བ་སེལ། ནག་ཟུག་གཅོད། མཆིན་ཚད་སེལ། ཁྲག་ཚད་རྒྱས་པ་གཅོད། མགོ་གཟེར་ལ་འང་ཕན།

པཉྩེ་གསུམ སཾ༔ ས་ལ་ཀྲི་ཥྞ་པཉྩེ་དང་། མ་ཥ་པཉྩེ་པཉྩེ་གསུམ་ལ་ཟེར།

པཱུ་ཏེ་ཡན རྒྱ་ནག་སྐད་དུ་གཙྭ་ཕྱ་ཏྲ་ལ་ཟེར།

པི་ཀཱ་ཤ་ཡ སཾ༔ བ་ཤ་ཀའི་མིང་།

པི་ཏ་ཁ་དི་ར སཾ༔ སེང་ལྡེང་སེར་པོའི་མིང་།

པི་པི་ལིང རློན་པར་རོ་མངར་ཞིང་ནུས་པ་བསིལ་ལ་སྣུམ་པས་བད་ཀན་སྐྱེད་ཀྱང་སྐམ་པོ་རོ་ཚ་ལ་ཞུ་རྗེས་མངར་ཞིང་ནུས་པ་སྣུམ་པས་རོ་ཙབ་དང་བད་རླུང་ལུད་པ་དབུགས་མི་བདེ་བ་ལ་ཕན་ཞིང་འབྲུ་བར་ནུས། མདོར་ན་གྲང་ནད་མ་ལུས་པར

ཕན། རིགས་ལྔ་ཡོད་པ་རྒྱ་གར་ནས་རིགས་གཉིས་དང་རྒྱ་ནག་ནས་འབྱུང་བ་དཔང་སྤོར་པི་ཝང་། སྒྲོ་མོན་དང་ཀོང་པོ་བཅས་ནས་འབྱུང་བ་བཅས་ནང་གསེས་ཁྱད་པར་རྟུང་ཟད་ཡོད།

**པིཔྤ་ལི** སཾ༔ པི་པི་ལིང་གི་མིང་།

**པིར་གྱི་རྣམ་པ** རྒྱུ་གནས་སེམས་ཅན་དཔྱིབས་ཟླ་ཁ་སྒྱུར་བ་ལྟ་བུ་མཐའ་འཁོར་དྲུ་ཁ་སོ་ཡོད་པ་དེའི་རྣམ་པས་བྱིས་གདོན་དང་རྒྱུང་སྲི་ཐུབ།

**པུ་ཤུད་མིག་སྨན** ཞིམ་ཐིག་གི་རིགས་ཆེ་བ་དཀར་པོ་སྟེ། ཞིང་དང་ས་ནག་དག་ལས་སྐྱེ། སྡོང་པོ་གྲུ་བཞི་ལ་ལོ་མ་རྩུབ། མེ་ཏོག་དཀར་པོ་འཕུར་བའི་དབྱིབས་ཅན། འབྲས་བུ་མདོག་ནག་ཟུར་གསུམ་བྲ་བོ་གས་པ་བཞིན་ཡོད། རོ་མངར་ལ་སྨུམ། རང་བཞིན་བསིལ། ནུས་པས་མིག་ནད་སེལ།

**པུ་ཤེལ་རྩེ** གཙང་འགྲམ་ལྷ་ཐུར་ཤིང་སྡོང་ཆེན་པོའི་ཡོགས་སུ་སྐྱེ་བ། རྩ་འཐག་མའི་རྩེ་མོ་གསུམ་བཞི་ལྟ་རྒྱུག་ཙམ་ཡོང་བ་དེའི་རྩ་བ་སྦང་རྒྱུས་འཁྲིགས་ལ་དྲི་ཞིམ་པ་དཀར་པོ་དེ་དང་། ཡང་སྨྱུག་གཞོག་ལྟ་བུ་སོགས་ཕྱགས་རིམ་པ་མང་པོ་ཡོད་པ་གབུར་གྱི་དྲི་དང་ལྡན། རྒྱ་གར་དུ་སྐྱེ་བ་དབྱིབས་ལྟ་མ་གཉིས་འདྲ་ལ་གབུར་རམ་ཙནྡྲ་ལྟ་བུའི་དྲི་དང་ལྡན་པ་དེ་ཕྱི་མ་རིམ་བཞིན་བཟང་བར་བཤད། བསིལ་ལ་ཡང་ཞིང་ནུས་པས་སྐྱུགས་པ་གཅོད། བད་ཀན་གྱི་ཚ་བ་སེལ་ནུས་སོ།

**པུཥྐ་ར་མཱུ་ལ** སཾ༔ པུཥྐ་ཞེས་པ་རྒྱས་བྱེད། མཱུ་ལ་རྩ་བ་སྟེ་རྒྱས་བྱེད་རྩ་བ་ཞེས་པའི་དོན། འདིས་ཤ་ཚིལ་སྐྱེད་ནུས་པར་བཤད། ལྗུམ་རང་འཛོམས་པའི་མ་ནུ་རིགས་གཡུང་བ་སྡོང་པོ་ཧྲང་གཅིག་དཀར་པོ་ཤིན་ཏུ་མཁྲེགས་ལ་རོ་ཚ་ཤས་ཆེ་བ་དེ་ཡིན་ཞེས་ཤེལ་ཕྲེང་ནས་བཤད། ནུས་པས་བད་ཀན་ཚ་བ་སེལ་བ་དང་། རྒྱབས་ཡོག་གྲུ་ཟེར་གཤ་རྒྱས་པར་བྱེད་ནུས། ཁམས་ཀྱི་རུ་རྟ་ཡང་ནུས་པ་མཚུངས་སོ།

**པུཥྤ** སཾ༔ མེ་ཏོག་གི་མིང་།

པུཥྤ་ནི་ལའི་མདོག་ཅན  སཾ༔ སྤྲི་ཞུར་གྱི་མིང་།
པུཥྤ་ར  སཾ༔ ལྕུག་རྟུ་སེར་པོའི་མིང་།
པོ་སོ་ཆ  སོ་ཆའི་མིང་།
པྲ་ཀུཎྜ  སྲང་གཅིག་ཚད་ཀྱི་མིང་།
པྲ་ཏི་ཀ  སཾ༔ གོ་སྙོད་ཀྱི་མིང་།
པྲ་བ་ལ  སཾ༔ བྱུ་རུའི་མིང་།
པྲ་ཛྙ་སྣཱ་རོ  སཾ༔ ཤེལ་གྱི་མིང་གི་རྣམ་གྲངས།
པྲི་ཡང་ཀུ  སཾ༔ ཉིན་སྲིབ་གར་ཡང་སྐྱེ་བ་ལོ་མ་མེ་ཏོག་སྔོན་པོ། སྡོང་པོ་གྲུ་བཞིའི་ཉམས་རྡོད་པ། མེ་ཏོག་དབྱིབས་ངར་སྔོན་འཕྱུར་བ་ལྷ་བུ་ཡོད། འཛིན་རྩི་ནག་པོ་ཕྲིང་ཀུ་ཡིན། རོ་མངར་ལ་ཁ། རང་བཞིན་བསིལ། ཕོ་མཚེན་གྱི་ཚད་པ་གཅོག ཕོ་བ་སྐྱུག་པའི་ནད་སེལ། ཚ་བའི་རྒྱུ་བས་གསལ་པ་འཕེབས། འདི་ཉི་མ་མ་ལོག་གོང་བཏུས་ན་ཐབ་བོ།
པྲི་ཡང་ཀུ་ཆེན  འཛིན་རྩི་ཆེན་པོ་སྟེ་པྲི་ཡང་ཀུའི་རིགས་ཤིག
པྲེ་ཏ་པུ་རི  སཾ༔ ཡི་དྭགས་ཀྱི་གང་བའམ་གྲོང་དུ་འཇུག་པ་གནས་ཆེན་བཞིའི་ཡ་གྱལ་གངས་དཀར་ཏི་སེ་ལས་བྱུང་པ་ཁབ་དབང་ཕྱུག་ཆེན་པོ་དང་ཡུམ་ཨུ་མའི་མཚན་མ་ལས་འཕོས་པའི་ཆུ་གང་སྟེ་པྲེ་ཏ་པུ་རི་ཟེར།
དཔའ་སྒྲོང  སྐྱེ་ཕྲོགས་དཔའ་བོ་དཀར་པོ་ལྟར་ལ་རྩ་བར་ཁོང་སྤུ་མེད་ལ་ཏོག་ཆེ། ཁ་དོག་སྐྱ་གསོབ་ཡོད། འདིས་ཀུང་དུག་ལ་ཕན།
དཔའ་ཆེན  ཐང་ནག་རིགས་སེར་པོའི་མིང་།
དཔའ་བོ  འདི་ལ་དཔའ་བོ་དཀར་སེར་དཔའ་སྒྲོད་གསུམ། དཔའ་བོ་ཆེན་པོ། སྤུ་མེད་མར་སེར་སྐྱུག་གསུམ་སྟེ་རིགས་བདུན་ཡང་བྱེད། སྐྱེ་ལུགས་སོགས་གང་ཡང་སྐབས་སོ་སོར་སྟོས། སྤྱིར་ནུས་རོ་ཁ་ཞིང་དུག་ཚད་སེལ་བའོ།

**དཔའ་བོ་དཀར་པོ།** རྩ་བ་ལ་ཕུག་འདྲ་བའི་ནང་ན་ཁོང་སྟོ་སྨ་སྐྱ་འདྲ་བའམ་ནག་སྔོར་ཆུང་ཙམ་རེ་ཕྱུང་བ་ལོ་སྡོང་ཆེར་མེད་པ་སྡོང་པོ་ཤིན་ཏུ་ཕྲ་བ་འཁྲིལ་ཤིང་གི་རིགས་ཡིན། རོ་ཤིན་ཏུ་ཁ་བ་དུག་ཚད་སེལ་ནུས།

**དཔའ་བོ་ཁ་ལ་མེ་འབྱེར།** བོང་ང་ནག་པོའི་མིང་།

**དཔའ་བོ་ཆེན་པོ།** གླང་ཆེན་ཆེག་ཞུབ་སྟེ་སྲིབ་རི་ལས་སྐྱེ་བ་ལོ་མ་མེ་ཏོག་ཆུང་བ་ལ་རྩ་བ་ཆེན་པོ་གླང་ཆེན་གྱི་གཟུགས་དབྱིབས་ཅན། འབྲས་བུ་དམར་པོ་གདུགས་ཕུབ་པ་ལྟར་སྒོར་སྒོར་ཡོད། རོ་ཁ་ལ་བསྐ་བ་སྟེ་ནུས་པས་དུག་ནད་ཐམས་ཅད་སེལ་བ་དང་། ཚད་རིགས་ཐམས་ཅད་ཀྱང་སེལ་ནུས་སོ།

**དཔའ་བོ་ཉིད།** འཐབ་པའི་མིང་།

**དཔའ་བོ་སེར་པོ།** ས་གཞི་འབོལ་སར་སྐྱེ་ཞིང་ལོ་སྡོང་བ་སྒྲུ་ལྟར་ཕྲ་ཞིང་མེ་ཏོག་སེར་པོ་ཆུང་བ། རྩ་བ་ཤིང་གི་ལྤ་བ་ལྟར་ལ་ཁ་དོག་ཤིན་ཏུ་སེར་བ་གྲིས་བཏུབ་ཚེ་སྦུ་རུ་གྱི་དྲི་ལྟར་མངར་དྲི་ཡོད། རོ་ཁ་ལ་བསིལ་ཞིང་ནུས་པས་དུག་འཇོམས་པར་ནུས་སོ།

**དཔལ་གང་།** སྨུམ་ནག་བཙོ་རྒྱུ་སྐང་ཐོག་འབྲུ་གུའི་མིང་།

**དཔལ་གྱི་མིང་ཅན།** ལི་ཤིའི་མིང་།

**དཔལ་ཆེན་པ།** རྒྱ་རྩའི་མིང་།

**དཔལ་འབྲས།** བིལྦའི་མིང་།

**དཔེ་ཀར།** ཕང་རྩེ་དོ་པོའི་མིང་།

**ལྦུགས་སེར།** སྐྱེར་པའི་མིང་།

**སྤྱི་འབྲུམ།** ཤུག་པའམ་སྤྱི་མ་ཚེར་མ་ཅན་གྱི་འབྲས་བུ་འདེས་མཁྲིས་པ་སྦྱོར་བ་བསྐྱུབ་དང་ལྷགས་པ་རྒྱས་པ་འཇོམས་པ་ཤིང་གཞང་འབྲུམ་ལ་ཕན་པའི་སྨན་ཞིག

**སྤྱི་ཡག་རྩ་བ།** པ་བ་རི་ཀོན་ཡང་ཟེར། ལོ་མ་ལྕེབ་བཞི་ཅན་ལ་གྲུམས་པ། མེ་ཏོག་སྔོན་པོ་ལ་དམར་མདངས་ཅན། འབྲས་བུ་སེམས་ཅན་སྙིང་འདྲ་བ་རྣམས་ཚོན་

མདོག་ཆགས་པ་ཆེ་བ་ལ་གཡག་སྙིང་དང་རྐང་བ་ལ་ལུག་སྙིང་ཟེར། རོ་མངར་ལ་ཁ་བ། རང་བཞིན་བསིལ། ནུས་པ། རྩ་བས་གློ་ཚད་སེལ། གློ་ནག་འཛེར། གློ་བའི་རྨ་གསོ། འབྲས་བུས་སྙིང་གི་ནད་སེལ། ཁྱད་པར་བྱེད་ཀྱི་ཁྲག་མཁར་བ་ཤིག ལོ་མས་རྨ་རྣག་གསོ་ནུས།

**ཕང་རྒྱན།** ཕང་རྒྱན་ལ་རིགས་དཀར་པོ། སྔོན་པོ། ནག་པོ་བཅས་གསུམ། དེ··· སྙིང་ཁྲ་བོ་ཡང་བ་ཤད། སྐྱེ་དབྱིབས་སོ་སོར་ལྡོས། གང་ཡང་མཚོན་རྟགས་ལས་འབྱུང་བའི་ལོ་རྒྱུས་ལྟར་ན། ཕང་རྒྱན་རིགས་གསུམ་དེ་སྔོའི་ལྷ་མོ་སྤྱན་གསུམ་དེ་ཕང་གི་བུ་མོ་སྤྱན་གསུམ་དུ་སྤྲུལ་ནས་སོས་ཀས་ལ་ཐོད་རྡུ་རྫ་ཚོམ་བརྒྱུས་པ་ནས་སྨན་རྣམས་སྐྱེ་བའི་ས་ཁྱིད། དཔྱིད་གསུམ་དུ་གཡར་མོ་ཐང་སྒ་ཏིག་ཀོ་ཙ་གསུམ་དུ་འཕྲུངས། འདི་འཕྲུངས་ནས་སྨན་གཞན་མི་སྐྱེ་བའི་རང་དབང་མེད། སྔོན་ཁ་སའི་ཐོད་ཉེར་ནས་སྨན་རྣམས་ཀྱི་མདུག་སྟུད་པ་ལ་ཕང་རྒྱན་སྤྱན་གསུམ་དུ་འཕྲུངས་ཏེ། སྔོན་ཟླ་གསུམ་ལ་རིམ་བཞིན་འཚར། འདི་ཤར་ཞེན་རྗེས་སྨན་རིགས་ཐམས་ཅད་མི་འགྲོ་རང་དབང་མེད་པ་སོགས་ནང་དོན་འབྱུང་བའི་ཁམས་ལ་སྦྱར་བའི་སྐྱེ་དངོས་འཕེལ་འགྲིབ་ཀྱི་ཆོས་ཉིད་ཡོད་པ་དང་། རྒྱུད་ལས་ཕང་རྒྱན་དཀར་པོས་གྲིབ་དུག་ཚད་སེལ། ཞེས་གསུངས་ཤིང་ནུ་སླུ་སེལ་ནུས་པ་རྟུང་ཟད་མི་འདྲ་བར་སྣང་།

**ཕང་རྒྱན་དཀར་པོ།** ཕང་མཐོན་པོའི་ཁར་སྔོན་ཟླ་ཉིང་སྤྱེ་ས་འཁྱགས་ཁ་ལ་སྐྱེ་བ་ལོ་མ་ཀྱི་ལྟེ་འདྲ་ལ་སྡོང་བུ་མེད་པས་ལས་མེ་ཏོག་དཀར་ལ་དམར་མདངས་རྒྱས་པ་ཆེ་བ་བཞི་ལྔ་ཚོམ་རྟེང་པ་འཕྲེལ་ནས་སྐྱེ། རོ་ཁ་ལ་བསིལ། ནུས་པས་དུག་ཚད་དང་རིམས་ཚད་སེལ། གློ་ཡུའི་ཚད་པའམ་གྲི་བའི་ཚད་པ་སེལ།

**ཕང་རྒྱན་སྔོན་པོ།** སྔོན་མགོ་ནས་ན་···· ཕང་ལྡན་ཤས་ཅན་ལས་སྐྱེ་བ། དབྱིབས་ཕང་རྒྱན་དཀར་པོ་དང་འདྲ་ཡང་རྐང་། མེ་ཏོག་སྔོ་སྐྱ་ཁ་དོག་ཤིན་ཏུ་གསལ། རོ་ཁ་ལ་བསིལ། དུག་ཚད་དང་རིམས་ཚད་སེལ། གློ་ཚད་དང་གློ་ཡུའི་ཚད་པ་སེལ།

**སྤང་རྒྱན་ནག་པོ།** སྔོན་གཞུང་དུས་སྐྱེ་ཚུལ་སྤང་རྒྱན་དཀར་པོ་འདྲ་ཡང་མེ་ཏོག་མཐིང་ནག་ཤིན་ཏུ་གསལ་བ་སྔོན་པོ་ལས་ཆུང་ཆེ་བ་ཡོད། རོ་ཁ་ལ་བསིལ། འབྲུམ་པ་དང་འབྲུམ་ནག་ལ་ཕན་པར་བཤད། "བོད་སྨན་སྦྱོར་སྡེ་གསར་སྒྲིགས"ལས་གྲུམ་བུའི་གཉན་ཚད་གཅོད་པར་བཤད།

**སྤང་སྤོས།** རི་མཐོའི་སྲིབ་གཡའ་སྤང་ལས་སྐྱེ་བ་ལོ་མ་སྔོན་པོ་ཤིང་ཉ་བྲིད་ཀྱི་ལོ་མ་འདྲ་ལ་སྐྱེ་ཚུལ་སྣ་ཏིག་ལྟ་བུ། རྩ་བར་སྤུ་སེར་པོས་བསྐུམས་པ་དྲི་རབ་ཏུ་ཞིམ། རོ་མངར་ལ་ཁ། རང་བཞིན་བསིལ། ནུས་པས་ཚད་རྙིང་དུག་ཚད་དང་མཆེར་ནད་སེལ། རླུང་ཁ་གནོན། ཁོག་སྲིན་ཤ་སྐྲངས་ལ་ཡང་ཕན།

**སྤང་མ།** སྤང་མས་ཆུ་སེར་སྐེམ་ཞིང་ལིང་ཏོག་གཅོད། སྐྲ་སྐྱེ་པོ་མཚན་ནད་སེལ་ནད་ཀུན་སྐྱུགས། ཞེས་པ་སྤང་ཚོན་ལྡང་གུ་དང་མཐིང་གཉིས་ཀ་ཐངས་སྔོའི་གཡའ་ལ་བརྟེན་ནས་མདོག་འགྱུར་པར་བཤད་དོ།

**སྤང་རྩི་དོ་བོ།** སྤང་རྩི་དོ་བོ། ལུག་རྩི་དོ་བོ། སྤང་རྩི་འཁྱུར་བག་ཅན་བཅས་རིགས་གསུམ་ཡོད། སྤང་རྩི་དོ་བོ་ཀང་ཞེང་རྩེ་རར་མེ་ཏོག་དཀར་པོ་ནས་ཆེ་མི་ཀན་ཀྱི་མགོ་ལྟ་བུ་ལུག་རྩི་དོ་བོ་གོང་ལས་ཆུང་བ་ལ་བལ་དང་ལྡན་ཞིང་མེ་ཏོག་ཁྲ་དྲི་ཞིམ་གཉིས་ཀའི་ལོ་མ་ཉག་མེད་པ་དང་། སྤང་རྩི་འཁྱུར་བག་ནི་ལོ་མ་འཁྱུར་བག་ལ་ཉ་ག་ཅན་དྲིམ་ཞིམ། རོ་ཁ་ལ་རང་བཞིན་བསིལ། དུག་ཤས་ཆུང་ཡོད། ནུས་པས་རིམས་དུག་ཚབ་གསར་རྙིང་སེལ། གཉན་ཁ་གཅོད། ཟུག་གྲུམ་དང་ཁྲག་འཁྲུག་རྒྱུ་གཟེར་སེལ། ཚད་འབྲུ་ཡང་གཅོད།

**སྤང་ཚན་སྤྲུ་ནུ།** བདུད་རྩི་གང་ཤམ་པའི་མིང་།

**སྤང་རམ།** རི་མཐོའི་སྤང་ལས་སྐྱེ་བ་ལོ་མ་སེག་རྡར་རིས། སྡོང་པོ་ཁྲ་ཞུང་ལ་མེ་ཏོག་དཀར་པོ། དབྱིབས་རྩ་མོག་འདྲ་ཡང་ཆུང་། འབྲས་བུ་སེར་ཞིབ་ཟུར་གསུམ་ཅན། རྩ་བ་རོ་མངར་ལ་བསྐ། "བོད་སྨན་སྦྱོར་སྡེ་གསར་སྒྲིགས"ལས་རོ་མངར་ལ་

ཁ་ཚ་བ་ཤད། རང་བཞིན་སྙོམས། ནུས་པས་ཟླུ་བ་གཙོད་ཅིང་ཐྲག་སྐྱེད།

ཀླུ་རྒྱང མེ་ཏོག་སེར་ཆེན་གྱི་མིང་།

ཀླུ་སྤང་པདྨ ཟླུམ་པའི་གཟེགས་པ་མིང་།

ཀླུ་རྫེ་ཤེལ ཅོང་ཞིན་གྱི་མིང་།

ཀླུག འབྲུག་རོམ་འོག་ལོ་སྟོང་ལོན་པའི་རྡོའི་རིགས་ཤིག་རིན་པོ་ཆེར་གྱུར་པ་དང་། རིན་པོ་ཆེ་ཁྲ་བོ་ཞིག་དང་། པདྨ་རག་ལ་ཡང་འཇུག་པ་བརྟག ངོ་བོ་ཁ་དོག་སྔོན་པོ་ཡུང་བར་བརྡར་ན་མདོག་དམར་པོ་འབྱུང་བས་རྡོ་སྤོས་དང་མ་འོར་བ་གལ་ཆེ།

ཀླུར་དུག སྟག་ཤའི་མིང་།

ཀླུར་ལེན ཀླུར་ལེན་མིག་གི་རབ་རིབ་ནད་ལ་ཕན། ཞེས་པ་ལ་རིགས་གསུམ། ཞེམ་རེ་བ་ཏེ་ཞེས་པ་རྡོ་དཀར་དང་། དམན་པ་གཉིས་ཡོད། འདི་སྤོས་ཀྱི་རིགས་སུ་འགྲོ་བས་སྤོས་ཤེལ་དང་། སྐྱུར་མ་ལེན་པས་ཀླུར་ལེན་ཟེར།

ཀླེན་དཀར ཤིང་རྐང་ཕྲན་བ་ལུ་ཙམ་པ་སྔོང་མོ་སེར་ཁྲམ་ལ་རིགས་དཀར་ནག ··· གཉིས་ལས་དང་པོ་དཀར་པོ་དང་གཉིས་པ་སེར་པོ་འཆར་བ་ཆེ་རྒྱུ་གཉིས། ནུ་ཚབ་སེལ་ཞིང་མ་ནུ་གྲོ་ནད་དང་། གསུམ་གའི་ཐལ་བས་རྒྱ་སེར་སྐམ་པར་ནུས།

ཀློ་ཨ་ཀྲོང སེ་ཏུ་སྟན་བརྒྱུད་ལས། འགའ་ཞིག་གྱི་ཀྲོང་ཟེར་ཞེས་དང་། ཡང་གཞན་གྱི་སྟེ་དཀར་པོ། ག་ཤའ་ཏོ། ཅོང་ཞི་སོགས་ལ་འང་བཞེད་དོ། ཞེས་སྨང་བརྟག།

ཀློད སྨ། ཤིང་ཀུན། ཁ་རུ་ཙ། སྔོག་སྐྱ། ཝ་ཡི་ལེང་བཙས་དང་། སེ་པན་ལ་འང་འཇུག

ཀློད་ཀྱི་མ་གི་ཏ སྔོག་སྐྱའི་མིང་།

ཀློད་སྨ བཙའ་སྨའི་མིང་།

ཀློད་རྒྱལ་གཉིས སྨ་དམར་དང་ཝ་ཡི་ལེང་ལ་འཇུག

ཀློད་ནར ཝ་ཡི་ལེང་གི་མིང་།

**སྤོར** ཞིང་སྐྱེས་སྔོས་ཆེན་དང་། སྤང་སྐྱེས་སྔོས་ཆུང་གྲགས། ལོ་སྔོང་ར་མཉེ་འདྲ… ཞིང་མེ་ཏོག་དམར་སྨུག་རྒྱ་ཕོར་འདྲ་བ་ལ་ཟེའུ་འབྲུ་ཡོད། རྩ་བ་ཨ་ཤྭ་ཀ་ལྟ་བུ་དེ་ལས ཆེ༑ རོ་ཁ་ལ་མངར། ནུས་པས་ཐེམས་རྙིང་ཁྲག་འཁྲུགས་མིག་སྒྲིབ་ནད། རྒྱུ་མོར གློ་ནད་བྲང་རྒྱབ་གཟེར། རྩིབ་ལོགས་གཟེར་དང་ལྷུ་ཚིགས་ལ། རྒྱུ་སེར་བབས་དང་ གདོངས་སྐྲངས་དང་། རོ་སྟོད་གཟེར་དང་ཚད་སྙིང་གཟེར། ཤིན་ཏུ་འཕྲོངས་དཀའི་ ནད་རྣམས་སེལ། ཞེས་སོགས་མང་ངོ་།

**སྤོར་གང** སྤང་གང་གི་མིང་།

**སྤོར་ཆུང་ཕྲ་ཉི** སྤོང་ཟེ་ཟིལ་པའི་མིང་།

**སྤོར་ཚེ** གཡེར་མའི་མིང་།

**སྤོར་ཤིང** ཙོམ་བུའི་མིང་།

**སྤོས་ཀྱི་རྒྱལ་པོ** ཛཱ་ཏིའི་མིང་།

**སྤོས་ཀྱི་སྙེམ** ས་ཧྲི་ཀའི་མིང་།

**སྤོས་དཀར** ཤིང་སྨ་ལི་སྡོང་པོ་ལས་བྱུང་བའི་ཆིབ་སྤེ་སྐྱོད་ནས་བྱུང་བའི་དཀར་པོ་བཟང་བ་དང་མོན་སོགས་ནས་བྱུང་བའི་སྨུག་ནག་ངན། ནུས་པ་དྲོ་ལ་རྣམ་པས་རྒྱུ་སེར་འཁྱེན་ཞིང་སྐེམ། སྨིག་རྣགས་སྐྲངས་པ་སེལ་ནུས།

**སྤོས་ངུད** སྤང་སྤོས་ཀྱི་མིང་།

**སྤོས་ཤེལ** ཕྲུར་ལེན་གྱི་མིང་གི་རྣམ་གྲངས་སུ་ཡང་ཡོད།

**སྤྱང་ཀི** སྤྱང་ཀིའི་ལྕེས་ལྕེ་སྐྲངས་དང་གག་པ་སེལ། གྲི་བས་ལྷྭ་བ་འཇོམས། ལོ་བཙོད་གྲིས་པ་དང་མཐུན་པ་འདྲ། ཤས་དྲོད་སྐྱེད་ཅིང་ལུས་སྟོབས་འཕེལ། མཁྲིས་སྐྲངས་དང་གདོན་འཇོམས།

**སྤྱང་ཀི་ཟ་ཚོད** སྤྱང་ཚེར་ནག་པོའི་མིང་།

**སྤྱང་ཐང་བཅད་འཁོར** རྩ་ཨ་ཤའི་མིང་།

**སྐྱུང་དུག** བཙན་དུག་གམ་བོང་ནག་རིགས་མེ་ཏོག་དམར་ནག་ཅན། འདི་སྐྱུང་གི་དང་འཕྲད་ན་སྐྱུང་གི་འཚེ་བར་བཤད། ཐང་ཁྲིམ་ནག་པོ་ལ་ཡང་འཇུག་པ་སྐབས་ཕྱེད་དགོས།

**སྐྱུང་དུག་ནག་པོ** ཀྱི་ལྕེ་ནག་པོའི་མིང་།

**སྐྱུང་མོ་མདེ་འབྲིན** ཕང་རྩི་དོ་བོའི་མིང་།

**སྐྱུང་ཆེར** རིགས་དཀར་ནག་གཉིས་ཡོད་པ། དཀར་པོ་ལོ་མ་ཉག་ཅན་ལ་ཚེར་མའི་རང་བཞིན་ཅན་ཕོང་སྡོང་མེ་ཏོག་དཀར་པོ་འཚར། ནག་པོ་ལ་འང་རིགས་ཚོད་གཡུང་གཉིས། གཡུང་བ་ལོ་མ་ཉག་ཅན་ལ་ཚེར་མ་ཡོད་པ། མེ་ཏོག་དམར་པོ་ནུས་ནབ་ལ་ལྷ་བྱིའི་སྤུ་རྩེ་གེས་འཁྱིར་ནུས་པ་དང་། ཚོད་པའི་ལོ་མ་གཡུང་བ་འདྲ་ཞིང་ཚོད་སོགས་ལས་སྐྱེ་བ་རིང་ཐུང་མདའ་སྨུག་གང་ཙམ་འབྱུང་བ་འབྲས་བུ་རྟའི་དོམ་དོམ་ལྟར་དམར་སྨུག་འབྱུང་། གང་ཡང་ལོ་མས་སྐྲང་རི་ཏ་རྣམས་འཇོམས། དཔྱིད་རྐོས་རྩ་བས་བད་ཀན་ནད་ཀུན་བྱིན་དུ་འདྲེན་པ་འམ་སྨུགས་ནུས་སོ། རོ་ཚ་ལ་སྐྱིམས་པ་ཡིན།

**སྐྱུང་ཕོམ** སྐྱུང་ཆེར་ནག་པོའི་མིང་།

**སྐྱུ་བོར་ཆེག་སྐྱེས** བསེ་རུའི་མིང་།

**སྐྱུ་མོང** དབྱི་མོང་གི་མིང་།

**སྐྱུ་བཞུར** སྤྲ་སེང་གི་མིང་།

**སྐྱུ་བསིལ** སྤྲ་སེང་གི་མིང་།

**སྐྱུན** མཆོག་ཉ་དང་རྒྱ་མིག་གི་ཁོག་ནས་རང་བྱུང་། འབྲིང་བ་ཤ་བ་དང་ཁ་ཤའི་རུ་གདུས་པ། ཐ་མ་ཀོ་བ་གསར་པ་བཙོས་པའི་སྤྱིན། ནུས་པས་བད་ཀན་འགྱུར་བག་གེས་རྩ་སྦུབས་འགགས་པ་སེལ། སྨན་ནུས་རྩར་འཁྲིད་པ་དང་། མིག་གི་ཡང་ཐོག་བད་ཀན་ལས་གྱུར་པ་བྱུགས་པས་ཕན་པ་དང་། ཤ་རོ་དང་རྒྱུ་ནད་ཀྱི་རྩེ་སྐྱུང

ཞིང་སྐྱོར། རྨའི་རུལ་འབྱར་འགོག་ཅིང་རྩ་སྐྱུང་། འབྱར་གྱི་དམ་རྩེ་སོགས་བྱེད་པས་མན་ངག་ཐབས་ཀྱི་རྣ་ཞེས་སོ།

**སྤྲ་བ** སྤྲ་ཐོག་ཀྱང་ཞར་བ་རིགས་ཚོད་གཡུང་གཉིས། སྤྲ་ཚུང་དང་གསུམ་སྤྱི་བསྡོམས་མཁན་རིགས་སུ་གཏོགས། ཚོད་པ་མཐོ་མཐུག་པའམ་མེ་ཏོག་དཔྱིབས་ཅན། གཡུང་བ་ན་ཁར་སྐྱ་བའི་ལོ་མ་སྟེབ་ཅན་མེ་ཏོག་སེར་སྐྱ་འཆར་བ། ཚུང་བ་ལོ་ཡིབ་ཅན…… རོ་བསྐ་བ། རང་བཞིན་སྐོམས། སྤྲ་ཚོད་ཀྱིས་རྨེན་འདུལ། སྤྲ་གཡུང་གིས་ཆམ་རིམས་དང་རྡོ་དྲག་འཇོམས།

**སྤྲི་ཧི** སཾཿ རེག་བྱ་མ་སྟེ་ཀ་ཎྜ་ཀ་རིའི་མིང་།

**སྤྲིན་གྱི་སྙིང་པོ** གཡུར་གྱི་མིང་།

**སྤྲུ་འབུ** སྤྲུ་མའི་འབྲུས་ཁྲག་ཤོར་གཅོད།

**སྤྲུ་མ** རིགས་སྤྲུ་སྐྱ། སྤྲུ་ནག སྤྲུ་སེར། དང་པོ་ནི། སྤྲུ་དཀར་ལོ་མ་སྒོལ་མཐེན་ཞིང་སྡོང་པོ་རིང་ལྷེམ་མེ་ཏོག་དཀར་བ་སྟེ་སྐྱི་ཚུལ་བོ་སྙོད་འདྲ་ཡང་དེ་ལས་ཆེ་བ་ཚོགས་མཚོ་ལྟ་ནས་ངར་བ་སྦྲུགས་སྦྲུགས་སུ་སྐྱེས་པ། འབྲས་བུ་འུ་སུ་འདྲ་ཡང་ལེབ་མོ་ཅན་འབྱུང་། ནག་པོ་དྲི་ངད་ཆེ། སེར་པོ་དྲིམ་རྩུབ་ལ་དམན་པ་སྐྱི་ཚུལ་གོང་དང་འདྲ། ནག་པོ་ལ་རྒྱ་ནག་ཏུ་ཏོང་ཀུ་ཟེར། རོ་ཁ་ལ་ཚ་ཞིང་ནུས་པ་སྙོམས། བད་རླུང་འཇོམས། གླང་ཐབ་སེལ། ཟ་བའི་ན་བྲུག་གཅོད། མི་ལྟོ་འཁོར་ལོར་ཕན། རྩ་བས་གཉན་ནད་སྦྱོང་། ཁྲག་ཤོར་གཅོད། སྐྱིན་ནད་སེལ། ཁོངས་འབྲས་བ་ཤིག མཛེ་ནད་ལ་འང་ཕན་ནོ།

**སྤྲེའུ** སྤྲེའུའི་སྙིང་གསོ་མོ་ནད་སྙིང་ཆབ་སེལ། སྤྲེའུའི་རུས་པས་བུ་འབྱིན་པ་དང་། སྦྲུན་གྱིས་

**སྤྲེའུ་མཇུག་པ** རྒྱལ་པོ་རི་རལ་གྱི་མིང་། ⌊ སྐྲངས་པ་འཇོམས། རྩུས་ཁ་ནད་སེལ།

**སྤྲེལ་ཐོད** སྤྲེའི་ཐོད་པ་དང་། སྤང་སྤོས་གཉིས་ཀར་འཇུག

**སྤྲེལ་སྨན་བཅད་འགྱུར** ཐང་དཀར་ལོ་མ་སྟེ། སྤྲེའུ་བཅད་སྒྱུར་ཡང་ཟེར།

**སྤྲེལ་སྨན་སཧྲས་སྐྱབས** སྐྱང་ཐོག་པའི་མིང་།

# ཕ

**ཕ་བང་དྲེག་པ** རྡོ་དྲེག་གི་མིང་།

**ཕ་བང་ལོང་བུ** གྲུ་བཞིས་སྐྱོད་པ་གསོ་ཞིང་ཆུ་སེར་འདྲེན། ཤེལ་ཕྲེང་ལས། ག་ཤའ་དཀར་རྡོ་ཡིས་རུ་གསོ་ཤའུ་སྐྱེད། ཅེས་མིང་ག་ཤའ་དཀར་རྡོ་ཡང་ཟེར། དམ་ཅན་སྣ་རྡོ་ཡང་ཟེར། དབྱིབས་གྲུ་བཞི་ཕྱི་སྐྱ་ནང་གསེར་རྡོ་འདྲ་བ་ཤེལ་ཕྲེང་ནས་བཤད།

**ཕ་བོང་གོལ་གོལ** འདྲེ་ཤ་ཕབ་དགོ་དགོའི་མིང་།

**ཕ་བོང་དགོ་དགོ** འདྲེ་ཤ་ཕབ་དགོ་དགོའི་མིང་།

**ཕ་ཕུང་སྒོ་ཏི** འདྲེ་ཤ་ཕབ་དགོ་དགོའི་མིང་།

**ཕཱ་ལ** སཾཿ འབྲས་བུའི་མིང་།

**ཕག** སེམས་ཅན་ཕག་གི་མཁྲིས་པས་རྨ་དྲུག་བོག་པ་དང་། ཚད་པ་སེལ་ཞིང་མིག་ལ་ཕན། ཤོད་རུས་ཀྱིས་དམུ་ཆུ་ཉམས་པ་དང་། ཕྱིར་བ་དང་རུས་པས་སྐྲག་པོ་སེལ། རྐང་གིས་སྐྲ་དང་སྨིན་མ་བྲེ་བ་སྐྱེ། ཚིལ་གྱིས་དུག་སྤྱད། ཆུ་སེར་ཤུ་བོར་འཇོམས། ཁྲག་གིས་དུག་དང་སྐྲག་པོ་ཕྱིར་བ་སྤྱད། ཤ་ནི་བསིལ་ལ་ཡང་བས་རྨ་དང་སྐྲག་པོ་སེལ་ཞིང་ཚད་པ་ལ་ཡང་ཕན། ཕག་རྒོད་མཆེ་བས་མདེའུ་འབྱིན་པ་དང་རིམས་སྐྱུང་། སྤྱན་གྱིས་མ་ཞུ་གཉན་རིམས་མཁྲིས་སྐྲན་དང་། ཁྱད་པར་བྲང་མཁྲིས་སེལ། ལྤྱིས་རུས་མཛེར་འགོག་གོ ། 1

**ཕག་མགོ** ཕག་མགོས་རུས་པ་གསོ་ཞིང་ཆུ་སེར་འདྲེན། ཞེས་པ་ངོ་བོ་རྡོ་ལ་དབྱིབས་ཕག་པའི་མགོ་འདྲ་བ་མདོག་ཤས་ཆེས་དམར་སེར་སྦྲུལ་རིས་ཡོད་པ་དང་མེད་པ་ཡང་ཡོད་

པ་ཞིབ་བྲིང་ནས་བཤད།

ཕག་གླང་མ། སྨུག་པོ་དར་ཡ་ཀན་གྱི་མིང་།

ཕག་རྫུག་པ། ཟླ་ཕྱི་ཨ་ཡའི་མིང་།

ཕག་ལྷན་བཙང་འགྱུར། ཡུ་གུ་ཤིང་གི་མིང་སྟེ། ཕག་ལྷང་བ་ཡང་ཟེར།

ཕག་པའི་བརྡུད་ལེན། ཀར་ནག་གི་མིང་།

ཕག་སྨུག ཤུར་ཏིག་གི་མིང་།

ཕབས། ཆང་རྩེ་སྐྱེ་ཆང་ལ་བཏབ་པས་ཆང་ལང་བྱེད་ཀྱི་རྩེ། ཞུས་པས་མ་ཞུ་བ་འཛུ་བ་དང་། རྩ་རྒྱུས་འགྲམ་པ། ཁྲིས་པའི་སྐྱེ་འཁོར། མངལ་ནད་གྲང་ཆབ། རྟ་པོང་གི་ནད་སོགས་འཇོམས་ནུས།

ཕུག་པའི་བསྒྲུངས་རྒྱ། བྲག་ཕུག་ཁ་བྱང་བལྟས་ཀྱི་ནང་ཆར་མི་ཐོགས་ས་ནས་ས་བྲུ་གང་བཀོས་པའི་ས་རྒྱུས་བསྒྲུངས་པའི་དུས་མ་དེས་སྨན་ཏུ་བྱེད་པས་དྲག་ལ་ཕན་… བཤད།

ཕུག་རོན། གྲོད་པས་རོ་ཙ་ཞིང་། གྲོས་གློ་ནད་སེལ། བྲུན་གྱིས་སྐྲན་རྫ་པ་ཞི་བར་བསྟན།

ཕུག་རོན་ཁང་། རི་སྐོན་གྱི་མིང་།

ཕུག་རོན་སྐྱུག་མ། མཆེ་ལྷམ་གྱི་མིང་།

ཕུར་མོང་། ཕུར་དཀར་བདུད་རྩི་ཟེལ་པ། ཕུར་ནག ཕུར་སྨུག་སྟེ་རིགས་གསུམ། དེ་ལ་དཀར་པོ་ནི་རི་མཐོ་ཐང་ལ་སྐྱེ། མེ་ཏོག་ཡོད་པ་པོ་དང་མེད་པ་མོ། ལོ་མ་འཕུར་བ། སྦུ་བ་འདྲ་ཞིག་དྲི་ཞིམ། རོ་ཁ་ཚས། ནག་པོ་ནི་ལོ་མ་སྔོ་ནག་དྲི་མི་ཞིམ། རོ་ཁ། སྨུག་པོ་ལོ་མ་མེ་ཏོག་སྨུག་པོ་སྒང་མ་གཉིས་ལས་ཕུང་པོ་ཆེ་ལ་དྲི་ངད། སྤྱི་ནུས་སྲིན་གསོད་གཉན་སྐྱུག་ནད་གདོན་འཇོམས། ཁྱེ་བྲག་ཏུ་ཕུར་སྨུག་གིས་རིམས་ཚད་སེལ། གཉན་ཁ… གཅོག སྲིན་རིགས་གསོད། ཕུར་ནག་གིས་ལོ་སྲིན་གླང་ཐབས་འཇོམས། གཉན་ཚད་གཅོག སྲིན་རིགས་གསོད། ཤུ་བར་ཕན། གང་ཡང་ནུས་པ་ཐིང་བསིལ་བ་ཡིན་ནོ།

ཕུར་ལེབ  ཀོ་བྲེ་ལའི་མིང་།

ཕོ་བྲིས  ཞིང་ངམ་སྤང་ཐང་དུ་སྐྱེ་བ་ལོ་རེང་ལ་རྩུབ་ཅིང་རྩ་ཞགས་ཅན་པ་དཀྱིལ་ནས་སྡོང་ཕྲ་སྐྱེས་པ། མེ་ཏོག་སྨུག་པོ་ཆས་ཚོ་རྩེ་ལ་གང་བུ་ཟུར་གསུམ་གྱི་ནང་ནས་འབྲས་བུ་·· དཀར་པོ་འབྲས་ལྟར་ཟུར་གསུམ་ལྟ་བུ་སྐམ་ནས་དམར་པོ་རྩུབ་ཉམས་ཅན་དུ་འགྱུར། རོ་ཚ་ཞིང་ནུས་པ་བསིལ་དྲོད་གཉིས་ཀ། ལྷན་པས་སྲིན་ནད་རྨ་གསོ་བ་དང་། ཤ་རོ་གཅོད་ཅིང་མེས་ཚིག་ལ་གྲོགས་དང་སྨྱུར་ན་ཕན།

ཕོ་སློང  ཕོང་ཐུང་འདབ་མ་ཆེ་ལ་ཁྲབ་པ་སྣ་སྒོམ་པའི་གླང་སྣའི་རིགས་ཤིག་སྟེ། ནད་དང་མ་ནོར་བ་གཅེས།

ཕོ་ལྷམ  རྟ་མོ་དཀར་པོ་སྐྱེ་ལྷམ་པའི་རིགས་སུ་གྱུར་པ་དེ་ལོ་མ་ཉེ་དགའ་འདྲ་ལ། མེ་ཏོག་དཀར་པོ་དྲིལ་བུའི་སྣང་ལྟར་འཆར་བ་དེའི་མེ་ཏོག་གིས་ས་བོན་འཛག་པ་གཅོད། རྩ་བས་ཟད་བྱེད་དང་ཡི་ག་འཆུས་པར་ཕན།

ཕོ་ལྷུམ  སྨྱུང་རྩེ་ཕྲུས་ལ་ཕོ་ལྷུམ་དང་ལྷུགས་ཀྱུ་ལ་མོ་ལྷུམ་ཟེར།

ཕོ་བ་རིས  ན་ལེ་ཤམ་གྱི་མིང་།

ཕོ་བའི་གཉེན  སེ་འབྲུ……གཁ་མིང་།

ཕོ་ཚེ  ན་ལེ་ཤམ་གྱི་མིང་།

ཕོ་ཚོས  རྒྱ་ཚོས་ཀྱི་མིང་།

ཕོ་རོག་ནོར་བུ  པ་ཡག་རྩ་བའི་མིང་།

ཕྱུ་བྲ  ཕྱུག་རོན་གྱི་མིང་།

ཕྱུ་ཚན་གསུམ  མེ་ཏྲ་ཧེ་གསུམ་གྱི་ཕྱུ་གུ་སྐྱི་འཕྲལ་ཤིམ་མའི་ཞུ་ཞོ་མ་ཞུ་བའི་ཁོང་སྨན་ལ་ཟེར།

ཕྱུག་རྫོར་རྟག་དུ  ཕྱུག་རྫོར་རྟག་དུ་དངོས་དང་ལྷུགས་ཏིག་ར་མགོ་མ་ལ་ཡང་འདུག

ཕྱི་བ་བཅད་འབྱེར  བྲག་ལྷམ་གྱི་མིང་།

ཕྱིའི་འཛིན་པ། བོང་ནག་གི་མེ་ཏོག་ཀང་མོ་ལ་གསུམ་ལ་ཕྱིའི་འཛིན་པ་ཟེར།

ཕྱུར་བུ། དར་བ་ལས་ཕྱུར་བའི་རྒྱུ་ཞུད་བཏོན་པའི་ལྷག ... མ་ལ་ཕྱུར་བུ་ཟེར། དེས་རླུང་མཁྲིས་མི་སྐྱེ་ཞིང་བད་ཀན་སེལ།

ཕྱུར་བ། དར་བ་བཙོས་པ་ལས་བྱུང་བའི་ཕྱུར་བས་སྟོབས་སྐྱེད་ཅིང་ཁྲུ་བ་འཕེལ། གཉིད་འགྲུགས། ཏྲུག་པ་རྐམ་པ་སེལ།

ཕྲ་ཧྲི་བི་ཁ། སཾ༔ སོ་སོར་ཏྲུག་མེད་དེ། བོང་དཀར་གྱི་མིང་།

ཕྲ་མོ་ལས་བྱུང་བ། སྤྲང་རྩིའི་མིང་།

ཕྲན་ཚིགས། ཀརྐ་ཀ་རིའི་མིང་།

ཕྲེ་ཏ་ཏི། སཾ༔ སྐབས་འགར་མོ་སྟོད་ལ་འཇུག

ཕྱུ་དྲིག ཛ་ཕིག་སྟོད་ལ་ཛ་སོགས་ཡུན་རིང་བསྐོལ་བའི་ཕྱི་དྲེག་གམ། མེ་དྲེག་ནག་པོ་མཁྲིགས་ཤིང་ཡར་བ་དེས་མོ་ནད་མངལ་སྐྱོན་སྦྱོང་།

འཕང་མ། སྙིང་ཚད་དང་མོ་ནད་ལ་བསྔགས་པ་འདི་ཞིང་སྡོང་རྐང་ལ་ལོ་མ་ཕྲ་ཤིབ་ཅན༔ འབྲས་བུ་དམར་སྨུག་སྲན་མ་ཙམ་འབྱུང་བར་རིགས་གཉིས་ཡོད་པ། འཕང་སྐྱ་དང་འཕང་ནག་གོ། །རོ་མངར་བཏོ།

འཕེལ་བྱེད་ཟླུམ་པོ། ཨ་རུ་གསེར་མདོག་གི་མིང་། སྦུལ་ལྷུམ་བརྒྱད་ཡོད།

འཕྱི་བ། འདིའི་མཆེབ་སྨན་གཞན་དང་སྦྱར་ན་རུས་ཆག་གསོ་བར་བསྔགས། སྙིང་གིས་བྱེད་སྙིང་གཟེར་རྣམ་སྙིང་ཚབ་སེལ། མཆིན་པས་རྒྱང་རུས་ཆག་སྦྱོར། མཁྲིས་པས་སྨུར་དུག་སེལ། རྣ་གསོ། ཆང་ནད་སེལ། འཕྱི་བའི་ཚིལ་གྱིས་གྲང་ལྷུང་དང་ཉ་སྐྲངས་འཇོམས་སོ།

འཕྲོག་བྱེད་ས་བོན། དཱུལ་རྒྱུའི་མིང་།

**འཕྲུལ་ཐལ** ཅོང་ཞི་ཕྱེ་མར་བརྡུས་པ་སྦྱོར་སྣེ་ཆེ་འབྲིང་ཆུང་གསུམ་དང་སོ་སོར་སྦྱར་ནས་གོང་བུར་བསྒྲིགས་པའི་ཐལ་བས་བད་ཀན་གྱིས་གཞི་བྱས་པའི་ནད་རིགས་ཀུན་དང་། ཁྱད་པར་དུ་གྲང་སྐྲན་བཤིག། སྦྱོར་སྡེས་བསྒྱུར་ནས་ཚ་སྐྲན་འཇོམས། དབྱིག་དུག་རྡོ་དུག་སོགས་ཀྱང་སེལ།

# བ

བ་མ་བལ་སྐྱག་པོ  མཆིན་པ་ནོ་ཤའི་མིང་།

བ་གྲི་དཀར་པོ  ཞིན་ཏིག་གི་མིང་།

བ་ཏྲ་ལ་ཀ  སཾ༔ ཀོ་བྲེའི་མིང་།

ཀྵ་ཏྲི་ཡཱ་ཎི  སཾ༔ ཀུ་ཚན་གྱི་མིང་།

ཀྵུ་ད་ཡ་པཾ  སཾ༔ ནས་བཟང་སྤྱི་དུག་མོ་ཞུང་གི་མིང་།

བ་ཛ་ར  སཾ༔ རྒྱ་ཤུག་ཡིན་ཀྱང་དེ་ཕ་དབྱུ་དང་རིགས་མི་འདྲ་བར་སེ་ཏྲ་སྙན་བརྒྱུད་ལས་གསུངས།

བཙུ  བཙུ་རྡོ་རྒྱུས་མཁིང་རྒྱུས་རྒྱུ་བ་གསོ། ཞེས་པའི་བཙུ་ནི། ངོ་བོ་རྡོ་ལ་འདྲ་བའི་སྨན་ནས་བཏགས་མིང་སྟེ། དབྱིབས་བ་ཡིན་ཡུ་མ་ལྟར་ལ་གྲི་རིས་ཡོད་ཅིང་། སྔར་ནུ་མའི་བུ་གའི་ཚུལ་བཅས་ཡོད། ཁ་དོག་ངེས་པ་མེད་ཀྱང་ཕལ་ཆེར་སྔོ་དཀར་བརྫུངས་ནར་གཞིབ་གྲོ་བ་ཡིན།

བ་པ་རེ་ཀྲོན  སཾ༔ ? ཕྲེ་ཡང་ཀུའི་མིང་།

བ་ཀྲུ  ཨ་ཤྭ་ཀྲྀཥྞའི་མིང་།

བ་ཀླུ  ནུས་པ་སྦྱོར་རོས་དང་འདྲ། རང་བྱུང་ཞབས་ཀྱིས། བ་བླས་གདོན་ནད་སེལ་བར་བྱེད། ཅེས་གསུངས། སྦྱོར་རོས་ཀྱི་དྲི་ལས་འཇམ་ཞིང་། བསྲེགས་ན་དུད་པ་སེར་པོར་འཐུ། རིགས་གསུམ་ལས་དམར་ངམ་ཅན་ལ་སེར་བ་དྭངས་པ་རབ། ཁྲིང་ཚོད་དང་ལྡན་པ་གསེར་ཤོག་བརྩེགས་འདྲ་རེམ་པ་ཅན་དང་། ཐམ་སྐྱ་ལྗང་འདྲེས་པ

ཇོ་ཟུལ་ལྷ་བྲོ།

བ་མ་ལུ་ལུ   འོལ་མོ་སེའི་མིང་།

བ་སོ་ཁ   རི་སྐྱེས་རྩ་མཁྲིས་ཀྱི་ཁག་ཁ་མིང་།

བ་ཙོ   སཾཿ ཤུ་དག་གི་སྤྱི་མིང་།

བ་ཚོ   གད་རལ་དང་གྲོག་པོ་སོགས་ལ་ཆགས་པ། ཀླན་ཙན་ཟེ་ཚའི་རྒྱུ་འདྲ་ཡང་མེར་བསྲེགས་ན་ཟེ་ཚོ་ལྟར་མི་ཞོལ་ལ་ཡིན།། རོ་ལན་ཚྭ་བ། ནུས་པས་རྒྱུ་འབྱེད་པ་དང་། ནད་སྦུར་དུ་སྦྱོང་ནུས།

བ་ཚ་ཙན་གྱི་རྒྱུ   བ་ཚ་ཆགས་པའི་རྒྱུ་སྐྱེ་རྒྱུ་ངན་པའི་གྲས་བཀྲུང་རྒྱུ་སྨན་རྒྱུ་མི་ཟུང་ངོ།

བ་རྫུད   པ་ཤ་ཀའི་རིགས་ཤིག

བ་ར་ཤོ་བ་ལི   སཾཿ ཨུ་ཧིག་གི་མིང་།

བ་རཾ་སྐྲི་ར   སཾཿ ཁ་ཆེར་མཆོག་སྐྱེས་ཏེ། ཤ་ཁ་མའི་མིང་།

བ་རི་བ་ཡ་ཊི   སཾཿ བྲི་གུ་གསེར་ཏིག་ལ་འཇུག

བ་རུ་ར   སཾཿ བ་རུ་ར་ཡིས་བད་མཁྲིས་རྒྱུ་སེར་སེལ། ཞེས་ཤིང་སྡོང་ཆེ་ཞིང་ལོ་མ་ལྗང་ནག་ལྷ་བུ་མཐུག་ཅིང་། མེ་ཏོག་དཀར་སེར་རྒྱ་པལ་ཡུལ་ལྷོངས་ཕལ་ཆེར་དུ་སྐྱེ། འབྲས་བུ་ཁ་དོག་ལྗང་སེར་ལ་བ་སྤུ་དཀར་པོ་ཡོད། ཞུ་རྗེས་མངར་ལ་ཚིམས་བད་……མཁྲིས་རྒྱུ་སེར་ནག་པོ་ལ་ཕན་ཞིང་། ནང་ཆོག་སྦུ་མ་གྱིས་ཀྲ་སྐྱེ། སྨན་ལ་བྱེ་པགས་ལས་ནད་རྣམས་མི་ཟུང་ངོ།

བ་རུ་ཤིང་ཀ   སཾཿ ? འཕའ་ཤ་སྐྱེ། མངའ་རིས་ཀྱི་རྒྱུན་འབྲུམ་རིགས་གཅིག་གི་མིང་།

བྲ་ཧྨ་ཧྲ   སཾཿ ཤག་དང་བྲ་ཧྨ་ཧྲ་ཡི་རྣམ་སྣང་ཞེས་པ་སྒྲུབ་ལ་ཟེར།

བྲུ་ཏེ་རམ   སཾཿ མོན་ཆར་ལ་འཇུག

བ་ལ་ནུ་ནུ   སཾཿ ? རྟ་ཕྲགས་ཀྱི་མིང་།

བ་ལ་ཕ་ཀྲ   སཾཿ སྤོབས་སྐྱེད་དེ་དབང་པོ་ལག་པའི་མིང་།

བ་ལ་ཤ སཾ༔ ? སོ་ཡུ་ལ་བཤད།

བ་ལང་ལྷུ་བ ཤིང་སོགས་སྐྱེ་སར་སྐྱེ་ཞིང་ལོ་སྟོང་ལྷ་གཡུང་འདྲ། རོ་ཁ་ཚ་ལ་སྨྲཿ ཕོར་བྲུགས་ན་ཕན། སྣུང་ལའང་ཕན་པར་བཤད།

བ་ལུ ད་ཡིས་དཀར་པོའི་ལོ་མ་སྐྱེ། ད་ཡིས་ལ་གཟིགས།

བ་ལུ་ཀ དོམ་མཁྲིས་ཀྱི་མིང་།

བ་ལུ་མཀྟི་ཀ སཾ༔ སུ་ཏིག་རིན་ཆེན་རིགས་ཐུག་གི་ནང་ཚན་རྒྱ་གར་ལྷོ་ཕྱོགས་ཤིང་དུ་ཡ་ཞིས་པ་ལས་སྐྱེ་མདངས་ཅན་སྲུན་མ་ཆེ་ཤོས་ཙམ་འབྱུང་ཞེས་བཤད།

བྷ་ལུ་སིདྷ སཾ༔ དོམ་མཁྲིས་ཀྱི་མིང་།

བ་ལི་ཀ སཾ༔ ? འཁྲིལ་ཤིང་གི་རིགས་ཡིན་ལ་འབྲས་བུ་མེད་པ་དབྱིབས་སྐྱེ་ཧྲས་འདྲ་ཡང་བཅད་བཞིའི་ནང་རེས་པད་གདན་ཡོད་ལ་ནང་རེས་ལའང་ཕྲ་ག་ཕྲ་མོས་གང་ཡོད། རོ་ཁ་ལ་རྒྱུབ་ཅིང་བསིལ་ལ་ཡང་བས་ཁྲག་ནད་རིམས་དང་གློ་མཆིན་སྒོད་ཚད་སེལ།

བ་ལི་ཤ་པ སཾ༔ ? བ་ལི་ཀའི་མིང་།

བ་ཤ་ཀ སཾ༔ ཤིང་སྡོང་ཆེ་ལ་རྐང་གསོབ་ཚིགས་ཀྱི་རྣམ་པ་ཅན་ལོ་མ་རིང་ལ་མཐུག་པ་མེ་ཏོག་དཀར་སེར་ཅན་རོ་ཁ་ལ་ནུས་པ་བསིལ་བས་གཉེར་རིགས་དང་། ཁྲག་ཚད་ཁྲག་མཁྲིས་སེལ། དམན་པ་བོད་དུ་སྐྱེ་བ་བྱེ་རུག་སེར་པོ་འདྲ་བ་དེ་ལ་བརྫུད་ཟེར།

བ་སེ་མ་ཧུ སོ་བྲིའི་མིང་།

བ་སེར དམར་ཟལ་གྱི་རྒྱུས་རྒྱུ་སེར་ཚད་རྙིང་སྦྱོང་བར་བྱེད། སེར་པོའི་མཆེར་པས་ཧུག་དང་མིག་ལ་ཕན།

བྷཱ་ཧེ་ར སཾ༔ བ་རུའི་མིང་གི་རྣམ་གྲངས་སུམ་ཅུ་ལྷག་ཙམ་ལས་དེང་སང་གྲོམ་དུ་སྨན་ཚོང་པ་ཕལ་ཆེར་གྱིས་བྷཱ་ཧེ་ར་ཞེས་འབོད།

བྷྲྀ སཾ༔ ཞིང་སྐྱེས་སྤྱི་མ་ར་ཙི་སྐྱེ་དེང་སང་ཡང་འབོད།

བརྫེའི་མཁྲིས་པ རྒྱ་བྱ་དུར་པའི་མཁྲིས་པ།

བྷཱུ་ཛི་བ་ཀ སཾ༔ ཧྲི་ཏིའི་མེ་ཏོག་གི་མིང་།
བྷྲཾ་པ་ལོ་ཙ་ན སཾ༔ ཅུ་གང་གི་མིང་།
བཾ་ཤ་རོ་ཙ་ན སཾ༔ ཅུ་གང་གི་མིང་། དེང་སང་བམ་ཤ་ལོ་ཙན་ཟེར།
བཏྶ་ཀ སཾ༔ དུག་མོ་ཉུང་གི་མིང་ལ་འཇུག
བར་ཤུན སྐྱེར་པ་ལྟ་བུར་ཀྱི་ཉེ་ལྤགས་ཀྱིས་གདུང་པའི་དྲེག་པ་ནག་པོ་དོར་ཞིང་། ཤིང་དང་ཉེ་བའི་ཤ་གདན་པར་གྱི་ལྤགས་པ་སེར་པོ་ལ་བར་ཤུན་ཟེར།
བཏྶ་ཀ སཾ༔ བུ་ཙན་ཏི་དུག་མོ་ཉུང་གི་མིང་ལ་འཇུག
བྲཧྨ་བྲ་ཧྨི་ཧྲི སཾ༔ ཀུའི་ཕུལམ་སྤང་སྐྱེས་ཏི་རྩ་རམ་པ་ལ་འཇུག
བལ་དཀར་མེ་ཏོག བ་ལུའི་མེ་ཏོག་སྟེ་ད་ལིས།
བལ་ཆུང ལི་བཙན་ཏི་མངའ་རིས་མེ་ཏོག་གི་མིང་།
བལ་བ་ཛ སཾ༔ ? རྩ་གྲོས་མ་དང་། གསེར་སྐུད། ཀྱི་འཛིན་སོགས་ལ་འཇུག་ཀྱང་ལེགས་པར་རྟོགས་ཤིག
བལ་ལུ ད་ལིའི་སྡོང་པོ་དང་ལོ་མ།
བི་ཏངྒ སཾ༔ སཾསྐྲི་ཏའི་བི་ཏངྒ་འགྱུར་ཆག་ནས་བྱི་ཏང་ག་ཟེར།
བི་དྲུམ སཾ༔ བྱུ་རུའི་མིང་།
བི་ཛ་ཡ སཾ༔ ཨ་རུ་རྣམ་རྒྱལ་གྱི་མིང་།
བི་ར སཾ༔ ར་མཉེའི་མིང་།
བི་ཤ་ལ སཾ༔ སྦོན་བུ་ལ་འཇུག
བི་ཥ སཾ༔ བཙན་དུག་གི་མིང་།
བི་ཥ་ནག་པོ སཾ༔ བོང་ནག་ངོ་མའི་མིང་།
བི་ཤུ་ཀ སཾ༔ འབྲུ་སྣ་ཧྲང་གི་མིང་།
བྷི་བྷི་ལ སཾ༔ རེ་ལྷག་པའི་མིང་།

བྷཱི་མ་ཧླུ་ལ སཾ༔ ཤིང་མངར་གྱི་མིང་།
བྷཱུ་ལ སཾ༔ བིལ་བའི་མིང་།
བུ་དཀར་ཅན ཀྱི་ལྡེ་དཀར་པོའི་མིང་།
བུ་མོའི་རྒྱ སྟག་ཤའི་མིང་།
བུ་འཛིན་ཆེ་གྲུ བོ་དྷི་ཙི་ཏའི་འབྲུ་གུའི་མིང་།
བུ་རམ བུར་ཤིང་གི་ཁུ་བ་ལ་བརྟེན་ནས་འཚོས་པའི་བུ་རམ་ལ་རིགས་གསུམ་ཡོད་པ་བུར་སྨུག བུར་སེར། བུར་དཀར་རོ། ཐ་མའི་མིང་ལ་རྒྱལ་མོ་ཀ་ར་ཡང་ཟེར། རེམ་བཞིན་གྱི་མ་བཟང་། རོ་མངར་རོ། རང་བཞིན་དྲོད། ནུས་པས་འབྲུ་བ་དང་། ཤ་སྐྱེད་ཅིང་རོ་ཚ་བ་དང་། གཅིན་འཕེལ།
བུ་ལས་མ་སྐྱེས ཙོམ་བུའི་མིང་།
བྷུ་ཀཧྲ སཾ༔ སའི་ཚེར་མ་སྡེ་གཟེ་མའི་མིང་།
བྷཱུ་ཏ་ཀེ་ར སཾ༔ འབྱུང་པོའི་ཁྲག་སྐྱེ་འཕྲི་མོག་གི་མིང་།
བྷཱུ་ཏུ་ར་ས སཾ༔ ཤ་འཕྲས་ཀྱི་མིང་།
བེ་ཁྲུར བ་རམ་གྱི་མིང་ལ་བཤད།
བེ་ཏྲ སྤང་རྩི་དོ་བོ་དང་། ཤིང་བེ་ལའང་འཇུག
བེ་ཡོག སེམས་ཅན་སྦྲུམ་མ་ཤི་ནས་ཞག་འགའ་ལུས་པའི་ལྟོག་ནང་གི་བུ་ཤ་རུལ་པ་ལ་ཟེར།
བེ་ས་ར སཾ༔ སྤྲེ་བཞུར་རམ་སྤྲབ་སེང་གི་མིང་།
བེར་སེར་ཅན རྒྱ་རྩིའི་གབ་མིང་།
བཻ་ཌཱུརྱ སཾ༔ བོད་སྐད་དུ་ཤིན་ཏུ་དྭངས་པའི་དོན། ངོ་བོ་རིན་པོ་ཆེ་བཻཌཱུརྱ་རིགས་གསུམ་དང་བཅས་པ། འོད་དང་འཆང་བས་ནད་ཀུན་སེལ་བར་བྱེད། ཅེས་པ་ལྟར་ ཤུགས་ར་བཻཌཱུརྱ། ལ་ཝ་བཻཌཱུརྱ། མཐོང་བ་བཻཌཱུརྱ་སོགས་སོ།

བཻ་ཌཱུར་ཆུར་བསྒྱུར  སྤུབ་སེང་གེ་མིང་།
བཻ་ཌཱུར་མདོག་ཅན  སྔོ་སྐྱ་བཞུར་གྱི་མིང་།
བཻ་ཏཱ་ཌྷི  སཾ༔ ལུས་འཕགས་སྐྱེས་ཏེ། པི་པི་ལིང་གི་མིང་།
བཻ་ཛཱ་ར  སཾ༔ ལི་ག་དུར་གྱི་མིང་།
བཻ་ནུ་ཏཛ  སཾ༔ སྨུ་མེན་གྱི་མིང་།
བཻ་ར་ཎ  སཾ༔ སྨུ་མེན་གྱི་མིང་།
བྷཻ་རོ  སཾ༔ སྲེ་རོས་གདོན་རིགས་ཀུན་སྲུང་གཟེར་བ་འཇོམས། སྲེ་རོ་ཏྲ་ལ་དང་སེང་
ག་ལི་རིགས་གཉིས་ཡོད། ཁ་དོག་སེར་པོ་མཐིང་ཐོང་གཉིས་ཙམ་དང་། སྲེ་མ་གཡུ་
སྤྲང་གི་མདོག་ལྟ་བུ་འབྱུང་ཞེས་པ་ཤད།
བྷྱཱ་ལ  སཾ༔ ཞིལ་པའི་མིང་།
བྷྱཱ་ལ་བ  སཾ༔ སོ་བྱིའི་མིང་དུ་བཤད།
བི་དེ་ཧེ  སཾ༔ ཕྱུག་གླིང་མཛེད་པའི་ཞིང་གི་འབྲས་བུས་མོ་ག་ཤམ་བུ་མེད་པ་ལ་བུ་
འབྱུང་བའམ་བུ་རྩེ་བྱེད་ནུས།
བོ་བོ་མགོ  ཕང་རྩེ་དོ་སོའི་མིང་།
བིག་པན  ཐ་ཤག་གི་སྐད་བད་ཀན་བུར་ཆག་པར་བཤད། དོན་ཆུར་དཀར་དུ་གུར་
འཕེལ་གྱི་གསུངས། སྐབས་ཀྱིས་སློག་ཐལ་དང་། ཞི་ལ་ཐོ་ཁར་འཇུག་པ་ཤེས་དགོས།
བིད་ཀླི་ཀ  སཾ༔ མཁས་མ་སྐྱེ་ཀཎྜ་ཀ་རི་ལ་འཇུག
བིལྦ  སཾ༔ ཀ་པེད་རྒྱུང་བའམ་མོ་རིགས། ཀ་བེད་ལ་སྦྱོས།
བིལ་བ་སྨར་གང  སྲང་གཅིག་གི་ཚད་ལ་འཇུག
བིཤྭ་ཀརྨ  སཾ༔ ཀྱི་ལྷ་དཀར་པོའི་མིང་།
བྲུམ་པ་ཅན  གྲུ་གྲུལ་གྱི་མིང་།
བྲུལ་ཏོག  དཀར་པོ་རྩ་གང་འདྲ་བ་བཟང་ཞིང་སྨན་བྱུལ་ཟེར། གཞན་དམན། རོ་

མངར་ལ་ལན་ཚྭ་བ། རང་བཞིན་སྙོམས། ཞུས་པས། རྩམ་པ་མ་ཞུ་བ་སོགས་དང་ལོ་བ་སྦྲོས་བརྒྱངས་འཇོམས། ཕོ་ལོང་སོགས་ཀྱི་གྲིབ་རིགས་གསོད། ཁོག་ནང་གི་རྨ་རྣུལ་གཅོད་ཅིང་གསོ།

བེཧྲ་ཀ སཾཿ རྟོག་བྱེད་དེ། ག་ཕུར་གྱི་མིང་།

བཀྵ་ན སཾཿ ཤིང་ཀུན་གྱི་མིང་།

བོང་ང རིགས་དཀར་ནག་དམར་སེར་བཞི་ཡོད། སྔོན་རྒྱ་མཚོ་བསྲུབ་དུས་དུག་གི་སྐྱེས་བུ་འཇིགས་ཤིང་སྐྲག་པ་དེ་ཉིད་རྒྱུ་མི་རྒྱུ་བའི་དུག་ལ་ཐིམ་ཞིང་དེ་རྗེས་བདུད་རྩི་ཐོན་པ་ཡང་དུག་གི་གཉེན་པོ་བོང་ང་དཀར་སེར་དམར་གསུམ་དུ་གྱུར་བར་བཤད། རོ་ཞུས་སོ་སོར་གཞིར།

བོང་ང་དཀར་པོ རི་མཐོ་གྲིབ་ངོས་ལྷ་བུར་སྐྱེས་པ་སྔོང་པོ་ལྗང་སྐྱ་ལ་ལོ་མ་སམ་རིས་རྩུབ་ཅིང་རྩེ་རྣོ། ལོ་མ་ཁ་སྤྲོད་སྐྱེ་ཞིང་མེ་ཏོག་སྨུག་ལ་ཐལ་སྐྱའི་མདོག་བྱ་ལོའི་མགོ་ལྟ་བུ་ནང་ན་ཐེའུ་འབྲུ་ཅུང་ཤས་ཡོད། དེ་ཡང་ཞིབ་ཏུ་རྟག་ན་ལོ་སྔོང་ནག་ཤས་ཆེ་བ་ལ་ཐེའུ་འབྲུ་ནག་པོ་དང་སྐྱ་ཤས་ཆེ་བ་ལ་ཐེའུ་དཀར་སེར་འབྱུང་། རྩ་བ་རྙིང་པ་དང་གསར་པ་ཁ་འབྱར་དཀར་པོ་མཐེ་རྒྱུང་ཙམ་ཡོད། རོ་ཁ་ལ་བསིལ། རིམས་དུག་དང་མཁྲིས་ཚད་སེལ། ལོ་བ་རྒྱུ་ལོང་གི་ཚད་པ་གཅོད།

བོང་ང་ནག་པོ མི་རྒྱུ་བའི་དུག་གི་གཙོ་བོར་བཤད། མེ་ཏོག་ནག་ཤས་ཡོད་པས་བོང་ནག་ཟེར། འདི་ལ་རྩ་བའི་དུག་ལྔ། ཡན་ལག་གི་དུག་ལྔ། ཁ་དོག་གིས་དབྱེ་ན་དཀར་སེར་དམར་སྔོ་ནག་ལྔ། མདོར་ན་དཀར་སེར་ནག་གསུམ་དུ་འདུས། མེ་ཏོག་སྔོ་སྐྱང་ལ་འཛིན་པ་ཟླ་ཐལ། དམར་ནག་ལ་སྤྱང་དུག ནག་པོ་ལ་བོང་ནག་ཟེར། གང་ཡང་རོ་ཚང་ཟད་མངར་ལ་ཚབ། རང་བཞིན་དྲོད་ལ་དུག་ཤས་ཆེ། ཞུས་པས་གཉན་རིམས་ཀྱི་གཟེར་ཟུག་གཅོག འབམ་སྦྲུམ་རང་བཞིན་གྱི་ན་ཟུག་སེལ། ཆུ་སེར་སྐེམ། སྙིང་རླུང་སེལ་ཞིང་ལུས་དྲོད་སྐྱེད་དོ།

བོང་ང་དམར་པོ ལྷོ་མོན་ཙ་རི་སོགས་སུ་སྐྱེ་བ་མེ་ཏོག་དམར་པོ་རྒྱ་ཆོས་ལྷ་བུ་ཆེ་

རྒྱུད་མཐོང་ཙམ་ནས་ལུག་རིལ་ཙམ་འབྱུང་བ། བཙད་ན་འོད་བཙས་མཁྲེགས་སྐྱ་དམར་
སྐྱུམ་དང་ལྡན་པ་རོ་ཁ་བ། དེས་གྲི་བའི་ནད་དང་ཁྲུད་པར་བཙན་དུག་འཇོམས། དམན་
པ་ཕྱེབས་ཀྱ་ལམ་འཛིན་པ་འདྲ་ལ་མེ་ཏོག་དམར་པོ་རྒྱ་མདངས་ཅན་རྩ་བ་དམར་བ་
དེས་ཚབ་རུང་བའོ།

**བོང་ང་སེར་པོ།** ཕྱེབས་ཀྱ་ལམ་བོང་ང་དམར་པོ་འདྲ་ཡང་མེ་ཏོག་དང་རྩ་བའི་ཁ་
དོག་ཤིན་ཏུ་སེར་ལ་རོ་རབ་ཏུ་ཁ་ལ་བསིལ། ནུས་པས་དུག་ཚད་ཀྱི་ནིགས་དང་། ཁྲུད་པར་
མཁྲིས་ནད་ལ་བསྔགས།

**བོང་དུག་ནག་པོ།** རེ་ལྕག་པའི་མིང་།

**བོང་རྣ་བ།** ཞི་ཤོ་དང་ཀྱི་སྡེ་དཀར་པོ་གཉིས་ཀར་འཇུག

**བོང་བུ།** བོང་ཁྲག་གིས་གྲུམ་བུའི་ཚིགས་ཀྱི་ཆུ་སེར་སེལ། རྣམ་པས་ཆུ་སེར་སེལ།
ཚིལ་གྱིས་ཟ་ཕྲུག་གླང་ཤུ་སེལ། བོང་བུ་ནག་པོའི་རྣོ་ལྤགས་ཀྱིས་རྨ་ལ་ཕན། ཧོ་མས་
སྦྲུ་གསོ་ཞིང་སྦྲོ་ནག་འདྲེན། ནུས་པས། ཤས་རྡོད་སྐྲོད་ལུས་ཟུངས་འཕེལ།

**བོང་བུ་ཟན་དམར།** སོ་ལྕགས་ཀྱུའི་མིང་།

**བོང་བུ་ལན་ཚྭ།** ལྷེ་ཆའི་མིང་།

**བོང་རྩིག** བོང་བོར་ཡང་ཟེར། བོང་བུ་ལོ་གཉིས་པ་ལོན་པའི་རྩིག་པ་གཡས་པའི་
སྐྱེས་རྒྱུ་འགགས་སེལ།

**བོད་ཀྱི་གུར་གུམ** ཁྲི་ཡང་ཀུའི་མིང་།

**བོད་ཀྱི་བོན་པོ་སྔོན་པོ།** ཁྲི་ཡང་ཀུའི་གབ་མིང་།

**བོད་ཀྱི་ཙནྡ** མཛོ་མོ་ཤིང་གི་མིང་།

**བོད་ཀྱི་སྨྱོ་ཊིས** བྲ་མའི་མིང་ལ་བཤད།

**བོད་སྣེ** སྣེ་གོད་ལོ་སྟོང་ས་ར་ཞལ་ཞེས་སྐྱེ་བ་ལོ་མ་རྐྱང་ལ་རྒྱབ་མདོག་དམར་པོ་ལ་
འོད་འཚེར་བ་ཚོད་མར་བྱེད་པ་དེའོ། རོ་མངར་ལ་རྩུབ་ཟད་ཀ། ནུས་པས་རྨ་གསོ།

མདའ་མདེའུ་སོགས་ཕྱོང་དུ་སོང་བར་ཁབ་ལེན་དང་སྦྱར་ན་འབྱིན་པར་ནུས་སོ།

བོན་པོ་ཟ་འབྲུར  བྲེ་གའི་ཤཔ་མིང་།

བོན་པོའི་ཐལ་བ  ཏ་བོན་པའི་མིང་།

བོན་ལོང་པ  སཧྱེ་ཀའི་མིང་།

བྱ་ཁྲི  སཾཿ སྟག་ཚེར་ཏེ་ཀ་ཎྚ་ཀ་རི་སྨུག་པོའམ་ག་བྲ

བྱ་རྐང་པ  ཏི་ཤུ་ས་རིགས་གསུམ་ལས་དམའ་སར་སྐྱེ་བ་ལོ་མ་ལྷང་ནག་སྔོར་ལ་ཤག་རིས་ཅན་སྤུ་གསོབ། སྡོང་པོ་སྨུག་ནག་མེ་ཏོག་མཐིང་ནག་སུ་ཤུད་མགོ་ལྟ་བུ་ཡོད་པ་ལ་བྱ་རྐང་པ་ཟེར། རོ་བསྐ་ལ་རང་བཞིན་སྙོམས། ཚ་གྲང་གཉིས་ཀའི་འབྲུ་བ་གཅོད། རྒྱུ་ཚད་སེལ། ཆ་རིགས་གསོ། ཆུ་སེར་དང་རྣག་ཁྲག་སྐེམ།

བྱ་ལྷུང་ཁྲག  ཤྲཱི་རྩེའི་མིང་།

བྱ་རྐན་སྨུག་པ  ཙོང་ལེན་གྱི་མིང་།

བྱ་རྒོད  བྱ་རྒོད་མིག་མིག་ལ་སྦྱུགས་པས་རྒྱང་གསལ་བ་འཁྲིབ་ལ་ཕན། གྲི་པས་མ་ཆུབ་འཛུབ་དང་། ཤ་རིམས་འཛུབ་པར་བྱེད། སྙིང་གིས་རྡུན་པ་ཉམས་པ་གསོ། མཁྲིས་པ་མིག་ལ་སྦྱུགས་པས་མིག་གསལ་ཞིང་རྨ་གསོ། སྒྲོ་ནད་ལ་ཡང་ཕན། རུས་པས་རྒྱུ་འགགས་སེལ། ཤས་ལྷམ་འཛིག བྲུན་གྱིས་དྲོད་སྐྱེད་ཅིང་སྐྲན་པ་ཞིགས། ལྤགས་དྲེག་འགོག སྐྲང་འཇོམས་པ་དང་རྣག་འགུགས་པར་བྱེད། གདོན་ཀུན་སྲུང་ནུས།

བྱ་རྒོད་རྒྱུས་སྦྱོར  བྲག་སྤོས་ཀྱི་མིང་།

བྱ་རྒོད་སྤོས  ཛ་ལས་སྐྱེ་བ་ལོ་མ་ནག་རྩུབ་ཅི་སྤེ་འདྲ་བ་ལ་མེ་ཏོག་སྔོན་པོ་བ་སྤུ་ཅན་སྨིན་བུའི་མགོ་འདྲ། ཤྲཱི་རྩེའི་དྲི་དྲོ། རོ་ཁ་ལ་བསིལ། ནུས་པས་ཆམ་པ་རིམས་ཚད་དང་དུག་ནད་སེལ། པགས་སྲིན་ཟ་འཕྲུག་དང་ཁྲག་ཚད་ལ་ཕན། གདོན་ཡང་འདུལ།

བྱ་རྒོད་ཕུ་གསོ སྒྲོ་ལོ་དཀར་པོའི་མིང་།

བྱ་རྒོད་སྤུག་པ ལ་མཐོར་སྐྱེ་བ་སྡོང་པོ་མཐོ་གང་ཙམ་པ་སྨུ་དཀར་པོས་བསྐུ་ལྟ་པ་རྩ་བ་བྲལ་ལ་རྩེ་སྨྲོམ་པའི་ཉམས། མགོ་སྐྱུག་ཁོག་སྐྱོང་ཅན་ནོ། རོ་ཁ་ལ་རང་བཞིན་བསིལ། ནུས་པས་མགོ་ཆག་གམ་མགོ་རྨ་གསོ། ལྷོག་རྒོད་འདུལ་ཞིང་ཕྱི་ནས་འབྱུར་བྱུས་ཀྱང་ཕན་པར་བཤད།

བྱ་ཏུ་པད རྒྱ་ནག་སྐད་དུ་ལྷུང་ཚེར་དཀར་པོ་དང་ཐར་ཆུང་ཟེར་སྐྱེས་པ་ལའང་བཞེད།

བྱ་ཐལ བྱ་རྒོད་ཀྱི་སྦུན།

བྱ་རྗེ རྗེ་ཞེའི་མིང་།

བྱ་ལྕམ་གསེར་མགོ ཞིམ་ཤིག་སྔོན་པོ་ལ་འཇུག

བྱ་ཕུར་སྐྱེབ ཀོ་བྱི་ལའི་མིང་།

བྱ་ཕོ་རྩེ ཇོས་འཛིན་ལུགས་མང་དུ་མགོན་དང་པི་སློན་ཨ་ཙུ་རྩེ་ལ་བཞེད། ཤེལ་ཕྲེང་ནས། རེར་ཕྲུང་སེན་ཆུང་ཙམ་ལོ་ཆུང་རྩུབ་ལ་མེ་ཏོག་སྔོ་སྐྱ་ཆུང་ཕང་རྒྱུན་དབྱིབས་ཅན་དུ་བཤད། གང་ལྟར་ཕྱུད་མེད་ཟླ་མཚན་དང་ཁྲག་ཤོར་ཡང་གཅོད།

བྱ་ཁལ ཐང་ཁྲག་གི་མིང་།

བྱ་བྲ ཕུག་རོན།

བྱ་སྐྱབ ཁྱིམ་བྱ་བྲང་ས་སྐེ་དམར་ལ་སྐྲལ་པ་ཁྲ་ཤིག་ཡོད་པ་ཞིག

བྱ་མ་བྱི་རུ ཁྱི་ཏྲིའི་རང་བཞིན་ལ་སོ་ཡོད་པ་དང་ཤའི་ཤོག་པ་ཅན་དེའི་རྣམ་པས་བྱ་འཕྲེན་པ་དང་རྩ་ནད་སྐྱོང་། ཤས་མོ་ནད་སེལ། སྨྱུས་ཀྱང་མངལ་ནད་ཞི།

བྱ་ཚེར་ཟིན བྱ་སྨྱུག་ཐེན་ཟིན་པའི་སྐྱོང་ཐགས་ཀྱི་མིང་། དེས་སྐྱུགས་པ་གཅོད་ནུས་པར་བཤད།

བྱ་ཕང ཕ་ཕང་ཡང་ཟེར། སྐྱོམ་ཕ་ཕང་ཡང་ཟེར། མཚན་མོ་རྒྱུ་བའི་ཤའི་ཤོག་པ་ཅན་དེའི་ཤས་སྐྱུགས་པ་གཅོད། ཀྲད་པས་སྐྲ་སྐྱེ་ཁྲག་ཀྱང་མཆོངས་པར་

ཉེར་མཁོ་སྐབས་བརྒྱད་ལས་བཤད། ཟླུན་གྱིས་གདོན་གསུང་ངོ་།

བྱ་ཕང་བཅད་འབྱོར་ མ་ནད་པ་སྐྱེ་འཚོན་བུའི་མིང་།

བྱ་རོག་ སྲོས་གདོན་འཇོམས་ཤིང་སྐྲོབ། ཤས་གདོན་ནད་སེལ། མཇུག་སྤུས་རྨ་གསོ།

བྱ་རོག་སྐྱེ་བྲུ་ མ་ཉིང་གྲིས་མའི་མིང་།

བྱ་རོག་སྨྱུག་པ་ ཡུལ་སྐད་དུ་མ་ཉིང་གྲིས་མ་ལ་ཟེར།

བྱ་རོག་བཅད་འབྱོར་ རྒུ་ཚོན་པའི་མིང་།

བྱ་རོག་ཞུང་ལམ་ བྱ་རོག་ནོར་བུའི་མིང་།

བྱ་རོག་གདོང་ ཨ་ག་རུའི་སྤྱི་མིང་།

བྱ་རོག་རྣ་ ཤ་ཡག་རྩ་བའི་མིང་།

བྱ་རོག་ནོར་བུ་ རི་མཐོའི་བྲེ་ཤས་དང་སྤང་ལས་སྐྱེ་བ་ལོ་མ་ཉག་ཅན་ཞིང་། རྩ་བ་ལ་ཕྲུག་ལྷ་བུ་བགྲད་ནས་སྐྱེ་ཞིང་། ལོ་མའི་ཀང་དམར་ལ་དྲི་ཞིམ་པ་ཞིག ནུས་པས་འཁྲུས་ནད་སེལ། ཤ་ཡག་རྩ་བར་ཡང་འཇུག་གོ །

བྱ་རོག་སྣ་ ཤ་ཡག་རྩ་བའི་མིང་།

བྱ་རོག་མིག་ བྱ་རོག་ནོར་བུའི་མིང་།

བྱ་ཤ་ཟན་ བྱ་ཁྲའམ་ཁྲ་གླག་གི་མིང་།

བྱ་སེབ་ ཡུ་གུ་ཤིང་གི་མིང་།

བྱ་སྨུག་ཅན་ རྩུ་རྩིའི་གབ་མིང་།

བྱང་ཆུབ་ལྗོན་ཤིང་ བྱང་ཆུབ་ལྗོན་ཤིང་དངོས་དང་། པི་པི་ལིང་གི་མིང་གཉིས་ཀར་གོ །

བྱང་ཐོག་ བུལ་ཏོག་གི་མིང་།

བྱང་པ་ བྱང་པ་ལ་རིགས་སེར་ཁྲ་དམར་ཁྲ། ནག་པོ། སྔོ་ནག་བཅས་བཞི། བྱང་པའི་དུག་བར་ཤོག་ལ་ཡོད། རྩ་སྦྱོང་ལ་བསྔགས་སོ།

བྱིང་བྱིང་ཐུ་ལུ འཕུ་སྲིན་བྱིང་བྱིང་ཐུ་ལུ་སྟེ། གླང་འཐབ་འཇོམས་པ་ལ་བསྔགས།

བྱིས་ཚེ་རམ ས་སྐམ་ཤས་ཆེ་བའི་བྱེ་མའི་ཡུལ་ན་སྐྱེ་བ། ལོ་མ་ཆུང་ལ་མཐུག སྙེ་མ་གོས་ལ་འབྱུར་ནུས་པ་དང་། ཚེར་ཆུང་གཟེངས་ཤིང་རྩ་བ་ཤིང་མདར་འདྲ་བ་སོར་ཕལ་ཆེར་མཛོ་མོ་ཤིང་ལྟར་ཉལ་ནས་སྐྱེ། ནུས་པ་སྙོམས་ལ་རིམས་དུག་མཁལ་ཚད་དང་། ཕོ་སྐྲང་། རྒྱུ་འགགས་བཅས་ལ་ཕན།

བྱུ་རུ བྱུ་རུས་མཆིན་ཚད་རྩ་ཚད་དུག་ཚད་སེལ། ཞེས་དང་། རང་འགྲེལ་ཞབས་ཀྱིས། བྱུ་རུས་འདུས་པའི་ནད་ལ་ཕན། ཞེས་གསུངས། རིགས་དམར་པོ། ནག་པོ། དཀར་པོ་བཅས་གསུམ་ལས། དང་པོ་མཆོག་ཏུ་བཤད་དོ།

བྱུ་རུའི་སྒོན་པོ བྱུ་རུའི་མིང་།

བྱུ་རུའི་དྲྭ་བ འབྲི་རྟས་འཛིན་གྱི་མིང་།

བྱེ་ལྷོ་ལག་པ དབང་པོ་ལག་པ་དམན་པའི་མིང་སྟེ། ལོ་རྒྱུས་གཞན་དུ་གཟིགས།

བྱེ་སྦལ་ཁྲ་བོ ཐག་སྦོས་ཀྱི་མིང་།

བྱེ་མའི་དུགས་ལུམས ཆུ་ཆེན་འགྲམ་གྱི་བསྐལ་བའི་བྱེ་མ་སྟེང་བ་སྐར་མོས་མི་ཚིགས་རྩམ་ས་མེད་པར་སྐྱུང་ལ་འཕུར་བའི་བྱེ་མ་ཆང་དུ་བཙོས་ལ་ཚ་དུགས་དང་། ལུམས་བྱས་པས་གྲང་བའི་མཁལ་ནད་དང་རྐེགས་འགྲམ་པ་ཕན་ནོ།

བྱེ་མ་རེག་གཅོད རྡོ་དམར་སྨུག་གཡའ་མའི་དབྱིབས་ཅན་ཁྲག་ཤ་བཙོས་དང་སྦྲོན་འདྲ། ཚོན་སྨུག་ཉམ་པ། འགའ་ཞིག་མདུང་རྩེར་འཛོད་པ་དེས་ཤ་རོ་དང་མྱེན་འབྲས་སོར་ལ་འདེབས་སྨན་བྱེད་པའོ།

བྱེ་རུའི་དོམ་འབབ སྐྱུར་པའི་འབྲས་བུ། ཕལ་སྐད་དུ་མཛོ་མོ་ནུ་ནུ་ཟེར།

བྱེ་རིག་པ བྱེ་རྒྱུག་གི་མིང་།

བྱེ་ལེབ ཕྱེ་མ་ལེབ་ལ་བྱེ་ལེབ་ཀྱང་སྨྲང་། དེ་སེར་ཁྲས་སོ་སྲིན་ཏུ་ཡོག་སེལ། ཡང་བྱ་མ་བྱིའུ་ལ་འང་འཇུག་པ་ཤེས་དགོས།

བྱང་ཕྱོགས་ནོར་འཛིན་རྔ་མཆོག ཤུལ་ཏོག་གི་གབ་མིང་།
བྱང་གཡག་མདེ་འབྱིན ཇ་སོད་སྤྱུག་པའི་མིང་།
བྱང་སེམས་དཀར་དམར ཁམས་དཀར་དམར་གཉིས་སམ་ཕལ་སྐད་དུ་ཐིག་ལེ་དཀར་དམར་དུ་གྲགས་པ་ངེས་དགའ་བ་བཞི་ལྷན་གྱི་བརྟུད་ལེན་དང་། ཐིག་ལེ་མཛེར་པ་གཅོད། རྩ་དང་དམུ་ཆུར་ཕན་ནོ།
བྱང་སེམས་ལྷན་པ ཙོང་ཞིའི་མིང་།
བྱར་པ་ཏ་རྒྱུ་རྩི འབྲོང་པོར་སྐྱེ་བའི་རྩ་རིགས་མདོག་སྨུ་སྨུག ལོ་མ་སྤྲང་ལེབ་ལ་རྩེ་རྣོ་ཞིང་ལོ་མའི་མཚན་ཁྲུང་ནས་མེ་ཏོག་བྱིང་དམར་བང་རིམ་ཤར་བ། མེ་ཏོག་འདབ་གདན་བཞི་དང་། འབྲས་བུ་ཁ་གསལ་པ་རིང་པོ་ཡོད། རང་བཞིན་བསིལ་ཆེ། རོ་ཁ་བ། འབམ་འབྲུམ་གྱིས་ཚིབ་རྒྱས་པ་དང་། ནོར་པ་ཟ་ཕྲུག་ལ་ཐེམས་ཤིང་ན་བ་སོགས་བཅོས་ཐུབ།
ཕྱི་ཀུ སྒོག་སྐྱའི་མིང་།
ཕྱི་ཀུན སྒོག་སྐྱའི་མིང་།
ཕྱིའུ་སྐྱིད་འཚོ འབུ་སྲུ་ཏང་སྨེ་རྒྱུ་མཚན་གྱིས་བཏགས་མིང་།
ཕྱིའུ་མགོ ཕྱིའུ་མགོས་དེ་བཞིན་ཤའུ་སྐྱོད་པར་བྱེད། ཅེས་དང་། རང་འགྲུང་ཞབས་ཀྱིས། ཕྱིའུ་མགོས་མགོ་ཡི་རུས་ཆག་སྦྱོར། ཞེས་གསུངས། ངོ་བོ་རྡོ་ལ་འབྱུང་ཁུངས་བྲག་རྡོ་དཀར་པོའི་ནང་དང་། ས་ནང་གྲམ་ཁྲོད་སོགས་ནས་བྱུང་། ཁ་དོག་དཀར་པོ་འཛམ་པ་ཕྱིའུ་ནས་ཟན་གྱི་མགོ་འདྲ་བ་མཆོག ཁ་དོག་དམར་སྐྱ་དང་སྔོན་པོ་ཁྲ་མགོ་འདྲ་བ་དམན་པར་བཤད་དོ།
ཕྱིའུ་སྒོག ལོ་མ་དང་མེ་ཏོག་མཐིང་སྔོན་ལ་འཛམ་པ་ཞིག རོ་ཙུང་ཟད་ཆེ་ལ་ནུས་པས་ཟས་འཇུ་ཞིང་དང་ག་འབྱེད། སྲིན་སེལ།
ཕྱི་ཏང་ག འབྲས་བུ་དམར་སྨུ་སྲན་ཆུང་ཙམ། ལོ་མ་སྐྱ་ཆུང་། མེ་ཏོག་སྔོ་དམར་

དང་བཅས་ཡོད། ནོར་སྐྱུར་ལ་མངར་ཚིབ་ཡང་ཡོད། ནུས་པས་ཁྲིན་ནད་སྲི་དང་སྐྲ་ཐབ་
སེལ། འབྲུ་བར་བྲུས་སོ།

ཁྲི་ཧྲི་ཤི  སཾཿ ? ཀཧྣ་ཀ་རིའི་མིང་།

ཁྲི་ཤུར  གཟུགས་མོ་གྲི་ཤུར་ཧྲེ་དབྱིབས་ཙི་ཙི་འདྲ་ལ་ཆེ་ཆུང་རི་བོང་ལས་ཆེ་བ་སྤུ་ཐིང་
སྒྲོ་ཁབ་ལྟ་བུ་རིང་ལ་ཐྲ་ཐྲ་ཅན་ཞིག དེའི་སྒྲོས་སྤུ་དུག་དང་གློ་ནག་སེལ། ཁྲག་གིས་
སྨིན་མ་བྲེ་བ་སྐྱེ།

ཁྲི་ནས  ལོ་གཅིག་སྐྱེ་བའི་རྩ་རིགས་ཤིག་རེད། སྡོང་པོས་ལ་ཉལ་ནས་རྩེ་ཡར་ལྡང་
ནས་སྐྱེ་བ། དེར་ཨ་རར་འདྲ་བའི་རྩ་བ་མང་ལ་སྡོང་རྐང་ལྷུང་ཞིང་ཟུར་ཚིགས་ཡོད། ལོ་
མ་སྔོང་ནར་དབྱིབས་རེས་མོས་སྐྱེ་བ། ལོ་མའི་རྒྱབ་ལྷང་ཐལ་དང་མདུན་ལྷང་བྲུ། ལོ་
མའི་མཚན་ཁྲུངས་ནས་མེ་ཏོག་ཆུང་ཆུང་མདོག་ལྷང་ཁྲ་མཐའ་དཀར་པོ་རྡུབ་རྡུབ་ཤར།
འབྲས་བུ་ཟེང་སྐྱ་ཟུར་གསུམ་ལྟ་བུའི་སྙིང་དབྱིབས་ཀྱམ་ཚག་གིས་འབྲས་བུར་བསྡུམས་
ཡོད། རང་བཞིན་སྙོམས། རོ་ཁ་བ། གཅིན་ཐི་འགོས་ཐབ། གཅིན་པ་གཏོང་སྐབས་
ན་ཟུག་གཏོང་བ། གྲང་འཁྲིས་པགས་ནད་རྒྱུ་སེར་གྱི་ཐོར་པ་སོགས་ལ་ཕན།

ཁྲི་ཁའི་མིག  གཉིད་མཐུག་པ་སྐྱུང་། ཟླན་གྲེས་ནག་སྣ་འདྲེན།

ཁྲི་ཧུ་ཆོ་ལ་ཕྲུག  ཧྲི་ཧུ་ལ་ཕྲུག་གཡུང་བའི་མིང་།

ཁྲི་བཟུང  སྡོང་པོ་ཐོང་སྡོང་ཞེང་... ཞིང་མེ་ཏོག་དམར་པོ་རྩེར་མགོ་ཏོག་ཏོག་ཆེར་
མའི་དྲ་བས་བསྒྲུམ་པ། འབྲས་བུ་ནར་ལེབ་ཁམས་ཀྱི་རྣ་རྟའི་འབྲས་བུ་ཧེ་ལྟ་བར་ཡོད་
པར་བཤད། རོ་ཚ་ལ་བསྐ། ཞུད་ཆེ། ནུས་པས། རྡོ་སྐྲན་བཤིག ཚ་ནད་སྦྱོང་།
སེམ་ཐོར་སྨིན། རླུང་ཚད་འཇོམས།

ཁྲི་རིལ  པི་པི་ལིང་གི་མིང་།

ཁྲི་ཟླུག  རིགས་གཉིས་ཧྲེ་སེར་པོ་དང་ནག་པོ། སེར་པོ་ལོ་མ་ཟ་འདྲ་ཡང་ཆེར་མ་ཡོད།
སྐྱེ་མ་སྤྲུག་མཐུག་དབྱིབས་ལ་མེ་ཏོག་སེར་པོ་སེབ། ནག་པོ་སྡོང་པོ་གྲུ་བཞི། ཚིགས་

མཚམས་ནས་ཡལ་ག་གྲེས་པ་སྐྱེ་མགོང་འདྲ། མེ་ཏོག་སྤུ་མེད་ལྷ་བུ་ནག་པོ་དང་སྔོན་པོ་ཡང་ཡོད་པ་མེ་ཏོག་གི་ཁྱད་པར་ཡིན། རོ་ཚ་ལ་བསྐ། རང་བཞིན་སྙོམས། སེར་པོས་སིབ་ཐོར་སེལ། རྨ་འབུ་སྐྱུང་། ཟ་འཕྲུགས་འཇགས། མིད་མགྲིན་སྐྲངས་པ་འཇོམས། གྲང་སྲིན་སེལ། ཟས་འཇུ་བར་ནུས། ནག་པོས་རྨ་འབུ་སྐྱུང་བ་དང་སྲིན་རིགས་གསོད།

**བྲི་ལ** བྲི་ལའམ་ཞུམ་བུ་སྟེ། དེའི་གཞང་གེས་བྱེད་ཀྱི་མཚན་མའི་སྣ་སྙོམ་པ་དང་། མཇུག་ཏོས་རོ་ཙེ་མཆོག་ཏུ་འཕེལ། ནུས་པས་མཚན་པར་རྗོལ་བ་གསོ། པགས་པས་གཞང་འབྲུམ་ནད་ལ་ཕན།

**བྲིའུ་ལ་ཕུག** ཞིང་དང་ལུ་ལས་སྐྱེ་བ་ལོ་མ་དཔལ་གང་འདྲ་བ་བྲིའུ་ལ་ཕུག་ཆོད། ལོ་མ་ཞིབ་ལ་སྤུ་རྒྱུང་ཡོད་པ་གཡུང་། རིང་ཐུང་མཐོ་རེ་ཙམ་ལ་འཕྲས་བུ་དང་གང་བུ་དཔལ་གང་འདྲ་བ། དྲི་རོ་ལ་ཕུག་ལྷ་བུ་ལ་རྩ་བ་དཀར་པོ་ཡོད། རོ་ཁ་ལ་ཚ། རང་བཞིན་དྲོད། ནུས་པས་ཟས་འཇུ་བ་དང་ཤ་དྲུག་སེལ།

**བྲི་ཤིང་དཀར་མོ** འདི་ལ་རྩིས་འཛིན་ལུགས་མང་བ་སྟེ། གཤེར་རྗེ་ལ་བྱེད་པ། རྗེ་བྲིའུ་མགོ་དཀར་པོ། ཙོང་ཞེ། རྗེ་ཞུན། ཀྱི་སྤྱི་དཀར་པོ། ར་དཀར་རོ་མ་སོགས་མང་བ་ཤད། དངོས་དེའུ་དགེ་བ་ཤེས་ཀྱིས། སྔོ་ཕྱང་པོར་སྐྱེ་བ་ལོ་མ་མེད་པའི་ངར་པ་གཅན་གཟན་གྱི་ཁ་སྤུ་ལྟར་སྐྱེ་བ་མེ་ཏོག་དཀར་པོ་འཚར་བ་ཞེས་གསུངས། ནུས་པས་གློ་ཚད་སེལ་བ་དང་། རེང་བུ་རྨ་རར་རྟུག་ན་སྤྱི་སྐྲན་སེལ།

**བྲི་ས** བྲི་བའི་ཤིང་བུ་ཁ་ཕར་དུ་བལྟ་བའི་ཤིང་བུའི་ས་བསྲེས་པའི་ཚ་དུགས་ཀྱིས་… གྲང་ཐང་དང་། ཚབ་ནད་དམ་བད་མེད་རྒྱུ་སྐྱིད་གཟེར་བ་ཕན།

**བྲིའུ་སྤྱང་མ** ཁ་ལུང་གི་ཞིར་སྐྱེ་བ་སྡོང་བུ་ཐྲ་ལ། ལོ་མ་སྲབ་ཅིང་ཆུང་བ་མེ་ཏོག་སྔོ་དམར་འཚར་བ། འབྲས་བུ་སྤྱང་དམར་འདྲ་བའོ། རོ་མངར། རང་བཞིན་བསིལ། ནུས་པས་རྨ་ནད་དང་། བྲེ་སྐྱོན་གྱིས་ཟིན་པ་གསོ། མགོ་དང་བྲང་ཁོག་རྨ་གསོ།

ཁྲ་བ་རྒྱ་ལུག  ཁྱི་ཟུག་དང་ཁྲག་སྤོས་གཉིས་ཀར་འཇུག

ཁྲ་བ་ཐང་ཤིང  དྭགས་པོའི་འཕོར་འབུམ་དུ་སྤོ་ལྷུགས་ཀྱང་དང་། ཡང་རྩེ་དམར་ཁང་གཅིག སྒྲུང་རྩེ་ཕྲུམ། སྐང་ཐོག་པ་བཅས་ལ་ཡང་འཇུག་པར་སྣང་བས་རྟོགས་ཤིག

ཁྲ་བོ  རིགས་དཀར་ནག་གཉིས་ཡོད། རང་བཞིན་བསིལ། ནུས་པས་རྨའི་ནག་ཁྲག་འཛིན། ཁྲག་བཤིག འབྲས་ལ་ཡང་ཕན།། སོགས་ཚིག་བསྡུས་ཐང་གིས་རང་རང་གི་ཆང་མ་ཞུ་བར་ཕན།།

ཁྲ་མ  མེ་ཏོག་སེར་པོ་སྨན་མའི་མེ་ཏོག་འདྲ་ལ་གང་བུ་ནར་དྲིལ་ནང་དུ་འབྲས་བུ་སྨན་དབྱིབས་ནར་མོ་སྨན་མའི་རོ་ཕྲོ་བ་མང་རབ། ནུས་པས་ཤ་ཚད་རྩ་ཚད་སེལ་བ། རྩ་བ་སྨན་དུ་རྫུ་བར་བཤད་དོ།

ཁྲ་ཚེར  ཁྲ་མའི་མིང་།

ཁྲ་སེ  ལྕམ་པའི་མིང་།

ཁྲག་སྐྱ་ཧ་བོ  ཁྲག་ལོག་ལས་སྐྱེ་བ་ལོ་མ་ལེབ་མོ་རྒྱབ་སྐྱ་སེར་པོ། མེ་ཏོག་སྔོ་ལ་ཀས་དུས་དཀར་པོ་འཕྱུང་། རོ་མངར་ལ་ཁ་བ་ཡོད། ནུས་པས་སྨན་དུག་སོང་ངན་པོ་སོགས་སེ་རྒྱུ་བའི་དུག ཞུགས་ལ་རྩ་དུག་ཤིང་དུག་ཞོར་བ་དང་རྨ་ཁ་གསོ། ཚད་འབྲུ་གཅོད་ཅིང་མཁལ་མ་བསམ་སེ་འུ་ལ་ཡང་ཕན།

ཁྲག་སྐྱེས  ཁྲག་སྐྱ་ཧ་བོའི་མིང་།

ཁྲག་སྐྱེས་ག་བུར  ཁྲག་སྤོས་ཀྱི་མིང་།

ཁྲག་གི་ཁྲག  ཁྲག་ཞུན་གྱི་གབ་མིང་།

ཁྲག་གི་བདུད་རྩི  ཁྲག་ཞུན་གྱི་གབ་མིང་།

ཁྲག་གི་མེ་ཏོག  ཏི་ཀྲིག་གི་མིང་།

ཁྲག་གི་རཀྟ  ཁྲག་ཞུན་གྱི་གབ་མིང་།

བྲག་གི་ནུ་རྩེ་ར  བྲག་ཞུན་གྱི་གབ་མིང་།

བྲག་གི་ཨུ་ཏྤལ  རྡོ་དྲེག་གི་མིང་།

བྲག་སྣོག  བྲག་དང་རྫ་ལས་སྐྱེ་བ་ལོ་མ་ཅོང་དང་འདྲ་ཡང་སེབ། རྩ་བ་ར་མོ་ཤུས་འདྲ་བའི་སྣོག་པ་ཞིག ནུས་པས་གྲང་སྲིན་འཇོམས།

བྲག་རྒྱན་ཀོ་ལོ  བྲག་སྐྱུ་རུ་བོའི་མིང་།

བྲག་ལྷམ  ལོ་མ་མཐུག་སྟུམ་བསིལ་ལྷུང་ཟླུམ་པ་མེ་ཏོག་དཀར་དམར་འཆར་བ་དེས་རྨ་འདྲུབ་པར་བྱེད།

བྲག་ཛ  བྲག་སྐྱུ་རུ་བོའི་མིང་།

བྲག་ཛའི་མེ་ཏོག  བྲག་སྐྱུ་རུ་བོའི་མིང་།

བྲག་ངར་ཡ་ཀན  བྲག་ཞུན་གྱི་གབ་མིང་།

བྲག་རྫ  རྡོ་ཞོའི་མིང་།

བྲག་རྫའི་དྲོད་དྲུགས  ཉིན་བྲག་དཀར་པོ་ཉི་མས་གདུངས་པའི་དམར་རྩེ་ཆགས་པ་དེ་བསྲེས་ཏེ་ཚ་དྲུགས་བྱེད་པ་སྟེ། བྲག་རྡོས་དྲོད་དྲུགས་གྲང་བ་སེལ་བར་བྱེད། ཅེས་སོ།

བྲག་སྤོས  བྲག་སྟེང་སོགས་སུ་རྩ་བ་རེ་རལ་སྐྱུ་སྣང་ངས་འདྲ་ལ་ལོ་མ་རལ་གྲི་ལྟར་ཟེའུ་དུ་སྐྱེ་བ། ལོ་མའི་རྒྱབ་ཏུ་གསེར་ཐིག་མང་པོ་ཡོད་པས་བྲ་གུ་གསེར་ཐིག་ཟེར། རོ་ཁ་ལ་ནུས་པ་བསིལ་ཞིང་གློ་ཚད་དང་མཁལ་ཚད་སེལ། རྨ་རྙིགས་གསོ་ཞིང་རྣག་ཁྲག་ཆུ་སེར་སྐེམ། རྩ་ཚད་དང་རུས་ཚད་སེལ། རུས་སྐྱོན་གསོ་ཞིང་མེས་ཚིག་རྨ་དང་མགོ་ཆག་ལ་ཕན། འདི་ལ་སྔོན་པོ་རེ་རལ་ཡང་ཟེར།

བྲག་མིན་ཕྲང་ལ་དགག་པ  སྲད་སྨུག་གི་མིང་།

བྲག་སྨན་ཨ་ཧྲུ་རྩེ  ཡུ་མོ་མདེའུ་འཐེན་གྱི་མིང་།

བྲག་རྩེ  རྡོ་དྲེག་གི་མིང་།

བྲག་ཚོ  བྲག་སྐམ་པོ་ཉི་ཆར་མི་ཐོག་པ་ལྷུང་ཐོག་པ་སྐམ་ཚ་ལས་རོ་ཁྱུང་ཟེད་སྐྱུར་བ་

ཞིག་གོ། ནུས་པས་སྐྲན་བཤིག  མ་ཞུ་བ་སེལ། བྲག་གི་སྐམ་ཚ་ཡང་ཟེར་རོ།

**བྲག་མཚོ**  མཚོ་ལྷམ་གྱི་རིགས།

**བྲག་ཞུན**  ལོ་རྒྱུས་གཞན་དུ་སྟོས་ལ་མདོར་ན་ཙོང་ཞིའི་སྐབས་ལྷར་ཁམས་དམར་པོ་བྲག་ཟིམ་(ལ)པ་དྲོད་སྐྱེས་པས་བྲག་ཞུན་དུ་གྱུར་ཚུལ་བཤད། ཡན་ལག་བརྒྱད་པ་ལས་ཀྱང་རིན་ཆེན་སྣ་ལྔ་ཁམས་རྡུག་གི་ཁུ་བ་འཛག་ཚུལ་གསུངས། དོན་དུ་སྲིད་པའི་བྲག་ཆེན་པོ་དག་ལས་ཉི་མའི་འོད་དམ་གང་ལྟར་བུ་རམ་གྱི་ཁུ་བ་ལྟར་འཛགས་པ་འབྱུང་། ཁ་གཅིག་ཨབ་རའི་སྦྲུན་དུ་འདོད་པ་འདི་ཡང་ངེས་པར་བརྟགས་རིགས་ཏེ་དེང་སང་བྲག་ཞུན་སྨད་མེད་བྲག་རང་ནས་འབྱུང་བ་དེ་རྣམས་ལ་ཨབ་རའི་སྦྲུན་གཟུགས་མ་ཡལ་བ་རང་མཐོང་ཐུབ། སྤྱིར་རོ་ཁ་མངར་ནུས་པ་བསིལ་ལ་རྣོ། རིགས་མི་འདྲ་བ་རྣམས་ལ་རོ་ནུས་ཀྱང་མི་འདྲ་བ་ཡོད། སྤྱི་ནུས་ནི། བྲག་ཞུན་ཚད་པའི་ནད་རྣམས་ཀུན་ལ་ཕན། ཁྱད་པར་ཕོ་མཆིན་མཁལ་ཚད་སེལ་བའི་ མཆོག ཅེས་སོ།

**བྲག་ལ་ཡ་ཐོང**  བྲག་སྐྱུ་རུ་བའི་མིང་།

**བྲ་ཧྨ་གྷྲུ** སཾ༔ ཚངས་པའི་སྙིང་པོ་སྟེ་ལ་ལ་ཕུད་ཀྱི་མིང་།

**བྲ་ཧྨ་སུ་ལི**  སཾ༔ ཚངས་པའི་དྲུང་མ་སྟེ་འཕན་པའི་མིང་།

**བྲི་ཀུ་ར་ཙ**  སཾ༔ སྲོལ་གོང་པའི་མིང་།

**བྲི་ཧི་ཀ**  སཾ༔ བ་སྤུའི་མིང་།

**བྲི་ཧྲུ**  སཾ༔ ཙ་ཤ་ཀའི་མིང་།

**བྲི་ཧ་ཏི**  སཾ༔ འདི་སྐབས་འགར་སྙིང་ཞོ་ཤའི་མིང་དང་། སྐབས་འགར་ཀ་ཎྜ་ཀཱ་རིའི་མིང་དུ་འཇུག་པས་སྐབས་སྦྱར་དགོས།

**བྲི་ཧང་ང་རུ**  སཾ༔ ཤིང་དེ་ལྷ་སྟེ་དེ་ཕ་ལ་སྟོས།

**སྦྲུན**  སྦྲུན་ནི་ཐལ་ཆེར་རྐང་གཉིས་ཀྱི་རིགས་སུ་གྱུར་པའི་ལྦུ་བ་ར་གོ་ཡང་། རྐང་བཞི་ཅན་གྱི་ལྦུ་བ་ལ་ཡང་སྦྲུན་དུ་བཤད་པ་མང་དུ་ཡོད་པ་ཤེས་དགོས།

ཐུན་བཞི  ཕ་སྤྱང་རི་བོང་གོང་མོ་བཙས་བཞིའི་ཐུན།

ཐེ་ག  ཞིང་གི་ས་དང་གསེབ་ལས་སྐྱེ་བ་ལོ་མ་མཐུག་ལ་སྡོང་པོ་ཕྲ་ཞིང་སེར་རམ་ནག་ཅིང་ཆེ། དཀར་པོ་ཆིག་སྐྱེས་དང་མང་པོ་ཡང་འབྱུང་། མེ་ཏོག་དཀར་པོ་ཆུང་ལ་གང་བུ་ཟ་ཆུང་ལྟ་བུའི་ནང་འབྲས་བུ་དམར་སྨུག་ཞིབ་པ་ལ་སྒྲུ་རིས་ཅན་འབྱུང་། རོ་ཚ། ནུས་པས་གློ་དང་མཁལ་མའི་ཚ་བ་སེལ།

ཐེ་གྲུ་གསེར་ཐིག  ཐག་སྦོམ་གྱི་མིང་།

ཐལ་རྩེ  རྡོ་ཕ་ཕ་ལོང་བུའི་མིང་།

ཐལ་སྨན་རྒྱལ་པོ་དར་ཡ་ཀན  སྔོན་མོ་ཆབ་འཛིན་གྱི་གབ་མིང་།

ཐན་པོ་དཀྱིལ་མདོག  མེ་ཏོག་ལུག་མིག་གི་མིང་།

ཐན་པོ་རྒྱ་ཆེད  སྤང་རི་ཟིལ་པའི་མིང་།

ཐན་པོ་དར་ཐེང་ཅན  བདུད་རྩི་གངས་ཤམ་པའི་མིང་།

ཐན་པོ་རི་རལ  ཐག་སྦོམ་དང་བེ་ལྡང་རི་རལ་གཉིས་ཀ་ལ་འཇུག་པས་སྐབས་སོ་སོར་འཇུག་ཚུལ་ཤེས་དགོས།

དབང་པོ  དུག་མོ་ཉུང་གི་གབ་མིང་།

དབང་པོ་སྟོབས་བཟང  ལུག་རྒྱུང་གི་མིང་།

དབང་པོ་རྡོ་རྗེ  ཤང་རྩེ་དོ་བོའི་མིང་།

དབང་པོ་ལག་པ  སྟོང་བུ་དབང་ཐིལ་འདྲ་ཡང་དེ་ལས་སྦོམ། ལོ་མ་རིམ་པ་ཅན་གཅིག་རྗེས་གཅིག་སྐྱེས་པ་ལོ་ཕྲེད་སྡོང་པོར་འབྱར་བ་ལྟ་བུ་ཕྱེད་གྱེན་དུ་སྐྱེས་པ་མེ་ཏོག་དཀར་པོ་ཅན་ལ་འབྲས་བུ་ལྗང་མདོག་ཟུར་གསུམ་ཅན་འབྱུང་། རྩ་བ་ཡན་ལག་ལྔ་ཡན་བཟང་། དེ་མན་དམན་པའོ། རོ་མངར་ཞིང་སྨུམ་ལ་བཅུད་དང་ལྡན་པས་ཁུ་བས་དབང་སྟོབས་སྐྱེ་ཞིང་དྭངས་མ་འཕེལ།

དབང་པོའི་ལས་བོན  དུག་མོ་ཉུང་གི་མིང་།

**དབང་ཕྱུག་ཕྲེག་ལེ** དཔྱལ་རྒྱུའི་གབ་མིང་།

**དབང་ཕྱུག་མིག་གསུམ་པ** མེ་ཏོག་ཕྱུག་མིག་གི་རིགས་རྐང་གཅིག་ལ་མེ་ཏོག་གཉིས་གསུམ་སྐྱེ་བ་ཞིག

**དབང་རེལ** ལོ་རྒྱུས་མང་ཡང་མདོར་ན་རིན་ཆེན་སྣ་ལྔའི་རྒྱུ་དང་མཐུན་པ་སེམས་ཅན་གྱི་ཆུ་དང་སྨན་རྩ་ཟ་བཅུད་ཕྱུས་པ་ལས་བྱུང་བ་གླང་ཆེན་མ་བྲ་ཀླུ་བ་སྤྲུལ་སོགས་ཀྱི་གླད་པ། ཕོ་མོང་རྒྱུ་མ་སོགས་གནས་མ་ངེས་པ་ལས་དཀར་དམར་སེར་ལྗང་སྔོ་དང་ལྔ་འབྱུང་། གང་ཡང་རྡོ་སྨན་སྨིན་པ་དང་ནོར་སོ་ཡོད་པ་མཐོང་བ་གལ་ཆེ། དབང་པོ་རེལ་བུས་དུག་འཇོམས་ནོར་བུ་ཡིན།། ཞེས་སོ།

**དབུ་བཟང་རེམ་བུ** ཤང་དྲིལ་དམར་པོའི་མིང་།

**དབྱར་པ** རི་ལྷུང་ཆེབ་ལྷུང་མའི་རིགས་སུ་གྱུར་པ་སྐྱ་མ་ཅན་འབྲས་བུ་ལྷུང་བལ་དཀར་པོ་རས་བལ་འདྲ་བ་འབྱུང་བ་དེའི་པགས་པས་ནད་བྱེར་བ་སྤྱོད་པར་པན།། འབྱར་པ་ཞེས་བྲིས་པའང་མང་།

**དབྱར་ཞུ** དྭ་ལིའི་རྩ་བའི་མིང་།

**དབྱི** སེམས་ཅན་གཡི་དང་དོན་གཅིག

**དབྱི་མོང** རིགས་དཀར་ནག་གཉིས་སམ་ཁྲ་བོ་གསུམ། འབྲིལ་ཤིང་གི་རིགས་མེ་ཏོག་དཀར་པོ་དྲིལ་བུ་ལྟ་བུ་རྐས་ཆེ་མི་རྐན་གྱི་མགོ་ལྟར་བལ་དཀར་འབྱུང་། དཀར་པོས་གྲང་བ་སེལ། ནག་པོས་གྲང་བ་སེལ་ཡང་འཁྲིས་པ་སྐྱེ། གང་ཡང་རོ་ཚ་ལ་ཡིད་ཙམ་མངར། ནུས་པས་གྲང་སྨན་འདུལ་ཞིང་དྲོད་སྐྱེད་ནུས། འདྲ་དཔེ་ལས། གཉིས་ཀ་རྐས་ནས་མི་རྐན་འདྲ། ཞེས་སོ།

**དབྱིབས་མཐུན་གྱི་ནུས་པ** གླད་པ་ལ་རྡོ་གླད་དང་། སྙིང་མཆིན་མཁལ་མཆེར་ལ་ཞོ་ཤ་བཞི་པོ་སོ་སོར་ཕན་པ་ལྟ་བུ་རང་གི་དབྱིབས་དང་འདྲ་བས་རང་ལ་ཕན་པ་ལ་དབྱིབས་མཐུན་གྱི་ནུས་པར་གསུངས།

དབྱུག་གུ་ཤིང  ཡུ་གུ་ཤིང་གི་མིང་།

འབམ་པོ  སྲིབ་དང་སྣང་ལས་སྐྱེ་བ་ལོ་མ་ཆུང་ལ་དྲི་ཆེ་ཞིང་རྩང་འདྲ་བ་ཞིག  རོ་མངར་ལ་ཆེ་ཞིང་ནུས་པ་སྨོམས། ཁོང་འབྲས་བཤིག  སྐྱིག་པ་འཇོམས་ཤིང་སྐྲངས་རིམས་འདུལ་ནུས། མེ་ཏོག་ཡོད་པ་ཕོ་དང་། མེད་པ་མོ་ལ་བྱེད།

འབའ་ཆ  དོན་སྙིགས་མ་ཡིན། ཡུང་དཀར་ནག་ཏིལ་སོགས་ལས་མར་ཁུ་བཏོན་རྗེས་ཀྱི་སིག་མ་དེའི་དྭགས་ཀྱིས་སྦྱང་པ་ཟུང་གེས་བྲུས་པའི་ཚོད་གཞིར་དང་། ཚོགས་འཁྲུམ་དང་། ཟུས་འབྲས། རྐུ་འགགས། སྐྲན་མ་ཞུ་བ། རྩ་ག་ཤེར་གྲུས་གཞེར་མ་ཞུ་ནས་འཁྱིལ་ངས་པ། རྨ་རིབ་རྩ་སྦྲིང་ལྟོ་བར་འཁྱིལ་ངས་པ་སོགས་ལ་ཕན།

འབའ་ལ  སྨུ་ཤེལ་རྩྭའི་མིང་།

འབའ་ཞ  མངའ་རིས་ནས་བྱུང་བའི་རྒྱུན་འབྲུམ་རིགས་གཅིག་གི་མིང་ཡིན།། བ་ཟུ་ཤིང་ཀ་འཛང་ཟེར།

འབའ་སམ  སྦྲུར་སྲེ་ཞིག་གི་མིང་།

འབིགས་བྱེད  རྡུལ་ཆུ་དང་། རི་བོ་འབིགས་བྱེད། ཨ་རུ་ནག་ཆུང་གི་མིང་བཙས་ལ་འཇུག

འབིགས་བྱེད་དཀར་པོ  རྒྱ་ཚྭའི་གབ་མིང་།

འབིགས་བྱེད་རྒྱལ་པོ  རྡུལ་ཆུའི་གབ་མིང་།

འབུ་སྐྱོགས  འབུ་སྐྱོགས་དུང་འདྲ་བས་ཕྲིན་སེལ་ཞིང་དངུལ་ཆུ་ཀྱི་མ་པར་བསྟན། ཐོན་པོ་ཧ་ཕུར་ཡང་ཟེར།

འབུ་སུ་ཧང  ཡུ་གུར་གྱི་སྐད། ཞིང་ས་ལས་སྐྱེ་བ་ལོ་དབྱིབས་སྲན་ཆུང་འདྲ་ལ་མེ་ཏོག་སེར་པོ་ལི་ཁྲིའི་མདངས་ཅན་སྲན་མའི་མེ་ཏོག་འདྲ། ངར་པའམ་ཁང་འཁྲིག་པོར་སྐྱེ་ཞིང་གང་བུ་ཡང་སྲན་ཆུང་འདྲ་བ་ཞིག  སྐམ་སར་ཡང་སྐྱེ་བ་དམན་པར་བཤད། གང་བུ་ཡོད་པ་མོ། མེད་པ་ཕོ་ལ་བྱེད། ནུས་པས་རྩ་འབྲུབ་ཅིང་གྲོ་ནད་སེལ། ཚད་པ་

ཉེས་ཅན་གསུངས། རོ་ཅུང་ཟད་མངར་ལ་ཁ། རང་བཞིན་སྙོམས། གློ་བ་དང་བྲང་ཁོག་
སྟོད་ཀྱི་ནག་ཁྲག་སེལ། ཁྱད་སྐྱོན་དང་རྩ་ནད་སེལ། ཚམ་རིམས་ལ་ཡང་ཕན་པར་
བཤད།

འབྲི་མོག  ས་མཁྲིགས་བྱེ་ཁྲམ་སོགས་སུ་སྐྱེ་བ་ལོ་སྡོང་སྐྱ་ལ་རྩུབ་ཅིང་བ་སྤུས་ཁེངས།
མེ་ཏོག་སྔོ་དམར་ལ་རྩ་བ་དམར་ཞིང་ཁྲ་ལ་རྩེ་མཉུག་པ་བཟང་བ་དང་ཆོད། དེ་ལས་
ལོག་པ་སྟེ་རྩ་བ་སྦོམ་ལ་རྩེ་སྨ་བ་ངན་པ་འམ་གཡུང་བ། རོ་མངར་ལ་ཅུང་ཟད་ཁ། ནུས་
པས་གློ་ནད་ཁྲག་ནད་སེལ་ནུས།

འབྲི་རྨིང་པ  བྱི་རུག་གི་མིང་།

འབྲི་ཅི་ལ་མ  བོང་ནག་རིགས་སེར་པོའི་མིང་།

འབྲི་དན  རྒྱ་ནག་པས་མཚོ་ལྷམ་གྱི་མིང་།

འབྲུ་རྒྱལ་གསུམ  ཨ་རུ། བ་རུ། སྐྱུ་རུ་གསུམ་མོ།

འབྲུ་བཅུད་དྭངས་མ  སྦྲང་རྩི།

འབྲུ་བཅུད་གསུམ  ཏིལ། མ་ཤ ནས་ཀྱི་སྦྲུམ་གསུམ་མོ།

འབྲུ་ཡི་མཆོག  ཐང་ཁྲོམ་ནག་པོའི་འབྲུ།

འབྲུག  འབྲུག་གི་མཆེ་བས་སོ་སྲིན་འཇོམས། འབྲུག་རུས་ཀྱིས་ཁྲེ་རྨ་གསོ། རུལ་
བ་གཅོད། སྨིན་པ་འདྲུབ། ལྷོག་ཐབས་འཇོམས་ནུས་སོ། དཔྱ་སྨན་དུ་བྱེད་པ་ས་
ཐོག་སོགས་ནས་ཐོན་པའི་འབྲུག་རུས་དེ་སེམས་ཅན་གྱི་རུས་པ་རྡོར་གྱུར་པ་ཡིན་པ་
ཆེན་རིགས་ལས་བཤད།

འབྲུག་ལྷེ  རི་ཤོའི་རྩ་བའི་མིང་།

འབྲུག་ཤིང  ཤིང་པགས་སྔོ་ལྗང་མཁྲིགས་པ་འཁྲིལ་ཤིང་གི་རིགས་ཏེ་ཟ་བརྟུང་
བྱེད་ཀྱི་ཟ་དབྱུག་འཚོས་རྒྱུ་དེ་ཡིན། དེས་ཚར་འབེབས་དང་ཀླུ་ནད་སེལ།

འབྲུམ་སྨོག  འབྲུམ་པའི་ཆའི་པགས་པས་འབྲུམ་ཁོང་ལོར་ཕྱིར་འདྲེན་ནུས།

**འབྲོ་མ་རྩེ** དྭ་བའི་མིང་།
**འབྲུག་དགར** སྨག་ཤད་ཀྱི་མིང་།
**འབྲུག་ཟྭ་ཡུ་མོ** ཟྭ་སྤྲི་ཨ་ཡའི་མིང་།
**འབྲོང** གཡག་རྒོད་ཀྱི་རིགས་ཡིན། དེའི་རུས་པས་རླུང་ནད་སེལ་ཞིང་དྲོད་སྐྱེད། རྐང་མར་གྲིས་རྨ་ལ་ཕན། རྭ་སྙིང་ཁྲག་དང་དེ་མིན་ཁྲག་གིས་ཀྱང་སྙིང་རླུང་དང་སྙིང་གཟེར་ལ་ཕན། ཤ་མས་རླུང་འཇོམས་བད་མཁྲིས་ལ་གནོད།
**ལྷུ་བ** ཕྲི་ཁབྲ་ལ་འཇུག
**ལྷུ་ཚོ** ཚའི་རིགས་བྲེ་ཨ་ཀ་ར་གོང་བུར་འདྲིལ་བ་ལྷུ་བུ་ཞིག་སྟེ། རོ་ཤིན་ཏུ་དྲགས་པའམ་ཚ། འཇང་ཡུལ་ལས་ཀྱང་འོང་བར་བཤད། ནུས་པས་ལྷ་བ་འཇོམས་པ་དང་། ཤས་ལྷག་པ་འཇོམས་ཤིང་རྒྱུད་དུ་འགྲོ།
**ཤ་ཁྲི** རྒྱུ་བྱི་མགོ་དཀར་རྒྱུའི་ཤ་ལ་འཇུག་པ་དེའི་ཤས་ཤ་དུག་སེལ།
**ཤལ་རྒྱབ་དཀར་སྨུག་བཞི** ཤལ་རྒྱབ་རི་མོ་ཅན་དཀར་སྨུག་གཉིས། རི་མོ་མེད་པ་དཀར་སྨུག་གཉིས་བཅས་བཞི།
**ཤལ་ནག** མཆིན་པས་སྦྱར་དུག་སེལ། མཁྲིས་པས་ཀྱང་སྦྱར་དུག་སེལ། ཤགས་ཤལ་གྱིས་རོ་ཙ། ཤས་ལྷོགས་རིགས་གསད་ཅིང་ཤ་ཁྲུས་སྐྱེ་སྐྲངས་འཇོམས།
**ཤལ་སྦབས** ཉ་ལྕིབས་ཀྱི་མིང་།
**ཤལ་པ་ལག་པ** སྔོ་རྒྱ་སྲིན་སྔེར་མོ་དང་། མ་ཏོག་ཀླ་ཚ་སེར་པོའི་ལོ་མ་འདྲ་ཤལ་པ་ལག་པ་ཟེར་བ་སྐབས་ཐོབ་ཤེས་དགོས།
**ཤུག་སྤྲིས** ཤུ་ཏིག་གི་མིང་།
**ཤུར་ཁྲ** འདེས་ཁྲེ་དུག་འཇོམས། མགོ་ལུས་ཀུན་སྨན་དུ་བྱེད།
**ཤུར་མགྲོགས** ཆུ་ཤུར་ཆུང་མགྲོགས་ཀྱང་ཟེར་བ་གོ་མོག་ལྷ་བུར་གནས་པ་འབུ་ཆུང་གི་རང་བཞིན་སྟེང་འོག་ཏུ་མགྲོགས་པར་རྒྱུ་ནུས་པ་ཞིག བྲང་པ་དང་སྦེབས་ཏེ་…

དང་། དུག  མཁལ་མ་བཅས་ལ་ཕན།

འབོ་ལོ  ཐང་ཕྲིག་འབོ་ལི་ཡང་སྐད།

འབྱུང་པོའི་ཕྲག  ཕྱི་མིག་གི་མིང་།

འབྱུང་བའི་ཕྲག  ཕྱི་མིག་དང་། བྲག་ཞུན་གྱི་གབ་མིང་།

འབྲ་གོ  ཨ་རུ་ར་ཆེན་འདྲ་བའམ་རྟའི་རྣ་མ་འདྲ་བའི་འབྲས་བུ་ཞིག་སྟེ། དོན་དུ་མ་ནུ་རྟ་སྐམ་ཡིན་གསུང་ངེས་བད་ཀན་སྨུག་པོ་དང་སེར་པོ་བོ་ནད་བཅས་ལ་ཕན།

འབྲད་བྱེད་ཚེར་མ་ཅན  སྤྲང་ཚེར་དཀར་པོའི་མིང་།

འབྲས  ཞིང་སྐྱེས་འབྲས་ཀྱི་ནུས་པ་སྣུམ་ལྷུམ་བསིལ་ལ་ཡངས། རོ་མངར་ལ་རང་བཞིན་སྙོམས་ཞིང་བསིལ། ནུས་པས་ཉེས་པ་གསུམ་གསེལ། རོ་ཚ་བ་དང་། མདངས་དཀར་ཞིང་གསལ། ལུས་ཡང་བ་དང་། སྣོ་གསལ། བརྔོས་པའི་ཡོས་ཀྱིས་འབྲུ་སྐྲུགས་གཅོད།

འབྲས་སྐྱུར  སྐྱུར་པའི་མིང་།

འབྲས་སྣ་གསུམ  ཨ་འབྲས། ས་འབྲས། འཛམ་འབྲས་གསུམ་གྱི་བསྡུས་མིང་།

འབྲས་བུ་གསུམ  ཨ་རུ། བ་རུ། སྐྱུ་རུ་གསུམ་ལ་ར་གསུམ་འབྲས་བུ་ཞེས་ཀྱང་ཟེར།

འབྲས་ཤིང  ཁམ་བུའི་མེ་ཏོག་གི་མིང་།

འབྲི་རྟས་འཛིན  འདིའི་ངེས་ཚིག་ནི་མཐོ་འབྲི་དང་རྟ་གནས་སར་སྐྱེ་བས་འབྲི་རྟས་འཛིན་ནམ་ལ་ལར་འབྲི་རྟས་འཛིན་ཞེས་ཀྱང་སྐད། གང་ལྟར་རིགས་གཉིས་ལས་དང་པོ་ནི། རི་མཐོ་གཡའ་ཤག་ལས་སྐྱེ་བ་ཡིང་ཞུང་སོར་གསུམ་ཙམ་ལ་མེ་ཏོག་སེར་པོ་ཆུང་བ། རྩ་བའི་ཐོག་ནས་རྩ་ཕྲན་རང་ལས་སོར་གཉིས་ཙམ་ཁྲབ་བ་བཀོག་དུས་རྩུ་བ་ཕྲན་བཅས་ཀྱིས་ས་བཟུང་སྟེ་འོང་བ་དེ་དང་། ཡང་མོ་མ་ནུག་པ་འདྲ་ལ་ཆུང་ཞིང་མེ་ཏོག་དཀར་དམར། ངར་པ་དམར་པོས་ས་ལ་ཁྱབ་པ། འབྲས་བུ་བྱུ་རུ་ལྟར་ལ་རྩུབ…

བཏང་ན་རྩ་སྦྱོང་ལ་མཆོག་ཏུ་གྱུར་ཞིང་། ཆུ་འགགས་པ་ཡང་འདྲེན།

**སྦུར་ཐལ** ཕུར་ཐལ་གྱི་མིང་།

**སྦྱངས་རྗེ་བ** ཤེལ་གྱི་མིང་།

**སྦྱངས་བྱེད་དཔའ་བོ** སྨུམ་རྩིའི་གབ་མིང་།

**སྦྲམ་མ་རའི་སྦྲང** སྦྲང་རྩིའི་མིང་སྟེ། སྦྲ་མ་རའི་ཟུར་ཚགས་མཛོད།

**སྦྲང་རྩི** སྦྲང་ལ་དབྱེ་ན་སྦྲང་དཀར་སྦྲང་སྨུག ཤིང་སྦྲང་ཐྲག་སྦྲང་། སྨན་སྦྲང་དུག་སྦྲང་། བྱུང་བའི་སྦྲང་དང་གྲོག་མའི་སྦྲང་སྟེ་བརྒྱད་ཡོད། འདིའི་ནང་ནས་དུག་སྦྲང་ནི་དུ་འབྲུས་མེ་ཏོག་དུག་ཅན་གྱི་རྩི་བསྡུས་པ་ཡིན་པས་བཟི་བ་དང་འཐོམ་པ་སོར་བྱེད་པས་སྨན་དུ་མི་རུང་། སྨན་སྦྲང་ནི་མདོར་ན་བྱུང་བས་བསགས་པ་དང་གྲོག་མས་བསགས་པ་གཉིས་རོ་མངར་ལ། རང་བཞིན་དྲོད། ཕོ་མཆེར་གྱི་ནད་སེལ། ལུས་སྟོབས་སྐྱེད། མིད་འཆུས་སོགས་ཀྱི་འབྲས་སྐྲན་བཤིག མིག་གི་སྐྱ་འགྲིབ་…ལ་ཡང་ཕན། སྨན་རྫ་བྱེད་པས་བད་ཀན་དང་ཆུ་སེར་སེལ།

**སྦྲུམ་མ** མགྲོན་བུའི་མིང་།

**སྦྲུལ** སྦྲུལ་ཆེན་གྱི་མཁྲིས་པས་ནད་སྐྱི་ལ་ཕན། ཚིལ་གྱིས་མདེའུ་འབྱིན། གསེར་སྦྲུལ་གྱི་ཤས་གཉན་འཇོམས། རོ་ཙ་ཞིང་ཤ་སྐྱེད། ལྕགས་སྦྲུལ་གྱི་ཤས་མིག་ལ་ཕན། གཡུ་སྦྲུལ་གྱིས་འཁྲིལ་བ་བཤིག སྨན་སྦྲུལ་ཊྲ་མས་ཤ་སྐྱེད་ཅིང་བུ་སོགས་འགགས་པ་འབྱིན་པ་དང་། མ་ཞུ་བ་འགགས་པ་ལ་འང་ཕན། ནག་སྦྲུལ་གྱིས་གྲིད་སྦྱང་ནུས་ཀྱང་མིག་སོགས་དབང་པོར་གནོད་པར་གསུངས་སོ། །སྦྲུལ་གྱི་སྦོད་ཤས་མཆིན་པ་དང་མཁྲིས་པ་ལ་སྦྱར་བའི་དུག་འཇོམས། ཀུན་ཀྱང་དུག་འདོན་དགོས་པ་ཡིན།

**སྦྲུལ་སྦྲང** འཇམ་འབྲས་ཀྱི་འདྲ་མིང་།

**སྦྲུལ་དུག** སྦྲ་རྩིའི་མིང་།

སྦྲུལ་ནག་བཙད་འགྲོར  སྲིད་སེར་བ་སྐྱེ་སེར་ཆེན་འི་ལས་སྐྱེས་པ་དེ་ཡིན།

སྦྲ  སེམས་ཅན་སྲི།

སྦྲ་རོག་པ  དྲུག་སྲིད་ཀྱི་མིང་།

# མ

མ་ག་ཏི སཾ༔ ཆུ་ཚོན་གྱི་རིགས་ཞིག་གི་མིང་།

མ་ག་ལ ལྷུང་མའི་རིགས་སུ་གྱུར་པ་མོ་མ་རྒྱལ་སྐྱ་ལ་སྤྲ་བ་འདྲ་བ་བཏགས་པ་སོགས་
ལྷུང་མ་འདྲ་ཞིང་། རོ་ཡང་མཚུངས་པ་དེའི་བཏགས་པས་གྲོ་ནད་དང་འབྲུམ་པར་ཕན།

མ་ཧླུན་ག་ཡ གྲོམ་མམ་རོམ་གི་སྐད་དུ་ལྷུ་རྟིག་གི་མིང་།

མ་གྷ་ཏ དཔྱལ་རྒྱལ་བཅོ་བརྒྱད་དང་། གླུ་སྟེ། ཕྱོམ་གི་ཏའང་ཡོད་པ་རྣམས་ཀྱི་མིང་།

མ་ཐང་དཀྲི་ཡོབ སྤྱབ་སེང་། སྤྲེ་ཞུར།

མ་ཐང་འཆིང་བྲུ ཟངས་སྐྱེ་དཀར་པོའི་མིང་།

མ་དན་ཕ་ལ སཾ༔ པོ་སོ་ཆའི་མིང་།

མ་དྷུ་ཀ སཾ༔ ཕུར་བྲེད་ཀྱི་མིང་།

མ་དྷུ སཾ༔ སེ་འབྲུའི་མིང་།

མ་དྷུ་ཡཥྛི སཾ༔ ཤིང་མངར་གྱི་མིང་།

མ་དྷཱུ་ར སཾ༔ སྦྲང་རྩིའི་མིང་།

མ་ཉི་ཚ སྤོང་རོས་ཀྱི་མིང་།

མ་ཉིང་གྲེས་མ གནས་མ་ངེས་ཀྱང་ལོ་མ་དང་སྡོང་པོ་ཆུང་། མེ་ཏོག་དམར་ལ་
སྔོ་མདངས་ཅན། རྩ་བ་རི་སྨིག་འདྲ་བ་ལ་གང་བུ་ཟླུར་གསུམ་གྱི་ནང་ནས་འབྲས་བུ་
དཀར་ཞིབ་ལབ་སོན་དབྱིབས་ཅན་སྣ་བ་བཞི་པའི་ནང་དུ་སྐྱེ། ཞིང་བྲེ་ཕྱུག་གྲགས་པ་
དང་མེ་ཏོག་འདི་བཞད་དུས་མཚུངས། རོ་མངར་ལ་ཚ་བ་སྟེ། ནུས་པས་དུག་རིགས་

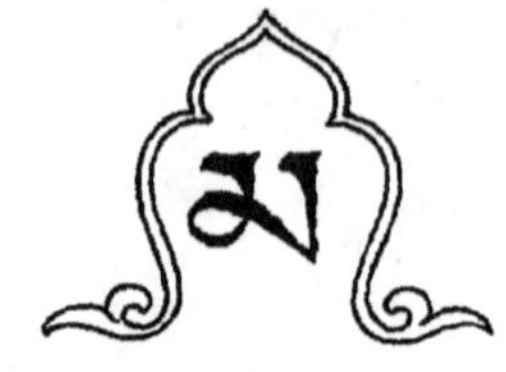

བསྟུ་གསོད་འཕྲིན། ནུས་པ་བསིལ་དྲོད་གཉིས་དང་ལྡན་པའོ།

**མ་ཉིང་གླང་སྣ** ཀང་རིང་བྲ་ལ་སྣ་རྒྱུག་ཤིན་ཏུ་རིང་བའི་གླང་སྣའི་རིགས་ཤིག

**མ་ཉིང་ལྷམ་པ** བོད་ལྷམ་སྟེ། ལྷམ་པའི་རིགས་ཡིན། སྟོང་པོ་ཀྲུང་ལ་མོ་ ལ་གོར་མོ་ལྷམ་པ་སྤྱི་དང་འདྲ་ཡང་སྟོང་བུ་ཀྲུང་ཞིང་ལོ་སྟོང་བ་སྨུ་དཀར་པོས་ཁྲེབ། ལོ་མས་ཚོད་མ་བྲེད། མེ་ཏོག་རྒྱ་ཁ་ཅན། ལོ་མས་ཉེམ་གར་ཡོད་ ··· སྦྲོགས་ལ་ བསྟན་པས་ཉི་དཀའ་ཟེར། འབྲས་བུ་ལ་ཨ་རྨ་ཀ་ཟེར། ལོ་སྟོང་རིལ་བུ་ལ་ལྷམ་ པ་ཟེར། རོ་མངར་ལ་བསྐ། ནུས་པས་རྒྱུ་འགེགས་འཕེལ་བས་པ་དང་རྨའི་རྣག་སྐེམ་ ཞིང་སྐོམ་དང་སེལ། འབྲས་བུ་གས་པ་ལྟ་བུ་ཚང་མ་རྩེ་ནང་དུ་བཀུག་པ་ལྟར་ ··· གོར་གོར་ཡོད།

**མ་ནུ་བྲག་ཅན** གོ་སྙེའི་མིང་།

**མ་ནུ་ཧ་སྨ** སཾ༔ ? འབྲ་གོའི་མིང་།

**མ་ནུ་པ་ཏྲ** སཾ༔ མ་ནུ་ཞེས་པ་འཇུག་ཡུལ་མང་ཡང་འདིར་ངོས་པ་ཡིད་འོང་དང་། པ་ཏྲ་ཞེས་པ་འདབ་ལ་འཇུག་པས་སྐབས་འདིར་ཡིད་འོང་འདབ་ཅན་ཞེས་ཟེར། རོ་ ཁ་ལོ་མ་ཆེ་ཞིང་སྟོང་པོ་ནང་གསོབ་ཅིང་། མེ་ཏོག་སེར་པོ་ཅན། རྩ་བ་ལ་ཕུག་ལྟར་འདྲ་ ལྗང་རྩེ་མང་ལ་བ་སྤུས་ཁྲབ་པ། ལོ་རི་བཞིན་སྟོང་བུ་རྫེ་བས་ཐང་གི་རིགས་ཡིན། དྲི་ཞིམ་ཞིང་རོ་མངར་ཁ་ཚ་བ་ལ་ཞུ་རྗེས་མངར་སྐྱུར་དང་ལྡན་ཞིང་། ནུས་པས་རླུང་ ཁྲག་དང་བད་ཀན་ཚ་བ་སེལ།

**མ་ནུ་རུ་ཧ** སཾ༔ རབ་ཏུ་ཡིད་འོང་སྐྱེ་རུ་ཧའི་མིང་།

**མ་ནུ་རྡུ་ཧ** སཾ༔ ཁ་ལོ་ཡིད་འོང་སྐྱེ་རུ་ཧའི་མིང་།

**མ་ནུ་ཤུ་ཟུར** སཾ༔ སྔ་རིགས་མེ་ཏོག་དཀར་པོ་འཆར་བའི་ཀང་སྟོང་སྔོག་པ་ སེར་པོ་ཅན་ཞིག་ཡིན།

**མ་ནུ་གསེར་ཤིང** སྨུག་མ་ཐང་ཤིང་སོགས་ལ་འཁྲིལ་ནས་སྐྱེ་བའི་ལོ་མ་སྔོ་

སྐྱུ་ཅན་ཞིག་གམ་བརྟག

**མ་ནུ་བསེ་ཤིང** སོ་བྲེའི་མིང་།

**མ་ཧི་ཀ** སྙིམ་པ་དོའམ་ཕུལ་དོ་ལ་མ་ཧི་ཀ་གཅིག་རྩིས།

**མ་ཧི་བྲི་ཥ** སཾཿ ནོར་བུའི་ཤིང་སྐྱེ་བ་ལེ་ཀའི་མིང་།

**མ་མ་ཀྲུས་ཀྲུས** ཞིང་དང་རྩ་མང་སར་སྐྱེ་བ། སྡོང་པོ་ཟུར་གསུམ་ལ་མོ་མ་རྫོབ་རྫོབ་སྤྲུང་ལེབ་དབྱིབས། སྡོང་པོ་མགོ་གཉིས་སམ་གཅིག་གི་རྩེར་མེ་ཏོག་དཀར་ཆུང་བརྩེགས་ནས་འཆར། མེ་ཏོག་གི་འབྲས་བུ་སྐྱེ་དབྱིབས་ལྟར་འབྲུ་ཚོགས་དམ་ཞིང་རིལ་མོ་རིང་ཙམ་ཡོད། རང་བཞིན་སྙོམས། རོ་ཁ་ལ་ཚ་བ། ཚ་བ་མེད་པའི་ཆམ་པ། གློ་ནད་དང་ལུད་པ་མང་བ་སོགས་བཅོས་ནུས།

**མ་མ་འཁྲིབ་འཁྲིབ** ཞིམ་ཐིག་ལེའི་སྤྱི་མིང་།

**མ་མ་མིག** སྦལ་པའི་སྒོ་ངའི་མིང་ཡིན། དེས་འབྲུ་བའི་ནད་ལ་ཕན།

**མ་མོ་ཀ་ལ** སཾཿ ? ཏེང་ལེན་གྱི་མིང་།

**མ་ར་ཙི** སཾཿ ? ཕྲེ་ཡང་ཀུའི་མིང་།

**མ་རིས་པ་ཏྲ** སཾཿ ? ཤིང་ཚའི་ལོ་མའི་མིང་།

**མ་ནུ་རྩེ** རྫོང་ཆེའི་ཡུལ་དུ་སྐྱེས་པ་མི་མ་གོར་ཆེ་ལ་སྡོང་པོ་དང་གང་བུ་སྨྱུ་ཅན་གང་བུའི་ནང་ནས་འབྲས་བུ་དམར་ལེབ་བཞི་ལྔ་ཙམ་འོང་བ་འདྲ་དཔེ་ལས། མར་རྩེ་ཕྲ་མོའི་བྱ་ལེ་འདྲ། ཚོས་གུ་བྱིན་རུ་མཆེན་འདྲ་ལ་དམར། ཞེས་སོ། རིགས་དཀར་དམར་གཉིས་ཡོད་པ་སྨིན་ནད་སེལ་ཞིང་རོ་ཁ་ལ་མངར་བ་ཡིན།

**མ་ལ་ཡ་ཛ** སཾཿ མ་ལ་ཡར་སྐྱེས་ཙན་དན་དཀར་པོའི་སྤྱི་མིང་།

**མ་ལོ་ན** སཾཿ ? ཁ་རུའི་ཚའི་མིང་།

**མ་ཤ** མོན་སྲན་གྱི་མིང་དང་། སྨན་ལུགས་ག་ཤོར་ཚད་ལས་འོལ་མོ་སེའི་འབྲུ་བཞིའི་ལྗིད་པ་ཟེར།

མ་ཕིང་གྲི  མ་ནུ་རྩེའི་མིང་།

མ་ཥི  སཾ༔ དྲུ་སྦུའི་མིང་།

མ་ཥིབ  རྒྱ་ནག་གི་སྐད་དེ་རྒུན་འབྲུམ་གྱི་མིང་།

མ་བསྲིགས་ཐལ་བ  འདྲེ་ཤ་ཕ་བ་དགོ་དགོའི་མིང་།

མ་བསྲེགས་སོལ་བ  ས་རྡེ་ཀའི་གབ་མིང་།

མ་ཧཱ་ཧྲཱི་ཏུ  སཾ༔ དངུལ་ཆུའི་མིང་།

མཧཱ་བ་ལམ  སཾ༔ ཨ་ནུ་ཤ་ཆེན་གྱི་མིང་།

མཧཱ་མུ་ལ  རྩ་བ་མང་པོའམ་རྩ་བ་ཆེན་པོ་སྟེ་ཉེ་ཤིང་ལ་འཇུག (སཾ༔)

མ་དྷུ  སཾ༔ སྦྲང་རྩིའི་མིང་།

མ་དྷུ་ར  སཾ༔ རྡོ་རྗེ་ཕ་ལམ་གྱི་མིང་།

མ་ཏྲེ  མ་ཏྲེའི་ནུས་འོར་ནད་སེལ་ཞིང་སྒྲ་སྐྱོ། ཤེས་གཉིད་འཕེལ་བ་དང་ཤ་སྐྱེད། རོ་
མངས་གཉིད་ཡིར་བ་ལ་ཕན། འཇུམ་དཀར་ཞིང་རབ་ཏུ་ལྡེ་ལ་བསིལ།

མ་དྷུ་ཀ  སཾ༔ སྦྲང་རྩིའི་མིང་།

མ་དྷུ་ཕ་ལ  སཾ༔ འབྲས་སྤྱོན་ཏི་འཛམ་འབྲས་ཀྱི་མིང་།

མ་ཉྫིཥྛ  སཾ༔ བཙོད་ཀྱི་མིང་།

མ་ཉྫུ་ར  སཾ༔ ངོ་བོ་རྗེ་སྨུག་པོ་དང་ནག་པོ་མ་ངེས་པ་ལ་ད་ལྟ་ངོས་འཛིན་ཏྲུ། དཔེར་ན་
ཀོར་མོ་ལ་སྤུལ་རིས་ཀྱི་རི་མོ་ཀོར་མོ་ཅན་རྩེ་ནང་དང་མཇུག་མཐའ་ལ་ཐུགས་སྐམ་པ་
ཞིག་ལ་མཛོད་པར་སྣང་། མཉྫི་ར་ཡེས་ནུས་པའི་ཚད་པ་སེལ། ཞེས་སོ།

མན་ཤེལ  ཕྱོང་རོས་ཀྱི་མིང་།

མཧཱ་བ་ཡ་སྱཱ  སཾ༔ ན་ཚོད་བརྟུད་གནས་ཏེ་སྐྱུ་རུའི་མིང་།

མརྐ་ཏ  སཾ༔ མརྐ་ཏ་ནད་རྣམས་ཀུན་ལ་མཆོག་ཏུ་ཕན། མ་ཏ་ཀ་རི་ཞེས་ཀྱང་ཟེར།
རིགས་གསུམ་སྟེ། རཀྟ་མ་ར་ཀ་ཏེ། ནི་ལ་མ་ར་ཀ་ཏེ། ཤི་ཏ་མ་ར་ཀ་ཏ་བཅས་གསུམ་མོ།

མཚུ་ཡ ཨོཾ༔ ཕྱུ་ཤེལ་རྩེ་རི་མིང་།

ཧྲཱི མིའི་མིག་འབྲས་ཀྱིས་གཟིར་ནད་སྤུང་བ་དང་འཛོམས་པར་ཤུས། མིའི་མཆེ་བས་རིམས་ནད་སྤུང་། མཁྲིས་པས་རྩ་འབྲོས་འཕྲང་སྨྲམ་ཞིང་རྨ་ལ་ཕན། དྲག་དང་མཁྲིས་ནད་ཀྱི་བཤལ་རྫས་གཅོད། ཕྲུ་མས་དྭངས་མའི་དུག་ཞི། དུར་ཐོད··· མགོ་ཚད་དང་རྒྱུ་སེར་སྐེམ། སོག་ཐལ་གྱིས་ཚད་སྙིང་རུས་ལ་ཕན་པ་འགོགས། མི་རུས་བཙའ་མས་ནད་རྣམས་འབྲུ་ཞིང་རུས་པས་རྨ་གསོ། རུས་པའི་ཐལ་བས··· མཆོན་དང་འཕྲུང་པོ་སྤུང་། ཐོག་རུས་ཀྱིས་རྒྱུ་གཟེར་འཛོམས། རྒྱུ་གཟེར་གྱིས་ཤི་བའི་ཐོད་པས་རྒྱུ་གཟེར་སེལ། དབྱི་རུས་ལྷོག་པ་སེལ། རྐང་མགོས་བཙའ་མས་འབྲས་ནད་གསོ། འབྲུམ་ནག་རང་ཤིའི་ཐོད་པས་འབྲུམ་ལོག་འབྱིན་ཤུས། མགོ་གཟེར་དང་རུས་གཟེར་གྱི་ཤི་བའི་རུས་པས་རྒྱུ་གཟེར་འཛོམས། གཉད་པས་སྐྲངས་འཛོམས་ཤིང་རྒྱུ་སེར་འཇོམ། དུར་གླད་ལོ་ལོན་འབྲས་ལ་ཕན། སྤྱད་ཟླ་མཚན་གྱིས་ཟླ་མཚན་འབེབས། ཡོག་ཞོལ་ཁྲག་གི་སྟོམ། པད་རཀ་ཚད་ལྡན་གྱིས་གདོན་དང་མཆོན་སྤུང་། གྲོང་པའི་ཆོས་ཀྱིས་མ་གོས་པའི་པད་རཀ་ཐོད་དུ་བཏང་ན་རྒྱུ་གཟེར་ཁྲག་བཤལ་གྱི་འཆི་མི་སྲིད་པར་བཤད། རྩ་སྟོམ་ཞིང་ཤའུ་སྐྱེད་པ་དང་རྨ་གསོ། ཁྲག་གིས་མཛེ་ལ་ཕན། མི་ཤས་འབྲས་འདུལ་གཉན་དུག་ལྷུང་གདོན་འཛོམས། སྐྲ་གཞོབ་རྣག་ཁྲག་རྒྱུ་སེར་གཅོད། ཕོ་རྨོང་དང་མོའི་སྐྱེ་སྐྲས་བུ་འབྱིན། མོ་གདོན་གཙོར་གྱུར་གདོན་ཀུན་འཛོམས། མོ་རྨོང་ཁ་ནད་རྣག་རྒྱུ་སྐེམ། མཆན་སྤྲུས་གདོན་དང་དུག་ལ་ཕན། དྲི་ཆེན་གྱིས་གདོན། སྐྲང་དང་དུག་སེལ་སྐྲན་བཤིག ཤུ་ཆེན་གྱིས་དུག་ནད་འཛོམས། དགེ་སློང་ཁྲིམས་ལྡན་ནམ་ལྷགས་པ་ཤུས་ལྡན···ལོ་བརྒྱད་རྒྱ···བཙས་ཀྱིས་གཉན་རིམས་ དུག་ཚད་ གདོན་ ནད་སྙིང་རུས་ཞེན་དང་། དབུགས་མི་བདེ་བ་རྣམས་སེལ། བར་མས་དུག་གཉན་སྲིན་རིམས་སོགས་འགོས་ནད་རྨ་གསར་གསོ། བྱང་སེམས་དཀར་དམར་ཚད་ལྡན་བཅུད་ལེན་དང་ཐིག་ལེ་འཕེལ་

པ་སྐོམ་པ་དང་། སྐྱ་དང་དམུ་ཆུར་ཕན། མིའི་རོ་མས་རླུང་མཁྲིས་ཁྲག་ལ་ཕན་ཞིང་
སྣ་ནད་སེལ།

**མི་བསྐྱོད** སོ་བརྒྱད་དྲི་ཆུའི་མིང་།

**མི་རྒན་མགོ་བོ** སྤང་རྩི་དོ་བོའི་མིང་།

**མི་རྒྱན་རལ་པ་ཅན** པདྨ་ཏའི་མིང་།

**མི་རྐང་བཅད་འབྱོར** ལྷགས་གཙོད་པ། ?

**མི་བདག་དགའ་བྱེད** ཨ་ག་རུའི་སྤྱི་མིང་།

**མིག་གི་གཉེན** ཤོ་སྣོད་ཀྱི་མིང་།

**མིག་གི་རྩ་བ** བ་རུའི་ཤབ་མིང་།

**མིག་སྨན** རྒྱ་མཚུར་དཀར་པོའི་མིང་།

**མིག་སྨན་སངས་རྒྱས** ཞིམ་ཐིག་གི་རིགས་ཆེ་བ་དཀར་པོ་སྤྲ་ཀྱུད་མིག་
སྨན།

**མིང་ཅན་ནག་པོ** སོ་མ་ལྷུང་ནག་སོར་ཚད་ཙམ་དང་སྡོང་པོ་རིང་ཐུང་མཐོ་གང་
ལྷག་སྐྱེ་བ། སྡོང་པོ་དང་མེ་ཏོག་པད་གདན་རྒྱབ་བཅས་ལ་བ་སྤུ་ནག་པོས་གང་བ། མེ་
ཏོག་སེར་པོ་ཉི་ཤར་ངོས་སུ་ཁ་བཀུག་ནས་འཆར། རོ་ཁ་ལ་ཉུས་པ་བསིལ། ཆམ་པ་
རིམས་དུག་སེལ། གཉན་ནད་རིགས་འཇོམས། ཁྲེ་དུག་ལ་ཡང་ཕན།

**མིང་ཅན་སེར་རྒྱང** ཨ་བྲུག་གཟེར་འཇོམས་ཀྱི་མིང་།

**མིང་ཅན་སེར་པོ** ལ་མཐོ་སྒྲིབ་ལོགས་སུ་སྐྱེ་བ། ཀང་གཅིག་ལ་ལོ་མ་སེར་
ལྡང་བ་སྤུ་དཀར་པོས་བསྐུམས་པ་མེ་ཏོག་ཉིམ་མེ་ཏོག་ཤིན་ཏུ་ཆུང་བ་སྨུར་སེར་པོ་
ལག་པས་བཅད་ན་འོ་འབྱུར་བ་རིང་ཐུང་མདའ་ཚད་ཙམ་ཡོད། རོ་ཁ་ལ་ཉུས་པ་
བསིལ། ཁྲག་རླུང་སྟོད་འཚངས་སེལ། གཟེར་རིགས་གཅོད། གག་ལྷོག་གཉན་
རིགས་ལ་ཕན།

མིང་བདུན་སྲིང་གཅིག  བྲག་སྐྱ་ཧྲ་བོའི་མིང་།

མིང་པོ་བདུན  སྨན་ཆེན་སོགས་རང་གི་རིགས་རྒྱུད་བདུན་ལ་མིང་པོ་བདུན་ཞེས་པ་ཤད།

མིག་ལྷུམ  སེམས་ཅན་ ? ཀང་གིས་ཤུ་བ་ཟ་གོང་སེལ།

སྨུ་ཏྲ  རྒྱ་ནག་སྐད་དུ་ལི་ག་དུར་གྱི་མིང་།

སྨུ་ཏིག  སྨུ་ཏིག་གླད་པ་འཛེག་གཙོད་དུག་ནད་སེལ། ཞེས་པ། འདི་ལ་རིན་ཆེན་རིགས་དྲུག་དང་ཐོར་བུ་བཞི་བཅས་བཅུ་ཡོད། རཏྣ་མུཀྟི་ཀ་སོགས་ཡིན།། སྨུ་ཏིག་ཅེས་པ་མུཀྟི་ཀའི་ཟུར་ཆགས་པ་དང་། ཤུན་པ་མང་ཞིང་འོད་སྟོང་འབྱུང་བ་མོ་རིགས་སུ་བཤད།

སྨུ་ཏིག་གོས་ཅན  དཔྱིད་ཀྱི་མིང་།

སྨུ་ཏིག་ཕྲ་བཀོད  རྩ་ཨ་ཤའི་མིང་།

སྨུ་ཏིག་འབྲས  སྨུ་ཏིག་གི་མིང་།

སྨུ་མེན  སྨུ་མེན་དུག་དང་རྒྱུ་སེར་མཛེ་ནད་སེལ། ཞེས་དང་། རང་བྱུང་ལས། སྨུ་མེན་དུག་དང་སྐྲན་དཀར་འཇོམས་གསུངས། རིགས་གསུམ་ཡོད། གསེར་སྨུ་མེན། མཐིང་སྨུ་མེན། གཡུ་སྨུ་མེན་བཅས་གསུམ།

སྨུ་ཟེ  སྨུ་ཟེ་ལ་རིགས་དཀར་སེར་ལྗང་ནག་བཞི་ཡོད། དཀར་སེར་རྒྱུ་ཚོན་དང་ཉེ་སར་འབྱུང་། མེ་འབར་ནུས་པ་དང་། དྲི་མ་དུགས་ལ་སྣོད་དུ་བཞུས་ན་མར་བཞིན་འཇུ་བ་སྨན་དུ་བྱེད། དུག་འདོན་དགོས། སྨུ་ཟེ་དཀར་སེར་གདོན་འཇོམས་ནག་ཁྲག་སྐེམ། ཞེས་དང་། ལྗང་གུ་ནི་ཁ་དོག་ཙམ་ལས་དབྱིབས་གོང་འདྲ། རང་བྱུང་ཞབས་ཀྱིས། སུ་ལྗང་གཉན་ཚད་སེལ་བར་བྱེད། ཅེས་དང་། ནག་པོ་ནི་དཀོན་ཞིང་འདི་ལའང་རིགས་གསུམ་ཡོད། རང་བྱུང་ཞབས་ཀྱིས། ནག་པོས་ལྐོག་པའི་ནད་ལ་ཕན། མེར་བསྲེ་པ་སོགས་བྱས་ན་སྨུ་ཟེའི་དྲི་བྲོ་ཡང་བཞུ་མི་ཐུབ་པར་གསུངས་སོ།

སུ་ཀྲིའི་རྡོ སུ་ཀྲིའི་རྡོ་ཡིས་དམུ་ཆུ་ཆུ་སེར་སྐེམ། ཞེས་པ་སུ་ཀྲི་མ་བཏུལ་བའི་རྡོ་དེ་
བསྲེགས་ནས་སྨན་དུ་བྱེད་ལ། སུ་ཀྲི་བཏོན་པའི་རྡོ་དེ་ཁོང་སྨན་ལ་མི་རུང་ཞེས་ཤེལ་
ཕྲེང་ནས་བཤད།

སུ་ར ཤུ་དག་གི་མིང་།

སྲུ་ལ སཾ༔ ཆུ་བ་ལ་ཟེར། བཙོད་ཀྱི་མིང་ལ་ཡང་འཇུག

སུ་ལྭ་སྭ སཾ༔ མིག་གི་རྩ་བ་སྦྱེ་བ་ཏྲིའི་མིང་།

སུ་ཀྵ་ཕ་ལམ སཾ༔ སུ་ཏྲིག་གི་མིང་།

སུ་ཀྵི་ཀ སཾ༔ སུ་ཏྲིག་གི་མིང་།

སུ་ཀྲ་བ་ཏི སཾ༔ བྲུ་རྟའི་མིང་།

སུ་ཏ་ཛེ རྩ་གྲིས་མར་བཞེད།

མི་རྟག་གོས མི་རྟག་གི་འདབ་མའི་རྒྱབ་ལ་ལོ་འདབ་ཆུང་ཆུས་བསྐོར་བ་སྐྱེ་
སྦྲིའི་བྲུམ་ཁུན་ཡང་ཟེར།

མི་རྟག་གངས་ལ ལྕུམ་འཛྲིགས་མི་རྟག་དམར་པོ་དང་། ཉིམ་ལ་ཡའི་མི་
རྟག་གངས་ལ།

མི་རྟག་གྲུར་གུམ ཡ་བྱག་གཟེར་འཇོམས་ཀྱི་མིང་།

མི་རྟག་གླང་སྣ ལོ་སྔོང་ཐལ་ཆེར་ལུག་རུ་དང་འདྲ་ཞིང་མི་རྟག་ཀྱང་འདྲ་རུང་
མི་རྟག་རྩེ་རྒྱབ་ནས་གླང་ཆེན་གྱི་སྣ་ལྟ་བུ་ཕྲ་བོ་རིང་བ་གུག་ནས་ཡོད། སྔོང་པོ་ལུག་
རུ་སྨུག་པོ་ལས་ཆུང་ཟད་ཆེ། རིགས་ལས་དབྱེ་ན་ལྷ་གླང་། འདྲེ་གླང་། མོ་གླང་།
ཕོ་གླང་། མཐིང་གླང་སྣ་བཅས་ལྔར་དབྱེ་བའོ། ནོ ? ནུས་པས་རྣུས་པའི་ཆུ་སེར་
སྐེམ་ཞིང་རྨ་འདྲུབ། ཆུ་འཐེན་ནུབ། ལྷ་གླང་ལྟ་བུ་ཆུང་ཟད་ཀྱང་ཡོད་པར་བཤད།

མི་རྟག་བརྒྱ་པ ཤ་སྐྱུའི་མིང་།

མི་རྟག་བརྩུད སྤྲང་རྩིའི་མིང་།

མེ་ཏོག་ལྷེ་ཚོ་ ལྷེ་ཚའི་མིང་།
མེ་ཏོག་ཉིང་བཞི་ ཉིང་ལོ་བྱིང་（མཆེན་སྨན་ཅོ་ཙུ།）། ཉིང་སབ་ཀྱུ（བྱི་རུག）། ཉི་སྐྱུ་ལ（བྱ་རྐང་པ）། ཉི་སྐྱུ་ས（ལོ་བཙན་པ）བཞིའི་སྤྱི་མིང་།
མེ་ཏོག་རྣམ་པ་དགུ་ ལྷེ་ཚའི་མིང་།
མེ་ཏོག་ཁྲིང་བ་ ཧ་ཤྭགས་ཀྱི་མིང་།
མེ་ཏོག་གཡང་འཛིན་ རྒྱ་ནས་འོངས་པའི་ཛའི་རིགས་ཤིག
མེ་ཏོག་ལྕུག་མིག་ ཐང་ལས་སྐྱེ་བ་ལོ་མ་གོར་ལ་སྡོང་པོ་སྨྱུག་ནག་རིང་ཐུང་སོར་བཅུ་བཅོ་ལྔ་བཅུ་དྲུག་ཙམ་ལ་མེ་ཏོག་ལོ་འདབ་སྤོ་ལ་ཟེའུ་འབྲུ་སེར་པོ་སྐོར་ཆེ་བ་འཐོག་དུས་ལག་པར་འབྱར་རྩི་ཅུང་ཟད་ཡོད། འདི་སྔོན་དབང་ཕྱུག་ཆེན་པོས་ནད་བཏང་བ་འཇམ་དཔལ་གྱིས་མཁྱེན་ཏེ་ལྷ་མོ་ལྕུག་སྐྱེས་མ་ཨུ་མ་དེ་ཤའི་མིག་བླངས་ཏེ་བཏབ་པ་ལས་སྐྱེས་པར་གྲགས་པས་ལྕུག་མིག་ཏུ་གྲགས། འདི་ལ་རྒྱལ་བའི་སྤྱན་ཅན་ཡང་ཟེར། ཆེ་ཆུང་རྩིས་རིགས་དབང་ཕྱུག་མིག་གསུམ་པ་དང་། མིང་ཅན་སེར་པོ་ཡང་འདིའི་རིགས་ཡིན།། ལྕུག་ཆུང་དང་། བྱི་མིག་སོགས་མང་། མེ་ཏོག་འདི་རོ་ཁ་ཞིང་བསིལ། ནུས་པས་དུག་ནད་འཇོམས། རིམས་ཚད་སེལ། མགོ་གཟེར་གཅོག་ནུས།
མེ་ཏོག་སེར་ཆེན་ ཀམ་སར་སྐྱེ་བའི་ལོ་ཀང་སོགས་རྒྱ་ཤིན་དང་དབྱིབས་འདྲ་ལ་ལོ་མ་ལབ་ལོ་དང་འདྲ་བ་ཀང་དེ་ལས་ཐུང་ཞིང་མེ་ཏོག་སེར་པོ་འཆར་བ་བཅད་ན་འོམ་འཛག་ཅིང་འབྲས་བུ་གཙུ་ལྷ་བུ་ཡོད་པར་བཤད། རོ་ཁ་ལ་བསིལ། ནུས་པས་མགོ་བོའི་རྣས་ཆག་དང་རྩ་རིགས་གསོ། རྩ་ཆད་པ་མཐུད། རྩ་རྒྱུས་ཉམས་པའང་གསོ་ནུས།
མེ་ཏོག་གསུམ་པ་ ཀྱི་ལྷ། ཐང་རྩེ་དོ་བོ། ཐང་རྒྱན་དཀར་པོ་གསུམ་གྱི་སྤྱི་མིང་ངོ་།

མེ་འབར་ཚོ ཟེ་ཚའི་མིང་།

མེ་སྨུར མེ་ཚ་པོ་བཏང་རྗེས་ཀྱི་མེ་ཐལ་ལམ་གོ་ཐལ་ཚ་པོའི་མིང་།

མེ་མེད་ཧུང་པ སཧྲི་ཀའི་མིང་།

མེ་མོ རྒྱ་ནག་པས་ཐ་རམ་གྱི་མིང་ལ་ཟེར།

མེ་ཚོན་ཙོམ ཆེ་རྒྱུང་ར་མགོ་ཙམ་ཞེས་པའི་དོན།

མེ་ཡི་མེ་ཏོག་དཀར་པོ ཚ་ལ་བཏུལ་མའི་མིང་།

མེ་ར་ཙོ་ལི སཾཿ མོན་ཚ་རའི་མིང་།

མེ་རུ མ་རུ་རྩེའི་མིང་།

མེ་ཤིང དྲེ་མོང་གི་མིང་།

མེ་ཤེལ མེ་ཤེལ་གྲང་བའི་ནད་དང་གཟའ་ནད་རྣམས་འཇོམས། སཱུཪྻ་ཀཱནྟཱམ་སཱུཪྻ་ཀཱནྟི་ཞེས་བྱ་བ་སྟེ། ཁ་དོག་དཀར་ལ་རང་གི་འོད་ལས་མེ་འབྱུང་།

མེ་ཤེལ་དཀར་པོ རྒྱ་སྐད་དུ་ཀཱནྟ་ཤི་ལ་ཟེར། དུང་གི་རྣམ་པ་ལྟ་བུ་མཆོག་ཏུ་དཀར་བ་ཞིག་གོ །

མེ་ལྷ ཙི་ཏྲ་ཀའི་མིང་།

མེ་ལྷའི་ཞལ་དུ་བཏབ ཅེས་པ་སླ་ངར་དུ་བ་མཆོད་པར་ཞུས་བསྲེག་བྱས་པའི་མིང་།

མོ་གྲིས རི་མཐོ་ལ་ཁ་ཀླན་ཅན་ནམ་སྤངས་ལྗོངས་སུ་ལོ་མ་རིང་ལ་འཇམ་པ་རྩ་ཐག་བཟང་། མེ་ཏོག་སྔོན་ཁ་གྱེན་དུ་ཕར་བ་དེ་སྦོང་བུ་མེད་པ་རོ་ཅུང་ཟད་མངར་ཞིང་ཚ། འབྲས་བུ་རྩ་བར་གང་བུ་ཟུར་གསུམ་གྱི་ནང་ནས་འབྲས་ལྟར་འབྱུང་། ནུས་པ་བསིལ་དྲོད་གཉིས་དང་ལྡན་ཞིང་བད་སྨུག་དྲུག་འཐབ་དང་། ཕོ་ལོང་རྒྱ་མར་ཚ་གྲང་འཐབ་པ་དང་། སྲིན་གླང་སོགས་ལ་ཕན།

མོ་གླང སྡོང་པོ་རིང་ལ་ཕྲ་ཞིང་འདབ་མ་ཆུང་། སྣ་ཕྲ་ལ་ཐུང་བའི་གླང་སྔོའི་རིགས་ཤིག

མོ་ལྷམ  ཧ་ལོ་དམར་པོ་སྟེ་ལྷམ་པའི་རིགས་ཡིན།། ལྷམ་རར་སྐྱེ་བ་ལོ་སྟོང་སོགས་ཧ་ལོ་དཀར་པོ་དང་འདྲ་ཞིང་དེ་ལས་ཆུང་ཟད་ཆུང་། མེ་ཏོག་རྒྱ་ཁ་ཅན་དང་རྒྱ་སྨུག་སྐམ་ནས་སྨིན་པོར་འགྲོ་བ་དེ་ཧ་ལོ་དམན་པ་ཡིན།།

མོ་རྡེའུ  འདི་བྱིད་ལ་རྡེའུ་ནད་འབྱུང་ནས་བཏོན་པ་མོ་རྡེའུ་དང་། ཕོ་ལ་རྡེའུ་ཆགས་པ་ནས་བཏོན་པ་ཕོ་རྡེའུ་སྟེ་བཏང་ཚུལ་ཕོ་ལ་མོ་རྡེ་དང་། མོ་ལ་ཕོ་རྡེ་ཕན་པར་གསུངས། ཕྱིར་བཏང་མོ་ལ་རྡེ་ནད་འབྱུང་བ་སྲིད་མཐའ་བཀག་ཙམ་ལས་མང་བ་ཕོ་ལ་འབྱུང་བ་དང་། གཏོང་ཡུལ་ཕོ་ལ་གཙོ་བོར་མཛད་པས་མོ་རྡེའུ་ཞེས་སོ།

མོ་ལྷམ་ཤ་ལ་ཡུ་རིང  སྣ་ཤེ་རིང་བའི་མིང་།

མོ་ཤ་ཏོ  སཾ༔ ཚི་རྒྱལ་ཏེ་རྒྱ་ཚའི་མིང་།

མོ་ཧྲི་ཀཾ  སཾ༔ ཤུ་དག་མིང་གི་རྣམ་གྲངས།

མོན་སྦ་ར  ཟུར་ཆགས་པ་སྟེ་མོན་ཆ་ར།

མོན་ཆ་ར  ཤིང་ཏོག་ནག་གམ་པ་རྡོའི་ཚི་བ་ཁྲག་ལྷ་སྤུ་དང་། དེའི་འབྲས་བུ་གཉིས་ཀས་འགྲུ་བ་གཅོད་ནུས། འདི་ཁྲོམ་གྱི་སྐད་ཡིན་པ་ཤེལ་ཕྲེང་ནས་བཤད།

མོན་རྒྱུ་རུབ་པ  སྨྲ་སྐད་གི་མིང་།

མོན་ཉེ  ཕང་རམ་གྱི་མིང་།

མོན་བྲུ  ཕང་རམ་གྱི་མིང་།

མོན་ལུག་སྦྲ་སྣང  སྨྲ་སྐད་གི་མིང་།

མོན་སྲུག  མོན་ནས་ཐོན་པའི་སྲུག་སྨེལ་ཆེ་ལ་ལྷོང་མོ་སེག་བརྡར་རིས་མེད་པ།

མོན་སྲན  མོན་སྲན་སྡེའུ་དང་མ་ཤ་ཞེས་པ་མིང་གི་རྣམ་གྲངས་ཡིན་ལ་དོན་བལ་སྲན་དང་། མོན་སྲན་གྲེའུ་ཞེས་པ་རྒྱ་སྲན་ཡིན་པར་ཐོན་མིའི་དགོངས་རྒྱན་ལས་བཤད། དང་པོས་དུག་འཇིབ་པ་དང་ཆུ་འབེབས་པར་བྱེད། གཉིས་པས་རླུང་སེལ། ཁུ་བ་འཕེལ་ཞིང་སྟོབས་སྐྱེད། བད་མཁྲིས་འཕེལ།

སྤྱང་རྩེ་སྤྲུས  ཙ་བ་སྦྱུ་ཙན་ཕྲ་པོ་སེར་པོ་དེ་སྨན་དང་ཚོན་རྩང་། སྡོང་པོ་སྨྱུག་ལ་
མཚེན་ཞིང་རིང་། ལོ་དབྱིབས་སྲུབ་ཀ་དང་ཁྱོགས་འདྲ། ལོ་སྡོང་འོ་མའི་རྒྱུན་འཛིན་པ་ཞིག་
ཡིན། རོ་ཁ་ལ་བསྐ། རང་བཞིན་བསིལ། ནུས་པས་རྒྱུ་ཚད་སེལ། འཁྲུ་བ་གཅོད། མི་
རིགས་གསོ་ཞིང་ཟག་དང་ཀུ་སེར་སྐེམ་པར་བསྔགས།

སྤུ་གྲུ  གསར་སྐྱེས་ལྷུམ་བུའི་མིང་དང་། སྤོ་གསར་ཁ་འབུས་པ་ཡང་ཟེར།

སྤུ་གྲུ་ཤིང  ཡུ་གུ་ཤིང་གི་མིང་།

སྤྲི་ག་མ  སཾཿ ཟླ་རྩེའི་མིང་།

དམར་མཆོག  ཟངས་ཀྱི་མིང་།

དམར་ཐལ  ཟངས་ཀྱི་གབ་མིང་།

དམར་པོ་དར་ཡ་ཀན  ཤང་དྲིལ་དམར་པོའི་མིང་།

དམར་པོ་དྲི་ལྡན  སྤང་རྩེས་ཀྱི་མིང་།

དམར་པོ་ལ་ཡོང  ཕ་ལག་རྩ་བའི་མིང་།

དམར་པོ་གསུམ  བཙོད་དང་། འབྲི་མོག རྒྱ་སྐྱེགས་གསུམ་གྱི་མིང་སྟེ། ཁྲིད་
ལས་དང་ཁ་དོག་གི་སྒོ་ནས་སྦྱོར་མིང་བཏགས་པར་སྣང་། འབྲི་མོག་དང་ཞུ་མཁན་པ་རྫེ་
བ་ཡང་སྐབས་བསྟུན་དགོས་པར་ཤེས་དགོས། བཞི་ཀ་ལྡབས་པ་ལ་དམར་པོ་བཞི་ཟེར།

དམར་རིལ  ཁྱིང་པ་ཁའམ་ཆེང་པ་ཁ་ཞེས་པའི་སྨན་ཞིག་སྟེ་རྟགས། སྙིང་རླུང་ལ་
ཕན་པར་བཤད། རྒྱ་ནག་གིས་གསེ་ལི་ཟེར།

དམར་ཐུ་མགོ་ནག  མདའ་རྒྱུས་ཀྱི་མིང་།

དམར་ནུག  ཟངས་ཀྱི་བཙ་སྙིང་གི་མིང་།

དམར་ལེབ  ཕྲང་བུ་སེང་གེ་ཞེས་པའི་མིང་།

དམར་ཤད  ཤིང་སྨག་ཤད་ཀྱི་མིང་།

དམུ་རྒྱུའི་གསང་ལྷུམ  ཤུད་སྨྱུག་གི་མིང་།

དམེ་མ · ཐྲ་མའི་མིང་།

རྨ་ཕབ་པ · སྟོ་ལྷུམ་སོགས་ཅུང་ཟད་རྡུང་ལ་སྤོ་ཚིལ་བྲུས་པས་ནུས་པ་དང་། ཕྱི་རོ་མི་ཡལ། དེ་ཡང་སྟོ་བྲ་ཕྱིར་འདོན་པར་བྱ། རྨ་མ་ཕབ་ན་རང་རྐམ་སྐྱུར་པས་རྩ་རྒྱ་ལྷུར་སྐྲ་བ་དང་ནུས་པ་མི་འབྱུང་ངོ་།

རྨ་བྲ · མཁྲིས་པས་རང་གི་སྣོད་ལ་སྤྱུར་བའི་སྣོད་དུག་གམ་ཚད་དུག་སེལ། ཤས་མཁྲིས་པ་དང་དུག་ནད་ལ་ཕན། མདོངས་ཀྱིས་སྤུ་དུག་དང་གློ་ནག་སེལ། བྱུན་གྱིས་གཉན་ནད་ཞི་བར་ནུས།

རྨ་བྱའི་མགྲིན་འདྲ · སྔ་ན་ལ་གཟིགས།

རྨ་བྱའི་འཚོབ  སྨན་ཆེན་གྱི་གབ་མིང་།

རྨ་སྦྱོར  ཚ་ལའི་མིང་།

རྨ་མིད  ཤང་དྲིལ་གྱི་མིང་།

རྨ་སྨན་སེ་རྒྱ་འཛིགས་མེད  ཀོན་པ་གབ་སྐྱེས་སྤང་ལས་སྐྱེ་བ་ཡོ་རིགས་སྤུ་བ་ཤུད་པ་དེའོ།

རྨ་ཡོ་རང་གཅིག  བྱ་རོག་རིགས་ཆེན་ཏེ་སྨུ་སའི་མིང་།

སྨིགས་བུ  ཅེ་ཤུང་དུ་ཤུང་ཐུ་བྲུས་ནས་གནས་པ་སེར་སྐྱ་བྲ་ལ་སྤུར་མགྲོགས་མཇུག་མ་རིང་བ་དེས་རོ་ཚིམ་དང་། མཁལ་ནད་གྲང་བ་ཅན་ལ་ཕན།

སྨེ་རུ་རྩེ  མ་རུ་རྩེའི་མིང་།

སྨུག་རྩམ  འདི་ཤིང་མ་ལེ་གྲུམ་ཤིང་ཞེས་པའི་རྐང་སྡོང་པོ་རུལ་བ་ལྷུ་གུ། ཁྱད་པར་ལས་དཀར་དམར་གཉིས་གློ་དང་མོན་ནས་ཡོང་། ངོ་བོ་རྩམ་པ་སྣོད་པ་ལྷུ་གུ་ཕྱེ་མའི་རང་བཞིན་ཡིན་པ་དེས་ཚ་གྲང་འཁྲུ་བའི་རིགས་ལ་ཕན།

སྨུག་ཤད  ཤིང་ཐྲན་རིགས། སྡོང་པོ་ཁྲ་ལ་ཤུན་པ་དམར་པོ། ལོ་མ་ཆུང་ལ་མེ་ཏོག་དཀར་པོ་མཐམ་དུ་སྐྱེ་བ་ཞིག དེའི་ལོ་མ་དང་མེ་ཏོག་བཙས་སྨན་ལ་གཏོང་ཆོག །

རྨ་དང་རྒྱུ་སེར་འདྲེན་ནུས།

**སྨན་དཀར།** ལ་ཕྲུག་གཞོན་ནུ་སྐྱེ་ཞུ་བ་སྦྲུགས་པས་འཕམ་ལ་ཕན།

**སྨན་གྱི་ཞྭ་སྒོང་།** ཛེ་ཀྲུ་བཞིའི་མིང་།

**སྨན་སྨ།** རིགས་གསུམ་སྨ་དམར་དོང་ཀྱུ་དང་། སྨ་སྐྱུ་ནི་ག་གཡུང་། སྨ་སེར་ནི་ཡུང་བ་སྐྱེ་སྨམ་པོ་སྨན་ལ་འབྱེད་པས་སྨན་སྨ་དང་། སྔོན་པ་བཙའ་བ་སྐྱེ་ན་བའི་སྨ་ཡིན་པས··· བཙའ་སྨ་ཟེར། ནུས་པ་རྒྱུན་རིང་ཚིམ་དང་ལྡན་ཞིང་ཞུ་རྗེས་མངར་བས་ནས་ཡིན་བད་རླུང་སེལ་ལོ།

**སྨན་ཆེན།** བོང་ང་ནག་པོའི་མིང་།

**སྨན་མཆོག་རྒྱལ་པོ།** ཨ་རུ་རའི་གབ་མིང་།

**སྨན་རྟ།** སྨན་རྟ་ཞེས་ཀ་ར་བུ་རམ་སྦྲང་རྩི་ནི་རྟ་ལྟ་བུ་སྟེ་རྟ་ལ་བརྟེན་ནས་མི་གར་འདོད་དུ་སླེབས་པ་བཞིན་སྨན་རྟ་ལ་བརྟེན་ནས་སྨན་ནུས་ནད་གར་ཡོད་ལ་སྨན་རྟས་འཁྲིད་པ་ཡིན། དེ་ཡང་ནད་གཞི་དང་སྦྱར་ཏེ་གྲང་རླུང་ལ་བུ་རམ། ཁྲག་མཁྲིས་ཚབ་ལ་ཀ་ར··· (འོན་ཀྱང་གཞན་ཡོད་ན་ཀ་ར་མི་བཏང་)། བད་ཀན་དང་འཚོ་ཆེས་རིགས་ལ་སྦྲང་རྩི་སྦྱོར་རོ།

**སྨན་ནག** སྦྱོར་སྡེ་དང་། པི་པི་ལིང་གཉིས་ཀར་འཇུག

**སྨིག་མ།** སྨྱུག་མའི་མིང་།

**སྨིན་འབགས།** སྐྱུ་རུའི་གབ་མིང་།

**སྨུག་ཆུང་མདའ་ཡོན།** ཚེར་སྔོན་གྱི་རིགས། སྐྱེ་ལྟངས་ཚེར་སྔོན་འདྲ་ལ··· དབྱིབས་ཀྱང་ཚེར་སྔོན་འདྲ་རུང་འདིའི་མེ་ཏོག་དམར་སྐྱ་མཆིན་མདོག་ཡོད། སྡོང་པོ་ཡང་ཅིག་སྐྱེས་མང་། རོ་ཁ་ལ་རང་བཞིན་བསིལ། ནུས་པས་རུས་པ་ཆག་པ་གསོ་ཞིང་རུས་ཚད་སེལ།

**སྨུག་ཆུང་བེར་མགོ།** ས་མཁར་སྐྱེ་བ་མེ་ཏོག་མགོ་ནག་པ་སྐེ་གུག་གུག་ཅན་ཞིག···

ཏུ་བཤད། སྨུག་ཆུང་མདའ་ཡོན་ལ་འང་འཇུག་པ་ཤེས་དགོས།

སྨུག་ནག་མདུང་རྩེ  ལིག་བུ་མིག་གི་མིང་།

སྨུག་ནག་ཟྲིལ་པ  ཤད་སྨུག་གི་མིང་།

སྨུག་པོ་ཆིག་ཐུབ  འདི་སྨུག་པོ་མདུང་རྩེ་སྟེ། ངོ་བོ་རྡོ་དམར་སྨུག་རིས་ཡོད། བརྡུང་ཚེ་རྟ་སྦྲུ་ལྟར་ཞེས་པ་མདུང་རྩེ་དཀར་པོ་ལས་ཅུང་ཟད་ཆུང་བ་ཡོད། ནུས་པ་སྦལ་རྒྱབ་དང་འདྲ།

སྨུག་པོ་ཏྲག་ཀྲུ  ཤད་སྨུག་གི་མིང་།

སྨུག་པོ་ངར་ཡ་ཀན  ཤད་སྨུག་གི་མིང་།

སྨུག་པོ་སྦལ་རྒྱབ  འདི་ལ་རིགས་གཉིས་ཡོད། ཕོ་སྦལ་དང་མོ་སྦལ་གཉིས་སོ། ཕོ་སྦལ་ནི། རྡོ་སྨུག་པོ་སྤྲ་ཁྲིགས་ཅན་ལེབ་མོ་ལ། ཕྱི་ལ་འཕྲུམ་པ་འོད་འཚེར་བ་བཅག་ཚེ་རྒྱ་ཚ་ལྟར་འཛམ་ཤིག་གེ་བ། བརྡུངས་ཚེ་དྲི་ཞིམ་པ་ཡོད། མོ་སྦལ་ནི་ཟླུམ་སྦྱ་སྦུ་ལ་རྒྱབ་ལ་འཕྲུམ་པ་མེད། སྦལ་པའི་རྒྱབ་འདྲ་བས་སྦལ་རྒྱབ་ཅེས་གྲགས། རྒྱུད་ལས། སྨུག་པོ་སྦལ་རྒྱབ་ཕོ་སྦལ་མོ་སྦལ་གཉིས། ཆུ་སེར་ཁྲུལ་འདྲེན་སྐེམ་ཞིང་སྐྲ་བ··· འཛིན་པ་ཞེས་སོ།

སྨུག་པོའི་བུ  རྡོ་དྲེག་གི་མིང་།

སྨུགས  སྨུགས་ལ་ལྟོས།

སྨོན་ལམ་གྱི་ནུས་པ  སྔོན་སངས་རྒྱས་བྱང་སེམས་དྲང་སྲོང་རྣམས་ཀྱི··· སྨོན་ལམ་གྱི་མཐུ་ལས་འབྱུངས་པ་དབང་པོ་རིལ་བུ་དང་། ཀོ་ཁ། དྭ་ཡིས་དབང··· ལག་ལྟ་བུ་ཡིན།

སྨྱུག  སྨག་ཤད་ཀྱི་མིང་།

སྨྱུག་ཤད  སྨག་ཤད་ཀྱི་མིང་།

སྨྱུག་མ  ཅུ་གང་གི་མིང་དང་སྨྱུག་མ་ལ་ཡང་འཇུག་པ་ཡིན།

སྨྱུག་རྩེ། སྨྱུག་མ་གཞོན་ནུའི་ཕྱི་རྩེ་ལ་ཁ་རྡུ་བྱས་པའི་ཞུན་བུ་རམ་ལྟར་མངར་བ་དེ་དང་། མ་རྙེད་ན་སྨྱུག་སྔོན་རྩེ་བཞར་ལ་འཁྱུར་བའི་ཕྱེ་མ་རོ་མངར་བ་དེས་ཀྱང་ཁོག་རྨ་ཚད། མོ་ནད་ཚིག་སྙིང་ཚད། ཁྱད་པར་མཁལ་མའི་ནུས་འཛིན་པར་བྱེད་དོ། རྩུ་གང་ཀེ་ཤིང་ལའང་འདུག །

# ཙ

ཙ་ཏ་ར  སྨ༔ སྤྲུབ་ཀའི་མིང་།

ཙ་པལ་ཀ་ན  སྨ༔ ཟེག་མ་གསོ་བྱེད་དེ་པི་པི་ལིང་གི་མིང་།

ཙ་བྱ  སྨ༔ དབྱི་མོང་དཀར་པོའི་མིང་། ཙ་བྱ་ཁོ་ནར་བྲིས་པ་ཡང་ཡོད།

ཙ་ཡི  སྨ༔ ཤུ་དག་གི་མིང་།

ཙ་རག་པུཥྚི  སྨ༔ ཀུ་ཚན་གྱི་མིང་།

ཙ་ཝ  སྨ༔ ? ཤུ་དག་གི་མིང་།

ཙ་ལ་སྦུ་ར  སྨ༔ ཤེལ་གྱི་མིང་།

ཙན་དན་དཀར་པོ  སྨ༔ ཡོངས་གྲགས་དཀར་པོ་ལ། རིགས་ཏིལ་མར་འདབ་ཙན་དང་གོ་ཤཱིརྵ། ཧ་རི་ཙནྡ་གསུམ། ནུས་པ་བསིལ་ལ་འཇམ་ཞིང་སྐམ་པས་གློ་སྙིང་སྟོང་པའི་ཚ་བ་སེལ།

ཙན་དན་མར་ཁུ  ཛ་མ་གཉིས་སྙིང་འོག་བརྫིགས་ལ་སྙིང་མའི་ཞབས་ལ་ཨོ་ཁྲུང་མིག་ཙམ་ཞིག་ཕུགས། དེ་གཉིས་ཀྱི་བར་མཚམས་འདག་པས་བཀག། འོག་མ་ས་སྟོང་ནང་བཙུག་ལ་གོང་མ་ས་སྙིང་དོན་པར་བྱུས་ནས་གོང་མའི་ནང་ཙནྡ་ལ་སྦུམ་བྱུགས་པ་བཀང་ནས་ཁར་འདག་པས་བཀག། གཡས་གཡོན་ནས་མེ་ཆེ་རྒྱུང་རན་པ་ཞིག་བཏང་བས་མར་ཁུ་ཛ་སྟོད་འོག་མར་འབབས་པར་འགྱུར་རོ། ཞེས་པ་ཤད། འདིས་ཤུ་བ་རྨ་རྐན་རིགས་ལ་ཕན།།

ཙན་དན་དམར་པོ  འདི་ལ་རིགས་གཉིས་ཡོད།། དམར་པོ་དང་སྨུག་པོའོ།

སྐྱེ་བ་རྩ་ལྟར་མཁྲིགས་པ་བཟང་ཞིང་དེ་ལས་ལྷོག་པ་ངན། ནུས་པས་ཁྲག་ཚད་སེལ་··
ཞིང་ཁྲག་རླུང་འཐབ་པ་དང་། ལྷེ་གྲུམ་ཡན་ལག་སྐྲངས་པ་ལ་བྲུགས་ན་ཕན།
ཙན་དན་སེར་པོ ཨ་ག་རུའི་མིང་།
ཙནྡྲ སཾ༔ དངུལ་གྱི་མིང་།
ཙནྡྲ་སཾ་བྷ སཾ༔ ཟླ་བའི་མིང་ཅན་ཧེ་ཀ་སྤྱུར་གྱི་མིང་།
ཙནྡྲ་བྲ་སྨ སཾ༔ ཟླ་བའི་ཐལ་བ་སྐྱེ་ག་སྤྱུར་གྱི་མིང་།
ཙནྡྲ་རེ་ཁ སཾ༔ ཟླ་བའི་རི་མོ་སྐྱེ་སོ་མ་ན་རྡོར་བ་ཤད།
ཙམ་པ་ཀ རྒྱ་གར་བལ་ཡུལ་སོགས་ནས་ཐོབ་པ་གང་བུ་ལེབ་རིང་མདའ་ཚོད་ཙམ་
གྱི་ནང་ནས་འབྲས་བུ་དཀར་པོ་དཀར་འཛུམ་ལེབ་མོ་ཤིན་ཏུ་མང་པོ་ཐོན་པ་མཆོད་རྫས་
དང་། དབང་ཕྱུའི་མེ་ཏོག་ལྷ་ལ་འདོར་བྱེད་ཡིན། རྒྱ་ཚོད་སོགས་ཚོད་རིགས་ལ་ཕན།
ཙམ་པ་ཀྲུས གསེར་གྱི་མིང་།
ཙཏྲ སཾ༔ ཤུན་པའི་མིང་།
ཙ་ལ་ན་ཡ་ལ་ན སཾ༔ ? སྡོང་རི་ཞིལ་པའི་མིང་།
ཙི་ལླི སཾ༔ སྤུ་ཤེལ་རྩྭའི་རིགས་ཤིག
ཙི་ཏྲ་ཀ སཾ༔ རྒྱ་གར་ནས་འབྱུང་བའི་ཤིང་བ་ལི་ཀ་འདྲ་ལ་སྨུག་ལྕགས་དེ་ལས་ཆུང་
ནག་ལ་རོ་ཚ་བས་སྐྲ་སྲིག་སྐྱམ་བྱེད་པ་དེ་དང་། བོད་ཀྱི་ཙི་ཏྲ་ཀས་སྔོན་ཅན་དུ་སྐྱེ་བ་མོ་
མ་ལེབ་ཉམས་གང་བུ་དམར་སེར་འབྲུ་གུ་ཡོད་པར་ཤེལ་ཕྲེང་ནས་བཤད། ཡང་ཞི་ཞི་
ཞིང་གི་རྩ་བར་ཡང་ལ་ལས་འདོད་ཀྱང་དངོས་རྒྱ་གར་སྨན་ཚོང་ནང་སྤྱོད་བཞིན་པ་ལྟར།
ངོ་བོ་རོ་ཚ་བའི་མཐར་ཐུག་སྟེ། ནུས་པས་གྲང་ལྡང་དང་མེ་དྲོད་སྐྱེ། འོར་ནད་གཞང་འབྲུམ་
སྲིན་ནད། མཛེ་ནད། འབྲས་སོགས་ལ་ཕན།
ཙི་ཙ་ཀི སཾ༔ ? བསེ་ཡབ་ཀྱི་མིང་།
ཙི་ཙི འབྲུ་ཆགས་བྲི་འདྲ་བ་ལས་ཆུང་ཟད་སྐྱིང་བའི་འབྲས་བུ་བསིལ་ལ་ཡང་བས་

སྣུར་སྐྱེད། ཁོང་པ་རྒྱུབ་པས་བད་སྨུགས་སེལ། བད་ཀན་དང་མཁྲིས་པ་སེལ། དང་
ག་ཡང་འབྱེད་ནུས། ཁྱེར་ཡའང་འཇུག

ཙི་ཏ   སཾ༔ ཙི་ཏས་གྲིབ་གདོན་ཀྱི་ལུས་ངན་པ་བཟློག ཞེས་ཙི་ཏ་མ་ཏེའམ། ཙི་ཏ་མ་
........ ཏེ་ཞེས་རིན་ཆེན་གྱི་རིགས་ཤིག

ཙི་ཏ་ཕ་ལ   སཾ༔ སྙིང་ཞོ་ཤའི་མིང་།

ཙི་ལྡུ་པ   སཾ༔ བྲི་ཡང་ཀུའི་མིང་།

གཙང་ཆབ་རྗེའུ   རྒྱ་ཆེན་དང་། མཚོ་ལྷ་བུ་ལས་རྗེའུ་དཀར་འཇམ་འོད་འཚེར་བ་མུ་ཏིག་ལྟ་བུ་དང་། ཡུང་འབྲུ་ཙམ་བྱེ་མ་ལྟར་འབྱུང་བ་དེས་མོ་རྗེའུའི་ཚབ་ཏུ། གཙང་ཆབ་རྗེའུ་ཞེས་རྒྱ་འགགས་འབྲིན་པར་བྱེད་ཅེས་སོ།

གཙི་ཏྲུ   སྐྱེ་བའི་འབྲས་བུའི་མིང་།

གཙོ་འབྲུམ   སྐྱེ་བའི་འབྲས་བུའི་མིང་།

གཙོད་རྭ   རི་དྭགས་གཙོད་རྭའི་གཞིབ་ཀྱིས་བད་ཀན་ལྦ་བ་འཇོམས།

བཙག   ངོ་བོ་རྡོ་བཙག་དམར་པོ་ས་འོག་ནས་འབྱུང་བ་ཚོན་བྱེད་པ་དེ་ཡིན།། དེས་རྩུས་
⌊ཚད་སེལ།

བཙན་དུག   བོང་ང་ནག་པོའི་མིང་དངོས།

བཙན་པོ   བོང་ང་ནག་པོའི་མིང་།

བཙུན་པ་མེ་ཏོག   ལྷམ་རར་འཛུགས་པའི་མེ་ཏོག་ཀ་ཏན་ནུག་རྒྱ་བ་གཞོན་པའི་ཚེ་མེ་ཏོག་དུར་མར་དང་། རྣམ་ནས་དུར་སེར་འཆར་བའི་གཞོན་ནུའི་ཚེ་དུར་དམར་ལ་ཁྲི་བ་འབྱུང་། ནུས་པས་ཁྲག་འཁྲུགས་རོ་སྟོད་གཟེར་བར་ཕན།

བཙུན་མོ   ཆར་བུའི་གབ་མིང་།

བཙུན་མོ་གྲུར་གྲུམ   བྲི་ཡང་ཀུའི་མིང་།

བཙུན་མོ་རྒྱུ་ཡི་ལྷུབ   བྱང་སེ་བུལ་ཏོག་གི་གབ་མིང་།

བཙུན་མོའི་མཆིན་པ   སིན་ཧྲུ་རའི་མིང་།

བཙུན་མོ་དྲུང་གི་ཐོར་ཚུགས་ཅན། རེ་ལྷག་པའི་གབ་མིང་།

བཙུན་མོ་དམར་ཆ། ཤུ་ཐིའི་གབ་མིང་།

བཙུན་མོ་ཞིང་སྐྱེས། ཞིང་སྐྱེས་རྩ་མཁྲིས་ཀྱི་མིང་།

བཙུན་མོ་གཡུའི་ལྷུང་ལོ་ཅན། ཐ་རམ་གྱི་གབ་མིང་།

བཙུན་མོ་རེ་རལ། ཡུང་གཅིག་ལ་བཙུན་མོ་རེ་རལ་ཕྲག་སྐྱ་རྟ་ཕོར་འཇུག

བཅོང་སྒོག ལོ་མ་རིང་པོ་ལྷང་ལྷུམ་ཤོག་སྟོང་ལྡུམ་རུ་རུ་སྐྱེ་བ་ཡོངས་གྲགས་དེའོ། །རོ་ཚ་བ། རང་བཞིན་དྲོད། ནུས་པས་གཉིད་འགྲུགས་ཅིང་དང་ག་འབྱེད། བད་རླུང་འཇོམས། མོ་ནད་རླུང་ཚབས་དང་། རྐང་འབམ་གྲང་བ་ལ་ཡང་ཕན།

བཅོད ཤིང་ཕྲན་གྱི་རིགས་དམར་ཚོས་བྱེད་པ་མདོག་དམར་ལ་སེར་གཉིས་གསུམ་གྱི་ཚོད་ལ་ཚིག་པ་རེ། ནང་དཀྱིལ་སྟོང་ཆ་རྒྱང་ཐད་ཡོད་པ་ལག་པས་འཕྱུར་བ་དང་… དཀྲུགས་པ་སོགས་བྱས་ན་ལག་པ་རྒྱུས་པའི་ཉམས་ཤར་བ་དེས་ལྷ་བའི་ཚོས་རྒྱུང་བ་དེ་ལ་རིགས་གསུམ་ཡོད། རྩ་བས་ཁྲག་གི་ནད་དང་ཕྲམ་ཚད་རྒྱུ་མོ་ནད་སོགས་ལ་ཕན། (卍) སེམས་ཅན་བཅོད་ཀྱི་རྣས་འབྲུམ་གཅོད། ཁྲི་པས་ལྷ་བ་འཇོམས་ནུས། (卍) སེམས་ཅན་བཅོད་ལ་ཡང་སྐབས་འགར་འབྲི་སྲོལ་སྣང་།

བཅོད་རྣ། རི་དྭགས་བཅོད་ཀྱི་རྣ་སྤྱི་རྣ་རིང་ལ་རི་མོ་ཉག་ཅན་ནག་པོ་དེས་མང་ལ་སྒོ་གྱི་ཞིང་བུ་འབྱིན་པ་དང་། མོ་ནད་ལ་ཕན་ཞིང་ས་བདག་ཀླུ་གཉན་ལ་གཞིར་བཅས་ཕན་ནོ། །

རྩ་རྐང་པ། ཡུ་གུ་ཤིང་གི་མིང་།

རྩ་མཁྲིས། རིགས་མཆོག་དམན་གཉིས་སོ་ཞིང་སྐྱེས་གསེར་མཁྲིས་དང་། རི་སྐྱེས་བསེ་ཁ་གཉིས། དེ་ལ་གསེར་མཁྲིས་ནི། ལོ་མ་སྔོ་སེབ་མེ་ཏོག་ཁ་འབུར་ནས… འདྲ་ལ་རྒྱུང་བ། བོང་བུ་རེ་ཙམ་ཕྲ་ལ་སྤོམས་པ་བཙད་ན་འོ་མ་འཛག ། རི་སྐྱེས་བསེ་ཁ་ནི༔ ལོ་མ་ཕྲ་ལ་རིང་སྔོང་པོ་མཛུབ་རེ་ཙམ་ལས་མི་སྐྱེ་བ་མེ་ཏོག །སྨུག་ཧྲིག་འཆར། ལོ་མ་བཅད་ནས་པ་སྨྲ་དཀར་པོ་འབྱུང་ཞིང་འཕྱུར་ནས་སྨྲ་འདྲ་ལའོ་སྲ་འཛག གཉིས་ཀ…

ཡང་རོ་ཁ་ཞིང་པ་སེལ། ནུས་པས་མཁྲིས་ཚད་ཀྱི་ནད་རིགས་སེལ་ཞིང་རྩ་ནད་གསོ་ཐུབ།

རྩྭ་ག་བུར  སྤུ་ཤེལ་རྩེའི་མིང་།

རྩ་གཅིག་སྡོང་དགུ  ཟང་ཁྲིམ་ནག་པོའི་མིང་།

རྩ་མངར་རྩ་དབྱིད  འདམ་བུ་ཀ་རའི་མིང་།

རྩ་སྦོམ་ཤུགས་ཆེན  རྡོམ་མཁྲིས་ཀྱི་མིང་།

རྩ་བ་དཀར་པོ  ཟང་ཁྲིམ་དཀར་པོ་དང་མེ་ཏོག་གངས་ལ་དཀར་པོའི་མིང་།

རྩ་བ་བརྒྱ་པ  ཉེ་ཤིང་གྱི་མིང་།

རྩ་བ་ལྔ  ལྕུ་བ། བསྐུ། ར་མཉེ། མཉེ་མ། ཉེ་ཤིང་བཅས་ལྔ་ལ་ཟེར། དབང་ལག་གི་མིང་ལའང་འཇུག་པས་སྐབས་ཕྱེད་དགོས།

རྩ་བ་རྒྱང  ཆུ་མ་རྩེའི་མིང་།

རྩ་བའི་སྙིང་པོ  ཤིལ་སྒྲི་མིང་།

རྩ་འབྱིད  གཡེར་མའི་མིང་།

རྩ་འབྲས  སྲ་འབྲས་ཀྱི་མིང་།

རྩ་སྦྱོང་སྨོན་པོ  ཏྲ་ཤགས་ཀྱི་མིང་།

རྩ་སྦྱོང་ར་ཡི་ཐ་གདོང  སྣ་སྦྱོང་གི་སྨུག་པ་སྟེ། རྒྱ་ནག་གི་སྐད་དུ་ཚེ་གི། བྱང་པས་ཆལ་རྒྱུད་ཐ་གདོང་། རྒྱུར་པོས་མདོ་མོ་ཟུས་པ། ཟླ་རྫས་སེར་ཟུའམ་ཟུས་དོན་གྲུབ་འདི་ཀ། ནུར་མཁར་བས་འགྲོ་སུམ་སྟོག་ལ་བཞེད་པ་མིང་གི་རྩ་གྲངས་ཡིན།

རྩ་སྨན་བཅད་འཁོར  སྤང་རྩི་ཟེལ་པའི་མིང་།

རྩ་རམ་པ  སྐྱི་གནས་དབང་གིས་འགའ་རེར་སྤང་རྒྱུས་ཙམ་དང་། འགའ་རེར་…
འཛག་མ་འདོམ་རེ་ཙམ་འབྱུང་བ་གང་ཡང་རྩ་བ་ཚིགས་མང་ཞིང་བོང་བ་སྡོང་ཅན་ཏེ་…
ངོས་བཟུང་སྟེ། འདི་བཅོམ་ལྡན་འདས་ལ་བྲམ་ཟེ་ཀུན་ལྡན་ནས་བཀྲིས་པའི་རྫས་སུ་…

ཕྱུལ་བས་ཚེའི་རྫས་སུ་བྱེད། འདིས་ཤུ་ཟེའི་དུག་སྒྲོང་། འབུ་སྲིན་སྲོག་ཆགས་དུག་ཅན་ཁོང་དུ་སོང་བ་ཞི་ཞིང་རྒྱུ་འགགས་པར་ཕན།

རྩ་རིན་པོ་ཆེ རམ་པའི་མིང་།

རྩ་ལག་པ རྒྱལ་པོ་རི་རལ་གྱི་མིང་།

རྩ་སྐྱབ་མ སྐྱབ་ཀའི་མིང་།

རྩ་ཨ་ལྦ ཨ་ལྦ་ལ་གཟིགས།

རྩངས་པ འདི་ལ་བྲག་རྩངས། གླང་རྩངས་སོགས་རིགས་མང་ཙམ་ཡོད། གང་ཡང་མཁྲིས་པས་མགོའི་ཤཱ་ཟུ་སྐྱེད་པར་བྱེད་པ་དང་། ཁྲད་པས་མགོ་རྨ་གསོ། ཤུས་རོ་ཚ་ཞིང་མཁལ་ནད་གྲང་བ་ཅན་ལ་ཕན།

རྩངས་པ་རལ་གྲི རྒྱལ་པོ་རི་རལ་གྱི་མིང་།

རྩད སྔོན་པོ་དྲང་ལ་ལོ་མ་ཕྲ་སིབ། མེ་ཏོག་དཀར་སེར་ཆུང་བ་འབྲས་བུ་ཕྲ་མོ་ཡོད་པ་འདིའི་འཁོར་དུ་དུག་རིགས་མི་སྐྱེ་ལ་མི་འབྱུང་། རིགས་གཉིས་ ཏ་རྩད་མཆོག་སྔོ་བལ་སོགས་ནས་འབྱུང་བ་ཀང་ནག་པོ་དེ་དང་། དམན་པ་བོད་ཀྱི་རྩད་སྔོན་པོ་ཕྲད་པོར་སྐྱེ་བ་ལོ་ཕྲ་སིབ་ཞིག་ཅན་མེ་ཏོག་གི་སྙིང་འདྲ་བ་དཀར་པོ། རྩ་བ་ལྷ་བ་འདྲ་བ་ཏེས་དུག་ནད་སེལ་ནུས། མེ་ཏོག་ཡོད་པ་མོ་རིགས་དང་མེད་པ་ཕོ་རིགས་ཡིན།

རྩན་དུག བཙན་དུག་གི་བརྡ་རྙིང་།

རྩབ་མོ ཤིང་མངར་གྱི་མིང་།

རྩབ་རུ་ཙ རང་བྱུང་དང་བཟོ་མ་གཉིས་ལས། རང་བྱུང་ནི་རྒྱ་དང་བྲག་ལས་གྲུབ་པ་མདུང་རྩེ་དཀར་པོ་འདྲ་བ་དང་། བཟོ་མ་ཡང་ནུས་པ་འདྲ། རོ་ཚ། ནུས་པ་ཁ་རུ་ཙ་དང་མཚུངས། བཤང་བ་སྲི་བ་ཡང་སེལ།

རྩབ་ཤིང ལྕམ་རྩ་དང་། ཤིང་མངར་གཉིས་ཀར་པས་སྐབས་བྱེད། རྫིག

རྩབས ཚ་སོགས་ལྡན་བྱེད་ཀྱི་སྦྱོར་རྫས་ལ་ཟེར། ཚ་རྩབས་དང་། རྩམ།

ཙུ་རྩེ་ཡང་ཟེར། དེ་ཡང་། འབྲུ་གཙོད་སྐབས་འདི་དང་། བད་ཀན་སོགས་ཞི་སྦྱོང་སྐབས་
ལྷུམ་རྩ། འཇམ་དབྱངས་བློ་འཕེལ་དུས་རྩབ་མོའི་བཀྲུང་བ་དང་། སྦྱོང་ལྷག་སྐབས་
མེད་པོ། སྨྲུང་རྩེ་འབྱར་སོགས་ཀྱི་སྐབས་ཟན་ཆང་། མ་དང་སྐྱངས་པ་སོགས་ལ་··
སྐྱང་མ་ཡིན་པ་སྐབས་ཁྱད་ནས་གོ་དགོས་པ་ཡིན།

རྩམ་ཤིང  ཙུ་རྩའི་མིང་།

རྩར་ཁྲིད  ཀ་ཝའི་མིང་།

རྩར་རྒྱུག  ཤིང་མངར་གྱི་མིང་།

རྩལ་ལྡན་རྒྱལ་པོ  དུར་བྱིད་ཀྱི་མིང་།

རྩེའི་ཁྲབ  འབྲི་མོག་གི་མིང་།

རྩེ་མགོ་རྗོག  སྤང་རྩེ་དོ་པོའི་མིང་།

རྩེ་རྒྱལ་གཉིས  སྐྱེ་ཐུཾ་དང་། སྤྲ་རྩེ་གཉིས་ཀྱི་མིང་།

རྩེ་ཆེན  ཤིང་ཀུན་གྱི་མིང་།

རྩེ་འཛམ  རྩུ་གང་གི་མིང་།

རྩེ་གཉིས  ཤིང་ཀུན་གྱི་གབ་མིང་།

རྩེ་སྤུག་མོ  རྩུམ་རྩེའི་མིང་།

རྩེ་ཐིག་སྙིང་པོ  མར་དང་སྦུམ་ནག་གཉིས་ཀར་འཇུག

རྩེ་ཧྲུ་ཧྲི་ཆེན  བྲེ་ཡང་ཀུའི་མིང་།

རྩེ་པོ་ཆེ  ཤིང་ཀུན་གྱི་མིང་།

རྩེ་མ་གེ་ཏ  སྤྲ་རྩེའི་མིང་།

རྩེ་དམར  རྩེ་དམར་རྐང་གཅིག་གམ་རེ་ཀོན།

རྩེ་དམར་རྐང་གཅིག  རེ་ཀོན་གྱི་མིང་།

རྩེ་དམར་ཟིལ་པ  རེ་ཀོན་དང་། སྤོང་ཟིལ་རིགས་གཅིག

ཧཱུྃ་གསུམ  ཧཱུྃ་ཧྲཱི། ཞེ་ཤེ། ཞིང་ཀུན་གསུམ་གྱི་གབ་མིང་།
ཧཱུྃ་ཕ  དཔལ་ཞིའི་མིང་།
ཧཱུྃ་དཔའི་ཞིང  བ་སྤྲིའི་མིང་།

# ཚ

ཚ་རྒྱལ། རྒྱ་ཚོའི་མིང་།

ཚ་སྣ་གསུམ། རྒྱ་ཚྭ། རྒྱམ་ཚྭ། ཁ་རུ་ཚྭ་གསུམ་གྱི་སྤྱི་མིང་། འདི་སྟེང་ལྟེ…
སྤྱང་ཚྭ་དང་། རྫབ་རུ་ཚྭ་བསྣན་པས་ཚ་སྣ་ལྔ་ཟེར།

ཚ་དཔལ། ཙི་ཏྲ་ཀའི་མིང་།

ཚ་བ་གསུམ། པི་པི་ལིང་ཕོ་རིས་སྨན་སྣ་གསུཾ། ཚ་བ་གསུཾ་ཡིན་དེ་ཡི་སྟེང་། དྲེ་མོང་
ཙི་ཏྲ་ཀ་བསྣན་པར། ཚ་བ་ལྔ་ཞེས་བྱ་བ་ཡིན། ཞེས་སོ།

ཚ་བའི་དབུགས་ཅན། སུ་ཐེའི་གབ་མིང་།

ཚ་དམར་བྲག་ཚ། ས་བྲག་ཁང་ཤོད་སོགས་ཀྱི་ལྷུང་གང་ཡང་མི་ཕོག་པའི་ལྷན་…
དྭངས་ལྷངས་ལས་ཆགས་པའི་ཚ་ཞིག རོ་ལན་རྒྱོབ་?། ནུས་པས་ནད་དྲག་པོར་སྦྱོང་ནུས།

ཚ་ལ། ས་འོག་སོགས་སུ་འཁྱག་ལྷར་ཆགས་པ་སྔོ་དཀར་དྭངས་ཅན་བཟང་ཞིང་བསྲེ
ཚོ་འཕེལ་ཏེ་སྐྱུ་གསོབ་ཆགས་པ་དང་། ཀླུ་ཕྲུག་གི་སྦྲུན་མ་འབྱིང་། སྦུལ་ཧོག་འདྲུ་བ་དབ།
བསྲེགས་ས་ཚོ་མི་འཕེལ་བ་དང་། མི་འཛུ་བ་དབ། རྒྱ་ཀར། ཁ་ཆེ། མངའ་རིས་ནས…
འབྱུང་བར་བཤད། རོ་མངར་ལ་ལན་རྒྱོབ། རང་བཞིན་སྙོམས། ནུས་པས་རྨ་འདྲུབ
པ་དང་གསོ། ཁྲག་འཛུ་ཞིང་འཁྲིལ་བ་སེལ། རྩ་སེར་སྐེམ། མ་ཞུ་ཕོ་ནད་སྦྱོང་།

ཚ་ཕྲག་ཅན། ཟེ་ཚའི་མིང་།

ཚང་གཞུག སྲེ་ལོང་གི་མིང་།

ཚངས་པའི་དབྱངས། འཕན་པའི་གབ་མིང་།

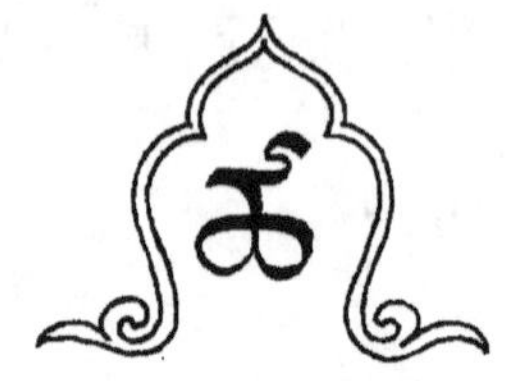

ཚངས་པ་ཟངས་རྐང  སྐྱེ་དམར་རྐང་གཅིག

ཚད་སྨན་ལྔངས་པ་ཅན  སྤོང་རི་ཟིལ་པའི་མིང་།

ཚན  རིགས་ལྔ་ཚན། འདྲེ་ཚན། ཕོ་མོ་མ་ཞིང་འདྲ་དང་། གདངས་ཚན། གཡའ་··· ཚན། ཕང་ཚན། ཆུ་ཚན་སོགས་སུ་དབྱེ། ཡང་སྤྱིར་བཏང་ཚན་རིགས་ནི་སྤྲོ་ལོའི་··· རིགས་ཡིན་པས་སྨྲ་ཚན་གསུམ་དུ་བསྡུས་པ་སྟེ། དཀར་པོ། དམར་པོ། སྨུག་པོ་ བཅས་སོ།

ཚན་དྲེ  ཕི་ཕི་ལིང་གི་གབ་མིང་།

ཚར་བོང  འཁན་རིགས་སྔོན་པོ་རི་ལ་ཡལ་ག་མང་བ། རོ་ཁ་ལ་ཚ་བ། བསིལ་ དྲོད་སྐྱོམས། གློ་ཡུའི་ཚད་པ་སེལ། གློ་ནད་སེལ། དཀར་པོ། སྨུག་པོ། ཐོག་བུ་ ཞེས་རིགས་གསུམ་ཡོད་དོ།

ཚར་འབྲུམ  ཤིང་ཚེར་བ་ལ་རིགས་ཚེར་དཀར། ཚེར་ནག ཚེར་ལེབ་གསུམ་ ཡོད་པ་དེས་ཡན་ལག་ཆུ་སེར་སོགས་བྲེར་བ་བསྐྱུད་པར་ནུས།

ཚིན་ཡས  རྒྱ་མཚོའི་ཚ་སྐྱེ་རྒྱ་ནག་གི་སྐད།

ཚི་ཁ  ཞང་ཀྱུའི་མིང་སྤྲེ་སྤོས་དཀར་དང་། ཤེལ་ཏྲ། གུལ་ནག་ལྷ་སྤུ་རོ།

ཚིགས་པ་བརྒྱད་པ  ཙ་རམ་པ་དང་། ཤུ་དག་གཉིས་ཀའི་མིང་ལ་འཇུག

ཚིགས་པ་ཅན  ཤུ་དག་ནག་པོའི་མིང་།

ཚིཏྲ  སཾ༔ ཕི་ཕི་ལིང་གི་མིང་།

ཚིལ་སྦྲ  སེང་ལྡེང་གི་མིང་།

ཚིལ་བུ་དར་ཡ་ཀན  ཙོང་ཞིའི་མིང་།

ཚུར  ཚུར་དཀར། ཚུར་ནག ཚུར་སེར། ཚུར་སྔོན་ཏེ་རིགས་བཞི་འབྱུང་། ཚུར་ དཀར་ཚ་ལ་དཀར་པོ་ལས་རྩང་དཀར་བ། ནག་ཚུར་སེར་ཚུར་གཉིས་ས་དང་བྲག་ལས་ འབྱུང་། ཚུར་སྔོན་ནམ་ཞིག་བཞིན་ནི་ལ་མཐོ་ཟ་ཡང་ཟེར། བྲག་ལས་རང་འབྱུང་དང་བཟོ་

མ་གཉིས་འབྱུང་། རོ་ཐལ་ཆེར་བསྐ་སྐྱུར་ལན་ཚྭ་བ་ཡིན། ནུས་པ། དཀར་པོས་ཁ་
དྲི་སྦྱོང་ཞིང་རྨས་ནད་སེལ། ནག་སེར་གཉིས་ཀྱིས་རྨུལ་གཅོད། སྐྲན་བ་ཤིག ཐིག་
ཁན་གྲིས་འབྲས་གཅོད། སྐྲན་བ་ཤིག ཞིང་ཐོག་ལེན།

**ཚོ་གཅིག་ལུས་གཉིས** སྦྱོང་མོ་སྤྲལ་པར་གྱུར་པའི་མིང་། དེས་གཉན་··
ནད་འཛོམས་ནུས།

**ཚོ་ཕྲོག** སྔགས་ཀྱི་མིང་།

**ཚོ་འཕེལ** རྩ་རམ་པའི་མིང་།

**ཚར་སྔོན** ཟླ་མཐའི་བྲག་ཕུག་འོག་སོགས་སུ་སྐྱེ་བ་སྡོང་པོ་དང་ལོ་མ་ལྷང་ལ། ལོ་
སྡོང་ཀུན་ལ་ཚེར་མ་རྒྱང་དུས་ཁྱབ། མེ་ཏོག་སྔོན་པོ་ཨུ་ཏྤལ་སྔོན་པོའི་མེ་ཏོག་དང་འདྲ་
ཞིང་། གང་བུ་ཡང་ཆེ་རྒྱུང་ཙམ་ལས་དབྱིབས་འདྲ། འདི་ལ་རིགས་གསུམ་ཡོད།
གཅིག་གོང་དུ་བཤད་པ་དེ་དང་། རྩ་བ་གཅིག་ལ་སྡོང་པོ་སོ་སོར་གྲོས་པ་མེ་ཏོག
རྒྱ་མེན་ལྟར་འཚར་བ་སྨུག་རྒྱང་གདན་ཡོན། ཡང་ལོ་སྡོང་ཆེབ་ཟླ་ཤིང་འདྲ་ལ··
སྨུག་རིང་ཡང་ཡོད་པ་བཅས་ཀུན་ཀྱང་རོ་ཁ་ལ། རང་བཞིན་བསིལ། ནུས་པས
རྨས་ཆག་གསོ། རྨས་ཚད་དང་སྤྲོད་གཟེར་ཡང་སེལ་ནུས།

**ཚར་རྡོན** སྐྱུར་པའི་མིང་།

**ཚར་མ་ངར་བཏུམ** ཚར་སྔོན་གྱི་མིང་།

**ཚང་དཔོན་གཡུའི་གསང་ཆབ་ཅན** སྤྲབ་སེང་གེ་མིང་།

**ཚན་ཅན** སཾཿ དངུལ་གྱི་མིང་།

**ཚོམ་བུ** རྩམ་པ་འོམས་བཅོས་པའི་མིང་། ལྡང་ལ་ཕན།

**ཚོས** རྒྱ་ཚོས་ཀྱི་མིང་།

**ཚོས་རྗེ** རྗེ་ཞོའི་མིང་གི་རྣམ་གྲངས། རྗེ་ཞུ་འདེས་ཚོས་ཁ་འགྱུགས་ཐུབ་པས
ཚོས་རྗེ་ཟེར།

**ཚོས་གསུམ།** བཙོད་དང་། འབྲི་མོག ཁྲུ་སྐྱིགས་གསུམ་གྱི་བྱེད་ལས་དང་། ཁ་དོག་གི་སྒོ་ནས་བརྟགས་པའི་སྡོམ་མིང་།

**མཚན་མོའི་འོད་ལྡན།** ཙོང་ཞིའི་མིང་།

**མཚན་དམར།** སྲོ་ལོ་དམར་པོའི་མིང་།

**མཚལ།** མཚལ་གྱིས་རྩ་འཕྲུབ་གློ་མཆིན་རྩ་ཚད་སེལ། རིགས་མང་ཡང་མདོར་ན་གཉིས་མཚལ་ནག་དང་། མཚལ་དཀར། འདི་ལས་བརྟན་པའི་ཁྲབ་ལ་དངུལ་ཆུ་ཡང་ཟེར།

**མཚལ་ཆུ།** དངུལ་ཆུའི་མིང་།

**མཚལ་ཆེན།** རང་བྱུང་མཚལ་གྱི་མིང་།

**མཚལ་ཐལ།** མཚལ་གྱི་ཐལ་བས་རྩ་འབྲས་དང་ཤ་རོ་གསོད།

**མཚལ་ཚ།** ཤེལ་ཕྲེང་ལས། འདི་ལ་ད་ཆུ་ཚ་ཡང་ཟེར། མདོག་མཚལ་འདྲ་བ་འབྱུང་ངོ་། ཞེས་པ་ལས་གསལ་བར་མ་གསུངས་པས་བརྟག ནུས་པས་རྩ་ནད་སེལ། ཁྲག་སྐྲན་བཤིག

**མཚལ་ལུ།** རྒྱ་མཚལ་ལུ་དང་། རྟ་མཚལ་ལུ་སྟེ་ཀང་སྡོང་གཞི་དམར་པོ་ལ་དཀར་པོ་ཕྲ་ཐིག་ཅན་ཡོད་པ་ལ་ཟེར།

**མཚུར།** ཚུར་ལ་ལྟོས།

**མཆོ་ལྷམ།** ཁྲག་མཆོ། ལུག་མཆོ། ར་མཆོ། ཆུ་མཆོ་སྟེ་རིགས་བཞི། གང་ཡང་སྨྱུག་མ་འདྲ་ཞིང་ཚིགས་པ་ཅན་ལོ་མ་མེད་པ། བརྡུངས་ན་ཚི་ཡོད། རོ་མངར་ལ་ཁ་བ། ནུས་པ་བསིལ། ཁྲག་ཤོར་གཅོད། མཆིན་ཚད་སེལ། ཆམ་ཚད་ལ་ཡང་ཕན།

**མཆེར་སྐྱོང།** ཕྱུགས་ལྷས་ཀྱི་ཐིང་ཆུ་འཁྱིལ་བའི་འོག་ཁྲུ་གང་བཀོས་པའི་ས་ཆུ་བསྒྲུངས་པའི་ཆུ་དེས་རྒྱུར་དུག་ཆུ་དུག་གྲི་འགགས་སེལ་ཞིང་། ཕྱུགས་རིགས་ཆུ

དཀྲུག་ན་བ་ལའང་ཕན།

**མཚོ་ཚ** བོད་ཀྱི་བྱང་མཚོ་ལས་བྱུང་བ་ལྷད་མེད་རྡུས་པ་དང་། གསེར་མཚོའི་འཁར་གོང་འདྲ་བ། བྱང་ཆེན་གྱི་སྔོན་པོ་གྲུ་བཞི་ལྟ་བུ་མཚོ་ལས་འབྱུང་བའི་ཚ་·· རིགས་ཡིན། རོ་མངར། རང་བཞིན་དྲོད། ནུས་པ་རྒྱམ་ཚི་དང་འདྲ།

**མཚོན་མོ་སྙིང** ཞ་ཏེ་ནག་པོའི་རིགས་ཤིག

**མཚལ་སྐྱེས** དངུལ་ཆུའི་མིང་།

**འཚལ་ཆེར** སྣུར་བུའི་མིང་།

**འཚོ་བི་ཤིང** སེང་ལྡེང་གི་མིང་།

ཛཱ་ཌྜུ་ལ ཛཱ་ཏིའི་ཤོག་པ་བསྲུས་ནས་སྨན་སྦྱོར་བྱེད་པའི་སྦྱོར་སྡེ་ཞིག་གི་མིང་།

ཛཱ་ཏི སྨཿ བོད་སྐད་དུ་སྤྲིན་ཤིང་སྣ་མ་ཟེར། ངོས་བཟུང་སྣ། རིགས་ཆེ་ཆུང་གཉིས་ལས། ཆེ་བ་སྣུམ་ཤས་ཅན་དང་། ཆུང་བ་སྐྱ་ཤས་ཅན། ཡོན་ཏན་སྣུམ་ལ་སྙི་བས་སྙིང་ནད་སྦྱོང་བ་སེལ། ཞུ་རྗེས་བསིལ་བས་མཁྲིས་ནད་ཅན་ལ་གནོད་གསུངས།

ཛཱ་ཏི་ཕ་ལ སྨཿ ཛཱ་ཏིའི་འབྲས་བུ་ལ་ཟེར།

ཛཱ་ཏི་རཱུ་པ འདི་ནི་རིན་པོ་ཆེའི་རིགས་སྔོན་པོ་དང་། དམར་པོ་གཉིས་འབྱུང་བ་ཛཱ་ཏིས་སྲིད་སྤེལ་བྱིས་པའི་རྒྱང་གདོན་ཐུབ། ཅེས་སོ།

ཛ་ཏི་ལ་མ་ལི སྨཿ སྤང་སྤོས་ཀྱི་མིང་།

ཛཱ་ཊཱ་མི་སི སྨཿ སྤང་སྤོས་ཀྱི་མིང་།

ཛ་ཡི་ཕ་ལ སྨཿ དན་རྟོག་མཆོག་གི་མིང་།

ཛ་ལ་ཀ་རྃ་ཀ སྨཿ དུང་གི་མིང་།

ཛ་ལ་དཀར་པོ སྤྲིན་ཤིང་སྣ་མའི་མིང་།

ཛ་ལ་ཛ སྨཿ དུང་གི་མིང་།

ཛཱ་ཐི་ཀ སྨཿ ག་སྙོད་ཀྱི་མིང་།

ཛ་ཏུ་སྐུ་ལ སྨཿ ལྗང་སྐྱུགས་དང་ནུས་པ་མཚུངས།

ཛཱ་ཏི་ཕ་ལ ཛཱ་ཏིའི་མིང་།

ཛཱ་སྐུ་རྒྱུ་སེར གསེར་གྱི་མིང་།

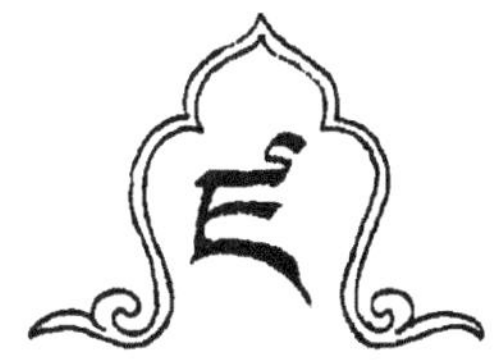

ཛ་སྨུ་ན་ཌི སཾ༔ གསེར་གྱི་མིང་།
ཛྱེ་ཥྛ སཾ༔ སྒྲོད་བྱེད་དེ་ཡི་སྐྱེ་ནག་པོའི་མིང་།
ཛཱི་བ་ཀ སཾ༔ འཚོ་བྱེད་དེ་ཟངས་སྐྱེ་དང་། སྨན་པ་འཚོ་བྱེད་གཞོན་ནུ་ལ་ཡང་འཇུག
ཛཱི་བུ་ཀ སཾ༔ ? བྱུལ་ཏོག་གི་མིང་།
ཛཱི་བཉྫཱི་ཝ སཾ༔ འཚོ་བའི་ཤིང་སྟེ་སེང་ལྡེང་གི་མིང་།
ཛཱི་བནྟཱི སཾ༔ འཚོ་ལྡན་ཏེ་ཟངས་སྐྱེའི་མིང་།
ཛཱི་ཏྲ་ཡུཥྚ སཾ༔ དོན་ལྡེ་འཕིགས་ཏེ་རྒྱ་ཚའི་མིང་།
མཛེ་ཙན ཙ་རྟེའི་མིང་།
མཛེ་ཚ བྲག་ལས་མཚུར་གྱི་ལྷུ་བ་ལྟར་ཆགས་པ་དཀར་ཞིང་དྭངས་པ་ཚ་གྲོ་བ་བཟང་། དམན་པ་ནི་ཡ་བཀྲ་རའི་འོག་ཏུ་འབྱུང་བ་ཡ་བཀྲ་ར་ཀྲས་པ་ཡིན།། རང་བཞིན་དྲོད། ནུས་པས་ཁྲག་འཇུ་བ་དང་། རྨ་ཡི་ཆུ་སེར་འདྲེན་ནུས།
མཛེར་ལྤྲམ བྲག་སྤྲམ་གྱི་མིང་།
མཛེ མཛེ་རྣམས་ཛ་བྲན་དུག་ལ་ཕན་པར་བྱེད། ཁྲག་གིས་རྨ་ལ་ཕན།། བརྒྱང་པས་སྲེ་རྒྱན་གཅོད།། མཛེ་མོའི་ལོ་མ་ཚ་གྲང་སྙོམས་པས་ནད་ཀུན་ལ་ཕན་ཞིང་འཕྲོད། མར་གྱིས་རླུང་ཚད་སེལ།
མཛེ་མོ མཛེ་མོ་ཤིང་།
མཛེ་མོ་ནུ་ནུ ཞུལ་སྐད་དུ་འཛེབ་རྩེ་ཆེན་པོ་ལ་ཟེར།
མཛེ་མོ་རོག་རོག ཕྱུག་ཚེས་དམར་པོའི་གང་བུ།
མཛེ་མོ་ཤིང ཤིང་ཐྲན་གྱི་རིགས་ལོ་མ་ཞིབ་ལ་སྔོང་པོར་ཚེར་མས་ཁྱབ་པ་པའི་ཛ་མ་ལྟར་སྨུག་བཟང་ཞིང་མེ་ཏོག་དཀར་ལ་དམར་མདངས་ཅན། དབྱིབས་... ཕྲན་མའི་མེ་ཏོག་ལྟར་ཡོད། ནུས་པས་ཁྲག་ཚད་སེལ་ཞིང་ཁྲག་འཁྲུག་འདྲེན་ནུས། ཙན་དན་དང་ནུས་པ་མཚུངས་པས་བོད་ཀྱི་ཙན་དན་ཞེས་ཀྱང་བརྗོད། མཛེ་མོ་ལ

སྤང་ཐབས་མཛོ་མོ་ཚེར་མ་ཞེས་ཟེར།

མཛོ་ཚེར  མཛོ་མོ་ཤིང་གི་མིང་།

འཛྲི  སྨན་དཔེ་རྙིང་པར་ལར་ཛྙ་ཧྲིའི་མིང་གི་ཁྲིམས་སྲོལ་སྣང་།

འཛོན་དཀར  བོང་ནག་རིགས་རྩ་བ་དཀར་ཤས་ཆེབ་ཞིག་དང་། བོང་དཀར་···
རང་ལ་ཡང་འཛུག  ཕྲི་མ་གྲགས་ཆེ་བ་ཡིན།།

འཛིན་པ  བོང་ནག་མེ་ཏོག་སྔོན་པོ་ཅན་ཞིག

འཛིན་ཟླ་གྲལ  བཙོན་དུག་མེ་ཏོག་སྔོན་པོ་ཅན་ཞིག

འཛིམ་ནག  གཡའ་དང་ཁྱི་མར་སྐྱི་བ་ལོ་མ་ཁྲ་ལ་ཆུང་། མེ་ཏོག་དམར་ཆུང་ཅན་
གྱི་སྔོག་རིགས་ཤིག  རོ་ཚ། ཟུས་པས་མགོ་ཟྲིན་སེལ།

འཛིང  འདི་ལ་རིགས་གཉིས་ཡོད་པས་དཀར་པོ་སྔོ་ཐིག་ཅན་དང་གསེར་གྱི་འདྲེས་
པ་འབྱུང་བའི་རྡོ་ནི་དཔེར་ན་ལྷུ་སའི་རྡོ་རིང་གི་རྒྱུ་དེ་ཡིན་གསུང་། སྔོན་པོ་ནི་དེ···
ལས་སྔོ་ཤས་ཆེ་བ་བཙས་ཡོད། གཉིས་ཀས་གཡུ་བྱུར་བཙིར་བ་དང་དྲུ་བཀྲུབ་བོ།།
འཛིང་གིས་རྨ་རྙིང་ཤ་རོ་སེལ་བར་བྱེད། ཅེས་སོ།

རྫས་ཀྱི་ཕྲུག་རྡོར  གུ་གུལ་གྱི་མིང་།

ཕ

ཕ་ཊ སཾཿ བང་གྲོམ་དཀར་པོའི་མིང་།

ཕ་མོ སེམས་ཅན་ཕའི་སྙིང་གིས་དམུ་རྒྱུ་ལ་ཕན། གློ་བས་གློ་ཇོལ་གསོ། ཀླད་པས་རྫ་ཁ་སྡོམ། གཅིན་གྱིས་གདོན་དང་སྐྱོ་བྱེད་སེལ།

ཕ་ཚོ གཙང་གི་ཚོ་མོང་རོང་ལ་ཡོད་པའི་ཚོ་རིགས་ཤིག

ཕ་ལ ཆུ་བོ་རྒྱུན་འབབ་ཀྱི་ཕ་ལྟ་བུ་ཆུ་ཤེད་ཕོག་ས་ནས་འདོམ་གང་འོག་ཏུ་བསྐོས་པའི་ས་བླུགས་པ་ཆུར་བསྒྲུངས་པ་དེས་རྩ་འབྲས་ཤ་རོ་སོགས་ལ་ཕན།

ཕང་མོ ཀླུང་ཤོད་དུ་སྐྱེ་བའི་ཤིང་མདའ་རིགས་དམན་པ་ཞིག

ཕང་སྟེའུ རྒྱ་ནག་གི་སྐད་དུ་ཤིང་མདར་ལ་བཤད།

ཕཎྜུ་ཀ སཾཿ ཁྲུ་ནུའི་མིང་།

ཕཀྐཱ་ཀཱ་ར སཾཿ ཨ་རུ་འཕེལ་བྱེད་ཀྱི་མིང་།

ཕི་ར་ཊ སཾཿ དཔའ་བོ་ཉིད་དེ་འཁན་པའི་མིང་།

# ཞ

**ཞ་ཞེ**  འདི་དངུལ་རྡོ་འདྲ་བ་དངུལ་གྱི་ཐལ་གདན་དང་། ས་འོག་ཐལ་གདན་རྡོ་ལྷང་སེར་བཅས་ནས་འབྱུང་། ཞ་ཞེས་དུག་འཇོམས་ཤ་རོ་གཅོད་པར་བྱེད། ཅེས་དང་། སྐྲ་སོགས་ནག་པོར་བྱེད་པ་ལ་ཞ་ཞེ་ནག་པོ་དགོས་པར་བཤད།

**ཞི་བྱེད་དཀར་པོ**  ཅོང་ཞིའི་གཞན་མིང་།

**ཞིང་སྨྲིག**  སྨྲིག་སྐྱུའི་མིང་།

**ཞིབ་ཤིང**  ལྕུམ་རྩའི་མིང་ལ་འཁྲུག་ཀྱང་ ཧོར་དྲ་སྐྱེ་ཞིམ་ཤིང་ཞེས་ལྕུམ་རྩའི་མིང་དུ་བཤད།

**ཞིམ་དྲིག་སྔོན་པོ**  སྤྲིན་ཆུ་སྐྱེ་བ། ངར་པ་གྲུ་བཞི་མཐུང་པ་རིང་ཤུང་ཤུ་རེ་ཙམ། མེ་ཏོག་སྔོ་ལ་རྒྱ་མདངས། གོས་རྒྱ་ཕྲུག་ཡོད། རོ་ཚ་ལ་བསྐ་བ། ནུས་པས་མིག་ནད་སེལ།

**ཞིམ་ཐིག་དམར་པོ**  ཞིམ་ཐིག་སེར་པོ་འདྲ་ལ་མེ་ཏོག་དམར་སྨུག་རྒྱུ་ཚོས་ལྡར་ཡོད། མིག་ནད་ལིང་ཏོག་སེལ།

**ཞིམ་ཐིག་ལེ**  འདི་ལ་རིགས་ཆེ་བ་གཉིས། ཆུང་བ་གཉིས་བཅས་བཞི། ཆེ་བ་ལ་དཀར་པོ་སྤུ་ཤུད་མིག་སྨན་དང་། སེར་པོ་འབྲིང་བ་དམར་པོ་དང་། གསེར་མགོ་ཞེས་སྔོན་པོ་བཅས་བཞི། ཆུང་བ་ལ་དཀར་པོ་ཞིམ་ཐིག་སངས་རྒྱས་རྒྱུ་འཛིན་དང་། སྔོན་པོ་བཅས་གཉིས། སྐྱེ་གནས་སོ་སོར་སྟོས། སྤྱིར་རོ་ཚང་ཟད་མངར་ལ་བསྐ་བ། རང་བཞིན་བསིལ། ཕོ་ལོང་གི་སྲིན་འབུ་འཇོམས། མིག

གི་ལིང་ཏོག་སེལ། འབྲས་བུ་སྨིན་པ་མིག་ནང་བཙུག་སྟེ་ཡུད་ཙམ་བསྡད་ན་ལིང་ཏོག་ལ་ཕན་པར་བཤད།

ཞིམ་ཐིག་སངས་རྒྱས་རྒྱུ་འཛིན ན་ཕྱང་ལས་སྐྱེ་བ་རིང་ཐུང་མཐོ་གང་ཙམ་ལ་ལོ་མ་རྒྱུང་བ་མོག་ས་རེ་རེར་གཉིས་རེ་སྐྱེ་རེས་ཕྱེད་པས་རྩེ་ཐུས་བསྡུས་ན་དབྱིབས་གྲུ། སྡོང་པོ་རྒྱུང་ཡང་དབྱིབས་གྲུ་བཞི་ཅན། མེ་ཏོག་དཀར་རྒྱུང་སེབ་ལ་འབྲས་བུ་ནག་པོ་འབྱུང་། ནུས་པས་མིག་ནད་སེལ། རིགས་རྒྱུང་བ་སྔོན་པོ་ནི་གོང་དང་འདྲ་ཡང་ལོ་མ་སྐོར་རྒྱུང་མེ་ཏོག་སྔོན་པོ་འཆར་བ་དེ་ཡང་མིག་ནད་ལ་ཕན།

ཞིམ་ཐིག་སེར་པོ སྡོང་པོ་གྲུ་བཞི་ཚིགས་མང་བ་ལོ་མ་ཕྱོགས་བཞིར་རྒྱས་པ༔ ལོ་མ་ཟླ་བོ་འདྲ་ཡང་མི་ཟུགས། མེ་ཏོག་དཀར་སེར་ཅན་ལ་འབྲས་བུ་ནག་པོ་འབྱུང་། ནུས་པས་མིག་ནད་དང་ལིང་ཏོག་སེལ།

ཞིམ་ཤིང སྣུམ་རྩིའི་མིང་།

ཞུམ་ཁབ འདི་ལ་རིགས་ཕྱང་ཞུན་ལོ་མ་མཐུག་ལ་འོད་ཆགས་པ་གཅོད། ལོ་མ་སྐྱབ་ལ་འཇམ་ནག་ནགས་ཞུན་གཡུང་བ་གཉིས་ཀས་གློ་མཁལ་འགྲམས་ཚད་དང་ཁ་ནད་སེལ།

ཞུན་རྡོ རྡོ་ཞོའི་མིང་།

ཞུན་མ་ཏིག ཞིམ་ཐིག་ལོའི་སྤྱི་མིང་།

ཞུམ་འབྲས ལི་ཝིའི་འབྲས་བུའམ་ཞུམ་བུའི་འབྲས་བུ།

ཞ་སྐྱང་ཚིལ་བུ སྦྲུལ་གྱི་ཚིལ།

ཞུ་སྐྱང་ཤ སྦྲུལ་གྱི་ཤ

ཞོ ཐར་ནུ་ལྟ་བུ་བཙད་ན་འོམ་འཇོགས་པའི་རིགས་ཀྱི་རང་བཞིན་ལ་ཞོ་ཅན་ཟེར། འོ་མའི་རང་བཞིན་གྱི་སྣུན་ལ་ཞོ་ཡང་ཟེར། འོམ་ཞོར་བཙོས་པའི་མིང་ལ་ཡང་འཇུག

ཞོ་ཤ་གསུམ  སྙིང་ཞོ་ཤ། མཁལ་མ་ཞོ་ཤ། ཟླ་གོར་ཞོ་ཤ་འམ་གླ་གོར་ཞོ་ཤའི་
བསྡུས་མིང་། འདི་སྙིང་བ་མཁལ་བསྣན་པས་ཞོ་ཤ་བཞི་ཡང་ཟེར།

གཞལ་ཡས་ཁང  ཕོ་བྲང་དང་། དཀྱིལ་ཀྱི་མིང་ལ་འཇུག

གཞུང་ལྷ་མ  རྒྱ་ནས་འོངས་པའི་ཇ་རིགས་ཤིག

བཞུ་སྐྱེ  ཚ་ལའི་མིང་།

# ཟ

ཟླ་ཁྲིམ  ཟླ་ཕྲི་ཨ་ཡ་ལ་ལྟོས།

ཟླ་ཕྲི་ཨ་ཡ  ཕྱིར་བཏང་གི་ཟླ་འདྲ་ཡང་ཞུས་པ་སྐྱོམས་ལ་ཚོར་མ་མེད་པ་འཇམ་པ་དེ་ཡིན། དམུ་རྒྱུ་དང་རྨ་ལ་ཕན།

ཟའི་ཕྲི་མོ  ཟླ་ཕྲི་ཨ་ཡ་ལ་ལྟོས།

ཟ་ཁྲིད  ཀླུ་ཟིའི་གབ་མིང་།

ཟ་ཁྲིད་ཁམས་བརྒྱད  ཆུ་སྐྱུར་རྫོ་དང་། ལྷང་ཚེར་དམར། གསེར་རྡོ། བ་བླ། ཁབ་ལེན། ཕ་ཕང་། ལྡོང་རོས། དངུལ་རྡོ་བཅས་བརྒྱད་ཀྱི་སྤྱི་མིང་།

ཟླ་འབྲུམ  ཟླ་བོ་སྤྲེ་རི་ལ་སྐྱེ་བ་ཞོད། ཀླུང་ལ་སྐྱེ་བ་གཡུང་བ་སྤྲེ་ངོས་བཟུང་སྨ། སྤོད་ཆེ། སྤོད་སྐྱི་ཞིང་ལྷུང་ལྡན་ཚད་སྙིང་སེལ།

ཟ་འོག་ཐལ་བ  གོས་ཆེན་གྱི་ཐལ་བའི་མིང་སྟེ། ཁྲག་ལོར་གཅོད་ཅིང་རྫ་ཁ་སྡོམ།

ཟ་འོག་པེར་གསོལ  ཆུ་རྩའི་གབ་མིང་།

ཟག་ལྷུམ་སྨོན་པོ  ཤུ་མོ་མདེའུ་འབྲིན་གྱི་མིང་།

ཟངས  ཟངས་ཀྱིས་རྣག་སྐམ་གློ་མཆིན་ཚ་བ་སེལ། ཞེས་དང་། ཟངས་ཀྱིས་དམུ་རྫིངས་སྐེམ་པར་བྱེད། ཅེས་གསུངས། ངོ་བོ་ཁ་མདོག་དམར་ནག་གྲོང་བ་དང་། དམར་ལ་གཉེན་པ་ཡང་ཡོད། འདིས་འོག་ཏུ་ཡོད་སར་སྤང་དང་མཐིང་འཁྱུད། ཡང་རྡོ་ལས་བྱུང་བ་ཡོད། ངོ་འཕྲོད་སྨ། རོ་མངར་ལ་ཞུ་རྗེས་ཀྱང་མངར། རང་བཞིན་

བསིལ་བ་ཡིན།

**ཟངས་ཀྱི་འཇོར་བུ** ཡེ་ཤིའི་མིང་།

**ཟངས་ཁང** ཁྲོམ་གྱིས་ཟངས་ཀྱི་མིང་ལ་ཟངས་ཁང་ཟེར།

**ཟངས་རྒྱ** རྒྱ་ནག་གིས་རྒྱ་ཚའི་མིང་ལ་ཟེར།

**ཟངས་ཏིག** ཏིག་ཏའི་རིགས་གྱུར་རྫ་ཤག་སྤང་ཤར་སོགས་ལ་སྐྱེ་བ་སྔོང་པོ་ཁ་དོག་དམར་པོ་ལ་ངར་པ་མེད་པ། ལོ་མ་མང་ཡང་སྤུ་རྒྱུང་ཅན་མེ་ཏོག་དམར་སེར་འཆར་བ༔ རོ་མངར་པ་ཁ་ཅུང་ཟད་འཇམ་པས་རླུང་ཚད་ལྡན་པའི་མཁྲིས་ནད་ལ་ཕན་པས་ཟད། ལུས་ཚད་སེལ་ཞིང་མགོ་ལའང་ཕན་པར་བཤད།

**ཟངས་ཐལ** ནག་སྙིམ། རྒྱ་སེར་སྙིམ་པའི་མཆོག་ཏུ་བཤད།

**ཟངས་རྫོ** ཞུས་པ་ཟངས་དང་འདྲ། ཁ་དོག་མ་ངེས་ཀྱང་ཞུས་ཚེ་ཟངས་འབབ་པ། འདི་ཡོད་སར་སྤང་དང་མཐིང་འབྱུང་ངོ།

**ཟངས་རྩི** འདི་ཟོ་ཟངས་འཐོལ་མར་བཏབ་ན་ཞོ་ཆགས་པར་ཞུས་པས་ཟངས་རྩི་དང་ཞོ་རྩི་ཟེར། རིགས་དཀར་ནག་གཉིས་ལས་དཀར་པོ་ནི། ཞིང་སོགས་གང་ནས་ཀྱང་སྐྱེ། སྔོང་པོ་བྲུ་བཞི་ལ་ལག་པ་དང་གོས་ལ་འབྱར་ནུས་པའི་ཚེར་ཕྲན། ཚིགས་ཚིགས་སུ་ལོ་མ་སྒོར་སྒོར་སྐྱེ་བ་མེ་ཏོག་དཀར་པོ་ཆུང་བ། རོ་ཚ་ལ་ཁ་བ། བསིལ་དྲོད་སྙོམས། ཞུས་པས་མཁྲིས་ནད་མིག་སེར་དང་། རྩ་ཆད་པ་གསོ། ཁྲག་གཅོད། རུས་པ་གས་པ་སྦྱོར། མགོའི་རྨ་ལ་ཡང་ཕན། ནག་ཀྱང་སྙིམ། ཞིག་ལེ་སྒྲུང་། ནག་པོ་ནི་ས་ནག་འཐོལ་སར་སྐྱེ་བ་སྔོང་པོ་བྲུ་རེ་ནས་མཇུག་རེ་ཙམ་སྐྱེ་བ། དབྱིབས་ཞིང་སྐྱེས་སྲོ་མ་ར་ཙི་འདྲ། ལོ་མ་ཉ་ག་ཅན། མེ་ཏོག་འབྲས་བུ་མཁན་དམར་འདྲ་བ། དེ་ཆེ། རོ་ཚེ་ལ་ཁ་བ། བསིལ་དྲོད་སྙོམས། ཞུས་པས་སྲིན་རིགས་གསོད་ནུས། ཚེ་ལའི་མིང་ལ་ཡང་འཇུག

**ཟན་ཆང** རྩམ་པ་ལས་འཚོས་པའི་ཐུག་ཆང་། ལྷ་བ་ར་མཆིའི་ཆང་དམ་དེ་

ལས་འཚོས་པའི་ཆང་གི་མིང་།

ཟབ་ལག་ཅན། ཆུ་རྩའི་མིང་།

ཟར་མ། འབྲུ་ཞིབ་ལ་མདོག་དམར་སྨུག་སྣུམ་ཅན་བོད་དུ་སྨན་དང་སྣུམ་སོགས་ཀྱི་རྩ་བྱེད་པ་དེ་ཡིན། རོ་མངར་ཁ་གཉིས་ལྡན། རང་བཞིན་དྲོད། ཞུ་བ་ལྕི་བས་རླུང་འཇམ་པས་བད་མཁྲིས་སེལ། ལུ་རྫེས་ཚ་བས་མིག་ལ་གནོད། ཁྲུ་བ་སྐེམ། སྐྲ་མས་འགྱུར་བྲུས་སྐྲངས་པ་རྣག་ཏུ་འགྱུགས། རྒྱུད་ལས། ཟར་མ་མངར་ཁ་སྣུམ་…འཇམ་རླུང་ལ་ཕན། ཞེས་གསུངས།

ཟི་ཕྲཾ་ཏིལྐུ། རྒྱ་ནག་གི་སྐད་དུ་འཁན་པའི་མིང་དུ་བཤད།

ཟི་ར་དཀར་པོ། ལེགས་སྦྱར་གྱི་སྐད་དུ་ཛཱི་རའི་ཟུར་ཆགས་པ་མཚོན། ལྷུམ་རར་སྐྱེ་ཞིང་ལོ་མ་ཉ་ག་ཅན། མེ་ཏོག་དཀར་པོ་གདུགས་ཕུབ་པ་ལྟར་ལ་འབྲས་བུ་གོ་སྙོད་…འདྲ་བ་དྲི་ཞིམ་པའོ། ཡང་མེ་ཏོག་སེར་པོ་ཤར་བ་ཟི་ར་སེར་པོ། སེར་པོ་ཟིན་ཏིག་སོར་ཀྱང་བཤད། རོ་ཚ་ལ་མངར། རང་བཞིན་སྙོམས། ལུ་རྫེས་བསིལ། ཞུས་པས་གློ་…བའི་ཚད་པ་སེལ། དྲོད་སྐྱེད་ཅིང་ནས་འཛུ། ཡི་ག་འབྱེད། མ་ཞུའི་ནད་རྣམས་སེལ།

ཟི་ར་ནག་པོ། ལེགས་སྦྱར་གྱི་སྐད་དུ་ཀཱ་ལ་ཛཱི་ར་ཟུར་ཆག་པ་ཟི་ར་ནག་པོ་འདི་བཞིན་ལོ་མ་སྨུམ། སྡོང་པོ་ཕྲ་ལ་རིང་ཞིང་མེ་ཏོག་སྔོན་པོ་ཆུང་ངང་ལྡན། འབྲས་བུ་ནག་ཆུང་རྒྱབ་པ་ཟུར་གསུམ་འབྱུང་། རོ་མངར་ལ་སྨུམ། ཞུས་པས་ཕོ་བའི་ནད་དང་མཆིན་པའི་གྲང་བ་སེལ།

ཟི་ལ། རྒྱ་གཤའ་དཀར་འདྲ་བ། དེ་ལས་སྲ་ཞིང་མཁྲེགས་པ། ཏེ་ཚོ་ལྟར་སོ་མི་སེག་པ། ཟི་ལ་རོང་གི་ཆང་ཐུམ་དང་། ཆང་ཚོང་པའི་ཆང་འཛུལ་བྱེད་སྟོད་རྣམས་བྱེད་པ་ཡིན་ཞེས་ཤེལ་ཕྲེང་དུ་གསུངས། རིག་དྭགས་དང་རྨ་ལ་ཕན།

ཟིན་ཏིག། གདངས་དང་གཡའ་ཤག་བྱེ་མ་ལས་སྐྱེ་བ་སྡོང་པོ་གྲུ་བཞི། ལོ་འདབ་དཀར་ལ་སྨུ་རྒྱུང་། ཟུར་བཞི་མཆོད་རྟེན་བརྩེགས་པ་འདྲ་བ། ལོ་མའི་གསེབ་ནས་མེ་ཏོག

འཆར་ཞིང་འབྲས་བུ་རྒྱང་དུ་གཡབ་པ་ལྟ་བུ་མི་གསལ་བ་ཞིག་ཡོད། ནུས་པས་གཟའ་...
དང་གཉན། ལྷོག་པ་སོགས་འཇོམས་པར་ནུས་སོ།

ཟུ་ར སཾཿ ཞུ་སྤྱིའི་མིང་།

ཟུག་རྔུ་འདྲེན་བྱེད ཚེར་སྔོན་གྱི་མིང་།

ཟུར་བརྒྱད་དཀར་གྲོ ཤེལ་ལྟར་དྭངས་པའི་ཕ་ལི་ཟུར་བརྒྱད་ཡོད་པ་དེར་བཤད།

ཟེ་ཚ རིགས་གསུམ་དུ་འབྱུང་། ས་བྲག་གད་པ་སོགས་ལས་འཁྲུག་པ་ལྷ་བུ་དང་།
བྱ་སྤྲ་ལྷ་བུ་ཚགས་པ་བསྒྲངས་ནས་ཤེལ་ཁབ་ལྟ་བུ་འབྱུང་བ་དེ་མི་ལ་བཏབ་ན་ཁོལ་
ཞིང་ཚི་ཚི་འཕྱོ་ནུས་པ་ཞིག རོ་ལན་ཚྭ་བ། རང་བཞིན་དྲོད། ནུས་པས་རྟེ་རིགས་ཁོང་
དུ་ཕོར་བ་འདྲེན། སྐང་པའི་རྗེ་སྐྲན་བཤིག རྒྱུ་འགགས་པ་འབེབས།

ཟེག་མ་གཡོ་བྱེད ཡི་ཡི་ལིང་གི་མིང་།

ཟེར་ཅིག རྒྱ་ནག་སྐད་དུ་ཡུང་བ་ལ་ཟེར།

ཟེར་མོ ཁྱིམ་བྱ་ལས་ཆུང་ཟད་ཆུང་ལ་མགོར་སྨུ་སྔོན་པོ་གཙུག་ཕུད་ཅན། ཕོ་...
མཛེས་ལ་མོ་ཁྲ་བོ་ཅན་ཞིག་ཡོད། དེའི་རུས་པས་ཁྲག་ཤོར་གཅོད།

ཟླ་གོར་ཞོ་ཤ ཤིང་སྡོང་ཆུང་ལ་ཁྲ་བ། འབྲས་བུ་ནག་ཁྲ་མཁལ་མའི་དབྱིབས་
ཅན་ཞིག་ཡོད། རང་བཞིན་དྲོ་ལ་སྙོམས། ནུས་པས་མཆེར་ཚད་སེལ།

ཟླ་བ་སེང་གེའི་འོ་མ གསུར་གྱི་མིང་།

ཟླ་བའི་བཅུད ཕང་རྩེ་དོ་བའི་མིང་།

ཟླ་བའི་ཐལ་བ གསུར་གྱི་མིང་།

ཟླ་བའི་དུག རེ་ཀོན་གྱི་མིང་།

ཟླ་བའི་དྲི ཤེལ་གྱི་མིང་།

ཟླ་བའི་མིང་ཅན གསུར་གྱི་མིང་།

ཟླ་བའི་གཟུགས་ཅན དངུལ་ཆུའི་གཡབ་མིང་།

ཟླ་བའི་ལག་པ  སེང་ལྡེང་གི་མིང་།

གཟའ་དུག  གུ་གུལ་དང་། ཕོ་སྨན་གཟའ་དུག་སེར་པོ་དང་ནག་པོ་སོན་སོ་སོར་སྦྱོས།

གཟའ་དུག་ཁྲ་བོ  ཧ་ཤིག་པ།

གཟའ་དུག་དགུ  སྐྱོང་རེ་ཞིལ་པ་ཉི་མའི་དུག  རྩེ་དམར་ཁང་གཅིག་ཟླ་བའི་དུག  ཁོ་བཙན་འབིང་པོ་མིག་དམར་དུག  ཁྲི་ཡང་ཀུ་ཞེ་ལྷག་པའི་དུག  ཐུག་ཤ་བ་ཞེ་ཕུར་བུའི་དུག  ཞེན་རིག་པ་ལྷ་སངས་ཀྱི་དུག  པདྨ་ཏ་ཞེ་སྤེན་པའི་དུག  ལྕགས་ཀྱུ་བཞི་སྒྲ…གཅན་དུག  ར་དུག་དུ་བ་མཇུག་རིང་དུག  ཅེས་གསུངས་པ་འདི་ཀུན་གཟའ་དུག་ནག…པོའི་འཁོར་དགུ་ཡིན་ནོ།

གཟའ་དུག་ནག་པོ  འདི་ལ་ཡབ་ཡུམ་གཉིས། འདྲ་བ། ཐང་། དངོས་གསུམ། དེ་གསུམ་ལ་ཡུམ་གསུམ། འཁོར་གཟའ་དུག་དགུ་ཡོད། ཡབ་ཉི་རི་མཐིའི་གདོང་སྲིབ་ལྷ་བུར་སྐྱེ་བ། སྐྱོང་པོ་ཟུར་བཞི་ལོགས་བརྒྱད། ལོ་འདབ་ཟླ་འདྲ་མེ་ཏོག་སྔོན་པོ་འཆར་བའི་ནང་ནུ་རུ་ལ་ཡི་སྐྱ་རེ་བཞུགས་པ་དང་། རྩ་བ་རྒྱུས་ཕྲན་བ་ཤད་པ་ལྟ་བུ་ཡོད་པར་བཤད། འདི་ལ་གླ་རྩིའི་དྲི་བ་དང་། འགའ་རེར་གླང་ཆེན་གྱི་ཁ་དྲི་དྲི་བ། གང་ཡང་འདི་ཡོད་སར་འཛོམ་གང་ས་ནས་དྲི་བྲོ་བ་དང་། འབུ་སྲིན་སོགས་ཤི་རོ…འབྱུང་། ཡུམ་ནི་རྩ་བ་རྨ་བྱའི་སུག་པ་འདྲ་བ་ལ་སྡོང་པོ་དར་ལྗང་སྐུད་པ་འདྲ་བ། མེ་ཏོག་གཡུ་དྲིལ་ལ་མུ་ཏིག་འཚོམ་བུ་ལྟར་ཡོད། གཉིས་ཀ་ལས་རོ་མ་འཛིགས། ནུས་པས་སྐྱེང་གདོན་གཟའ་ནད་ཀུན་འཇོམས་ནུས། སྐྱོང་རི་ཞིལ་པ་ལ་ཡང…འཇུག

གཟའ་དུག་སེར་པོ  ཨ་རྒྱལ་སེར་པོའི་མིང་།

གཟའ་ལྷམ་ལྡོག་འདུལ  ཞེན་རིག་གི་མིང་།

གཟའ་གསོད  གུ་གུལ་གྱི་མིང་།

གཟི  གཟི་སྨྱེང་གཟའ་ཡི་ནད་དང་གདོན་གཟེར་འཇོམས། ཞེས་པ་གཟི་ནི་རྡོ་ར…

སྨ༔ ཁ་དོག་ནག་ཁྲ། ཁམ་ཁྲ། ཆུམ་པོ་སྤག་ལོག ཀང་ཞིང་། ཁྲ་ཆུང་སོར་འབྱུང་།

**གཟི་མདངས་མེད་པ** སྲིད་སྐྱུག་གི་གབ་མིང་།

**གཟི་མདངས་མེད་པའི་རྒྱལ་པོ** སྲིད་ནག་ཉི་མ་མ་ལོག་གོང་བཏུས་པ།

**གཟིག** མཆེ་བ་དེ་སྨན་སྦྱོར་གཞན་དང་སྦྱོར་བས་ན་སོ་སྲིན་འཇོམས། རུས་པས་ཕྱི་མ་དང་སྐྱིག་ཐབས་སེལ། རུས་ཐལ་གྱིས་སྐྲན་བཤིག ཤས་གདོན་ནད་འཇོམས།

**གཟིག་མཇུག་པ** ཐག་སྦོམ་གྱི་མིང་།

**གཟུགས་ཀྱི་རྣམ་པར་གནས་པ** ཞོ་རིའི་མིང་སྟེ་གཟུགས་ནི་གཅིག་གི་མིང་གི་རྣམ་གྲངས་ལ་གོ།

**གཟུགས་མོ** ཆེ་ཆུང་ཕྱི་བ་ཙམ་ལ་གདོང་སོ་གཉིས་ཆེ་ལ་སྤུ་ཐམས་ཅད་སྨང་ཐུར་ཟེར་བ་ཁྲ་བོ་དེའོ། དེའི་མཆིན་པས་སྐྱུར་དུག་སེལ། མཁྲིས་པ་ཡང་སྐྱུར་དུག་ལ་ཕན། ཀླད་པས་ཀླད་འཁྲུགས་གཅོད། ཁྲག་གིས་སྨིན་མ་ཕྱི་བ་སྐྱེ། སྤྲུས་སྤུ་དུག་གློ་ནག་སེལ་ཞིང་། གདོན་འཇོམས་ཕྱི་བྱུར་ཡང་ཟེར།

**གཟེ་མ** ཕྱི་འགྲམ་སོགས་སུ་སྐྱེ་ཞིང་ལོ་མ་སྲུབ་མའི་ལོ་མ་འདྲ་ལ་མེ་ཏོག་ཆུང་ངུ་དཀར་སེར་ཅན། འབྲས་བུ་ཆེར་མས་གང་བ་ཆེ་ཆུང་སྲན་མ་ལས་ཆུང་ཙམ། ཆེར་མ་མེད་པ་ཡང་ཡོད་པ་དེ་ལ་ལུག་གཟེ་དང་། ཡོད་པ་ར་ར་གཟེར་བ་ཤད། རོ་མངར་ཞིང་ནུས་པ་དྲོ་ཡང་ཐལ་ཆེར་སྦྱོམས་པས་གཅིན་སྲི་བ་སེལ། མཁལ་མ་གསོ་ཞིང་གྲང་ཆུ་འཇོམས། ལུས་སྟོབས་གསོ་ཞིང་ཁུ་བ་འཕེལ། གླང་ཤུ་ནོར་སྐྱུ་ཐབ་བཙས་ལ་ཕན།

**གཟེར་འཇོམས་ཡ་མེད** གཟའ་དུག་ནག་པོའི་མིང་།

**གཟེར་འཇོམས་གསང་སྔགས** ཀོ་ཕྱི་ལའི་མིང་།

**གཟེར་སྨན་སེར་པོ** མིང་ཅན་སེར་པོའི་མིང་།

**གཟེར་སྨན་གསུམ** ཨ་བྲུག་སེར་པོ། སྔོན་པོ (ཚེར་སྔོན)། མིང་

ཙན་སེར་པོ་གསུམ་གྱི་སྡོམ་མིང་དང་། གཞིར་འཛོམས་གསུམ་ཡང་ཟེར།

གཟོང་མཆུ གསེར་གྱི་མེ་ཏོག་གི་མིང་།

བཟང་པོ་དྲུག ཅུ་གང་གུར་གུམ་ལི་ཤི་གསུམ། ཛཱ་ཏི་སུག་སྨེལ་ཀ་ཀོ་ལ། འདི་དྲུག་ལ་བཟང་པོ་དྲུག་ཟེར།

བཟང་པོ་གསུམ ཛཱ་ཏི་སུག་སྨེལ་ཀ་ཀོ་ལ། དྲོད་གསུམ་བཟང་པོ་གསུམ་ཞེས་བྱ༔ ལི་ཤི་བསྣུན་པས་དྲོད་བཞིའམ། བཟང་པོ་བཞི་ཞེས་ཟེར་བ་ཡིན།། ཞེས་སོ།

བཟང་སྨན རྗེ་སྐམ་པོས། བཟང་སྨན་རྒྱབ་གྲངས་བརྒྱ་འཛོམས་ཡང་། སྔོ་ལྕུམ་མེད་ན་སྦྱུར་ཐབས་དཀའ། ཞེས་གསུངས་པ་ལྟར་བཟང་དྲུག་གཙོར་གྱུར་རྩི་སྨན་དང་། ཁྲོག་སྨན་གྱི་རིགས་ལ་གོ །

བཟའ་ཤིང ཁམ་བུའི་མིང་།

བསྒྲོག་བསྐྱུར བཙོད་ཀྱི་གཞན་མིང་།

# འ

**ཨུ་ཧོ་ཧཱི་བ** སཾཿ ? སོ་དེ་རྩེའི་མིང་།

**ཨུ་ཨུད** རྒྱ་ནག་སྐད་དུ་ཨ་ཙུའི་མིང་།

**ཨུ་སུ** ལྗུམ་རར་སྐྱེ་བ་ལོ་སྟོང་མོ་སྐྱིད་འདྲ་ཞིང་འབྲུ་ཕྲ་གཟུགས་སྒོར་ལྟ་བུ་རི་མོ་ཕྲ་པོ་ཅན༑ རིགས་དཀར་པོ་དང་ནག་པོ་གཉིས་ཡོད། དཀར་པོ་མེ་ཏོག་སེར་པོ་ཡོད། རོ་ཚ་ལ་བསྐ། རང་བཞིན་དྲོད། ཕོ་བའི་སྐྲུག་པོ་འཇོམས་ཤིང་ཞ་ནུབ་གཅོག ཟས་འཇུ། དང་ག་འབྱེད། དམུ་ཆུ་དང་སྐོམ་དང་སེལ།

**ཨུག་པ** བྱ་འུག་པའི་ཤས་གདོན་སེལ་ཞིང་རྨ་ལ་ཕན། སྲོས་དམུ་ཆུ་སྐེམ་ཞིང་གློ་རྣག་གྲེན་དུ་འདྲེན། བྲན་གྱིས་གདོན་དང་སྨྱོ་བྱེད་ཞི་བར་བྱས།

**ཨུག་པ་བཅད་སྒྲོར** སོ་སྟག་ཤ ཡུ་གུ་ཤིང་ཐག་ལྷང་བཅད་སྒྲོར་ཡིན་པ་ལ་ཡུ་གུ་ཤིང་གི་མིང་ལ་འང་ཨུག་པ་བཅད་སྒྲོར་སྒྱུར་འཁྱོག་པ་བརྟག

**ཨུག་པ་ལག་པ** མིང་ཅན་སེར་པོའི་མིང་།

**འོ་མ** སྤྱིར་འོ་མ་རོ་དང་ཞུ་རྗེས་མངར་ཞིང་སྣུམ། མདངས་དང་ལུས་ཟུངས་ཀྱི་སྟོབས་འཕེལ། ཁྱད་པར་བཞོས་ཐོག་འོ་མ་བདུད་རྩི་འདྲ་བ་ཡིན། ལྗི་མངར་སྣུམ་པས་རྒྱུ་ཁམས་སམ་བད་ཀན་འཕེལ། རླུང་མཁྲིས་སེལ། གྲང་མོ་ལྗི་བསིལ་སྲིན་དང་བད་ཀན་སྐྱེད། བསྐོལ་ན་ཡང་ཞིང་གདུས་ན་འཇུ་དཀའ་ལྷོ། མར་བཏོན་རྩུབ་ལ་བསིལ་བ་ཡིན།

འོ་མ་སྙིང་ཁྲག  ཐར་ནུའི་མིང་།
འོ་མ་འཛིན  ཐར་ནུའི་མིང་།
འོ་མ་འཛིན་པ  ཨ་སྨྲི་ཀ་དང་། ཟངས་རྩེ་དཀར་པོ་གཉིས་ལ་འཇུག  ཁྱི་མས་ཞིག
འོ་མ་སི་སི  རོལ་མོ་སིའི་མིང་། └ལེ་འཛམ་ལ་ཁད་ཀྱང་སྤྱང་ནུས།
འོ་འཛིབ  ཞིང་སྐྱེས་རྩ་མཁྲིས་ཀྱི་མིང་།
འོ་སེ  སེ་འབྲུའི་ཤིང་དང་འདྲ་བ་ལོ་མ་ནར་མོ་ལྗང་ལོ་ལྟ་བུ། འབྲས་བུ་ཆེ་ཆུང་སེ་འབྲུ་ཙམ་ཞིག  རོ་མངར་ལ་ནུས་པས་གློ་ནད་དང་ལུད་པ་འདྲེན་ནུས།
འོལ་བ  བྱ་རིགས་སམ་བརྟག  ཤས་རོ་ཙི་ཞིང་འབྱུང་གདོན་འདུལ།
འོལ་མོ་སེ  སོང་ངམ་ནགས་གསེབ་ཏུ་སྐྱེ་བ་ལོ་མ་ཕལ་ཆེར་སྒྲུ་ལོ་འདྲ། སྡོང་པོ་ལྗང་མདོག་མཐོ་གང་ནས་དོ་བར་རྩེ་དང་ཡལ་ག  ཉིས་གྲེས་ལ་དཀྱིལ་ནས་འབྲས་བུ་ལུག་གི་འབྲས་བུའི་དབྱིབས་ནར་རིལ་ལ་དཀྱིལ་ནས་ཀྱོང་ཙམ་ཡོད་པ་སྨིན་ནས་དམར་པོ་ཁྲག་རྒྱལ་འདྲ་ཞིང་ནང་ལ་ཏུས་པ་གྲིས་མ་ལྟ་བུ་ཡོད། རོ་རྩ་བ་ཁ་ལ་ཚ། ལོ་མ་ཁ་ལ་བསྐ། འབྲས་བུ་མངར་ལ་བསྐ། རང་བཞིན་སྙོམས། ཕོ་ནད་ཁྲག་ཚབས་སེལ། ཁྲག་སྐྲན་བ་ཤིག་ཅིང་རྩ་ཡིས་ཚི་འཁྲུག་འཇོགས། བུ་དང་ཤ་མ་མ་དོན་པ་འབྱིན། མངལ་སྐྱོན་གྱི་རིགས་སེལ། ཟླ་ཁྲག་སྙོམ་པར་བྱེད།
འོད་དཀར་ཅན  ག་བུར་གྱི་མིང་།
འོད་ལྡན་རྒྱལ་པོ  རྟག་ཞུ་འོད་ལྡན་གྱི་མིང་།
འོད་གསལ་སྙིང་པོ  ཤེལ་གྱི་མིང་།
འོ་མ་བྲུ  ཆུ་ཀླུང་ཅེ་འགྲམ་སོགས་སུ་སྐྱེ་བ། སྡོང་པོ་སྨུག་རིང་མེ་ཏོག་དམར་སྨུག་དང་ཟིང་དམར་གཉིས་འབྱུང་། རོ་མངར་ལ་བསྐ་བ་སྐྱེ། ནུས་པས་དུག་ཚད་སེལ་ཞིང་། རྙིང་ཞེན་བྱེར་བ་སྤྱད་ཅིང་གསོད། ནུས་པ་ལ་བརྟེན་ནས་ཨ་རུའི་ཚབ་ཀྱང་རུང་།

# ཡ

ཡ་བཀྵཱ་ར སཾཿ རྒྱ་འགྱུར་ཟླ་ཟེར་སོགས་སུ་ནས་ཚིག་འབྲེལ་པའི་ཐལ་བ་··
ཡིན་པར་བཤད། ཤེལ་གོང་དང་ལག་ལེན་དུ་ཕྱུག་པ་གྲོག་པོ་སོགས་ལས་འབྱུང་བ།
བ་ཚ་དཀར་པོ་ཁྲིག་སྐྲ་འཁྱིལ་བས་ཚབ་བྱེད། རོ་ཚ་ཞིང་ཟད་མངར་ལ་ལན་ཚྭ་བ། རང་
བཞིན་དྲོད། ནུས་པས་དྲོད་སྐྱེད་ཅིང་ཟས་འཇུ། ཕོ་སྐྲན་བཤིག སྙིང་ནད་དང་སྐྱུ
རུབ་ལ་འཚང་ཕན།

ཡ་མ་ནི་ཀ སཾཿ ཡོལ་བ་ཅན་ཏེ། ལ་ལ་ཕུད་ཀྱི་མིང་།

ཡ་ལ་ལ སཾཿ རེ་ཁོའི་མིང་།

ཡང་རྩེ་འདྲུབ སྤྱང་རྩེ་སྤྲུལ་གྱི་མིང་།

ཡན་ལག་བྲག་གཅོད རེ་ལྕག་པའི་མིང་།

ཡན་ལག་བཅད་འབྱོར གཟའ་དུག་ནག་པོའི་མིང་།

ཡན་ལག་རྒྱུ་འབྱུང སྒྲོ་ལོ་དཀར་པོའི་མིང་།

ཡི་ལི་ཡ་ལ སཾཿ ? རེ་ཁོའི་མིང་།

ཡི་ཧུའི རྒྱ་ནག་སྐད་དུ་དངུལ་ཆུའི་མིང་།

ཡིད་ཚིང རྒྱ་ནག་ནས་འོང་བའི་ཇ་རིགས་ཤིག

ཡིད་བཞིན་ནོར་བུ ཡིད་བཞིན་ནོར་བུ་འཆང་བས་བསམ་པ་འགྲུབ། རྒྱ······
སྐད་དུ་ཙིན་ཏ་མ་ཎི་ཟེར། རས་དུམ་འོག་བཞག་སྟེ་བདེན་པ་བརྗོད་ན་རང་བཞིན་གྱིས

སྦྱང་དུ་འབྱུང་བས་ཅི་སྨོན་འགྲུབ། རིན་པོ་ཆེ་ཁ་དོག་དྭངས་སལ་ཅན། ཆེ་ཆུང་མཐེ་བོང་གཉིས་གཤིབ་པ་ཙམ་འབྱུང་ཞེས་གསུངས།

**ཡབ་ཤིང** ཡུ་གུ་ཤིང་གི་མིང་།

**ཡུ་གུ་ཤིང** ལོ་མ་ཁམ་བུའི་ལོ་མ་འདྲ་བ་ལ་རྒྱབ་ལ་སྤུ་དཀར་སྤྲ་བ་ལྡར་ཡོད། མེ་ཏོག་དམར་སེར་ཅན་དྲི་བ་བཟང་བ་ཡིགས་དཀར་པོ་དང་། མེ་ཏོག་སྔོན་པོ་འཆར་བ་ནག་པོ། རོ་ཁ་ལ་བསིལ། གཉན་སྐྲངས་འཇོམས་ཤིང་དུག་ཚད་སེལ། རྨ་ཁ་གསོ་བས་ཞག་ལྷང་བཅད་སྦྱོར་ཟེར།

**ཡུ་མོ་གློ་སྨན** སྒྲོ་ལོ་དཀར་པོའི་མིང་།

**ཡུ་མོ་མདེའུ་འབྲིན** ཕྱིར་འདི་ལ་བཞེད་པ་མང་། སྨོས་སུ་ཤེལ་ཕྲེང་ལས་ཀྱང་མཐའ་གཅིག་ཏུ་ངེས་པའི་ངོས་འཛིན་མ་མཛད། དེང་སང་དགེ་རྒན་མཁས་པའི་གསུངས་རྒྱུན་དང་ངོས་འཛིན་ལ་བྲག་སྐྱིབ་ལ་ཚོམ་བུར་སྐྱེ་བ། ལོ་མ་སྔོར་ཆུང་མེ་ཏོག་དཀར་པོ་ལ་རྣམ་ཚེ་འབྲས་བུ་ཟུར་གསུམ་ཅན་འཆར་བ་དེ་མཛད། རོ་ཁ་ལ་བསྐ་བ། རང་བཞིན་བསིལ། ནུས་པས་མི་ནད་ཁྲག་ཚབ་སེལ། མངལ་སྐྲན་བཤིག བུ་རོ་འདོན། གཞན་ཡང་མདེ་འབྲིན་བརྒྱད་ཀྱི་མིང་རེ་རེ་བཞིན་ཡང་ཡོད།

**ཡུ་མོ་པིར་བ** ཕང་རྩེ་དོ་པོའི་མིང་།

**ཡུ་མོ་ཟ** ཡུ་མོ་མདེའུ་འབྲིན་གྱི་མིང་།

**ཡུ་མོ་ཨོལ་གོང** སྒྲོལ་གོང་པ་སྟེ་ཡུ་མོ་སྒྲོལ་གོང་ཡང་སྣང་།

**ཡུགས** རང་བྱུང་ཞབས་ཀྱིས། སྨུག་གིས་རྨ་ཡི་ཆུ་སེར་སྐེམ། གསུངས་···· འོད་དཔྱིབས་ཟླུམ་ལ་ལེབ་འཛོང་མ་ངེས་པ། རི་མོ་དམར་སྨུག་དོད་པ་ཞིག འདི་··· གར་ཡོད་ལ་གསེར་ཡོད་པར་གསེར་བཀོ་བ་རྣམས་ཀྱིས་ངོས་འཛིན་པར་བ་ཤད་དོ།

**ཡུང་བ** ལོ་མ་སྨུག་སྐྱ་འདྲ་ཞིང་རྩ་བའི་ཕྱི་སེར་པོ་ནང་དམར་སེར་མདངས་དང་··· ལྡན་ཞིང་མཁྲེགས། རོ་ཅུང་ཟད་ཁ་ལ་ཚ། ནུས་པས་དུག་སེལ་ཞིང་རྨ་སོགས···

སྤུལ་པ་གཅོད། གཉན་ནད་འཇོམས་ཐུབ།

**ཡུངས་དཀར** ཡུངས་དཀར་རྒྱལ་པོ་ཞེས་རྩིང་པ་དཀར་སེར་དང་། དཀྱུས་མ་··· ལྗང་སེར་གཉིས་འབྱུང་། འདི་སྔོན་ཐུབ་ནས་རྡོ་རྗེས་སངས་རྒྱས་ལ་ཕུལ་བའི་བགྲིས་ཀྱི་ རྫས་མཐུ་སྟོབས་ལྡན་པའི་སྨན་རྫས་ཡིན་པར་གསུངས། རོ་རྩུབ་ནད་ཚབ། ཡང་··· བཞིན་སྐྱོམས། ནུས་པས་དུག་ནད་བྱེར་བ་བསྐྱུ། མཁལ་འགྲམས་སེལ། མོ་ནད་··· ལ་ཡང་ཕན། གཅིན་འགགས་འབེབས། རོ་ཙ་བ་དང་རྒྱུ་སེར་གདོན་ཀུན་འཇོམས། གཉན་ལ་ཡང་ཕན།

**ཡུལ་སྐྱེས་མ** ཀཎྜ་ཀ་རིའི་མིང་།

**ཡུལ་གྱི་མི་དྲུག** བཟང་པོ་དྲུག་གི་གཞན་མིང་།

**ཡ་འབེབ** ལོ་སྟོང་ལྷུང་མ་འདྲ་བ་ཤུན་པ་ཤིང་ཚི་ལྟར་མཉུག་པ་གྲོ་བ་ཆེར་མེད་པ་ལ་ ཤུན་པ་རྒྱུར་སྐྱངས་ཚི་རྩི་བལ་ནས་འབྱུང་བ་འབྲུ་བག་ཡོད་པ་བོད་དུ་གོས་སོགས་··· འབྲུ་བྱེད་དེས་ཚད་པ་སེལ་ཞིང་རྨ་ལ་ཕན་ནོ།

**ཡོག་མོ** རིགས་དཀར་ནག་གཉིས། དཀར་པོ་རིང་ལ་ལོ་མ་དཀར་ལ་མེ་ཏོག་ཀྱང་··· དཀར་སེར་སྨྲ་མགོ་འདྲ། ནག་པོ་སྐྱ་ཤུར་ལ་མེ་ཏོག་ཀྱང་སྔོ་ནག་འཚར་བ་ཞིང་མ་ལྷམ་ གྱི་རིགས། རྨ་འབྲས་འདུལ་བ་དང་ནག་རྒྱ་སྐེམ་པར་ཕན་ནོ།

**ཡོན་ཏན་བཅུ་བདུན** ནད་ཀྱི་མཚན་ཉིད་ཉི་ཤུ་འཇོམས་པའི་གཉེན་པོ་སྨན་གྱི་ ཡོན་ཏན་བཅུ་བདུན་ནམ་ཉི་ཤུ་ནི། འཇམ་པ་དང་། ལྕི་བ། དྲོ་བ། སྣུམ་པ། བརྟན་ པ༔ གྲང་བ། རྩུབ་པ། བསིལ་བ། མཉེན་པ། སླ་བ། སྐམ་པ། སྐྱ་བ། ཚ་བ། ཡང་བ། རྣོ་བ། རྩུབ་པ། གཡོ་བ་སྟེ་བཅུ་བདུན་དང་། དེའི་སྟེང་། གྲོང་བ། གཤེར་ བ༔ སྦོམ་པ་བསྣན་པས་ཡོན་ཏན་ཉི་ཤུ་ཡང་གྲགས།

**གཡག་རྐོང** གཡག་རྐོང་ནས་ངོད་སྐྱེད་པ་དང་། སྐྲན་བཤིག ལྡེ་ཡིས་བད་ཀན་གྲང་ བ་འཇོམས། མཁྲིས་པས་བྱུང་བའི་ཀ་ཁ་སྐོམ་ཞིང་མི་ངོད་སྐྱེད། ཁྲག་གིས་རྨ་གསོ···

ཞིང་འབྲུ་བ་གཅོད། གྲི་ནས་ལྷ་བ་འཇོམས་ས། སྙིང་གིས་རྒྱལ་གདོན་སྲུ་འགོགས་སྙིང་གཟེར་བཅོག། ཀླུའི་རྨེན་ཕུས་ལྷ་བར་ཕན་པར་བཤད། ཤས་ལྷུང་སེལ་ཡང་ཚོད་པར་གནོད། གཡག་རྐོད་ཕྲུག་པོའི་རྣས་རྨ་འབྲས་པོ་ནད་སེལ།

**གཡག་རྐོང་རྣ** གཡག་རྐོང་རྣའི་གཞོབ་ཀྱིས་བད་ཀན་དང་། ལྷ་བ། གཟེར་བཅས་འཇོམས་ནུས། དྲོད་སྐྱེད་པ་དང་། སྐྲན་ནད་སེལ།

**གཡག་སྙིང** སྤ་ཡག་རྩ་བ་འབྲས་བུ་ཆེ་བའི་མིང་དང་། སེམས་ཅན་གཡག་གི་སྙིང་བཅས་ལ་འཇུག

**གཡའ་ཀྱི་བཅད་སྦྱོར** དོམ་མཁྲིས་ཀྱི་མིང་།

**གཡའ་ཀྱི་མ** ཛ་རི་སོགས་སུ་སྐྱེ་བ་ལོ་མ་ལྗང་སེར་ལ་སྔོར་དབྱིབས་ཅན་པདྨ་སྤུང་པ་ལྟར་སྐྱེ། མེ་ཏོག་ལ་བརྟེན་ནས་རིགས་ལྔར་ཕྱེད་པ་མེ་ཏོག་རང་མདོག་ལྗང་གུ་སྔོ་གཙོ་མོ། དཀར་པོ་དཔྱལ། སེར་པོ་གསེར། དམར་པོ་བཙངས། སྔོན་པོ་ལྕགས་གཡའ་ཀྱི་ཡིན། རོ་ཤིན་ཏུ་ཁ་ལ་བསིལ། ནུས་པས་མཁྲིས་པ་ཞི་སྦྱོང་སྐྱུགས་པར་བྱེད་ནུས་སོ།

**གཡའ་གྲོ** ཨ་རྡེ་ཁའི་མིང་།

**གཡའ་ལྷམ་ལུ་གུ་སྙིང** སྤ་ཡག་རྩ་བའི་མིང་།

**གཡའ་མ་ནག་མོ** ཁྲ་རོག་ནོར་བུའི་ཤབ་མིང་།

**གཡའ་རུག་མ** ཧོང་ལེན་གྱི་མིང་།

**གཡའི་བཙུད** གཡའ་ཀྱི་མའི་མིང་།

**གཡར་མོ་ཐང** ན་སྤང་ཕལ་ཆེར་ལས་སྐྱེ་བ་ལོ་མ་ཕྲ་སེབ་ཉག་ཅན་མེ་ཏོག་དམར་པོ་ལ་ཟེའུ་འབྲུ་བྲ་མིག་གྱེན་ལྟ་ལྟ་བུ་འབྱུང་། ནུས་པས་སྐྲངས་འཇོམས། མ་ལ་ཕན། སྨན་ཆང་དུ་གྲོགས་དང་སྦྱར་ཏེ་རླུང་ལ་ཕན་པ་དང་སྐྲངས་པ་འཇོམས་ནུས།

གཡར་ཞུ་བ  དྭ་བའི་མིང་།

གཡི  རི་དྭགས་གཡིའི་རྒྱུ་མས་རྒྱུ་གཟེར་གཅོག་ནུས། ཤས་གདོན་ནད་སེལ། ཁྲུས་མགོ་ཕྲུས་གཟེར་གཅོག

གཡུ  གཡུ་ཡིས་དུག་དང་མཆིན་ཚད་སེལ་བར་བྱེད། འདི་ནི་བཻ་ཌཱུརྱ་ཞེས་བྱ་བའི་རིན་པོ་ཆེ་སྣ་རིགས་བཞི། བསྔོ་གི  མཡུ་ར་མ་གི  ཀ་ཀྲྀ་གི  ཧྱུ་གི་རོ། འདི་རྒྱ་གར་གྱི་ངོས་འཛིན་ལུགས་དང་། བོད་དུ་གཡུ་རྙིང་གསུམ། བར་གཡུ་གཉིས། གཡུ་གསྔོ་བཅས་བརྒྱད་ཀྱི་སྒོ་ནས་ངོས་འཛིན་ནོ།

གཡུ་སྙོང  འཇམ་འབྲས་ཀྱི་མིང་།

གཡུ་རྫིག  བྲི་ཡང་ཀུའི་མིང་།

གཡུ་ཐོག་ལྷུམ་བཞི  སྤང་ཟེལ། འཛིན་པ། གཉ་རྩུང་། ཕང་རྐེ་དོ་པོ… བཅས་བཞིའི་སྡོམ་མིང་།

གཡུ་སྡོང་གསེར་མགོ  སྔོའི་རིགས་སྡོང་རི་ཟེལ་པ་འདྲ་བ་ལ་མེ་ཏོག་སེར་པོ་སྡོང་པོ་གྲུ་བཞི་རིང་ལ་ཁ་བ། ལོ་སྡོང་བཅད་དེ་ཁྲག་ནང་བཙུག་ན་ཁྲག་སྐྱེན་དུ་འཁྱིལ་ནུས་པ་དེས་པར་ཤ་ཀའི་ཚབ་ཟུང་ཡང་ཁ་ཅིག་གིས་པར་ཤ་ཀ་ཡིན་ཡང་ཟེར་བརྟག

གཡུ་འབྲུག་འཁྱིལ་བ  རྒྱལ་པོ་རི་རལ་དང་། བཙུན་མོ་རི་རལ་གཉིས་ཀ་ལ་འཇུག

གཡུ་འབྲུག་ཟིལ་པ  སྤང་དང་ཤོད་དུ་སྐྱེ་བའི་སྡོང་ཟེལ་མེ་ཏོག་སྔོན་ཅན… ཞིག

གཡུ་འབྲུག་ཟེ་བ  ཤུག་ཚེར་གྲོ་ཀབ་མིང་།

གཡུ་ལྷུང་པ  བྱ་ཁྱང་རིགས་འཕྲིང་བ་ཤོད་དུ་སྐྱེ་བ་མེ་ཏོག་སྔོ་སྐྱ་ཆུང་བ་ཞིག རོ་བསྐ་བ། ནུས་པས་ཚ་འཁྲུ་གཅོད།

གཡུ་ལོ་དར་ཡ་ཀན  བྲི་ཡང་ཀུ་ཡི་མིང་།

**གཡུ་ཞིང** སྔོན་སྦྲུ་དང་། སྤྲ་སེང་། འོཾ་བྲུ་བཙམས་ཀྱི་མིང་ལ་འཇུག་པའི་སྐད་སྦྱོར།

**གཡེ** ལི་ཤིའི་མེ་ཏོག་གི་མིང་དུ་བྱུང་མིའི་དགོངས་བརྒྱུད་ལས་བཤད།

**གཡེར་པོ་ཆེའི་རྒྱ་བ** ཨར་ནག་གི་མིང་དུ་འབྲུ་ཤག་ཟངས་ཀྱི་བུམ་པ་ལས་བཤད་ཅེས་ཤེལ་ཕྲེང་ལས་སོ།

**གཡེར་མ** ཤིང་སྡོང་འབྱིང་ལ་ཚེར་མ་ཅན་སྐྱེ་རང་བཞིན་འབྲས་བུ་དམར་པོ་མཉེ་རུབ་ཏུ་སྐྱེས་པ་སྐམ་ཚེ་འབྲས་བུ་ཁ་གདངས་ཏེ་འབྲུ་གུ་ནག་པོ་འོད་འབར་བ་ཞིག་འོང་། རོ་ཚ་ལ་རྩུབ་པ། ནུས་པས་སྐད་གསང་བ་དང་རྩ་ཁ་འབྱེད། སྲིན་གསོད། ཁ་ནད་དང་། ཟ་ཕྲུག ཆང་ནད་འཇོམས་བར་བྱེད་ནུས། རིགས་གཉིས། ཚ་གཡེར་དང་གྲེ་གཡེར།

**གཡེར་ཞིང་པ** མཆོག ཆོད། གཡུང་སྤྲེ་རིགས་གསུམ་གཞིང་མ་ལྷམ་ཡིན། མཆོག་ནི་གློ་ཡུལ། ཆོད་པ་སྤོ་ཐུང་སྤྲིན་མ་ཙམ་མི་སྨུག་པོ། གཡུང་ཁ་སེར་པོ། གང་ཡང་འབྲས་བུ་ཟླ་སྲུ་འདྲ་ལ་དེ་ལས་ཆུང་རྩེ་སྨུངས། སྒྲ་བསེལ་སྒྲ་ཅན། གསུམ་གར་གཡེར་དྲི་ཆུང་ཟད་གྲོ། གཡེར་མ་རང་ལ་བྱེད་པ་ཡོར་གསུངས། རོ་ཚ་ལ་བསྐ་ཞིང་ནུས་པ་སྐྱེམས། རྩ་བ་དང་འབྲས་བུས་འབྲུམ་པའི་ཚད་པ་སེལ། ཁཟས་དུག་ལ་ཕན།

ར

ར  ར་དཀར་པོའི་རྭ་ཡིས་རྫོངས་དང་རིམས་གཞིར་འཇོམས། རྭ་རྩེ་གཡས་པའི་བསྲེགས་ཐལ་གྱིས་བ་སྤྲིའི་ཚིལ་སེལ། སྤྱིར་བཏང་རེའུ་སྐྱེས་ཐལ་ཞི་བའི་གློ་བས་གློ་བ་གསོ། ར་གློས་སྲིན་སེལ། ར་མཆིན་མིག་ལ་ཕན་ཞིང་སྲིན་ཡང་སེལ། ར་རྒྱ་བོའི་ཁྲག་གིས་རྨ་ལ་ཕན། རིའི་ཁྲག་གིས་རེག་དུག་འཁྲུམ་ནག་སེལ། མཁྲིས་པས་སྲིན་གསོད་དུག་ནད་ཚིགས་བྱེར་སེལ། མཆེར་པས་ཁྲིས་པའི་ཁ་ལྷུགས་འབྱེད། ར་རུས་ཀྱིས་མདེའུ་དང་རུས་འཛེར་འགོག

ཤ་ནི་བསིལ་བས་ཚད་པ་དང་འབྲས་ལ་ཕན། རོ་མའི་རང་བཞིན་ཡང་ལ་བསིལ་ཞིང་རྩོད་པས་སྐམ་དང་རིམས། དབུགས་མི་བདེ་བ། ཁྲག་དང་། མཁྲིས་པའི་ནད་དང་ཚད་པར་ཕན། ར་གློའི་ལུམས་ཀྱིས་རྒྱུ་བའི་ཕོ་དུག་འཇོམས། རིལ་ལུམས་ཀྱིས་མཛེ་དང་དུག་ལ་ཕན། ར་ཡི་དབྱི་རུས་ཐལ་བས་གག་པ་དང་། ཕ་གདོང་ཞེས་པ་ར་གཉན་ནུའི་སྔ་ཕ་འདྲིའི་རུས་པ་སོགས་བཞེད་པ་མང་བས་གང་ལྟར་རྒྱུ་འབྱེད་པ་དང་། རིའི་ཚིལ་གྱིས་སྲིན་དང་རེག་དུག་རྨ་བཅས་ལ་ཕན། ར་སྔོན་ཤོག་ཆོམ་སྤུ་ཡིས་དམུ་ཆུའི་ནད་བདག་སྒྲོལ་བར་བཤད།

ར་མགོ  གཟི་མའི་མིང་།

ར་མཉེ  ར་མཉེ་དང་ལུག་མཉེ་བཅས་རིགས་གཉིས་ཡོད་པ། ར་མཉེ་ནི་ལོ་མ་ནག་མཐུག་སྔོང་པོ་སྨུག་པོ་མེ་ཏོག་དམར་བ་རྩ་བ་སྲིལ་ཞིང་ནག་ལ་གསེབ་པ་ཡོད། སྨི་ནུས་རོ་མངར་ཁ་བསྐ་ལ་སྙོམས་ཤིང་གྲང་རླུང་འཇོམས། ལུས་སྟོབས་གསོ་ཞིང་ཁྲུ་

བ་འཕེལ། རྒྱ་སེར་སྐེམ། སྐྱ་རྦབ་ལ་ཕན།། ར་མཉེ་སྐར་ཁུས་པོ་བའི་མེ་ཏོག་སྐྱེ། བད་མཁྲིས་སེལ། བཅུད་ལེན་ལ་འང་འགྲོའོ།

ར་ཏྲི  ས་ཤེད་བཟང་ངན་སྨོམ་པའི་ནས་འབྲུ་ཆེ་བ་གསུམ་གྱི་ལྗིད་ཚད་ལ་ར་ཏྲི་གཅིག་ཟེར།

རཏྣ་ཏཻ་ལ  ཕྱུགས་དང་རི་དྭགས་སོགས་ཀྱི་རཱུ་ཤུག་པའི་རྗེ་ལ་གཙོ་བས་པས་དུ་བ་བྱུང་། ཧྲུག་ནད་དམིགས་ལ་གདབ། རྒྱ་སེར་དང་། གྲང་བ། མཉེ་ཉེས། སྐྲན་བཅས་ལ་ཕན།

ར་ད་སྨན་གཅིག  རོག་པོ་འཛོམས་སྐྱུས་ཀྱི་མིང་།

ར་དུག  ཐོང་ནག་ནང་གསེས་དཀར་པོ་ཞིག

ར་དུག་དམར་པོ  ལོ་མ་སྔོ་སྐྱུམ་ཏིག་ཅན་ལ་རྩ་བ་དམར་པོ་སྐྲ་ལོ་འདྲ་ཞིང་ཁང་དམར། མེ་ཏོག་རྒྱ་མིན་དབྱིབས་ལྷུང་ཤེག་སེར་པོ་ཚམ་ཡོད་པར་བཤད། རོ་ཁ་ཞིང་། ནུས་པས་གཉན་སྲིན་གདུག་པ་ཀུན་འཛོམས།

ར་དུག་རི་ལྷག  རི་ལྷག་པའི་མིང་།

ར་འདྲ  ར་འདྲས་རུས་ནད་སྐྲན་དང་མིག་ལ་ཕན། ཞེས་རྒྱ་མ་དེས་ཀྱང་ར་འཁྲིག་གཉེར་མ་བཅས་ལུག་ར་འདྲ་ལ་སྐོར་འཁྱིལ་སོགས་ཡོད་པ་འདི། དྷ་ཤོད་ཟམ་རི་ལས་བྱུང་སྟེ། རི་དེའི་སྐད་དུ་དགེ་ཨ་རྫོགས་རིན་ཆེན་དཔུང་པ་གླིང་གི་སར་གྲོས་བཏུལ་ནས་གཏོང་བ་ཡིན་ཟེར་བའི་རྡེའུ་མང་དུ་འདུག་པ། རྒྱུས་རྡེའུ་ཟེར་བ་མཐིང་རྒྱུས་དང་རྡོ་རྒྱུས། གྲད་རྡེའུ་ལ་རྡོ་གྲད། མཁྲིས་རྡེའུ་ལ་རྡོ་མཁྲིས། ར་རྡེའུ་ལ་ར་འདྲ་འདོག ཞེས་ཤེལ་ཕྲེང་ལས་སོ།

ར་སྨུ་མཱུ་ལ  ཐཾ༔ ཕེ་ཕེ་ལིང་གེ་རྩ་བའི་མིང་།

ར་བི་ཏྲི  ཡུལ་སྐད་ཏུ་ཉུ་མེན་གྱི་མིང་།

ར་མོ་ཤ  ར་མཉེའི་མིང་།

ར་མོ་ཤག  ར་མཉེའི་མིང་།

ར་ཙི་མི་འབར  ཨུ་ཤིའི་གབ་མིང་།

ར་ཚ  ར་སྣ་དང་སྦྱར་བསྲེགས་བྱས་པའི་ཚ་རོ་ཚ་ངད་ཆེ་བ་ཞིག  རང་བཞིན་རྫོད།
ཞུས་པས་ཕོ་བ་རྒྱུ་ལོང་སོགས་སྟོད་ཀྱི་གྲང་བ་སེལ།

ར་མཚེ  མཚེ་ལྷམ་གྱི་རིགས་ཤིག

ར་ཛི་ཏི  སཾ༔ དངུལ་གྱི་མིང་།

རཱ་ཛི་པ་ཊྚ  སཾ༔ མུ་མེན་གྱི་མིང་།

རཱ་ཛི་བྲི་ཀྵ  སཾ༔ ལྗོན་ཤིང་གི་རྒྱལ་པོ་སྐྱེ་དོང་གའི་མིང་།

རཱ་ཛི་ཝ་རྟ  སཾ༔ མུ་མེན་གྱི་མིང་།

རཱ་ཛི་ཧྲི  སཾ༔ རྒྱལ་པོ་མཉེས་བྱེད་དེ་ཨ་ག་རུའི་མིང་།

ར་རེས  མདུང་རྩེ་ནག་པོ་སྐྱེ་མཆུ་ར་ཡང་ཟེར།

ར་རོ་ཀྵ་ཏ  ལགས་སྦྱར་གྱི་སྐད་དུ་ར་ཙ་ཛཱ་ཏ་ཞེས་པ་རིགས་དཀར་དམར་གཉིས
ལ་གོང་མ་བཟང་། རྒྱ་གར་བས་མིག་འབྱེད་སྐབས་མེད་ཐབས་མེད་པའི་སྨན་ཞིག
ཡིན། ཞེས་སི་ཏུ་སྨན་རྒྱུད་དུ་གསུངས།

ར་ལྗན  བོང་ངའི་མིང་།

རའི་རྐུ  རའི་རྐུ་ཡི་གཞོན་གྱིས་བད་ཀན་ལྷ་བ་གཟེར་བ་འཇོམས།

ར་ས་ཀེ་སར  སཾ༔ རོའི་གེ་སར་ཏེ་ག་སུར་གྱི་མིང་།

ར་ས་ཡ་ན  སཾ༔ བཅུད་ལེན་དང་། དངུལ་ཆུ་གཉིས་ཀར་འཇུག  སྐབས་འགར
ཕྲག་སྦོས་ལ་ཡང་འཇུག་པས་སྐབས་ཕྱེད་དགོས།

ར་ས་ཏྲེ  སཾ༔ རོ་ལྡན་ཞེས་པ་རྒྱུན་འབྱམས་ཀྱི་མིང་།

ར་སྤྲུས  སྤུབ་ཀའི་མིང་།

ར་གསུམ་འབྲས་བུ  ཨ་རུ། བ་རུ། སྐྱུ་རུ་གསུམ་གྱི་སྡོམ་མིང་།

རཀྟ  སཾ༔ བཙོད་དང་། ཁྲག་ལ་འཇུག

རཀྟ་གུཉྫ སཾ༔ མ་ནུ་རྩི་དམར་པོའི་མིང་།
རཀྟ་ནི་རྱཱ་ཤི་ནི སཾ༔ བོང་ང་དམར་པོའི་མིང་།
རཀྟ་ཨུ་ཏྤལ སཾ༔ ཨུ་ཏྤལ་རིན་ཆེན་རིགས་ལྡན་གྱི་ནང་ཚན་གཅིག་ཀ་མ་མཆོག་གི་
སྔོན་སངས་རྒྱས་སྒྲོལ་ཆགས་དམར་པོར་འབྱུངས་པ་ལས་འབྱུང་བར་བཤད།
རཀྟ་ཙནྡན སཾ༔ ཙན་དན་དམར་པོའི་མིང་།
རཀྵ་མིག་མིད གྲོག་མའི་མིང་སྤྱི་དེས་ཟས་ཁ་འབྱེད་ཅིང་དངུལ་ཆུ་སྦྱོང་ནུས།
རག་རྡོ རག་རྡོས་མིག་ནད་རབ་རིབ་སེལ་བར་བྱེད། རྡོ་དཀར་སྨུག་མདངས་ཅན་དང་།
སྐྱ་སེར་ཨར་ག་འདྲ་བ་སྨུག་སེང་ཡོད་པ་ཞིག་ཤེལ་བྲག་ནས་བཤད།
རག་ཤ རག་ཤའི་ཤིང་། སྔོན་མོ་ཆེ་བའི་འབྲས་བུ་སྐྱེ་རིགས་གསུམ་ཡོད། རྡོ་བ་
བྲང་རྡོག་ཆེ་ལ་ཚེར་མ་སྤྱི་བུའམ་རྩུབ་པའི་རང་བཞིན་དྲག་ལས་སྐྱུ་མཁོ། རིགས་
གསུམ་ནི། ཆུ་རག་ཤ ཚེར་རག་ཤ ཁམ་རག་ཤ ནུས་པས་གདོན་དང་དུག་བཏག
པར་ནུས།
རང་འཐག་མགོ ཡ་བྱུག་གཟེར་འཇོམས་ཀྱི་གབ་མིང་།
རབ་ཏུ་གཡོ་བ དངུལ་ཆུའི་གབ་མིང་།
རམ་དཀར སྨང་རམ་གྱི་མིང་།
རམ་པ རམ་པ་ལ་རིགས་བཞི་ཡོད་པ། ཐ་རམ། ན་རམ། རམ་བུ། སྨང་རཾ་
བཅས་ཡོད་པ་རོ་ནུས་སོ་སོར་བལྟོས།
རམ་པ་མཁྲི་ཀ སཾ༔ ཨུ་ཏྤལ་རིགས་དྲུག་གི་ནང་ཚན་རྩུང་ཟད་ལྡང་… ཉ་མས་
ཅན། ཆེ་ཆུང་སྲན་མ་ཙམ་རྒྱ་གར་གླིང་ཕྱིན་རྫིབ་དེ་བ་ཞེས་བྱུང་བར་བཤད།
རམ་བུ འདི་ལ་རྐོད་གཡུང་གཉིས་ཡོད། རྐོད་པ་འཇམ་གྲིམ་སྤུང་ལས་སྐྱེ་བ་ལོ…
ནག་རལ་གྱི་ལྕུ་བུ་ལ་ཀ་དང་སྡོང་དམར་པོ། མེ་ཏོག་དཀར་པོ་ཁྲི་མཚུག་ལྕུ་བུ། འབྲས་བུ
དམར་པོ་འབྱུང་། རོ་བསྐ་བ། ནུས་པས་གྲང་འབྱུ་ལ་ཕན། དམན་པ་ནི། ལོ་མ་སྐྱང་

མའི་ལོ་མ་འདྲ་ལ། མེ་ཏོག་དཀར་དམར་མདངས་ཅན། རྩ་བ་དམར་པོ། འབྲུ་སྨུ་མ··
ཕུར་པོ། རོ་མངར་ལ་བསྐ་བ། ནུས་པས་འབྲུ་བ་གཅོད། རྒྱ་མིའི་གྲང་གཟེར་གཅོག
སྔོན་འཕྲིང་ལ་བརྟུས་པའི་རྩ་བ་ནུས་པ་ཆེ། འདིའི་རྩ་བའི་ཕྱེ་བ་དང་པདྨ་རཀྟ་ཆ་མཉི
འཐུང་ན་གང་འདོད་དབང་དུ་འགྱུར་བར་གསུངས།

**རམ་རྩེ** རྩ་རམ་པའི་མིང་།

**རམས** འདི་ལ་རིགས་གསུམ་ཡོད་པ་ཆོན་རམས། ཆོས་རམས། རྒྱུགས་རོ་སོ། གང་ཡང་མཐིང་ནག་ཁོད་ཆགས་བཟང་ཞིང་དེ་མིན་ངན། ངོ་བོ་ལ་ལས་འཚོས་རྒྱུ་ལ་ཙམ་ལས་ཞིབ་པ་ཤེལ་ཕྱིར་ལས་ཀྱང་མ་གསུངས། རམས་ཀྱིས་མིག་དང་མེས་ཚིག་རྨ་ལ་ཕན། ཞེས་དང་། རང་བྱུང་ཞབས་ཀྱིས། རམས་ནི་གདོན་གྱི་ནད་ལ་ཕན། ཞེས་གསུངས་སོ།

**རལ་གྲིའི་འཁོར་ལོ** མེ་ཏོག་ལུག་མིག་གི་མིང་།

**རས་འབྲས** རྒྱ་གར་ནག···སོགས་སུ་ཤིང་ཕྲན་སྐྱ་པོ་ཤྲང་མའི་རིགས་དང་། ལྷུམ་རར་འདེབས་པའི་རས་འབྲས་ལས་བལ་དཀར་པོ་ཐོན་པ་དེས་རས་སོགས་ཀྱི་རྒྱུར་ཉེར་པ། དེ་མདེའུ་འབྱིན་སྨན་དང་སྦྱར་ནས་མེད་པས་མདེའུ་འབྱིན་ནུས་པ་དང་། ཁྲུ་བ་རྐྱང་པས་སྣ་ནད་སེལ་ནུས།

**རི་སྐྱོག** རིགས་བདུན་ཡོད་པ་ ༡· ཤ་སྐྱེ། ༢· བྲག་སྐྱོག ༣· འཛིམ་ནག ༤· རྒྱ་སྐྱོག ༥· གླད་སྐྱོག་སྤྱི་ཛེ། ༦· བྱེ་རུ་སྐྱོག་པ། ༧· སྒྲ་སྐྱོག་བཙས་སྐྱོག་སྔོན་གྱི་རིགས་ཡིན་པ་སོ་སོར་ཕྱེས། རོ་ཚ། རང་བཞིན་དྲོད། ནུས་ཀྱི··དང་ག་ཡིན་ཞིང་སྐྱེ་བ་ཡིན།

**རི་སྤང་** སྤང་མ་སྤང་ཆེན་གྱི་མིང་།

**རི་གཉན་འགྲུལ་སྐྱེས་ངར་ཡ་གན** ཚེར་སྔོན་གྱི་མིང་།

**རི་སྙིང་** བྲག་ཞུན་དང་། སྤགས་ཀྱི་མིང་།

རི་དྭགས་ཀྱི་ཙ  གླ་རྩིའི་མིང་།
རི་དྭགས་ལྟེ་བ  གླ་རྩིའི་གཞན་མིང་།
རི་དྭགས་རྩེ  གླ་རྩིའི་མིང་།
རི་བོང་སྙིང་  རི་བོང་སྙིང་གིས་རྒྱལ་གདོན་སྨྱོ་འབོག་སྙིང་རླུང་དང་སྙིང་གཟེར་འཇོམས། གླད་པས་རྟུས་གཞིར་གཙོས། རི་བོང་གསོན་པོའི་སྨ་ར་དང་ནད་པའི་ཤུར་འཁྲམ་སྐྲ་ཡིས་སྤྲུར་དུག་རྟགས་ནུས་པར་བཤད། བྲུན་གྱིས་དམུ་ཆུ་སྦྱོང་། མིག་གིས་མཁལ་འཁྲམ་དང་གཅིན་སྐྱེ་ཟ་ཁྲུ་འཛག་པའི་ནད་ལ་ཕན།
རི་བོང་མིག་རྟུས  རི་བོང་དཀོས་དང་། ཕུང་ཐང་གི་འཕྲུས་བུ། རི་བོང་མིག་ཀྱང་ཟེར།
རི་མི་ཙིཏྟ  རི་བོང་སྙིང་།
རི་ཙི  ཤིང་མངར་གྱི་གཞན་མིང་།
རི་ཚོས  འབྲི་མོག་གི་གཞན་མིང་།
རི་ཡི་རྩེ  སྤང་རྩེ་དོ་བོའི་མིང་།
རི་ཤ་ཀ  སཾ༔ ཟངས་རྩིའི་མིང་།
རི་ཤི  ལ་ཁར་སྐྱེ་བ་རི་ཤི  ན་འདམ་ལས་སྐྱེ་བ་ལ་ན་ཤི  རྩ་བ་མཛེས་མོ་ལས་སྡོཾ་ཚོམ་ནང་སྡོང་པ་ཡོ་མ་ཆེ་ཞིང་། མེ་ཏོག་སེར་པོ་ཆུང་བ་ཕྱུངས་པ་ལྟར་སྐྱེ། འདི་གཉིས་སྐྱེ་ཚུལ་ཕལ་ཆེར་འདྲ་ཞིང་རོ་མངར་ཁ། ནུས་པ་བསིལ། མ་ཞུ་བོ་ནད་དང་བད་མཁྲིས་ཀྱི་ནད་སྐྱུགས། རྨ་ལ་ཕན། རིམས་ནད་རྐྱེན་པ་ཡང་སེལ། དཔྱིད་ཁ་འབྲུས་དུས་སུ་བཏོ་དགོས་སོ།
རི་ཤ་ཀྲ  སཾ༔ ཟངས་རྩེ་སྟེ། ཞུ་མཆོག་ཅེས་པའི་དོན།
རིགས་མཐུན་ནུས་པ  རང་གི་རིགས་གྱུར་གྱིས་རང་ལ་ཕན་པ་སྟེ། རང་ནད་རང་གིས་སེལ། ཞེས་པ་ལྟར། མགོ་གཟེར་ལ་ཐོད་རྟུས་དང་། མིག་ལ་སྦྲུལ་མིག ལྕེ་སྐྲངས་ལ་སྤྱང་ལྕེས་ཕན་པ་ལྟ་བུ། གློ་སྙིང་མཆིན་མཆེར་མཁལ་ཕུགས་རང་ནད

སེལ། ཞེས་གསུངས་སོ།

**རིན་ཆེན་སྤོན་པོའི་ཕྲེ་མ** ཕྱུགས་སྤྲིའི་མིང་།

**རིན་ཆེན་བརྟུད** ཐག་ཞུན་གྱི་གབ་མིང་།

**རིན་ཆེན་ཆུ་སྐྱིང** ཆུ་སྐྱིང་མི་ཡི་འཇིགས་པ་བསྲུང་སྒྲོལ་ནུས། ཆེ་ཆུང་གྲུ་…
བཞི་རིལ་མ་ཚོམ་ཚི་ཚི་འདྲ་བ་དཀར་ལ་སྤྱོ་བ་ཤེལ་ལྟ་བུ་ཆུ་ནང་བཙུགས་ན་ཆུ་དང་འདྲ…
བས་མི་མཐོང་བ། མི་སྟོང་དུ་བཞག་ན་མི་འཆེ་བར་བྱེད་པའི་རིན་པོ་ཆེ་ཞིག་གོ། ཡང་
ཆུ་ཡི་སྐྱིང་པོས་གནམ་ལྕགས་ཐོག་སྲུང་བྱེད། ཅེས་པ། ཁ་དོག་སྔོ་ཧྲམ་ཧི་ཧེ…
བཞིན་ལ་ཧེ་མར་ལག་མཐིལ་དུ་བཞག་ན་ཆུ་འགྱུར་རོ།

**རིན་ཆེན་དུ་ཆུ** མཆིལ་དངོས་ཀྱི་མིང་།

**རིམས་འཇོམས** པནྡ་ཀའི་མིང་།

**རིཥྱ་ཏ** སཾཿ ཤིང་ཚའི་མེ་ཏོག་དང་ལོ་མ་ལ་འདང་བ་ཤད།

**རུ་རྟ** སཾཿ རུ་རྟ་ཞེས་པ་ཁ་མོ་ཡིད་འོང་སྟེ་རྒྱ་ལ་འ་མེད་པ་ཏ་ལ་རམ་སྒོ་སྦྱར་བ
འདི་རྒྱུར་ཉམས་པ་ཡིན། རིགས་དཀར་ནག་གཉིས་ཡོད། དཀར་པོ་ཁམས་ཀྱི་རུ…
ཏ་དང་། ནག་པོ་རྒྱ་བལ་ཏེ་སི་སོགས་སྟོད་ནས་འབྱུང་། དཀར་པོས་ཚད་འཁྲུགས་
གཉན་ཚད་དང་། ནག་པོས་རླུང་ཤས་ཆེ་བ་ལ་ཕན། ནུས་པ་རྣོ་ཞིང་དྲོ་ལ་འདུས…
སྐྱེམས། རླུང་ནད་སེར་སྐྲའི་སྨ་ཞེས་པ་སྤོས་ཤིང་ཁོང་…རླུང་འཁྱིལ་བ་ལ་འཐང་བན
པར་བཤད། རུ་རྟས་རླུང་ཁྲག་ཕོ་བ་སྤོས་པ་སེལ། ཞེས་སོ།

**རུ་མཐུན་པ** ཐག་སྤོས་ཀྱི་མིང་།

**རུ་དྲ་རཀྵ** སཾཿ ཁྲང་བའི་རུ་རག་ཤའི་མིང་ཡིན། འདི་ལ་རིགས་བཞི་ཡོད། རུ་དྲ

**རུ་སྤོས་པ** བྱེ་རུག་གི་མིང་། └ཡ་ཁ་ཡང་ཟེར།

**རུ་ཧ** སཾཿ སྐྱེ་ལྡན་ཏེ། རྩ་རམ་པའི་མིང་།

**རུག་སྤོག** ལོ་མ་ལེབ་ཆེ་ཞིང་རིང་ལ་རྩ་བ་དཀར། མེ་ཏོག་དམར་ལ་འབྲས་བུ…

དཀར་པོ་འབྱུང་། རོ་རྒྱུང་ཟད་ཅི་ལ་མངར། ནུས་པས་རྫོད་སྐྱེད་ཅིང་འབྲུ་བ་གཙོད།

**རུ་ཏྲ** སཾཿ རུ་རྟའི་མིང་།

**རུས་ཆེན** རུ་རྟའི་མིང་།

**རུས་མདུང་མུ་ཧྲི** སཾཿ གླ་སྒང་གི་མིང་།

**རུས་པའི་གསོས** ཅོང་ཞིའི་མིང་།

**རུས་སྦལ** རུས་སྦལ་ནི་རྟེན་འབྲེལ་བསམ་གྱི་མི་ཁྱབ་པ་འདུས་པའི་སེམས་ཅན་ཞིག་སྟེ་རུས་སྦལ་གྱི་རོ་མོ་ལ་གཟའ་ཆེན་བརྒྱད། རྒྱུ་སྐར་ཉེར་བདུན་ནམ ཉེར་བརྒྱད། སྤར་ཁ་བརྒྱད། སྨེ་བ་དགུ་ལ་སོགས་པ་སྣང་སྲིད་ཀྱི་ལྟའི་ཕྱག་རྒྱ་ཀུན་ཚང་ཞིང་དེ་རྣམས་ལ་བརྟེན་པའི་ལྷ་རྣམས་ཀྱང་རུས་སྦལ་ཁོག་པ་འདེས་སྙིང་གེས་མགོའི་རྩ་གསོ་ནུས། རུས་པས་མཛེ་ལ་ཕན་པར་གསུངས། གྲིབ་ནུས།

**རུས་ཞུན** འགྲོང་རུས་ལྟ་བུའམ་རུས་སྙིང་གཞུས་པའི་ཁུ་ཆུའི་མིང་།

**རེ་ཀོན** གཡང་ཤག་ཏུ་སྐྱེ་བ་ལོ་མ་སྒོ་སེབ་ས་ལ་བཀྲད་ནས་སྐྱེ་བ་ལ་མེ་ཏོག་དཀར་པོ་ཆུང་ཞིང་རྩ་བ་རྐང་གཅིག་ལ་མདོག་དམར་པོ་མཆོག་དང་། རྩ་བ་སྐྱ་བ་དམན་པ་སྟེ་རིགས་གཉིས། རོ་ཤིན་ཏུ་ཁ། རང་བཞིན་བསིལ། ནུས་པས་ཁྲག་སྐེམ་པ་དང་། ཁྲག་ཚད་གཅོག སྨུག་པོའི་རྩ་ཚད་སེལ།

**རེ་ལྷག་པ** ས་འཐོལ་སར་སྐྱེ་བའི་ཤོག་ཤིང་སྟེ་རྩ་བ་ཤོག་བུ་བྱེད། མེ་ཏོག་གིས་དབྱེ་བས་རིགས་དཀར་ནག་དམར་གསུམ་དུ་བྱེད། རོ་ཚ་ལ་བྲོད་དང་ཞིང་དུག་ཤས་ཡོད། ཁོང་འབྱས་ཤེག གཉན་ནད་སྦྱོང་། ཕྱིར་བྱུགས་ན་གཉན་སྐྲངས་ ལྷན་ ཀྱི་གཞིར་ཞུག་ལ་ཕན།།

**རེ་ཧུ་ས་ར** སཾཿ རྟུལ་གྱི་སྙིང་པོ་སྟེ་གསེར་གྱི་མིང་།

**རེ་རལ** ལྷམ་བུ་རེ་རལ་དུ་སྤྱོས།

**རེ་རལ་གསུམ** རེ་རལ། ཙ་བོ། ཐག་སྒོས་གསུམ་ལ་ཟེར།

རིག་དཀའ་མ   ཀཎྜ་ཀཱ་རིའི་མིང་།
རིག་འཛོམས   ཐར་ནུའི་མིང་།
རིག་འཕིགས   རྒྱ་ཚའི་མིང་།
རིག་འབྱམས་ནག་པོ   ཐར་ནུའི་མིང་།
རིག་འགྱུར   ལྷུམ་རིགས་རྒྱུ་སྨིན་པ་སྐྱེ་འབྲས་བུ་གོས་འགྱུར་བས་རིག་འགྱུར་ཟེར།
རིག་འགྱུར་གོས་འགྱུར   ཟངས་སྐྱེ་དཀར་པོའི་མིང་།
རོ   ལྕེ་ཤེས་ཀྱིས་མྱོང་བྱ་སྟེ། རྫས་གང་ཡང་ལྕེ་དང་ཕྲད་པས་རང་གི་ངོ་བོའི་ཁྱད་པར་ཐོན་པ་
སྟེ༑ ངོ་བོ་ལྕེ་ལ་གསལ་བས་རོ་ཞེས་བྱ། ཞེས་གསུངས་པ་ལྟར། རོ་ལ་ཡང་དབྱེ་ན།
མངར་བ། སྐྱུར་བ། ཁ་བ། ཚ་བ། ལན་ཚྭ། བསྐ་བ་སྟེ་དྲུག་ཡོད། དེ་རྣམས་ཀྱི་རང···
བཞིན་དང་། ནུས་པ། བྱེད་ལས་ཀྱང་མི་འདྲ་བ་ཡོད།
རོ་ག   སཾ༔ ཙ་ཧྲིའི་མིང་།
རོ་མཆོག   དངུལ་ཆུའི་མིང་།
རོ་མཆོག་མགྱོགས་པའི་རྟ   རྒྱ་ཚའི་གཞན་མིང་།
རོ་དང་ཕྱོགས་མཐུན་གྱི་ནུས་པ   དཔེར་ན་ཏིག་ཏ་ལྟ་བུ་རོ་ཁ་བས་མཁྲིས་པ་
ལ་ཕན་ཞིང་། རང་བཞིན་བསིལ། ནུས་པས་ཀྱང་མཁྲིས་པ་ལ་ཕན་པ་ལྟ་བུ་ལ་ཟེར།
ཀྱང་སེལ་ཐལ་ཆེར་རོ་དང་ནུས་པ་ཕྱོགས་མཐུན་གྱི་ནུས་པ་ཡིན།། མདོར་ན་རོ་ནུས་ཞུ་
རྗེས་རང་བཞིན་སྟོབས་གཅིག་གྱུར་གྱི་དོན་དུ་གོ །
རོ་ལྡན   ཨ་རུའི་མིང་།
རོ་ཙི་ཏ   ར་མཉེའི་མིང་།
རོ་ཙི་བ   རོ་ཙི་བ་དངོས་དང་། སྦོ་སྨན་བ་ཤ་ཀའི་མིང་ལ་འཇུག
རོ་ཧི་ཏི་ཤར   གཡུར་གྱི་མིང་ལ་འཇུག
རོག་པོ་འཛོམས་སྐྱེས   རི་སྤོད་ས་ཤག་ལྟ་བུ་ལས་སྐྱེ་བ། རྩ་བ་ནུས་པ་བཤང

བ་འདྲ་བ། ཀང་དམར་པོ། ལོ་མ་སྔོ་སྐྱ་མཐུག་ལ་ཏིག་སྟང་ངེ་ཞིམ་པ་འདྲ། མེ་ཏོག ···
དཀར་ལ་འཐས་བུ་དཀར་སེར་ཚོམ་བུར་སྐྱེས་པ། དབྱིབས་ལུག་སྙིང་འདྲ་བ་ཞིག ལོ་མ་
རོ་མངར། འཐས་བུ་ཀྱི། ནུས་པས་གློ་ནད་དང་། མགོ་ཆག མགོ་རྨུས་གས་པ་སོགས་
འཚོ་ནུས། རྡོ་མོ་གློ་ལྷམ་ཡང་ཟེར།

**རོང་སྐྱེས་སེར་པོ** ཞིང་སྐྱེས་རྩ་མཁྲིས་ཀྱི་མིང་།

**རྒྱང་མཁྲིས** སྡངས་པ་ཁ་རལ་གྱི་མཁྲིས་པ།

**རྒྱང་གི་བསེལ་གཡབ** ཨ་ག་རུ་ནག་པོའི་ཤབ་མིང་།

# ལ

**ལ་ཀྵ** རྒྱ་ཚོས་ཁུ་བ་བརྟན་པའི་སྙིགས་མའི་མིང་། འགྲམ་ཚད་དང་མིག་ནད། གདོན། གཉན། འབྱུང་པོ་བཅས་སྦུབ་པར་བཤད།

**ལ་ཁ** སཾཿ རྒྱ་ཚོས་ཀྱི་མིང་།

**ལ་ཁྲམ་དཀར་པོ** ཀྱི་ལྕེ་དཀར་པོའི་མིང་།

**ལ་རྒོད** ཆུ་རྩའི་མིང་།

**ལ་རྒོད་དཔལ་ལྡན་རྣམ་རྒྱལ** ཨ་རུ་གསེར་མདོག་གི་མིང་།

**ལ་ལྷུམ** ལྷུམ་རྩའི་རིགས་ལྷུམ་དཀར་གྱི་མིང་།

**ལ་ཕུ** ཆུ་རྩའི་སྔོན་པོའི་མིང་།

**ལ་ནས་ཚོང་བའི་ངར་ཡ་ཀན** གང་གཱ་ཆུང་གི་མིང་།

**ལ་ཐབས** སྤྲང་གིའི་སྒྲུན།

**ལ་ཕུག** ལ་ཕུག་གཞོན་ནུ། རོ་ཁ་ལ་ཚ། རང་བཞིན་དྲོད། ནུས་པས་རྐང་འབམ་འཇོམས། ཁྲག་དང་རྒྱུ་སེར་སྐེམ། རླུང་ནད་ཞི་ཞིང་རིམས་ལ་ཕན། ཁྲུ་བས་རྣ་བའི་ནད་སེལ། མཁྲིས་པའི་ཞག་ཚི་ལེན། སོན་གྱིས་དམུ་རྫིང་འདྲེན། ནར་སོན་ནམ་རྙིས་པ། རོ་ཚ། ཞུ་རྗེས་ཚ། རང་བཞིན་དྲོད། བཅོས་པ་དང་སྐམ་པོས་རླུང་ལ་ཕན་ཞིང་རྗེན་པས་ཉེས་གསུམ་སྐྱེད། ཐལ་བས་དྲི་མ་འགགས་པ་འབྱིན།

**ལ་བྲུར** ཆུ་རུག་སྤལ་ལག་གི་མིང་།

**ལ་ལ་ཕུད།** རིགས་རྒྱ་ལ་སྐྱེས་པ་གསུམ། བོད་ལ་སྐྱེས་པ་གསུམ། གང་ཡང་དབྱིབས་གོ་སྙོད་ལྟ་བུ་ལ་མེ་ཏོག་དཀར་སེར་ནག་གསུམ་ཡས་ལ་ལ་ཕུད་རིགས་གསུམ་འབྱུང་། འབྲས་བུ་ཟེར་འདྲ་ལ་རྒྱུད་ཞིང་སྲུལ་རིས་ཅན་དབྱིབས་སྐྱུར་ཟླ་ཚེས་ལྟ་བུ་ཡོད༔ རོ་ཚ་བ། ནུས་པས་ཕོ་ནད་གྲང་བ་དང་། རང་བྱུང་པས་གྲིན་ལ་ཕན་པར་གསུངས།

**ལུ་ཀྲ།** སཾ༔ རྒྱ་ཚོས་ཀྱི་མིང་།

**ལུ་ཀྲ་བྲམ་པ་དན།** སཾ༔ རྒྱ་སྐྱེགས་དྭངས་བྱེད་དེ། ཞུ་མཁན་གྱི་མིང་།

**ལག་ན་བད་ཕྲེང་ཅན།** ཕྱུག་ཤའི་མིང་།

**ལཀྵའི་བདག་པོའི་ཟས།** ཤ་ཆེན་གྱི་མིང་།

**ལང་གྲུ་ར།** སྣ་སྒང་གི་མིང་།

**ལང་གྲུ་ར།** ཆུ་རྒྱུག་སྤྱལ་ལག་གི་མིང་།

**ལང་ཐང་རྩེ།** སྔོང་པོ་ཕྲ་ལ་རིང་ཞིང་གང་བུ་རིལ་པ་སྤྱི་སྒྲུགས་འདྲ་ལ་རྩ་བརྒྱད་མགོ་ལྟར་སྒྲིལ་ནས་སྐྱེ་བ་འབྲས་སེར་མདངས་ཅན་ལ་སེག་པ་བཙིར་རེ་མོ་ཡོད་པ་འདི་ལ་ཐང་ཕྲོམ་སེར་པོར་བྱེད་པ་ཡིན། ཐང་ཕྲོག་ལང་ཐང་རྩེ་ཡིས་གྲིན་ནད་སེལ། ཅེས་སོ།

**ལན་ཚྭ།** རིག་བྱེད་ལོ་རྒྱུས་སུ་ལྷ་ཆེན་པོ་དབང་ཕྱུག་ཡབ་ཡུམ་གྱི་ཁམས་ཞགས་པ་ལས་བྱུང་བས་ལན་ཚྭ་དཀར་དམར་གྱི་རིགས་གཉིས་འབྱུང་བར་བཤད་པ་དང་། དོན་དུ་ནི་རྒྱུའི་ཡོན་ཏན་སྣ་བསེལ་ལ་ལྟོ་རྩལ་སྨྱུམ་འཇམ་ཉེན་པ་བདུན། མིའི་ཡོན་ཏན་ཚ་རྡོ་སྐམ་རྩུབ་ཡང་སྨྱུམ་གཡོ་བདུན་དང་ལྡན་པ་གཉིས་ཀྱིས་བསྐྱེད་པ་ཡིན། ནུས་པ་ཡང་། ལན་ཚྭ་སྲ་འཁྲིལ་འགགས་པ་འབྱེད་པ་དང་། དུགས་ཀྱིས་རྩལ་དང་དྲོད་བསྐྱེད་ཡི་ག་འབྱེད། བསྙེན་གྲགས་ཀླུ་ཡི་ཀླུ་དཀར་གཉེར་མ་མང་། སྡོམས་འབྲི་སྙོམ་མཛེ་མེ་དཔལ་ཁྲག་མཁྲིས་སྐྱེད། ཅེས་དང་། བོ་དོང་ཕྱོགས་ལས་རྣམ་རྒྱལ་གྱིས། རྒྱ་མཚོ་ལྷོ་བྱང་ཀི་མ་གཏོགས། ལན་ཚྭ་ཕལ་ཆེར་མིག་ལ་གནོད། ཅེས་གསུངས། ནས་འཛུབ། སྨན་བཤིག་ པཤང་པ

འབྱིན། ཟས་ཀྱི་བྲོ་བ་བསྐྱེད་པ་ཡང་ཡིན་ནོ།

**ལི** ལི་ཤིན་ཤིག་གི་སྐམ་ཚིག་སྦྱོར་འབྲས་འདུལ། ཞེས་པ་ལ། རྒྱ་ལི་དང་བོད་ལི་རིགས་གཉིས་སུ་ཕྱེ། གཉིས་ཀ་ལ་དཀར་མདངས་དམར་མདངས་ཀྱི་མཆོག་དམན་ཡོད། ལི··· བསྲེག་རྫུ་གས་ཀྱིས་རྗེ་འབྲས་ལ་ཕན།

**ལི་ཁ་ར** ཤེལ་ཀ་རའི་མིང་།

**ལི་ཁྲི** འདི་སའི···དྭངས་མ་ཡིན་པར་བ་ཤད་ལ། ལྷ་མོ་བརྟན་མས་བགྲེས་པའི་རྫས་སུ་བཙོམ་ལྡན་འདས་ལ་ཕུལ་བ་ཡིན། ཁ་དོག་དུར་སྨྱིག་དྭངས་པ་བཟང་། དམར་ནག་ཆེ་བ་ལན་ཚ་བྲོ་བ་སོགས·········བཟོ་མ་ཡིན་པས་ངན། གང་ཡང་ཁ་དོག་ཤིན་ཏུ་གསལ་ལ་ཁྲེམ་འདྲེས་པ་རང་བྱུང་ཡིན་པ་དེས་ཟུས་གཙོད་ཤ་ཚད་རྩ་ཚད་སེལ་ལོ།

**ལི་ཁྲིའི་མདངས་ཅན** གུར་གུམ་གྱི་ཁ་བ་མིང་།

**ལི་ཁྲིའི་འོད་འཕྲོ** གུར་གུམ་གྱི་མིང་།

**ལི་ངང་ཁྲ** སྣ་རིགས་ངང་ཁྲ་ཞིག

**ལི་ཤི** སྲོག་རྩའི་བཟང་པོ་ལི་ཤི་ལ། རིགས་ཤེ་ག་ལི་ཀྲོད་པ་དང་། འབྲུ་ཆུང་བ··· དམན་པར་བྱེད། ལི་ཤི་ཟངས་ཀྱི་གཟེར་བུ་འདྲ། ཞེས་དང་། ལི་ཤི་ལ་ཤིག་མེད་ན··· བཟང་། ཞེས་གསུངས། རོ་ཚ་ལ་རྩུབ། ཡོན་ཏན་སྐམ་ཞིང་དྲོ། ནུས་པས་སྲོག་རྩའི་ནད་དང་གྲང་རླུང་སེལ།

**ལིག་བྲུ་མིག** འདི་གཞི་ལ་ངོས་འཛིན་པ་ཤེལ་ཕྲེང་ནས་བཀག ངོ་བོ་རྗེ་སླུག··· ནག་མདུང་རྩེ་འདྲ་བ་ལ། དེ་ལས་ནག་ཅིང་མཁྲེགས་པ་ཞིག ནུས་པས་མིག་ནད་རྒྱུ་ཚད་སེལ་ཞིང་ཆུ་སེར་སྐེམ། ཅེས་སོ།

**ལིག་ཤི་ཐར** རྡོ་རྗེའི་མིང་སྐྱེ་རྒྱ་ནག་གི་སྐད།

**ལིང** ཁྲི་སྟག་གི་མིང་།

**ལིཧྲ** སཾཿ སྲོན་བུའི་མིང་།

**ལུ་གུ་སྒང་སྨན** འབུ་སུ་ཧང་གི་མིང་།

**ལུ་གུ་སྙིང་** ཨ་བྲི་ཁ་ཊའི་མིང་།

**ལུ་གུ་མེ་ཏོག** གཡར་མོ་ཐང་གི་མིང་།

**ལུ་གུ་ཤིང་** ཤུ་གུ་ཤིང་གི་མིང་།

**ལུག** ལུག་ཞུག་རུས་བུ་འབྱིན་པ་དང་མོ་ནད་ལ་ཡང་ཕན། ལུག་མིག་འབྲས་བུས་སོ་ཡི་བཅུད་ལེན་དང་ནང་སྙིང་ཤེལ་འདྲ་དཀར་པོ་དེས་སོ་སྲ་བ་དང་དཀར་བར་བྱེད། ཀླུའི་མེ་ནད་ཧྲུལ་ཕྲ་བ་འཇོམས་ས། མཆིན་པས་མཆིན་ནད་དང་མིག་འགྲིབ་ལ་ཕན། མཁྲིས་པས་རྨ་གསོ། སྤུ་མས་དབང་པོ་འདྲེངས་པར་བྱེད། ཞུག་འབྲས་རོ་ཚ་བར་བྱེད། ལུག་ཐོང་ཚེར་གྱི་རུས་པས་རླུང་ནད་སེལ། མཇུག་ཞུང་གིས་མཁལ་ཟེད་ལ་ཕན། ལུག་ཐོད་ཀྱིས་མོ་ནད་དང་རུས་ལུམས་ཀྱིས་རླུང་ཚབ་སེལ། སྲོ་ལོང་སོན་དཀར་མཇུག་ཆུང་གསུམ་གྱིས་རླུང་ཆེན་གནོན། མགོ་རུས་ཀྱིས་རླུང་སྲིན་དང་སེར་པ་རུས་ཀྱིས་ཆུ་འཁགས་འབིགས། ལུག་ཀླད་མགོ་འཁོར་མཚོ་འཁྱིམ་གསོ། ལུག་ཤས་བད་ཀན་སེལ། ལུག་རྗེའི་སྐྱན་ཀྲད་ཀྱིས་བྱིས་གདོན་བུ་འདྲེ་འདུལ། ལུག་ཞུག་ནག་པོའི་སོན་བལ་གྱིས་མོ་གདོན་ཐུབ། སྨོ་ལུམས་ཀྱིས་བྱིས་པའི་གྲང་སེར་བསྲོ། ལུག་རིལ་ལུམས་ཀྱིས་ཡན་ལག་ཆུ་སེར་སེལ། ཞོ་མས་རླུང་འཇོམས་ཀྱང་སྙིང་ནད་དང་བད་མཁྲིས་སྐྱེད། དབུགས་མི་བདེ་བ་དང་སྲིན་ལ་གནོད། མར་གྱིས་རླུང་སེལ་ཞིང་མེ་དྲོད་སྐྱེད་དོ།

**ལུག་སྐྱེས་མའི་མིག** ཕྱ་མོ་ལུག་སྐྱེས་མ་ཨུ་མ་དེ་ཝའི་མིག་ལས་བྱུང་བས་ལུག་སྐྱེས་མའི་མིག་གམ་ལུག་མིག་སྟེ། མེ་ཏོག་ལུག་མིག་ལ་ཉེས།

**ལུག་ངལ** རྒྱ་འགྲམ་རྒྱུ་ཤུར་དུ་སྐྱེ་བ། སྡོང་པོ་ཁྲ་ལ་གྲུ་བཞིའི་དབྱིབས། མདོག་སྔོ་ཞིང་མེ་ཏོག་སེར་པོ་བྱེའུ་མཇུག་འདྲ་བ་ལྟོགས་གཅིག་ནས་གཟར་བ་ཞིག་ཡོད། རོ་མངར་ལ་ཁ། རང་བཞིན་གྱི་ནུས་པ་བསིལ། ནུས་ལྷ་དྲག་སེལ། ཡན་ལག་གི་སྐྲན

པོ་འཛོམས། ལྷུང་གཟེར་ལའང་ཕན།

**ལུག་རྐང** དབྱིབས་སོགས་མེ་ཏོག་ལུག་མིག་དང་འདྲ་ཡང་ཆུ་འགྲམ་ཆུ་ཤུར་རི་ རི་མཐོའི་ཞེན་ཀ་ཤོངས་སུ་སྐྱེ། མེ་ཏོག་སྔོ་ལ་དཀར་ཤས་ཆེ། མེ་ཏོག་ལུག་མིག་ལས་མེ་ཏོག་སྡོང་ལ་རྐང་། ནུས་པ་ལུག་མིག་དང་འདྲ།

**ལུག་མཇེ** སྤྱིར་ར་མཇེ་དང་འདྲ་ལ་ལོ་མ་དཀར་ལ་སྲབ་ཅིང་མེ་ཏོག་ཀྱང་དཀར་ལ་རྩ་བ་དཀར་ཞིང་མཁྲེགས་པ་སྤྲུལ་ནས་སྐྱེ་བ་སྟེ། ལུག་མཇེ་ཡིན། ནུས་པ་ར་མཇེ་དང་མཚུངས།

**ལུག་སྙིང** སྨ་ཡག་རྩ་བའི་འབྲས་བུ་རྐང་བ་དང་སེམས་ཅན་ལུག་གི་སྙིང་གཉིས་ཀ་ལ་འདྲ་བའོ།

**ལུག་ཐུག** ལུག་ཐུག་པོའི་རྣས་མངལ་སྒོ་ཁྲེ་ཞིང་བུ་འབྱིན་པར་ནུས་ཅིང་མོ་··ནད་ལ་ཡང་ཕན།

**ལུག་མིག་སེར་པོ** ཡ་བྲུག་གཟེར་འཛོམས་ཀྱི་མིང་།

**ལུག་སྨུར** ལོ་མ་ལྷང་སེར་སྡོང་པོ་སྨུ་ཅན་ལ་མེ་ཏོག་སྨུག་པོ་འཆར་བ། རྩ་ཁ་ཞུང་མ་འདྲ་བ་རྟོག་པོ་དཀར་མཁྲེགས་ཅན་ཡོ། དཀར་གསོབ་ཞིབ་པ་མ་ཞེང་། སྐྱོང་ལ་ཁ་བ་ཏོག་ཆེ་བ་མ་སྐྱེ་རིགས་གསུམ་དུ་བཤད། རོ་མངར་ལ་ཁ་ཞིང་ནུས་པ་བསིལ་བས་ཚམ་ཚད་སེལ་ཞིང་གློ་འཛགས། གློ་ཡུའི་ཚད་པ་སེལ། ཁོང་འབྲས་བཞིག་པ་དང་། རྣ་ཡི་འཁྲུགས་ནད་བཅས་ལ་ཕན།

**ལུག་མོ་ཤག** ལུག་མཇེའི་མིང་།

**ལུག་མཆེ** མཆེ་ལྷམ་གྱི་རིགས་ཤིག

**ལུག་རིལ** ལང་ཐང་འབྲུའི་མིང་།

**ལུག་རུ** རིགས་དམར་སེར་སྨུག་སྟེ་སྤུན་གསུམ་དང་། རི་མཐོར་སྐྱེས་པ་དཀར་པོ་ཡང་འབྱུང་། དམར་སེར་གཉིས་ན་ཁར་སྐྱེ། སྨུག་པོ་རྡོ་གསེབ་ན་སྐྱེ། སྐྱེ་དབྱིབས་ནུས་པ་མིང་ལ་བརྟེན་ནས་ཤེས། མེ་ཏོག་གི་སྣ་ལུག་གི་རྭ་འདྲ་བས་ལུག་རུ་ཞེས་ཟེར།

**ལུག་རུ་དཀར་པོ** ལོ་སྡོང་དབྱིབས་ལུག་རུ་སྨུག་པོ་འདྲ་ཡང་སྡོང་པོ་སོར་གསུམ་ཙམ་ལས་མི་སྐྱེ། མེ་ཏོག་དཀར་པོ་ལ་དམར་མདངས་ཆུང་ཟད་ཡོད། བློ་འཕེལ་གྱི་ རྫས་སུ་འགྲོ།

**ལུག་རུ་དམར་པོ** སྐྱེ་དབྱིབས་ལོ་སྡོང་ལུག་རུ་སྨུག་པོ་དང་འདྲ་ལ་མེ་ཏོག་དམར་པོ་འཆར། ནུས་པ་སྨུག་པོ་དང་མཚུངས།

**ལུག་རུ་སྨུག་པོ** རིགས་དམར་སེར་སྨུག་དང་དཀར་པོ་བཅས་བཞི། གཞན་ནུ་སྨ་སོ་སོར་རྟོགས་ལ། སྨུག་པོ་ནི་ལོ་མ་ཞག་ཅན་མེ་ཏོག་དམར་སྨུག་རྒྱབ་ནས་ལུག་གི་རྭ་ འཁྱིལ་འདྲ་བ་སྐྱེ་མཐོང་ན་ལུག་རུའི་རིགས་ཡིན་པ་ཤེས་ཐུབ། རོ་ཁ་ལ་བསིལ། ནུས་པས་དུག་ནད་ཁྲིར་བ་བསྐྱུ། ཤ་དུག་སེལ། ཕོ་ཚད་འཇོམས། ཚད་འབྲུ་ཡང་གཅོད། སྐྲ་ནག་པོའི་རྫས་སུ་འགྲོ། འདིའི་མེ་ཏོག་ལ་ཐལ་ཏྲིས་ཀྱང་ཟེར།

**ལུག་རུ་སེར་པོ** ལོ་མ་ཞག་ཅན་ལུག་རུ་སྨྱུ་དང་འདྲ་ཡང་མདོག་ལྗང་སེར་སྡོང་པོ་ཆེ་ལ་ཁོག་སྟོང་། ཐུག···རིག་སྐབས་སྐྱེ་བའི་རང་བཞིན་མེ་ཏོག་སེར་པོ་ཆེ་ལ་ལོ་སྡོང་སྦུ་ཆུང་དཀར་པོས་ཁྱབ་ཡོད། ནུས་པས་ཆུ་འཐུང་སྐྱེ་ཆུ་རྨིམ་པ་དང་ཐིག་ལེ་སྐྱུང་ཐུབ།

**ལུག་ཞོ** གཡའ་སྤང་ཆུ་འགྲམ་འཐོལ་སར་སྐྱེ་བ་ལོ་མ་ལྷང་སྐྱ་མཐུག་ལ་པལ་ཆེར་ལ་སྡོང་པོ་མེད་པ་མེ་ཏོག་སེར་པོ་འདབ་མ་བཞི་འཆར་བ་ཞིག དེས་ཆུའི་ཚད་པ་དང་ འབྲུམ་ནག་ཁོང་ལོག་གི་ལ་འཕྲུལ་ལམ་འདྲེན་ནུས་སོ།

**ལུང་གི་ཕུར་བྱེད** ཐར་ནུའི་མིང་།

**ལུང་ཏིང** ཤིང་སྡོང་ཆེ་ལ། འབྲས་བུ་མིའི་ཚིག་འབྲས་འདྲ་བའི་ནང་འབྲས་ནག་དམར་སྨུག་འོད་ཅན་ཞིག་འབྱུང་། ནུས་པས་གཉན་གྱི་མཁྲིས་འགགས་དང་། རྡའི་གཉན་གྱི་མཁྲིས་འགགས་བསམ་སེའི་ནད་སེལ། ཁྲུ་བ་གསོ་ཞིང་ས་བོན་གྱི་སྐྱོན་སེལ་ནུས། ལུང་ཐང་མིག་ཀྱང་ཟེར།

**ལུང་ཤ་མང** ཕྱུགས་ལུད་སྤུངས་པ་ལས་སྐྱེ་བ། དབྱིབས་གསེར་ཤ་འདྲ་ལ་ཆུང་།

སྐྲངས་པ་འཇོམས། འདི་གྲོགས་དང་སྦྱར་སྤྱི་བཏང་ན་རྣག་རྡོལ་འབྲུམས་པ་གཅོད།

**ལུས་འཕགས་སྐྱེས** པི་པི་ལིང་གི་གཞན་མིང་།

**ལི་བཀྲན** འདི་ལ་མངའ་རིས་མི་རྟོག་ཅེར། ཁང་ཕྲ་ལ་ལོ་མ་དང་དར་པ་བར་···བར་ནས་འཕྲེད་དུ་སྐྱེ་བ། སྔོ་དེན་པ་ཙམ་ལས་དབྱིབས་བལ་པོ་མི་རྟོག་འདྲ། འདབ་མ་བརྒྱད་པ་ཕྱི་གོས་རྒྱ་ཚོས་མདངས། འདབ་མའི་ཕྱི་ལྟ་ཏང་ཞེ་འབྲུ་སེར་པོ་ཁང་···སྨྲབས་ཅན་ཡོད་པར་བཤད། གུར་གུམ་ལ་ལི་བཀྲན་རྩེ་ཞེས་པ་དང་མཐོང་བ་ཀྱལ་ཆེ༔ རོ་མངར་ཁ། ནུས་པས་རྩ་ཚད་མཐུད་ཅིང་རྨ་གསོ། གློ་རྣག་ལ་ཕན།

**ལི་བཀྲན་རྩེ** གུར་གུམ་རིགས་གཅིག་གི་མིང་།

**ལི་བཀྲན་རྩེ་བོ་ལ་མེ་ཏོག** མེ་ཏོག་སེར་ཆེན་གྱི་མིང་།

**ལི་བྲུ་ལ** བྲུལ་ཏོག་གི་མིང་།

**ལིའན་ཧྲ** པདྨ་དཀར་པོའི་གེ་སར་ཏེ་རྒྱ་ནག་གི་སྐད།

**ལིཧུ་དཀར་ནག** ཀླུ་བདུད་རྡོ་རྗེའི་མིང་།

**ལོ་ངར** ཞུ་མཁན་དང་། ཞུང་མའི་ལོ་མ་ལའང་འཇུག་པ་སྐབས་ཤེས།

**ལོ་མའི་མཆན་ཁུང** ལོ་མ་དང་ཡལ་ག་སྐྱེ་སའི་ཟུག་ཁུང་གི་མིང་།

**ལོ་བཙན** ཤྲུ་ཁང་གི་མིང་།

**ལོ་བཙན་ཆེན་པོ** ཏེ་སུ། (ཤྲུ་ཁང་རིགས་ཆེ་བ།)

**ལོ་བཙན་འཛིང་པོ** ཤྲུ་ཁང་རིགས་ཆེ་བ་ཏེ་སུ།

**ལོ་ཧ** སំ༔ ལྕགས་ཀྱི་མིང་།

**ལོ་ཧི་ཏ** སំ༔ རྒྱ་ཚོས་ཀྱི་མིང་།

# ཕ

ཕ་ཀུ་ལྦསྠ སཾ༔ བྱི་སིག་སྟེ་རྩ་རམ་པའི་མིང་།
ཕ་ཀྲ སཾ༔ བརྒྱ་བྱིན་ཤིང་སྟེ། དྲག་མོ་ཞུང་གི་མིང་།
ཕ་ཁྲི་བོང་ཁྲི ཞི་ར་ནག་པོའི་མིང་།
ཕ་གྲོང་དགོ་གྲོང ཤིང་ཤ་མང་གི་མིང་།
ཕ་རྒྱལ་ངར་ཡ་ཀན སྟག་ཤའི་མིང་།
ཕ་བཙུད་གསུམ ཤ་ཆེན་ཚོན་པོ། སྲམ་དང་། བྱི་བཞི་ཤ་བཙས་གསུམ།
ཕ་ཆེན ཨ་རུ་ཤ་ཆེན་དང་། ཤ་ཆེན་དངོས་གཉིས་ཀར་འཇུག
ཕ་ཊ་ཊ རྒྱ་ནག་པས་པདྨ་ཏའི་མིང་དུ་འདོད།
ཕ་ཊ་པཏྲི་ཀ་རི སཾ༔ རྩ་རམ་པའི་མིང་སྟེ་ཚིགས་པ་བརྒྱ་པ་ཞེས་པའོ།
ཕ་ཊ་ཕུལླི སཾ༔ མེ་ཏོག་བརྒྱ་པ་སྟེ། ཨུ་སུའི་མིང་།
ཕ་ཊ་སཙྪ་ཀ སཾ༔ ཚིགས་བརྒྱ་པ་སྟེ། ཤུ་དག་གི་སྨྱུ་མིང་།
ཕ་ཊ་ཧོ སཾ༔ བརྒྱའི་མིང་ཅན་ཏེ། ཨུ་སུའི་མིང་།
ཕ་ཊ་ཨརྐ སཾ༔ ཡན་ལག་བརྒྱ་པ་སྟེ། ཨུ་སུའི་མིང་།
ཕ་ཊུ་པ སཾ༔ ར་མཉེའི་མིང་།
ཕ་དུག་ཅིག་ཐུབ ཀོན་པ་གག་སྐྱེས་ཀྱི་མིང་།
ཕ་གདན ཕ་གདན་ཞེས་པ་ཤིང་དང་བཀས་པའི་པར་གྱི་ཤུན་པའི་གདན་སྲབ་མོའི་

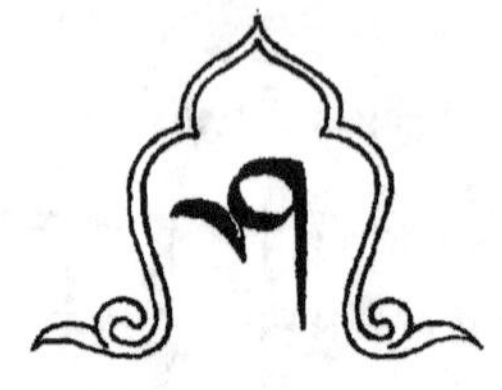

མིང་། འདི་པར་ཤུན་གྱི་དུག་ཏུ་བཤད།

**ཤ་ན** རོལ་མོ་སིའི་འབྲུ་བཅུ་དྲུག་གམ་མ་ཤ་བཞི་ལ་ཤ་ན་གཅིག་སྟེ།

**ཤ་སྣུ** ཤོ་མང་གི་མིང་།

**ཤ་ཕོ་རྒྱུ་མ** ཤང་དྲིལ་སྔོན་པོའི་མིང་།

**ཤ་བ** ཤ་བའི་ཁྲག་རྣས་བྱུང་ཁོག་ནག་ཁྲག་རྒྱུ་སེར་སྐེམ་ནུས། ཚིལ་གྱིས་སྲིན་ནད་སེལ་ཞིང་འགགས་པ་འབྱེད། དུག་ནད་ཀྱང་སྤྱང་། ཁྲག་གིས་སྲིན་གསོད། རྭ་མཆིན་གཅོད། ཤ་བསིལ་དྲོད་སྐྱོམས། སྦོའི་ལྤགས་ཀྱིས་སྲིན་གསོད། སྤུས་རྨ་ལ་ཕན། རྭ་རུས་བསྲེགས་ཐལ་གྱིས་དམུ་ཆུ་སྐེམ་ནུས།

**ཤ་བ་བཅད་འཁོར** སྒྲོལ་མགོན་པའི་མིང་།

**ཤ་བ་ལྷུ་སྤྱང** སྤོ་སྣའི་མིང་།

**ཤ་བའི་ཁྲག་རྭ** ལོ་རེ་བཞིན་སྐྱེ་ཞིང་བརྗེ་བའི་རྭ་གསར་སྐྱུ་སོབ་སྤུ་ཅན་དེ་ནུས་པ་བསེ་རུ་དང་མཚུངས་ཤིང་། རུས་ནས་བསྲེགས་ཐལ་གྱིས་དམུ་ཆུ་སྐེམ་པར་བྱེད་དོ།

**ཤ་དབེན་ཧྲི་ལེན** ཤིང་འབྲས་ཤིག་སྟེ་རྒྱ་ནག་གི་སྐད་ཡིན་ལ་དེས་རོ་ཚ་ནུས་པར་བཤད།

**ཤ་མ** དུར་བྱིད་ཀྱི་མིང་།

**ཤ་མ་དུར་བྱིད** དུར་བྱིད་ཀྱི་རིགས་རྩ་བ་དམར་པོ་ཅན་དེའི་མིང་།

**ཤ་མ་ལི** དུག་མོ་ཉུང་གི་མིང་།

**ཤ་མང** ཤ་མང་ལ་རིགས་བརྒྱད་ཡོད་པ་སྟེ། དངུལ་ཤ གསེར་ཤ ཤ་མང་སྨུག་པོ། ཤིང་ཤ་མང་། གླང་གི་ཤ་མང་། ལུང་ཤ་མང་། འདྲེ་ཤ་མང་། ས་ཧེ་ཀ་བཅས་བརྒྱད་ཡོད། ནུས་པ་སོ་སོར་ཕྱེས། སྤྱི་ནུས་དུག་དང་རྨ་ལ་ཕན།

**ཤ་མང་སྨུག་པོ** སྤང་ལས་སྐྱེ་བ་དབྱིབས་གསེར་ཤ་འདྲ་མ་དངུལ་ཤ་ལ་འདྲ། མདོག་ལ་ཞིབ་པ། གྲལ་ཕྲེང་བསྒྲིགས་ནས་སྐྱེ་བ་ལུ་གུ་བརྒྱུད་ཀྱང་ཟེར། ནུས་པས་མཁྲིས་རླུང་སེལ་ལ་བད་ཀན་སྐྱེད།

**པ་རྫི** ལོ་མ་བཙོང་འདྲ་ལ་མེ་ཏོག་དཀར་སེར་འཆར་བའི་སྔོག་པ་ཞིག་ལ་བཤད། རོ་ཅུང་ཟད་མངར་ལ་ཁ། རེ་སྔོག་ཀྱང་ཟེར། ནུས་པས་སྲིན་ནད་འཇོམས།

**པ་ཟིན** ཤ་གཅན་སོགས་ཤ་རིགས་ཟ་བའི་སེམས་ཅན་གྱི་ཕོ་བས་མི་ཐོད་ཞན་པ་·· གསོ་བར་བསྔགས།

**པ་རི་ཁ** བ་སྤུའི་མིང་།

**པ་ཏྲ་གོག་འདྲ** པ་ལོ་ཏྲ་ཧྲིའི་མིང་།

**པ་རི་ནི་རྟི་ཤི** སཾ༔ བོང་དཀར་གྱི་མིང་།

**པ་ལ་ཡུ་རིང** ཀླ་ཤོའི་རིང་བ་དང་འབམ་པོ་ལའང་འཇུག

**པ་ལང་པ** ཀྱི་ལྕེ་དཀར་པོའི་མིང་།

**པ་ལང་འབབས** ཀྱི་ལྕེ་དཀར་པོའི་མེ་ཏོག་གི་མིང་།

**པཱུ་ལིའི་ཕྱེ་མ** སཾ༔ ཤེལ་གྱི་མིང་།

**པ་ལྷུ་ཀ** སཾ༔ ཟླ་གོར་ཞོ་ཤའི་མིང་།

**པ་ཤ་རྡུབ་རྡུབ** བྱེའུ་ལ་ཕུག་གི་མིང་།

**པང་ཀ་ཤི་ལ** སཾ༔ ཤང་ཀང་ཤི་ལས་གདོན་ཀུན་སྲུང་བར་བྱེད། ཞེས་པ། རྒྱུ་ནི་མེ་ཤེལ་དཀར་པོ་ཡིན་ནོ།

**པང་རྒྱལ** རིགས་དཀར་དམར་སེར་སྔོན་བཞི། དེ་ལ་དམར་སེར་གཉིས་ཆུ་ལས་སྐྱེ། དཀར་སྨུག (སྔོན་པོ) གཉིས་རི་དང་སྐམ་སར་སྐྱེ། ལོ་མ་རིང་ལ་རྩུབ་ཅིང་སྐྱ་མདོག་ཅན་ཕྱོགས་ཀུན་གོར་གོར་ལ་དཀྱིལ་ནས་སྡོང་པོ་ཀ་ང་རིང་སྐྱེ་བ། རྩེར་མེ་ཏོག་དྲིལ་བུ་ལྟར་ཅེམ་བུར་འཆར། དཀར་དམར་སེར་སྔོན་བཞི་མེ་ཏོག་གི་ཁྱད་པར་ཡིན། རོ་ཅུང་ཟད་ཁ་ལ་མངར། དཀར་པོས་ནད་ཀུན་ལ་ཕན། དམར་པོས་དུག་ཆེན་གདོན་ཚད་དང་། སྔོན་པོས་གློ་ནད། སེར་པོས་ཚད་པ་ཀུན་ལ་ཕན། སྤྱིར་ནུས་རྩ་ཁྲག་ནད་ཀུན་སེལ།

**པང་རྒྱལ་སྨུག་པོ** པང་རྒྱལ་སྔོན་པོའི་མིང་།

ཤང་མ ཞོ་སྐྱུ་ཡང་ཟེར། ཞོར་བཙོས་པ་མ་ཡིན་པར་འོམ་ལས་མར་བཏོན་ཟིན་པའི་མིང་དང་། དེས་ཆམ་རིམས་དང་འགྲམས་འབྲུགས་སེལ། འབྲུ་བ་གཙོད། རླུང་ལ་ཕྲུང་ཟད་གནོད་པར་བཤད།

ཤང་ཚེ སྐྱེ་ཚུལ་སྐྱེ་ཚེ་འདྲ་ལ། དེ་ལས་ཆེས་རིང་བ་འབྲས་བུ་སྒང་ཐོག་པ་འདྲ་བ་ཞིག རོ་ཚ། ནུས་པས་སྲོག་གཟེར་ སེར་སྐྱུང་གི་རྫས་དང་། སྐྲག་པ་འདུལ། སྐྲངས་པོ་འཇོམས། འབྲས་འདུལ་ལོ།

ཤང་ལེན བདུད་རྩི་གངས་ཤམ་གྱི་མིང་།

ཤང་ལེན་སྨུག་པོ བདུད་རྩི་གངས་ཤམ་པའི་མིང་།

ཤང་ཤང་བཙོད་འགྱུར ལྕགས་སྤྲུལ་གྱི་མིང་།

ཤང་ཤང་དྲིལ་བུ ཤང་དྲིལ་གྱི་མིང་།

ཤཏ་མཱུ་ལ སཾ༔ རྩ་བ་བརྒྱ་པ་སྟེ་ཉེ་ཤིང་གི་མིང་།

ཤཾ་ཁ སཾ༔ དུང་གི་མིང་།

ཤྲམ སཾ༔ ? དུར་ཁྲོད་ཀྱི་མིང་།

ཤལྨ་ལི སཾ༔ མོན་ཆ་རའི་མིང་།

ཤི་ཀྲུ་མ་ཞི སཾ༔ ན་ལེ་ཤམ་གྱི་མིང་།

ཤི་གྲུ སཾ༔ ? ན་ལེ་ཤམ་དཀར་པོའི་མིང་།

ཤི་ལ་འཛིང སཾ༔ བྲག་ཞུན་གྱི་མིང་།

ཤི་ལ་ཛ་ཏུར སཾ༔ བྲག་ཞུན་གྱི་མིང་།

ཤྲཱི་ཁཎྜ འབྲིལ་ཤིང་གི་རིགས་ཤིག་སྟེ་བསེ་ཤིང་དཀར་པོ་དབྱིབས་བ་ལེ་ཀ་སྐྱེ་སྣོད༔ དང་འདྲ་བ་ཡིན།། ཤིང་ཐ་ཅད་པའམ་པགས་པ་བཤུས་ན་འོམ་ཐོན་པ། ལུས་ལ་གར་རེག་ཤུ་བ་ཆགས་ནུས། ཁྲོ་བས་ཚད་པ་སྐྱེ་ཞིང་འབྲུ་བར་ནུས་སོ། དམན་པ་སྟོང་པོ་གྲུ་བཞི་ཚིགས་པ་ཅན།། མདོག་ལྗང་ལ་འོམ་ཅན།། ལོ་མ་མེད་པ་རོང་ཚོའ་ཆེས་ར་སྐྱོད།

ཤྲཱི་ཕ་ལ སཾ༔ དཔལ་འབྲས་ཏེ་བིལ་བའི་མིང་།

ཤིང་ཀུན འདི་ལ་དངོས་དང་བཟོ་མ་གཉིས་ཡོད་པ། དང་པོ་ཤིང་ཀུན་བོ་ཀྲ་ཞེས་པའི་ཚ་བ་ཡིན། བཟོ་མ་ནི་སྔ་མ་ལས་དྲི་ཆུང་ལ་དམན་པ་ཡིན། གང་ཡང་སྲིན་འཇོམས་ཤིང་གྲང་ནད་སྙིང་རླུང་སེལ་ཞིང་ཞུ་རྗེས་རོ་ཚ། ཡི་ག་འབྱེད་པ་དང་དྲོད་སྐྱེད་ཅིང་ཟས་ཀྱང་འཇུ་ནུས་པ། མདོར་ན་རླུང་ནད་ཀུན་ལ་ཕན།

ཤིང་དཀར སྟབ་སེང་གེ་མིང་།

ཤིང་དཀར་རྩབ་མོ སྟབ་སེང་གེ་མིང་།

ཤིང་གི་སྙིང་པོ ག་པུར་གྱི་མིང་།

ཤིང་གི་ནོར་བུ སྐྱབས་འགར་ཨ་རུའི་གབ་མིང་།

ཤིང་གི་གསེར་སྨན སྐྱུར་པ་དཀར་པོའི་བར་ཤུན་གྱི་མིང་།

ཤིང་གི་ལྷུ་མོ ཨ་རུ་རྣམ་རྒྱལ་གྱི་མིང་།

ཤིང་སྡོང་སེར་པོ ཨ་རུའི་གབ་མིང་།

ཤིང་མངར ཤེལ་ཕྲེང་ནས་ལོ་མ་ཀཎྜ་ཀཱ་རིའི་ལོ་མ་འདྲ་ཞིང་། རྩ་བ་སེར་པོ་འབྱུང་ཞེས་གསུངས། གང་ཡང་ལྷུམ་རང་སྐྱེ་བ་མོ་དང་། ཆུ་འགྲམ་བྱང་ཐང་ལས་སྐྱེ་བ་མོ༔ ནགས་ཤོད་ཀླུང་འགྲམ་སོགས་སུ་སྐྱེ་བ་མ་ཞིང་དུ་བཤད། རོ་མངར་ལ་སྐྱོམས་ཏེ་གྲོ་བའི་ནད་རིགས་དང་སྐྲ་འཇགས། ལུད་པ་སོག་ཅིང་རྩ་ནད་སེལ། སྐོམ་དང་འཛགས་པ་ལ་སྐྱུགས་པ་གཅོད། གྲོ་བའི་ཐོར་པར་ཕན།

ཤིང་སྦྱོན སྟབ་སེང་གེ་མིང་།

ཤིང་མཆོག་གསུམ ཙན་དན་དཀར་པོ་དང་། དམར་པོ། ཨ་ག་རུ་བཅས་ལ་ཤིང་མཆོག་གསུམ།

ཤིང་ཏེལ ག་ཤམ་འཁོད་ཤིང་རྣམས་སོ་སོའི་ཤིང་རིགས་ལ་དུམ་པ་མ་འབྱུང་བར་དུ་བཏང་ ནད་དམིགས་ལ་གདབ་པས་རྩེས་པས་སྐྲུག་མས་ཚིགས་ནད། ཤུག་པས

གྲང་བ། ཚིར་བུས་སྲིན་ནད། སེ་ཤིང་གིས་རྩ་འབྱམ། སྐྱུར་པས་གདོན། སེང་ལྡེང་
གིས་རྒྱུ་སེར། སྨུག་པ་ཤད་ཀྱིས་ཀླུ། ནོམ་བུས་བྲུ་འདྲེ་བཅས་ལ་ཕན་པར་བཤད་དོ།

**ཤིང་ཏོག་རྒྱལ་པོ།** སྙིང་ཞོ་ཤའི་མིང་།

**ཤིང་ཏོག་བཙུད་ལྡན།** ཁམ་བུའི་ཚིག་གྲུའི་མིང་།

**ཤིང་སྡོང་སྨྱོ་བོ།** བ་སྤུའི་གབ་མིང་།

**ཤིང་མ་གི་ཏ།** རེ་རལ་གྱི་མིང་།

**ཤིང་མ་ལེབ་གཅིག** འབུ་སུ་ཧང་གི་མིང་།

**ཤིང་ཚ།** ཤིང་སྡོང་ཆེ་ཆུང་སྣ་ཚོགས་ལ། གང་ཡང་མོ་མ་ཆུང་བ། པགས་མདོག་
སྨུག་ཤས་ཅན་རོང་གི་ཡུལ་དུ་སྐྱེ་བ་ལ་ཤིང་ཚ་ངོས་དང་། ཤིང་ཚ་རྣས་པར་དྭ་ཚ་ཞེར། རོ་
མངར་ཚ་བསྐ་བ་དང་། རྩུང་ལན་ཀྱཱའི་རོ་དང་ལྡན་པས་ཕོ་བའི་གྲང་རླུང་དང་། གློ་ནག
འབྲུ་བ་སོགས་གཅོད་ནུས་པ།

**ཤིང་ཤ།** ཆར་ཤོད་དུས་ཤིང་སྡོང་སར་འགྱེལ་བ་ལས་སྐྱེས་པ། ཞུམ་བུའི་རྣ་བ་འདྲ་བ་
དེ་བཀྲུས་ནས་བཙོས་ཏེ་ཟོས་ན་ཕོ་བ་སོགས་སྟོད་དུ་སྤུ་སོང་བ་ཐམས་ཅད་ཕན་ནས་ཡོང་
པར་བཤད།

**ཤིང་ཤ་མང་།** ཤིང་ནགས་ཤིང་ལུད་ལྡན་པའི་ས་ལས་སྐྱེ་བ་དབྱིབས་འདྲ་མིན་སྣ་ཚོགས་
མདོག་སེར་སྐྱ་ཁམ་ནག་སོགས་མང་བ་འབྱུང་། བསྲེགས་ཐལ་གྱིས་གྲི་འགགས་སེལ།

**ཤིང་ཞིང་།** རྒྱ་ཚོས་ཀྱི་མིང་།

**ཤིང་སྲིན།** སེམས་ཅན་གང་ཡིན་བརྟག། དེའི་བྲུན་གྱིས་སྲིན་ལ་ཕན་པར་བཤད།

**ཤིང་ཨ་ཙོ་ར།** གཡེར་མའི་མིང་།

**ཤིས་ཀ་ཤྲུ་ཏྲི་ཀ** སཾ༔ མུ་ཏིག་རིགས་དྲུག་ནང་ཚན་ཅུང་ཟད་སེར་ཞམ་ཆས་ཅན
ཡོད་པ། ཆེ་ཆུང་ངེས་མེད། ཉ་ཕྱིས་ལས་བྱུང་བ་དང་། ཉ་ཕྱིས་འདྲ་བའི་སྲོག་ཆགས་
སྦང་རྩི་ཞེས་པ་ལས་བྱུང་བ་གཉིས་ཡོད་པར་བཤད།

**ཤུ་ཀྲ་འཛིན་པ** ཟངས་རྩི་དཀར་པོའི་མིང་།

**ཤུ་ཀླུ** སཾ༔ དཀར་པོ་སྐྱེ་ཤུ་དག་དཀར་པོའི་མིང་།

**ཤུ་ཏྲ་ཙེ་པ** སཾ༔ སྤྲུ་མའི་མིང་།

**ཤུ་ཏྲི** སཾ༔ ཞུ་སུ་ནག་པོའི་མིང་དུ་བཤད། སྤྲུ་བའི་འབྲུ་ལ་ཤུ་ཏྲིར་འདོད་པ་མ་དག་པ་ཤེལ་ཕྲེང་ནས་བཤད།

**ཤུ་དག** རིགས་དཀར་ནག་དམན་པ་གཉིས་བཅས་བཞི། གང་ཡང་ལོ་མ་ཉུག་མ་འདྲ་བའམ་འདམ་གསེབ་ཏུ་འཕྲུས་ལྡང་ལྟར་སྐྱེ་བ། རྩ་བ་ཚིགས་པ་ཅན་ཡོད་པ་རིགས་སོ་སོའི་ནུས་པ་མི་འདྲ་ཡང་། སྤྱིར་ཚ་ལ་རྩེ་ཞིང་དྲོ་བས། མ་ཞུ་རྒོད་སྐྱེད་གག་ལྷོག་སོགས་ལ་ཕན། མ་ཉེད་སྣ་ལུ་ལྡང་པ། དེ་ཡང་མ་ཉེད་ནག་པོ་ནུར་དཀར་པོས་ཚབ་ཟུད་བར་བཤད།

**ཤུ་དག་ཀུ་བེ་ར** ཤུ་དག་ནག་པོ་ཆེན་གང་ལ་གཉེར་མ་དགུ་ཡོད་པའི་མིང་། འདི་སྦུང་བ་ལ་བཟང་།

**ཤུ་དག་དཀར་པོ** རིགས་གཉིས་ཡོད་པ་སྤྱོད་ནས་འོངས་པའི་ཤུ་དག་བཅད་མཚམས་དཀར་བ་བྲེ་ཞིམ་དང་། རི་ཐང་ལས་སྐྱེ་བའི་རིགས་བཅས་ཡོད། གོང་དེ་བཅུད་ལེན་དང་གློ་འཚེལ་རྫས་ སྨུག་རྫས་སོགས་ལ་དགོས། འདིས་འགྱུར་དུག་ལ་ཕན་ཞིང་ཤ་སྐྱེ་བར་བཤད།

**ཤུ་དག་ནག་པོ** ཆུ་ནང་དུ་འཕྲས་ལྡང་གེ་ལོ་མ་ལྟར་སྐྱེ་ཞིང་། རྩ་བ་གཉེར་མ་ཅན། རོ་ཚ་ལ་རྩུབ་པ་ཡིན། འདི་ཆེན་གང་ལ་གཉེར་མ་དགུ་ཡོད་ན་སྦུང་བ་ལ་བཟང་བར་བཤད།

**ཤུ་བ་ཏོག་ལེན** ཐ་ཡག་རྩ་བ་སྐྱེ། ཁྲིད་ལས་ཀྱི་མིང་།

**ཤུ་མོ་ཟ** ཞིང་ལས་སྐྱེ་བ་ལོ་མ་སྲན་ཆུང་འདྲ་བ་ལ། མེ་ཏོག་དཀར་པོ་སྲིད་མའི་མེ་ཏོག་འདྲ་བ་གང་བུ་བྱིའུ་སྤྲེ་སྤྲེ་ར་ཀམ་ཤུག་ཆོས་ཀྱི་གང་བུ་འདྲ་བར་བཤད། ནུས་པས་གློ་ནད་ཀླམ་ཞིང་འབྲུ་བ་གསོད།

ཤུ་ཤུས་རྩིས། རྒྱ་ནག་སྐད་དུ་ཤིང་མངར་ལ་འགོད།
ཤུག་པ་ཚེར་ཅན། ཤུག་པའི་རིགས་སུ་གྱུར་པ་སྡོང་པོ་བོད་ལྗོངས་ལ་ལོ་མ་ནག་ཏིང་འཚེར་མ་ལྟ་བུ་སྐྱེ་བ་ལག་པར་ཟུག་པ། ཁྲི་ཞལ་གྱི་རྣམ་པ་ཡོད། ས་མདོག་ཁ་བྱང་ལྟས་ཀྱི་རིགས་དགོས། དེས་མཁལ་ཚད་ལྡོག་པ། སྨད་ཚད་དང་། འབྲས་བུ་བཅུད་ལེན་དང་། སྙིང་ལ་ཕན་པའམ་ལུས་སེམས་སྤྲོད་པ་ར་བྱེད་ནུས་སོ།
ཤྲཱི་ཤེ་ལ་ཤྭེ་ཏ། སཾ༔ ཤེལ་གྱི་མིང་།
ཤྭེ་ཏ་གུཉྫ། སཾ༔ མ་རུ་རྩེ་དཀར་པོའི་མིང་།
ཤེར། རྒྱ་མི་ཕྱེད་ཀྱི་ཕྱེད་ལ་ཤེར་གང་རྩེ།
ཤེལ། ཤེལ་གྱིས་སྙིང་ཁྲེངས་ཐིབས་རྒྱུགས་རྨོངས་པ་སེལ། ཞེས་པ། སྥུ་ཏི་ཀ·· ཞེས་བྱ་བའི་རིན་པོ་ཆེ་སྣ་རིགས་གསུམ་སྟེ། སྥ་ཏི་ཀ ཡ་བ་ན། ཀེརྐ་ན་བཅས་སོ།
ཤེལ་སླང་ཧ་ཧྲུག ཤད་སྨུག་གི་མིང་།
ཤེལ་ཏ། ཐང་མ་སྒྲོན་ཤིང་གི་ཐང་ཆུས་རྡུས་པའི་ནད་དང་། མགོའི་ལྷ་རྡུས་ཀྱི་ཆུ་སེར་འཛིན་ནུས།
ཤེལ་ཏང་དཀར་པོ། ཀྱི་ལྕེ་དཀར་པོའི་མིང་།
ཤེལ་ཏང་ནག་པོ། ཀྱི་ལྕེ་ནག་པོའི་མིང་།
ཤེལ་དྭངས། ཟེ་ཚྭའི་མིང་།
ཤེལ་རྩི། ཚ་ལའི་མིང་།
ཤེ་ལུ་དར་དགེ་ལུ་དར། ཨུཏྤལ་སྔོན་པོའི་མིང་།
ཤེལླུ། སཾ༔ བ་རུའི་མིང་།
ཤེས་རབ་ཡོ་མ། ཕུར་མང་གི་མིང་།
ཤོ་ཁྲི། ཐང་ཁྲིམ་ནག་པོའི་མིང་།
ཤོ་ཁྲི་ནག་པོ། ལྕུམ་རིགས་ཆུ་སྐྱུན་གྱི་མིང་།

ཉོ་འབངས་པ  ཕྱུམ་རིགས་ཆུ་སྐྱུན་པའི་མིང་།

ཉོ་མང  རི་ཉོ་དང་། གླང་ཉོ་ ཆུ་ཉོ་ ལུག་ཉོ་ རྒྱ་ཉོ་ སྐ་ཉོ་སོགས་རིགས་དགུ་ཡོད་པ་སྐབས་སོ་སོར་གཞིགས། འདིར་ཉོ་མང་ཞེས་པ་གླང་ཉོ་ཡིན་པས་འདམ་སྐྱང་སོའི་ལས་སྐྱེ་བ། རྩ་བ་སེར་ལ་ལོ་མ་ལྡུང་ལེབ་ལྷུམ་ལ་རྩ་རིས་དམར་པོ་སྔོང་པོ་ཡང་··· དམར། མེ་ཏོག་དམར་པོ་རྩུབ་པ་སྐྱུངས་པ་ལྟར་སྐྱེས། འབྲས་བུ་ནུར་གསུམ་རྩེ་ལ་ཚེར་ཕྲན་ཆུང་ངུ་ཡོད་པ་དེ་རོ་མངར་ཁ་བསིལ་ཞིང་གྲོ་མཆིན་གྱི་ཚད་པ་སེལ། བཤད་འགགས་ལ་ཕན་ཕྱིར་སྦྱུགས་ན་པགས་ནད་ཟ་འཕྲུག་དང་རྨ་ཚད་གཅོག བསྲེགས་ཐལ་གྱིས་རིམས་ཚད་ལ་ཕན།

ཉོ་ལོ་ཤེལ་མ  ཉོ་མང་གི་མིང་།

ཉོག་ཀླུམ་པ  རི་ལྷགས་པའི་མིང་།

ཉོག་ཤིང  རི་ལྷག་པའི་མིང་།

ཉོག་ཤིང་པ  སྦོམ་བུའི་གབ་མིང་དང་རི་ལྷག་པ་ལའང་འཇུག

ག་ཤའ་དཀར  ངོ་བོ་རྗེ་ཞུས་པ་ལས་བྱུང་། ག་ཤའ་དཀར་རྨ་གསོ་དངུལ་ཆུ··· འཆིང་བྱེད་ཡིན། ཞེས་དང་། རང་བྱུང་ཞབས་ཀྱིས། གླུ་ནི་དཀར་དང་ནག་པ་གཉིས། གདོན་སྐྲང་སྐྱ་རྣམས་ནག་པོས་སྦྱེད། ཅེས་གསུངས།

ག་ཤིན་ཐག  འཇང་དང་འཇུས་ཀྱི་ཡུལ་དུ་གསེར་གྱི་མེ་ཏོག་གི་མིང་ལ་ཟེར།

ག་ཤོར་ཚད  གཞལ་བ་དང་། འཇལ་བའི་དོན། བྲེ་ཚད་ཀྱིས་གཤོར་ལུགས་ལྟར། སྨན་ལུགས་གཤོར་ཚད་འཕེལ་མོ་སའི་འབྲུ་བཞི་ལ་མ་ཤ་གཅིག དེ་བཞི་ལ་ཤ་ན་གཅིག ཤ་ན་གཉིས་ལ་ཞོ་གཅིག ཞོ་གཉིས་ལ་ཨ་ཤ་གཅིག ཨ་ཤ་གཉིས་ལ་སྲང་ཕྱེད་སོགས་རྩེ་སྦྱོར་ལེགས་སུ་གཟིགས།

བ་ཤིག་སྦྲེད་ནག་པོ  ཉམ་པོའི་མིང་།

བ་ཤུལ་ཆགས  རྟ་བོང་དྲེའུའི་ཤས་ཁྲག་ཤོར་གཅོད།

# ས

ས་ཁར  ཀ་རའི་མིང་།

ས་མཁྲིས  ཁྲི་བའི་མཁྲིས་པའི་གསང་མིང་།

ས་གསྐྱི  ཚེར་སྔོན་གྱི་མིང་།

ས་བཙུད  སྨུ་ཐྲིའི་གསང་མིང་།

ས་བཙུད་སེར་པོ  སྨུ་ཐྲི་སེར་པོའི་མིང་།

ས་མཚོག  ཙན་དན་དཀར་པོའི་མིང་།

སྦ་སྤྲི  སཾཿ ཟར་བུའི་མིང་།

ས་སྐྱོང་ནད་འཇོམས  བྲག་ཞུན་གྱི་གསང་མིང་།

ས་བྲ  སཾཿ གཙྪ་བྷུ་དྲ་དང་། ཀུ་ཤུ་གཉིས་ཀར་འཇུག

སྦུ་དར  སཾཿ དངུལ་ཆུའི་མིང་།

ས་དྷུ་ཀྲཱ་ཏི  སཾཿ བ་ལེ་ཀའི་མིང་།

ས་བདག་བཙུད་འདུས  དངུལ་ཆུའི་གསང་མིང་།

ས་འཛེ  འབྲི་རྟ་ས་འཛིན་གྱི་མིང་།

སྦུ་ན  ཨ་ཕྲུའི་མཁྲིན་པ་འདྲ་བའི་ཁ་དོག་ལྡན་པའི་རིན་པོ་ཆེ་ཞིག

ས་བ་ར  སཾཿ ཀླུ་རྡོའི་མིང་།

ས་འབྲས  ཤིང་སྡོང་ཁྲ་ཙང་མི་ཆེ་ཞིང་། ལོ་མ་སྨ་མ་ཕྱུར་ལ་འབྲས་བུ་བུམ··

ཆུང་ལྷུར་རྩེ་ཆུང་ལ་ལྟོ་བ་ཕྱིར་བ། འབྲས་བུའི་ཁ་དོག་ས་མདོག་ལྟ་བུ་ཡོད་པས་ན་ས་འབྲས་ཅེས་དང་། ཡང་འབྲས་བུ་སྲ་བས་སྲ་འབྲས་ཅེས་ཀྱང་འབྲི་སྲོལ་སྣང་། རིགས་གཉིས་ལས་འབྲས་བུ་ཆེ་བ་ངན། ཆུང་བ་བཟང་། ནུས་པས་མཁལ་ནད་སེལ། དེང་སང་རྒྱ་གར་སྨན་ཚོང་པས་འཛའ་མུ་འགུ་ཕྲི་ལི་ཟེར།

**ས་མི་ཧོག་པ** སྨན་ཆེན་ཏེ་འདྲ་བའི་ཐ་སྙད།

**ས་སྨུག** ས་སྐྱིད་དམ་བྲག་གི་གསེང་སོགས་སུ་རིམ་པས་ཆགས་པའི་ས་འདམ་རྫ་མེད་པ་མར་ལྟར་དམ་རྩི་དང་། ས་ཞག་དང་ཁ་རྩི་ཆགས་པ། གྱོང་ན་ཞིམ་པ། ཁ་དོག་དཀར་དམར་སེར་པོ་སོགས་འབྱུང་། དེས་ཚིབ་ལས་གྱུར་པའི་སྐྲངས་པོ་··· འཇོམས་ཤིང་། ཁྲིས་པའི་རྒྱུ་མའི་རྩེ་སྐྱུང་དང་། དམར་བ་ཤལ་ལ་ཕན། ལྷགས་པས་ས་ལྷགས་ཀྱང་འདི་ལས་འཚོས་པར་བཤད། མ་རྙེད་ན་དབྱར་མཚོ་སྨམ་རྫེས་ཀྱི་ས་འདམ་གོང་ལྟར་ཆགས་པ་དེས་ཚབ་ཏུ་རུང་ངོ་།

**ས་འཛིན** འབྲི་རྟ་ས་འཛིན་གྱི་མིང་།

**ས་ཞུག་ནག་པོའི་མེ་ཏོག** མཚུར་ནག་གི་མིང་།

**ས་འོག་རྒྱལ་པོ་གསེར་མདོག** སྨུམ་རྩིའི་མིང་།

**ས་འོག་བདུད་རྩི** དྭབའི་མིང་།

**ས་འི་ཕྲོ་རྒྱུ** མུ་ཟེའི་གབ་མིང་།

**སའི་སྙིང་པོ** གསེར་གྱི་མིང་།

**སའི་ཆེ་རམ** གཟི་ཡའི་མིང་།

**སའི་ཞོ་ཆེན** ཐར་ནུའི་མིང་།

**སའི་ཤིལ** ཟེ་ཚའི་མིང་།

**ས་ཡ་བ** ཤཱིཿ ཤིལ་ཏའམ་ཐང་རྒྱུའི་མིང་།

**ས་ཡི་མེ** ཁྲིམ་གྱི་སྐད་དུ་ཨ་རུའི་མིང་།

ས་ཡི་གྲཡག་པོ ཕྱེ་སྨུར་སེར་ཅོག་ཅན་གྱི་མིང་།

སྣ་ར་ཧོ་རམ སཾ༔ དངུལ་ཆུའི་མིང་།

སྣ་ར་ད སཾ༔ མཆོག་གི་རོ་སྦྱོར་དངུལ་ཆུའི་མིང་།

ས་ར་བྲི་ཧིར སཾ༔ རྒྱ་གར་དུ་སྐྱེ་བའི་ར་མཉེ་ཆེ་ཆུང་སྙེམ་པ་ཁ་སྨུར་བ་ཙམ་ཞིག་བྱུང་… བ་དེ་བཅུད་ལེན་ལ་བསྔགས་པ…སེ་ཏུ་སྙན་བརྒྱུད་ནས་གསུངས་སོ།

ས་རང་ཡོ སཾ༔ ? ལྷམ་པའི་མིང་།

སྣུ་ལུ་ལྷུང་པ ལྷམ་རར་འཛོམས་པའི་མེ་ཏོག་སྣ་ལུ་ལྷུང་པས་ཤུ་དག་དཀར་པོའི་ཚབ་བྱེད།

ས་ལེ་སྦྲམ གསེར་གྱི་མིང་།

ས་སེར སྨན་བསྐུས་ལས་ཟེ་ཚེ་ར་བཤད།

ས་ཧྲ་ག རྒྱ་ནག་སྐད་དུ་…མའི་མིང་ལ་བཤད། …གཞི

ས་ཧྲ་པྲ་བི་ཏུ་ཤེ སཾ༔ ནུས་པ་སྟོང་ལྡན་ཏེ། རྩ་རམ་པའི་མིང་།

ས་ཧོ་ཛེ་ཙུ རྒྱ་ནག་གི་སྐད་དུ་བ་ཙུའི་མིང་།

སག་སྨན་རྒྱལ་པོ པོ་སོ་ཆའི་མིང་།

སག་རམ་རྩ ཆུར་སྦོན་གྱི་མིང་།

སང་མ་སིང་མ འབུ་སྲུ་ཧང་གྱི་མིང་།

སད་ཙ པདྨ་དཀར་པོའི་རྩ་བ། མེ་ཏོག་གདངས་ལའི་རྩ་བས་འདིའི་ཚབ་བྱེད་བར་བཤད།

སནྟཱ་བ སཾ༔ དོན་རྒྱ་མཚོ་ལས་བྱུང་བ་སྐྱེ་རྒྱམ་ཚའི་མིང་།

སཾ་བྲ་ན སཾ༔ ཡོངས་སུ་མདུད་པ་སྟེ། ཤུ་དག་ནག་པོའི་མིང་།

སཾ་བི་ར་ལོ་ཙ སཾ༔ རྡོའི་དྭངས་མའི་ཚ་སྐྱེ་རྒྱ་ཚའི་མིང་།

སཙ་ཏ་ཛེ སཾ༔ ཤེལ་གྱི་མིང་།

སཙམ་ཛི སཾ༔ སྤྲུལ་གྱི་ཨོར་བུ་སྟེ། འདི་སྤྲུལ་གྱི་ཁ་ནས་འབྱུང་བར་བཤད། སྤྲུལ་གྱི

ཚོར་བུས་དུག་སྐྱུང་ཉད་ལ་ཕན། ཞེས་ཆུ་སྟེང་བཞག་ན་མི་བྱིང་བ་ཞིག་གོ །

**ལཀྵ་སྨུ་སྟྲི་ཀ** སྨཾ༔ མུ་ཏིག་རིགས་ཕྲུག་གི་ནང་གསེས་སེ་འབྲུ་སྔོན་པ་དམར་པོའི་མདོག་ལྟར་རྒྱ་གར་དང་ཏོ་ར་ཡུལ་གྱི་ལྷུལ་འགའ་ཞིག་གི་ཀླུང་པ་ལས་བྱུང་བའི་མུ་ཏིག་གི་རིགས་ཤིག

**ལཛྫ་པ** སྨཾ༔ སྤོས་དཀར་གྱི་མིང་།

**ལཛྫི་ཀ** སྨཾ༔ ནས་ཀྱི་སྙེ་མ་ནག་པོ་ལག་པ་རེག་ན་ཐལ་ནག་ལྟ་བུ་འགོས་པ་དེའོ། ནུས་པས་ཕོ་བའི་མེ་དྲོད་སྐྱེད་ཐུབ། མེ་མེད་དུ་བ་གསུམ་གྱི་གྲངས་ཡིན།

**ལཛྫི་ཀ་སྨཱ་ར** སྨཾ༔ ནག་ཚུར་གྲུང་པའི་རྒྱུ་སྐྱེ། བཅོ་བརྒྱུད་དགོས་ཆ་ཀ་ཀཱ་ར་རྣམ་ལྔའི་གྲངས་ཡིན།

**ལི་ཁྲ** སྨཾ༔ གཉེ་མའི་མིང་།

**ལི་ཏ་པ་ལིཾ** སྨཾ༔ ཤེལ་གྱི་མིང་།

**ལི་ཏ་ཀྲ** སྨཾ༔ འོད་དཀར་ཅན་ཏེ། གསེར་གྱི་མིང་།

**ལིག་མི་ཉ** རྒྱ་ནག་པས་ཐར་ནུ་ལ་ཟེར།

**ལི་ཧྲི་སྨུ་ལ** སྨཾ༔ དངོས་གྲུབ་རྩ་བ་སྟེ་ཞིང་སྐྱེས་སྒྲོ་མ་ར་ཙི།

**ལིན་ཏོ་ལ** ཉེམ་པའི་འབྲས་བུའི་མིང་།

**ལིཙྪ་ར** སྨཾ༔ རྒྱ་མཚོའི་དྲེག་པ་དང་ཁྲག་ལ་སོགས་པར་འཇུག དོན་དུ་ཆུའི་དྲེག་པ་རྒྱ……མཚོའི་འགྲམ་དུ་ཆགས་པ་དང་། རྩི་རེ་གཡུ་མཚོའི་ཕོ་བྲང་སྐྱུག་མོ་སོགས་ནས……འབྱུང་གསུངས། གནས་བཟང་སོགས་ཀྱི་བྲག་ཤུག་ཟླན་དང་མ་བྲལ་བ་ཁྲག་ཆགས་པ……ལྟར་འབྱུང་བ། ཪ་མངར་ལ་སོར་འབྱར་རྩི་ཡོད་པ་བཟང་། གཞན་ཀོ་མོ་རྒྱུ་ཚོན་སོགས་ཀྱི་འགྲམ་དུ་ཆགས་པའི་ཀོ་བཙན་དམར་སེར་དེ་དོན་ལ་ཕྱུད་པར་མེད། གཉེན་པོའི་ནུས་པ་རྒྱུ་ལས་འབྱུང་བའི་ཕྱིར་མེས་ཚིག་རྩ་ལ་མཆོག་ཏུ་ཕན། རྩའི་ཚད་པ་དང་དོན་གྱི་རྨ། རུག་ཁྲག་སོགས་རྨ་པར་ནུས་སོ།

**ལིཙྪ་ལོ་ན** སྨཾ༔ དོན་རྒྱ་མཚོའི་ཚ……ཏེ་རྒྱམ་ཚྭའི་མིང་།

**སིནྡྷུ་ཝཱ་ར** སཾ༔ དོན་རྒྱ་མཚོའི་ཆོ་སྤེ་རྒྱམ་ཚའི་མིང་།

**སི་ར་ཀ** སཾ༔ སི་ར་ཀ་དྲུག་དང་འབྱུང་པོའི་གདོན་ཀུན་སྲུང་། ཞེས་མདོག་སེར་ལ་དངས་པ་འོད་སོར་གསུམ་གྱི་ཚད་དུ་འཕྲོ་བ། མེས་མི་འཇིག་པའི་རིན་པོ་ཆེ་ཞིག

**སི་ཧླ** སཾ༔ ལི་ཤི་ཏོག་དཔའ་ཡིན་སྙམ་བརྟག

**སིཏྲཛྫ** སཾ༔ གང་བུ་དམར་ལེབ་ནང་དུ་འབྲས་བུ་ལེབ་ཆུང་ཡོད་པའི་ཙིཏྲ་ཀའི་རིགས་ཤིག

**སུ་གནྡྷ** སཾ༔ དྲི་བཟང་སྤེ་གུར་གུམ་གྱི་མིང་།

**སུ་ཤུ་ཏྲི་ཀ** སཾ༔ ? འདྲེ་ཚེར་ཏྲེ། ཀཎྜ་ཀ་རིའི་མིང་།

**སུ་མ་ན** སཾ༔ ཛཱ་ཏིའི་མིང་།

**སུ་མི་ངམ་ར་པོ** རྩ་དོག་ཤུང་མ་འདྲ་ཞིང་ཆེ་བ་ལྕུག་རིལ་ཙམ་ནས་ཆུང་བ་སྲུན་མ་ཙམ༔ སྐམ་ན་ཤུང་མ་བསྐམ་པ་ལྟར་མཉེར་མ་ཅན་མཁྲིགས་པ་ལ། མདོག་དམར་བ་ཞིག་འོང་། སྦྲུར་དུག་ལ་ཕན་ནུས།

**སུ་མི་སྨུག་པོ** སུ་མི་སེར་པོ་འདྲ་བ་ལ་སྨུག་ཁམ་སེར་ཁ་མེད་པ་ཤ་སྐྱ་ལ་འདྲ་བའི་རྣམ་པ་ཅན་རོ་ཁ་བའི་རང་བཞིན་ལ། ཡུན་དུ་བྱུང་ན་སྐྱ་ཆུང་ནད་སྦྱིད་པའི་ཉ་སྨྲ་བྱུང་། ནུས་པས་དུག་འཛོམས་ནུས།

**སུ་མི་སེར་པོ** རྩ་བ་སྤང་ཆེན་ཅིག་ཐུབ་འདྲ་ལ་ཚོང་པས་སྤྲིན་ལྟར་བརྒྱུས་ནས་བཙོང་བ། མཁྲིགས་ལ་མདོག་སྨུག་ནག་གཞོགས་ན་སེར་སྨུག་བྱུང་བ། རོ་ཤིན་ཏུ་ཁ་བ། དེས་དུག་ལ་ཕན།

**སུ་སྨུ་ཁ** སཾ༔ བཞིན་བཟང་སྤྲེ་དུག་མོ་ཉུང་གི་མིང་།

**སུ་སྨྲི་ལོ་འོན** མི་ཤེས་པས། ཐ་རམ་གྱི་མིང་ལ་ཟེར།

**སུ་ཙོ་ཀ་སྨུ་ཁ** སཾ༔ དུང་གི་མིང་།

**སུ་ར** སཾ༔ དངུལ་ཆུ་དང་། ཆང་ལ་འང་འཇུག

**སུ་རུ་ཙན་དན** སཾ༔ རྒྱ་ཤུག་གི་མིང་།

**སྲུག་པ** ས་རྫོང་གྲམ་པ་དང་ཞིང་ས་སོགས་ལས་སྐྱེ་བ། ལོ་མ་ཁྲ་ལ་རྩ་བ་དཀར་པོ་སྦོམ། དྲི་ཆེ། སྡོང་པོ་ཁྲ་ལ་མེ་ཏོག་དཀར་པོ་ལ་མོས་དང་གང་བུ་རྒྱལ་པ་ལྟ་བུའམ་སྒྲི···སྒྲུགས་ལྟ་བུ་ལ། འབྲས་བུ་སྲོ་མ་ལྟར་ཞེང་པ་ཅན་མང་དུ་ཡོད། ཀང་དང་ལོ་མ་སྦོམ་པ་ལ་ཕྱུག་སྐྱུག ཁྲ་བ་ལ་ར་སྐྱུག་ཏུ་བཤད། ནུས་པས་དྲི་མ་དགག་པ་དང་། སྣ་དང་རྣ་བ་འགག་པ་ལ་ཕན།

**སྲུག་པ་སྐྱེ** རྟོང་ལེན་གྱི་མིང་།

**སྲུག་འདྲ** སྲོ་ལོ་སྨུག་པོའི་མིང་།

**སྲུག་སྐྱོལ** སྲུག་སྐྱོལ་མཁལ་ནད་གྲང་བ་མ་ལུས་སེལ། ཞེས་སྲུག་སྐྱོལ་ལ་རིགས་གསུམ། སྐྱེར་བཏང་དབྱིབས་འབྲུ་ནུར་གསུམ་སེག་བཙར་རིས་ཡོད་པ་ངོས་ཟིན་ནས། རོ་ཚ་ཞིང་ནུས་པ་ཡངས་ཤིང་། ཞུ་རྗེས་དྲོད་དུ་འགྲོ་བས་མཁལ་ནད་གྲང་བར་ཕན། མོན་དང་གློ་ཡུལ་ནས་འབྱུང་བའི་སྲུག་སྐྱོལ་ལྗོང་མོ་སེག་བཙར་རིས་མེད་པ་ཞིག་ཀྱང་འབྱུང་།

**སྲུམ་རྩུ་ཏིག** སྲུམ་ཏུ་ཏིག་ཅེས་པ་ཡལ་ག་ཐུག་ལ་མེ་ཏོག་འདབ་མ་ལྔ་རེ་འབྱུང་བས་སྡོང་པོ་གཅིག་ལ་འདབ་མ་སུམ་རྩུའི་བདག་ཉིད་ཡིན་པས་སྲུམ་རྩུ་ཏིག་ཅེས་ཟེར། ངོ་བོ···ངར་པ་དམར་ལ་ཚི་ཅན་མེ་ཏོག་དམར་སེར་སྡོང་པོའི་འོག་ཏུ་པད་གདན་ལོ་རེ་ལོ་རེ་བསན···པའི་པད་གདན་རྫིང་པ་ཡོད། རོ་ཤིན་ཏུ་ཁ་ལ་ནུས་པ་བསིལ་ཞིང་རྗེ་བས་མཆིན་མཁྲིས་ཀྱི་ཚ་བ་སེལ། འདི་ལ་འཁོར་ལྔ་ཡོད་པ་གསེར་ཏིག ཟངས་ཏིག དངུལ་ཏིག ལྕགས་ཏིག གུར་ཏིག་བཅས་ལྔའོ།

**སྲུར་དཀར** བ་ལྤུའི་མིང་།

**སྲུར་ནག** བ་ལྤུ་ནག་པོའི་མིང་ལ་ཟེར། གག་སྐྱོག་ལ་ལྤུམས་བྱས་པས་ཕན་ནུས།

**སཱུཪྻ་ཀཱནྟ** སཾཿ མེ་ཤེལ་གྱི་མིང་།

**སཱུརྻ་ཀཱནྟ** སཾཿ མེ་ཤེལ་གྱི་མིང་།

**སཱུརྻ་ནཙད** སཾཿ ཉི་དགའ་སྔོ་བོད་སྨན་གྱི་མིང་།

**སུ་ཙ་བསྐྲི** སཾཿ ཉེ་མར་གྲུས་པ་སྐྱེ་ལྷམ་པའི་མིང་།

**སེ་རྒོད** སྡོང་པོ་ཕྲ་ཞིང་རིང་ལ་སེ་བ་ལྟར་གྱི་ཚེར་མ་ཡོད། མེ་ཏོག་རྒྱ་ཁ་ཅན་འབྲས་… དམར་པོ་མཛེས་མོ་ཙམ་གྱི་ནང་དུ་སེ་འབྲུའི་འབྲུ་ལྟར་ཞུང་ཤས་ཤིག་ཡོད། ཡང་མེ་ཏོག … དཀར་པོ་ཅན་ཞིག་ཀྱང་ཡོད། དང་པོའི་བར་ཤུན་གྱིས་དུག་དང་རྒྱུ་སེར་སེལ་ཞིང་། རྩ་སྦུབས་ འགགས་པ་ལ་ཕན། ཕྱི་མས་དུག་ཚད་དང་མཆིན་ཚད་སེལ།

**སེ་འདུར** སེ་རྒྱུ་རོའི་མིང་ནུར་ཆགས།

**སེ་བ** ར་ཏི་གཉིས་ལ་སེ་པ་གང་བྱེར།

**སེ་བའི་མེ་ཏོག** སྡོང་ཕུང་ཆེ་ཙམ་ལ་ལོ་སྡོང་ཀུན་ཚེར་མས་ཁྱབ་པ། ལོ་མ་རྩུབ་ལ་མེ་ཏོག་དཀར་པོ་དྲི་ཤིན་ཏུ་ཞིམ་པའོ། སྤྱིར་བཏང་རྒྱ་སལ་གྱི་རིགས་ལས་སེ་བ་ལ་མཆོད་གསུང་… གཉིས་སུ་དབྱེ་བ། འདི་ནི་གསུང་… བའི་མིང་ལ་བྱེད། འབྲས་བུ་དམར་ལ་རོ་སྐྱུར་མངར་སྐྱུམ་པཿ ནུས་པས་རླུང་མཁྲིས་སེལ་ཞིང་། རྩ་སྦུབས་ནད་སེལ་ང་དང་། གློ་ནད་དག་ལ་ཕན་… པ་ཡང་བཤད།

**སེ་འབྲུ** ཤིང་སྡོང་འབྲིང་ལ་ལོ་མ་རྒྱུང་ཡང་མཐུག་པ། མེ་ཏོག་དམར་པོ་བཀྲག་མདངས་ཅན་འབྲས་བུ་ཀུ་བ་འདྲ་ལ་ནང་ནུས་འབྲས་དམར་ལྟ་བུས་གང་བ་སྐྱེ། ཚོས་ཟིན་སྐྱ། རོ་སྐྱུར་ཞིང་ཞུ་རྗེས་དྲོད་དུ་འགྲོ་བས་ཕོ་མཆེན་མེ་དྲོད་ཉམས་པ་དང་། ཐུངས་ཁྲག་སྐྱིད་ཅིང་བོག… འཕྱུ་འདེད་ནུས་པ་ཡིན། དེང་སང་རྒྱ་གར་སྨན་ཚོང་པས་ཛཱ་ནར་རྡ་ན་ཟེར།

**སེ་འབྲུ་གསུམ** སེ་འབྲུ། པི་པི་ལིང་། སྣ་སྐྱུ་བཅས་གསུམ།

**སེ་རུ** སེ་འབྲུ་དང་། ཙུ་སུའི་བསྡུས་མིང་།

**སེ་རུལ** གྲུང་རྡེང་ས་རལ་ཁྲག་རྩ་སོགས་ལས་འབྱུང་བའི་བ་ཚ་ལྟ་བུ་ཆགས་པ། ཁ་དོག་སེར་སྐྱ། རོ་ཁ་བ། དེས་འབྲུགས་ཚད་དང་དུག རིམས་སོགས་ལ་ཕན་ནོ།

**སེག་བཛྲ་རིས** སུག་སྨེལ་གྱི་མིང་།

**སེང་སྐྱ་རལ་པ་ཅན** སྒྲོ་ལོ་དཀར་པོའི་མིང་།

**སེང་ཁྲིམ** ཞུ་མ་ཁན་གྱི་མིང་།

**སེང་གེ་ཟེལ་པ** སྤང་ཟེལ་གྱི་རིགས་གངས་དང་རྫ་ལས་སྐྱེས་པ་མེ་ཏོག་དཀར་སེར་ཅན་ཞིག

**སེ་ལྡེ་ཕྱུགས་རལ** ཕྱུ་བའི་མིང་།

**སེང་གེ་འཇིགས་མེད** སྤྱན་རས་གཟིགས་ཀྱི་སྙིང་ལས་འཁྲུངས་ཚུལ་གྱི་ལོ་རྒྱུས་ཡོད། ངོ་བོ་སྤངས་ལྗོངས་སོགས་སུ་དབྱར་ཟླ་མགོ་མའི་ཡར་ངོ་ལ་སྐྱེ། ལོ་མ་ཤིབ་ཆུང་སར་འབྱར་བ་ལ་མེ་ཏོག་སྔོ་དམར་གང་བུ་གཡེར་འབྲུ་འདྲ་བའི་ནང་དུ་འབྲས་བུ་གཅིག་སྐྱེས་རིང་བསྒྲིལ་འདྲ་བ་ཞིག་འབྱུང་། འདི་ལ་རིགས་བདུན་བཤད་པ། སྔོ་བོ་གངས་ཀྱི་སེང་སྒྲ། ནུ་བོ་མ་ཐང་འཆིང་བུ་སྦྲ། ཟངས་རྩེ་དཀར་པོ། ཤིང་མོ་ཅོག ལྕོད་སྨན། ཕོ་ལྷམ་སྔོན་པ་གབ་སྐྱེས། མོ་ལྷམ་ཕ་མ་ཡུ་རིང་། ཏྲ་མཆོག་རོག་པོ་འཇོམས་སྐྱེས་སོགས་བཤད་པ་སྐྱ་དབྱིབས་སོགས་སོ་སོར་ངེས། ཕྱི་ནུས་མགོ་བོ་ཆག་པ་དང་། རུས་པ་ཆག་པ། རྨ་སོགས་གསོ་བར་བཤད་དོ།

**སེང་གེ་སྒྲ་བརྒྱ་པ** ཀ་བུར་ཉེས་ལོའི་མིང་།

**སེང་གེའི་འོ་མ** ཕྲབ་སེང་གེ་མིང་།

**སེང་ལྡེང** ཤིང་སྡོང་ཆེ་རིགས་ཏེ་རིགས་གསུམ་ཡོད་པ་དམར་པོ་ཙན་དན་སེང་ལྡེང་། སེར་པོ་སྐྱུར་སེང་ལྡེང་། སྐྱ་བོ་སོམ་སེང་ལྡེང་བཅས་སོ། རེམ་པས་ཁྲག་ཤ་དམན། གང་ཡང་ཁྲག་དང་ཆུ་སེར་སྐེམ་པར་ནུས།

**སེང་རྩེར** ཀཎྜ་ཀཱ་རི་དཀར་སྨུག་ཡིན་པ་སེ་ཏྲ་སྨན་བརྒྱུད་ལས་བཤད།

**སེར་ཆེན** མེ་ཏོག་སེར་ཆེན་གྱི་མིང་།

**སེར་པོ་ཁྲག་རྐང** ཤུར་རྩི་ཕྱུས་དང་ལྷགས་ཀྱུ་གཉིས་ཀའི་རྩ་བར་འཛུག

**སེར་པོ་གླུ་གཞོང** སྔོན་ཐོག་པའི་མིང་།

**སེར་པོ་རྒྱུ་དྲུས** རྒྱུ་དྲུས་དམན་པའི་མིང་།

སེར་པོ་གཉིས  ཡུང་བ་དང་། སྐྱེར་པའི་མིང་།
སེར་པོ་དྲི་ལྡན  བ་གླའི་མིང་།
སེར་པོ་ཧྲུ་དུར  ཡང་ཐང་རྩེའི་མིང་།
སེར་པོ་ཟླེན་ཏིག  ཉི་ར་སེར་པོ་ལ་ཁ་ཅིག་འདོད།
སེར་པོ་འོད་ལྡན  ལྷུམ་རྩའི་མིང་།
སེལ་སེལ  སཾ༔ ? པེ་པི་ལིང་གི་མིང་།
སེལ་ཤཀྲུ  སཾ༔ མཆིན་ནད་ཀྱི་སྨྲ་སྣེ། སེ་འབྲུའི་མིང་།
སོ་ཆ  ཤིང་སྡོང་ཚེར་མ་ཅན་གྱི་འབྲས་བུ་མིའི་སྙིག་འབྲས་འདྲ་བ་དང་། དམན་པ་‥ ལུང་ཐང་མིག་སོགས་ལ་འཆང་བཞེད། གང་ལྟར་ནུས་པ་དྲོ་ལ་རྩེ་ཞིང་བད་ཀན་གྱི་གཅོང་ནད་རྣམས་སྐྱེན་དུ་འདྲེན་པ་དང་སྐྱུགས་ནུས།
སོ་ཕག  ཙུ་ལེན་ཟ་རྒྱོ་དང་། ཟ་གསར་ལོངས་མ་སྨྱུད་པ་བསྐོལ་ཐང་བསྟོན་པས་ཁ་སྐྱེ་གྲི་བ་སྐམ་པ་སེལ་ཞིང་། ཚ་དུགས་བྱས་ནས་མ་ཞུ་འཇུ་བར་བྱེད་ནུས།
སོ་བྲིས  མ་ནུ་རྩེའི་མིང་།
སོ་བ  ཞིང་སྐྱེས་སོ་བ་ནི་བསིལ་ལ་ཡང་བས་བད་མཁྲིས་སེལ། བུ་དང་ནུག་རྡོ་སྐྱེ་མདེའུ་ལ་སོགས་ཁོང་ནས་ཕྱིར་འབྱིན་ནུས།
སོ་བྲུ  སོ་བྲུའི་གྲི་བས་མ་ཞུ་འཇུ་ཞིང་ཕྱེད་པར་ཤ་རིགས་འཇུ། སྨ་བ་ཡང་འོ་རྫོ་སྐྱ། ཟུས་པས་དགྲུ་རྒྱུ་སྐམ། ཤས་གདོན་སེལ་ཞིང་རྒྱུ་འགགས་པ་ཡང་འབེབས། མཛུག་སྒྲོས་དྲི་རྒྱུ་འགགས་པ་འབྱེད།
སོ་ཧྲུ་ཧྲུཾ  སཾ༔ དྲི་ཞིམ་སྤྲེ་ཁུར་གུམ་གྱི་མིང་།
སོ་མ་རྙིང་པ  སྔོ་ལྷུམ་གྱི་རིགས་སོ་སྤྱི་ནུས་པ་ཡིན་ལ་དེ་མ་རྙིང་པ་ནི་ནུས་པ་མ་རྙིང་པ་སྤྱི་མ་ཉམས་པའི་དོན་ལ་བཤད།
སོ་མ་བཀྲ  སཾ༔ ཟླ་བའི་ལག་པ་སྤྲེ་སེང་ལྡེང་གི་མིང་།

**སོ་མ་བཀླི་ཀ** སཾ༔ ཟླ་བའི་ཕྱུག་མ་སྟེ་སོ་མ་ར་ཛའི་མིང་།

**སོ་མ་ར་ཛ** སཾ༔ ཟླ་བའི་རྡུལ་གྱི་རྡོས། འབྱུང་ཁུངས་རྒྱ་གར་དང་ལྷོ་མོན་སོགས་ནས···
འབྱུང་བ་གང་བུ་ཟུར་གསུམ་གྱི་ནང་དུ་འབྲུ་གུ་ནག་པོ་ཆུང་ཆུང་མཁལ་མའི་དབྱིབས་ལ་ཞེ་དྲུ···
ལིའི་རི་མོ་ལྟར་ཡོད། ནུས་པ་བསིལ་ཞིང་རྩུབ་པས་པགས་ནད་ཀུ་སེར་སེལ་ནུས། དེང་
སང་སྨན་ཚོང་པས་ལྷ་ཏྲ་ཀ་སྦུ་རི་ཟེར།

**སོ་མ་རས་རྒྱུ** སཾ༔ སྒྲུབ་མ་ཤ་ན་སྟེ་སོ་མ་ར་ཛ་རས་རྒྱུ་དེའི་ཚེ་དེས་ལུས་ཁམས་གསོ་བའི་
བཅུད་ལེན་དུ་སྤྱོལ་མ་བླ་མེད་རྒྱུད་ལས་གསུངས་ཤིང་། སྤོ་མ་སེང་གེ་ཡང་ཟེར།

**སོག་ཀ་པ** སྐྱེ་ལུགས་དང་དབྱིབས་བྲིག་འདྲ་བ་ལ་དེ་ལས་ཆུང་། ལོ་ལྗོང་རྩ་བ་ལ་ལ་
ཤུག་གི་དྲི་དྲོ། མེ་ཏོག་དཀར་ཞིབ་རྩ། གང་བུ་བྲིག་ལྟ་བུ་ལ་དཀྱིལ་གཉན་པ་ལྟ་བུ། འབྲས་
བུ་སེར་ཞིབ་ཅན་འབྱུང་། རོ་མངར་ལ་ཚ་བ། ནུས་པས་སྐྱུགས་པ་གཅོད། གློ་གཅོང་གི་ནད་
སེལ། མཁལ་ནད་གསོ། རྒྱ་འགགས་འབེབས་ནུས།

**སོག་ལེ་ཁ** ཀོན་པ་གཔ་སྐྱེས་ཀྱི་མིང་།

**སོགས་སྤོས** སྤོས་དཀར་གྱི་མིང་།

**སོན་པུཥྤ** སཾ༔ གསེར་མེའི་མིང་།

**སོལ་རྗེ** གསེག་གཡམ་སྤྲོད་པོའི་ཁྲོད་སོགས་སུ་འབྱུང་བའི་ངོ་བོ་རྡོ་ནག་པོ་འོད་ཅན···
ཤིང་སྲེག་འདྲ་བ། བཅག་ན་སྣེ་ཞིང་མེ་ལ་བསྲེགས་ཚེ་སྦྲུ་བར་འགྲོལ་ཞིང་དུད་པ་འོང་བ།
བརྡར་ན་སྨུག་ཚའི་ཚབ་ཟུང་ཚོམ་གྱི་རྒྱུར་ཉན་པ། ནུས་པས་རྨ་འབྲུབ་ཅིང་ཆུ་སེར་སྐེམ···
པར་བྱེད། ཅེས་སོ།

**སུ་ཙོང་ཊི** རབ་ཏུ་སྐལ་བྱེད་མ་སྟེ་ཀ་ཊྱ་ཀ་རིའི་མིང་།

**སུད་དཀར** གཡའ་ཤས་ས་རོང་སོགས་སུ་སྐྱེ་བ། ལོ་མ་བ་སྤུ་དཀར་པོ་ལ་མེ་ཏོག
དཀར་པོ་འཆར་བ་དབྱིབས་སོགས་སུད་ནག་འདྲ་མ་བརྟག རོ་ཚ་ལ་མངར། རང་བཞིན་
རྣོམས། སྐྲ་རྣབ་དང་དམུ་ཆུ་སྤྱོང་། མཆེར་ནད་དང་རྒྱུ་གཟེར་སེལ། གློ་ཚད་ལ་ཕན་པའོ།

**སྲད་སྔོན** ཆེ་ཤག་ལས་སྐྱེ་བ་མེ་ཏོག་སྔོན་པོ་དམར་མདངས་ཡོད་པ་ས་ལ་བགྲང་ནས་ཡལ་འདབ་བརྒྱངས་པ་སྐྱེ་ལོ་དབྱིབས་སྲད་མ་གཞན་དང་འདྲའམ་བརྟག ནུས་པས་རྨ་རིགས་གསོ།

**སྲད་ནག** ལོ་སྡོང་སྲད་མ་གཞན་དང་འདྲ་ཟུང་མེ་ཏོག་མཐིང་སྔོན་རྒྱ་སོར་ཙམ་··· ལས་མི་ཆེ་ཞེས་བཤད། ནུས་པས་དམུ་ཆུ་སྐྱོང་།

**སྲད་མ** སྲད་མ་ལ་རིགས་སྲད་སྨུག སྲད་དཀར། སྲད་ནག སྲད་སྔོན། སྲད་དམར། སྲད་སེར། གླ་བ་སྲད་མ། བྱིའུ་སྲད་མ། ཀླུ་སྲད་བཅས་དགུ་ཡོད། སྐྱེ་ནུས་ཚོར་དང་སྐྲ་ཐབ་དམུ་ཆུ་འདྲེན། རང་རང་གི་སྐྱེ་དབྱིབས་སོ་སོར་ལྟོས།

**སྲད་དམར** ས་མཁྲེགས་ལས་སྐྱེ་བ་ལོ་མ་ཕྲང་ལ་སྡོང་བུ་རིང་། མེ་ཏོག་དམར་པོ་ཕྲུར་དུ་འཕྱང་བ་ལྷ་བུའི་སྲད་རིགས་ཤིག ནུས་པས་ཁྲག་བཤལ་གཅོད། ཁྲག་གཟེར་གཅོག ཁྲག་གཅོད།

**སྲད་སྨུག** གཡའ་རྫ་དང་གྲམ་པ་ལས་སྐྱེས། ལོ་མ་སྲན་ཆུང་འདྲ་བ་ལ་མེ་ཏོག་དམར་སྨུག་འཆར་བ། རྩ་བ་རྒྱུས་པ་བཤད་པ་འདྲ་བ་ཞིག ནུས་པས་དམུ་ཆུ་དག་ལ་ཕན། སྐབས་འགར་མོན་ཡུག་གླ་སྐང་ཡང་ཟེར།

**སྲད་སེར** ལོ་མ་སྲད་པོ་སྤྱི་དང་འདྲ་ལ། སྡོང་བུ་ཕྲ་ཞིང་རིང་། མེ་ཏོག་སེར་པོ་རྒྱལ་མཚན་ལྟ་བུ། གང་བུ་སྲད་མ་གཞན་དང་འདྲ་བའི་སྲད་རིགས་ཤིག ནུས་པས་རྩ་ཚད་གཅོག ཁྲག་ཤོར་གཅོད་པའི་མཆོག

**སྲན་ཆུང** མན་རྒྱུད་སྔོན་མོ་ཆབ་འདྲེན་གྱི་མིང་།

**སྲན་མ** སྲན་ཆེན་དཀར་པོ། སྲན་མ་རིལ་མོ། སྲན་ཆུང་ཡེབ་མོ། རྒྱ་སྲན་དཀར་ནག མོན་སྲན། བལ་སྲན་སོགས་སྲན་རིགས་མང་། གང་ཡང་མེ་ཏོག་གིས་མཁལ་ནད་ལ་ཕན་ཞིང་། ཁྲག་ཤོར་གཅོད། ནུས་པ་མི་འདྲ་བ་མང་བས་ཤེལ་ཕྲེང་དུ་ལྟོས།

**སྲམ** སྲམ་གྱི་མཆེ་བ་དང་སྤུས་གྲི་བར་ཞ་རུས་ཟུག་པ་སེལ། ཡང་མཆེ་བ་སྨན་···

སྦྱོར་གཞན་དང་སྦྱར་བས་ན་རྫི་ཐུ་ནད་དང་རྒྱུ་འགགས་སེལ་ནུས། མཇུག་རོས་རོ་ཙི་པར་པ་ཊ་ཏཱ། ནུས་པས་དམུ་ཆུ་སེལ། ཤས་རོ་ཙི་ཞིང་མཁལ་ནད་གྲང་བ་སེལ། བྲུན་གྱིས་དམུ་ཆུ་སེལ། མངལ་ནད་ཀྱང་འབྱིན། མཆིན་པས་རྒྱུ་འགགས་དང་མངལ་ནད་འཁྲིལ་བ་ཡང་འབེབས།

**སྲི་ཤིང** སྨུག་ཐིག་ཁྲོམ་དུ་རྡོ་ཏྲིའི་མིང་དུ་འབྲུ་ཤག་ཟངས་ཀྱི་སྦྲུམ་པ་ལས་བ་ཤད་ཅེས་ཤེལ་ཕྲེང་ལས་གསུངས།

**སྲིང་གཅིག** ཐག་སྐྱུ་རུ་བའི་མིང་།

**སྲིད་པའི་ཁམས** ཙོང་ཞིའི་མིང་།

**སྲིད་པའི་ཁམས་དམར** ཐག་ཞུན་གྱི་མིང་།

**སྲིད་པའི་ཁྲི་མ** སོ་མང་ཉེ་ལྕགས་ཀྱིས་གཙུང་བའི་ཁྲི་མ་རྙེད་པའི་མིང་།

**སྲིད་པའི་བྱང་སེམས་དཀར་པོ** ཙོང་ཞིའི་མིང་།

**སྲིད་པའི་བྱང་སེམས་དཀར་དམར** ཙོང་ཞི་དང་མཚལ་རྡོ་ཀྱི་མིང་། སྐབས་འགར་ཙོང་ཞི་དང་ཐག་ཞུན་ལ་འང་འཇུག

**སྲིད་པའི་བྱང་སེམས་དམར་པོ** ཐག་ཞུན་གྱི་མིང་།

**སྲིན་སྐྱེས** ཨ་ག་རུའི་སྤྱི་མིང་།

**སྲིན་དགྲ་སྤྱོང་སེལ** ཅུ་ཏང་གའི་མིང་།

**སྲིན་འཇོམས** ཏྭ་བའི་མིང་།

**སྲིན་དུག** ཅུ་ཏང་གའི་མིང་།

**སྲིན་པའི་ཁྲག** རྒྱ་ཚོས་ཀྱི་མིང་།

**སྲིན་པོ་ཐག་ལ་མདའ་རྒྱབ** ཨུ་སོ་མ་དེ་ཝ་འབྱིན་གྱི་མིང་།

**སྲིན་བུ་པདྨ** འབུ་ཞིག་སྣེ་གཏར་མི་དགོས་པ་ནད་ཁྲག་འཐུང་བའི་འབུ་དེ་ཉིད་ཆུ་ལ་གནས་པ་སྣེ་རྒྱུ་ག་ཙིང་ཞིང་ཧྲ་ལྐྱིབས་ལྷན་ལྷིན་མེད་པ། རོ་སྐྱོད་སྐྱོ་ཁྲ་སྨུམ་ལ། རྒྱབ་ངར་སྒྲིག་འདྲ་ལ་ཕྲུས་ཕྲ་ཞིང་སྐྱོ་བ་སེར་བ་དགོས། དེ་མིན་དུག་ཅན་ཡིན་པས་སྤང་དགོས།

དེས་ནད་ཁྲག་ཀུན་འབྱུང་བ་ཡན་ལག་བརྒྱད་པ་ལས་གསུངས།

**སྲིན་བུ་དམར་ལེབ** མ་ནུ་རྩེའི་མིང་།

**སྲིན་བུ** ཤེས་གདོན་འཛོམས། སྲིས་ཀྱང་འབྱུང་གདོན་ཞི།

**སྲིན་བུའི་མགོ་ཅན** ཁྲ་ཚོད་སྤོས་ཀྱི་མིང་།

**སྲིན་ཤིང་སྣུམ** མ་ཏོག་དམར་སྐྲ་འབྲས་བུ་སྲན་མ་ཙམ་སྨིན་རྗེས་ནག་པོར་འགྱུར། དེས་སྲིན་ནད་སེལ། རྡོ་རྗེའི་མེ་ཏོག་སྲིན་ཤིང་དང་མ་ནོར་བ་གཅེས།

**སྲུབ་ཀ** ཐང་དང་ཞིང་ལྷུ་ལས་སྐྱེ་བ་ལོ་མ་རལ་གྲི་ལྟ་བུ་དཀྱུག་པ། སྡོང་པོའི་དཀྱིལ་ནས་ཕྱོགས་སུ་ཡལ་ག་འཕྱོང་པོར་སྐྱེས། མེ་ཏོག་དཀར་པོ་འདབ་མ་རྒྱས་དམར་སྨུག་ནང་དཀར་པོ་ལྡེ་རེ་ཡོད་པ། འབྲས་བུ་ནས་ལྟ་བུ་ལ་རྩེ་གུག་པས་གོས་ལ་འབྱར་ནུས་པ་དེ་ཡིན། རོ་ཁ་ལ་ཚ། ནུས་པས་རྨུལ་བ་གཅོད། དྲོད་སྐྱེད་ཅིང་རྒྱུ་སེར་འདྲེན། གྲང་སྨན་བ་ཤིག །

**སྲུབ་མ** སྲུབ་ཀའི་མིང་།

**སྲུང** ཞིང་སྐྱེས་འབྲུ་དམན་པ་ཕལ་སྐད་དུ་ཡུག་པོར་འབོད་པ་དེའོ། །ཞེས་དག་ཡིག་ཐོན་མིའི་དགོངས་རྒྱན་ལས་བཤད།

**སྲེ་མོང** ཙི་ཙི་ལས་ཆེ་བའི་སེམས་ཅན་ཁ་དོག་དམར་པོ་སེབ་དྲི་མནམ་པ་དེའི་ཤས་ལ་སྦྱར་བའི་དུག་དང་ཕྱོག་པ་སེལ། ཁྲག་གིས་སྤུ་སྐྱེ། སྨ་རས་བྱ་ཤར་སྦྱར་བའི་དུག་འཛོམས།

**སྲེ་མོང་མེ་ཏོག** རྟའི་མིག་པའི་མིང་།

**སྲོག་སྐྱེད** ཤེལ་གྱི་མིང་།

**སྲོག་སྐྱེད་མེ** བཙོ་བཀྲུའི་སྐབས་སུ་ཆབ་གསུམ་གྱི་མིང་།

**སྲོ་མ་ནག་པོ** འདི་ཞིང་སྐྱེས་སྲོ་མ་ར་ཙི། ལོ་མ་ནག་ལ་སེར་རིས་ཆུང་བ། འདབ་གདན་གཅིག་ལ་འཛོམ་མོ་ལྷུར་ལོ་ཕྲན་ལྔ་དྲུག་ཙམ་རེང་ནར་ཡོད་པ། བགས་པས་སྲོ་རྒྱུད་དང་། གོས། ཐག་པ་སོགས་འཚོས་པ། སྡོང་པོ་འདོམ་རེ་ཙམ་ཡོད་པ་ངོས་ཟིན་སླ།

རོ་མངར་ལ་བསྐ། རང་བཞིན་སྙོམས། ནུས་པས་ཁྲུ་བ་གསོ་ཞིང་རྡོ་རྗེ་མཁྲིགས་པ···
དང་། བཅུད་ལེན་དུ་བྱེད། མིག་ལ་ཕན་ཐབ། རླུང་འཇོམས། ཆུ་སེར་དང་ཤུ་ཐོར་ཟ་
འབྲུག་སོགས་པགས་ནད་ལ་ཕན་ཐབ་སོ།

**སྲུ་མ་ར་ཙ** ཞིང་སྐྱེས་ཐག་རྒྱུ་ཉེན་པའི་སྲོ་མ་ར་ཙ་ནག་པོའི་མིང་།

**སྲུ་མ་སེ་ཏྲ** རྒྱ་གར་སྐད་དུ་སྨུ་ལ་སེ་ཏཾ། བོད་སྐད་དུ་རྩ་བ་དཀར་པོ་སྟེ་བོད་ཀྱི་མེ་ཏོག་གངས་ལ་དཀར་པོ་ཡིན། འདིའི་ལོ་སྡོང་འོ་མར་གདུས་ཏེ་ཁ་ཟླ་བྲམས་པ་སྲན་མ་ཙམ་རེ་ཞག་བདུན་བཟོས་ན་དབང་པོ་གསལ་ཞིང་ལུས་དང་སྙིང་གི་སྟོབས་སྐྱེད་ཅིང་རོ་ཙ་བར་བྱེད། ཐུན་ཆེན་སྨན་ནད་ལྷང་བར་བཤད། འདིའི་སྨན་ནད་རོ་མས་སེལ་ལ་ནུས། ཡང་གངས་སྐམ། སོ་མ་རཱ་ཛ་ལ་ཡང་འཇུག་གོ །

**སྲུ་མོང་སྐྱེ** འབུ་སུ་ཧང་གི་མིང་།

**སྲུ་ལོ** རིགས་གསུམ་ཡོད་པ་ཚང་མ་ཚན་གྱི་རིགས་ཡིན་ཏེ། སྲོ་ལོ་དཀར་པོ། སྲོ་ལོ་སྨུག་པོ། སྲོ་ལོ་དམར་པོ། རོ་ནུས་སྐྱེ་རྒྱུ་ལས་སོ་སོར་སྟོས་ལ། སྤྱི་ནུས་སྲོ་ལོས་གློ་ཚད་སེལ་ལ་ནུས།

**སྲོ་ལོ་དཀར་པོ** གཡའ་རི་རྫ་སོགས་ལས་སྐྱེ་བ། རྩ་བ་དཀར་ལ་རིང་ཞིང་ཕྲ། ལོ་མ་དཀར་པོ་ལ་མེ་ཏོག་དཀར་དམར་མདངས་ལྡན། གང་བྱུ་ལེབ་ལ་དྲི་ཞིམ་དང་ལྡན་པ་དེ་ཉིན་ཏུ་བསིལ། རོ་ཁ། སྟོད་ཀྱི་ཚད་པ་དང་། ཁྱད་པར་གློ་ཚད་སེལ་ལ་ནུས།

**སྲོ་ལོ་དམར་པོ** གངས་སམ་རྫ་རི་མཐོ་པོའི་འདབས་སོགས་སུ་སྐྱེ་བ་ལོ་མ་མདོག་དམར་ལྷང་མཐུག་ལ་ནས་ལེབ་བཟོས་པ་ལྟར་བྱུང་། སྟོན་དུས་ལོ་མ་དམར་པོར་འགྱུར་བས་བན་ཙུན་འཁྲུག་འདྲའི་ཉམས་ཅན་བྱུང་བ་དང་། ལོ་མ་དམར་པོ་མེ་ཏོག་གི་རང་བཞིན་དུ་འགྱུར་བ་པགས་པ་སྐྱ་སྨུག་མཐུག རྩ་བ་སྦོམ་ལ་ཕྱེད་ནུབ་ཕྱེད་མ་ནུབ་པ་རྩ་རེས་ཡོད་པས་མི་ནག་གི་སྒོ་བ་འདྲ་ཞེས་སོ། རོ་མངར་ཁ་བསྐ་ལ་ནུས་པ་བསིལ། ནུས་པས་གློ་གསོ་ཞིང་གློ་ཚད་སེལ་ལ་ནུས། བཅུད་བླངས་ན་ལུས་སྟོབས་རྒྱས་ཤིང་མཁྲེགས་པ་ཀང་བྱུས་ན་ཞབ་དྲི་སྦྱོང་ནུས།

**སྲོ་ལོ་སྨུག་པོ།** ལོ་མ་དཀར་སྨུག་སྦྱོང་ལ་མེ་ཏོག་དམར་ཞིང་གང་བུ་གཞུ་ཤུབས་འདྲ་ལ་འབྲས་བུ་ལེབ། རྩ་བ་རྩུང་ནད་སྲུག་པ་འདྲ་བས་སྲུག་བཏྲ་ཟེར། གློ་ཚད་སེལ།

**སྲུག་གི་མེ་ཏོག** དོམ་མཁྲིས་ཀྱི་མིང་།

**སྲུག་འཛིན** དབྱི་མོང་གི་གཞན་མིང་།

**སྲུལ་གོང** མེ་ཏོག་སྔོ་སྨུག་སེར་བ་སྟེ་རིགས་གསུམ། སྡོང་ལས་སྐྱེ་བའི་སྔོ་ལོ་སྡོང་ཕྲུར་མང་འདྲ་ལ་ཁོང་སྟོང་། བཅད་ན་འོ་མ་འཛག་པ། ཀང་གཅིག་ལ་མེ་ཏོག་རྩེ་སྙེ་མས་པ་འཆར། རོ་ཁ། རང་བཞིན་བསིལ། ནུས་པས་མགོ་ཆག་པ་གསོ། དུག་ཚད་སེལ། བཤལ་བའི་ནུས་པ་ཡང་ཡོད།

**སྲོལ་རྒྱུང་བ** སྲོ་ལོ་དཀར་པོའི་མིང་།

**སླ་ངའི་དྲེག་པ** སླ་ང་སོགས་ནང་དུ་རླན་མེད་པར་མེ་ཁར་བསྲེགས་པའི་དྲེག་པ་ནག་འཁྱུལ་འཁོལ་བ་སྨུག་ཚའི་རྒྱུ་བྱེད་པ་དེས་མདངས་སྐྱོན་སྦྱོང་བར་བཤད།

**སླང་དྲེག** སླ་ང་སོགས་ནང་ལ་རླན་མེད་པ་མེ་ལ་བསྲེགས་པའི་དྲེག་པ་ལས་རྩ་གསོ་ཞིང་འབྲུ་བ་གཅོད།

**སླེ་སྨྱུང་པ** སློ་ཏྲིས་ཀྱི་མིང་།

**སླེ་ཏྲེས** ཞང་ཞུང་གི་སྐད་དུ་བཤད་པ། ཁྲིལ་ཤིང་གི་རིགས་མེ་ཏོག་དཀར་ལ་འབྲས་བུ་མདར་ལ་སྨུམ་ཞིང་བཅད་འཕྲོ་བ་ལེ་ཀ་འདྲ་ཡང་པད་གདན་ནང་རེས་བུག་མེད་ལ་བགས་ ··· ཏོག་ལྷུང་ཤས་ཆེ་བའོ། རོ་མངར་བ་ཚ་བ་དང་ནུས་པས་རླུང་ཚད། རིམས་ཚད་སྨིན་སྐྱུད་དྲེག་ལ་ཕན་ཞིང་འདུ་བ་སྙེམས་པའི་ནུས་པ་ཡང་ཡོད།

**སློ** ཁོང་ནང་དུ་ཡོད་པའི་ཕྱི་བའི་མིང་།

**སློང་ཆེར** སློང་ཆེར་གྱི་མིང་།

**གསང་བ་སྨན་རྒྱལ** སྲད་སྨུག་གི་མིང་།

**གསང་བ་སྨན་གཅིག** ཟངས་རྩེ་དཀར་པོའི་མིང་དང་། ལྕོ་སྤྱི་བཞུར་ལའང་འཇུག

**གསང་བའི་འཛིན་པ** བོང་ནག་འབྲས་བུ་དང་སྨྱུ་གུ་སྟེ་གསང་བའི་འཛིན་པ།

**གསེར** གསེར་གྱིས་ཚེ་རིང་རྣམས་སུ་དབྱིག་དུག་སེལ། ཞེས་གསུངས། གསེར་ནི་རོ··· བསྐ་ཞུ་རྗེས་ཁ། ནུས་བསིལ་དུག་སེལ་ཚེ་འཕེལ་ཡང་། དུག་དང་ལྡན་པས་སྐྱེ་རྒྱུན་གཅོད། འདི་ལ་རིགས་ཆེན་གཉིས་དང་རིགས་ཕྲན་དྲུག་སོགས་ཡོད།

**གསེར་སྐུད** འདི་ལ་ངོས་འཛིན་ལུགས་མང་བ་བློ་གྲོས་རྒྱལ་པོས། གསེར་སྐུད་ནི་ནུ་ག་ཕ་ལ་ཞེས་སམ། ཐེ་དྲུ་ཞེས་པར་འདོད། སྡེ་སྲིད་ཀྱིས། ཀང་ཕྲ་མོ་སེར་པོ་རོ་ཁ་བ་དང་། དངུལ་སྐུད་དཀར་པོ་སྦོམ་པ་ཞིག དེའུ་དམར་ནི། ལ་སྨན་ནང་དུ་བྱུང་བ་སོག་མ་འདྲ་ལ་ཚིག་ཐག་ཐུང་བ་ཞིག་སྟོང་། ཀྱི་སེར་པོ་ཞིག་ལ་འདོད། གཞན་ཡང་ཐང་ཤིང་གི་ཐང་བལ་ཟེར་སྤུ་རྩུབ་ཀྱི་རང་བཞིན་དང་ར་བཏགས་པ་འདྲ་བར་བཞེད་པ་མང་བར་འདུག གང་ཡང་ངོ་མ་དེ་ནི། གློ་བ་དང་མཆེད་ཚད། རྩ་ཚད། དུག་ཚད་བཅས་ལ··· ཕན་པར་རྒྱུད་ལས་གསུངས་སོ།

**གསེར་མཁྲིས** ཞིང་སྐྱེས་རྩ་མཁྲིས་དང་། དགུན་དུས་ཐོབ་པའི་དོམ་མཁྲིས་ལ་འང་འཇུག

**གསེར་མགོ** གསེར་གྱི་མེ་ཏོག་གི་མིང་།

**གསེར་གྱི་ཙོང་པན** འབུ་སྲུ་ཧང་གི་མིང་།

**གསེར་གྱི་ཕུད་བུ** སྐྱེ་ཚུལ་གསེར་གྱི་མེ་ཏོག་འདྲ་ལ། མེ་ཏོག་སེར་པོ་འབྲས་བུ་བི་ཏའི་འབྲས་བུ་ལྟར་རྩམས་བཏུམས་པའི་ནང་ནས་འབྲས་བུ་ནག་ལེབ་སླུར་བ་བཞར་བ་ལྟ་བུ་འབྱུང་། དཀར་པོ་དང་དམན་པ་ཡང་ཡོད་པར་བཤད། རོ་ཁ་ལ་རྩུབ། རང་བཞིན་བསིལ། ནུས་པས་མཁྲིས་པ་གློན་དུ་འདྲེན། དུག་ནད་ཀུན་སེལ།

**གསེར་གྱི་མེ་ཏོག** སྡོང་པོ་ཕྲ་རིང་འཁྲིལ་ནས་སྐྱེ་བ་ལོ་མ་ཧུག་ཅན་ཅེ། མེ་ཏོག་སེར་པོ་བོངས་ཆེ། ནུས་ཚེ་གང་བུ་ཟླུར་ཅན་མཐེ་བོང་གཉིས་བསྡེབས་པ་ཙམ་ལ་འབྲས་བུ་དཀྱིལ་རིང་མཐའ་ཟུང་དམའ་བ་ཤིང་བཟོའི་གསོར་འདྲ་བ་ནག་ཤས་འབྱུང་། རོ་

ཁ་ལ་བསིལ། འབྲས་བུས་མཁྲིས་ཚད་སེལ། ཕོ་ལོང་སོགས་སྨད་ཚད་དང་། ཤུན···
པས་གཞང་འབྲུམ་ལ་ཡང་ཕན།

**གསེར་སྒྲོང་ཟུར་མང** ཨ་རུ་རའི་གབ་མིང་།

**གསེར་ཏིག** སྔོན་པོ་སྐྱེ་སྟངས་ལུང་དཀར་འདྲ་ལ་ལོ་མ་དང་མེ་ཏོག་གཉེར་པའི་ཚུལ། འབྲས་བུ་སེར་ཞིབ་མེ་ཏོག་ཤིན་ཏུ་སེར་བ་དེ་རོ་ཁ་བའི་མཆོག་དང་། ནུས་པས་བད་མཁྲིས་དང་ཆམ་ཐང་རིམས་ཚད་ལ་ཕན།

**གསེར་ཏེལ** གསེར་ཏེལ་གྱིས་ཉེས་སྨྱོན་མི་འབྱུང་ཞིང་། རྩ་རྒྱུས་ཆད་པ་རྣམས···
མཐུད། གདོན་འགོགས་ཞི་ཞིང་མིག་སོགས་དབང་པོ་བསྲུང་བར་བསྔགས།

**གསེར་ཐལ** གསེར་ཐལ་གྱིས་རིན་ཆེན་དབྱིག་དུག་སེལ་ནུས།

**གསེར་འདབ་ལྷ་པ** ལྷོ་ཚའི་མེ་ཏོག་གི་མིང་།

**གསེར་རྟེ** ཡུངས་དཀར་གྱི་མིང་།

**གསེར་རྗེ** ཏ་བྲ་དང་ཏ་ཙི་ཡང་ཟེར། རྗེ་བྲེ་སྨུག་ལ་ནང་གསེར་ལྟར་སེར་བ། དབྱིབས་ཤས་ཆེར་ཟླུམ་པོ། ར་གན་གྱི་གཡའ་ལྟར་ཆགས་པ། ནུས་པ་ནི། གསེར་རྗེ་དངུལ་རྗེས་རྒྱ་སེར་འདྲེན་པར་བྱེད། རྩ་ནད་སྐྲངས་ལ་དུག་ནད་འཛོམས་པར་བྱེད། ཅེས་སོ།

**གསེར་ལྷན** སུ་ཟིའི་གབ་མིང་།

**གསེར་སྤོང** ཆུ་རྩའི་མིང་།

**གསེར་བྱ་ངང་པ** སྤྲང་ཟེལ་གྱི་གབ་མིང་།

**གསེར་བྱེ** མཚོ་དང་། ཆུ་ཆེ···ཕྲན། རྡོ་འཛིན་དཀར་གྱི་གསེབ་སོགས་ནས་འབྱུང་། ངོ་བོས་ཡིན་ཡང་ཤིན་ཏུ་ཡངས། བྱེ་མ་གཞན་དང་འདྲེས་པ་ཟུར་དུ་གསེར་ཞིབ་འོད་ཉིལ···
ཉིལ་བྱེད་པ་ཡོད། ཁར་སྐྱུང་ན་ལན་ཚྭའི་རོ་བག་ཙམ་བྲོ། ཁ་དོག་སེར་དཀར་བཟང་ལ་དྭངས་ཁ་དང་ཁམ་པ་ངན་པ་དེས་མཁལ་ནད་རྒྱུ་འགགས་དང་རྩ་ནད་སེལ་ལོ། །ཞོ་གསེར་བྱེ···
ཡང་ཡོད་དོ།

**གསེར་སྤྱིལ་ཅོ་མ** ཆར་བུའི་མིང་།

**གསེར་མིང་ཅན** ནཱ་ག་གེ་སར་གྱི་མིང་།

**གསེར་སྐྱེ** གེ་སྦཾ་གྱི་མིང་།

**གསེར་མཛོད་གཉིས** གེ་སྦཾ་དང་གུར་གུམ་གཉིས་ཀར་འཇུག

**གསེར་ཞལ** རང་བྱུང་རྡོ་རྗེས། གསེར་ཞལ་ཟངས་དང་ནུས་པ་མཚུངས། ཞེས་དང་རྒྱུད་ལས། སྤྲངས་ཞལ་གསེར་ཞལ་དངུལ་ཞལ་ཟུས་མདོག་འཕྱིག། ཞེས་གསུངས། ངོ་བོ་རྡོ་དབྱིབས་མ་ངེས་ཀྱང་གསེར་རྡོ་འདྲ་ལ་འོད་དེ་ལས་སྣ་རིང་བ་ཤེལ་ཕྱིར་ནས་པ་ཤད།

**གསེར་བཟང་ལྷུག་མ** ཤིང་མངར་གྱི་མིང་།

**གསེར་རོག** གསེར་གྱི་ཕུད་བུ་དང་། ཨ་རུ་གཉིས་ཀར་འཇུག

**གསེར་ལ་ཕུད་བུ** ཀུ་བའི་ས་བོན་གྱི་འབྲས་བུའི་མིང་།

**གསེར་ཤུ་མང** དབྱིབས་སོགས་སྐྱེ་ཚུལ་དངུལ་ཤུ་དང་འདྲ་ཞིང་འདི་ཁ་དོག་སེར་པོ་ཡིན། རོ་དང་ནུས་པ་ཡང་དངུལ་ཤུ་དང་མཚུངས།

**གསེར་ཤིང** སྐྱུར་པའི་མིང་།

**གསེར་ཤུན** སྐྱུར་པའི་མིང་།

**གསོད་བྱེད** བོང་ང་ནག་པོའི་མིང་།

**གསོད་བྱེད་སྤྱང་ནག** གུ་གུལ་གྱི་མིང་།

**བསམ་གཏན་ཟག་བཅས་ལྡན་པ** རི་བོང་སྙིང་གི་མིང་།

**བསིང་མ་དམར་པོ** གཡར་མོ་ཐང་གི་མིང་།

**བསིལ་ཆེན་གངས་ཀྱི་ཆུ་རྒྱུན** དངུལ་ཆུའི་གབ་མིང་།

**བསིལ་ཧྲ** ག་རའི་མིང་།

**བསིལ་ལྡན་སྨྱུ་གུ** ཀོན་པ་གབ་སྐྱེས་ཀྱི་མིང་།

**བསིལ་བའི་སྙིང་པོ** ག་བུར་གྱི་མིང་།

**བསིལ་སྦྱིད་གྲུངས་ཀྱི་སྦྱུང་ཆོད** དངུལ་ཆུའི་གབ་མིང་།

**བསིལ་སྨན་ཟིལ་པ་ཅན** སྤོང་རི་ཟིལ་པའི་མིང་།

**བསིལ་བཞི** ཅུ་གང་། གུར་གུམ། ལི་ཤི སྨུག་སྨེལ་བཅས་བཞི་ལ་ཟེར།

**བསིལ་གསུམ** ཅུ་གང་གུར་གུམ་ལི་ཤི་གསུམ་ཡིན། དེའི་ནང་ནས་ལི་ཤི་དྲོད་ཆེ་བར་བཤད།

**བསེ་དྲི་ལག་པ** མིང་ཅན་སེར་པོའི་མིང་།

**བསེ་འབྲས** གོ་བྱིའི་མིང་།

**བསེ་ཞོ** གྲི་ཁ་རྡུའི་མིང་།

**བསེ་ཡབ** རིགས་ཕོ་མོ་གཉིས་ཡོད། ཤིང་སྡོང་ཆེ་ལ་ལོ་མ་ཆེ། མེ་ཏོག་དཀར་ལ་གང་བུ་རིལ་བ་འབྲས་བུའི་དབྱིབས་ཅན། ནང་འབྲས་ལ་རྩུས་པ་དཀར་པོ་ཐོན་པ་རོ་སྐྱུར་ལ་ཅུང་མངར་བ་ཡིན། བད་ཀན་གྱི་ཚ་བ་སེལ་ཞིང་རྣ་བའི་ནད་ལ་ཕན། དེང་སང་རྒྱ་གར་སྨན་ཚོང་པས་བེལ་ཀ་རི་ཟེར།

**བསེ་རུའི་རྭ** བསེ་རུ་དཀར་པོ། ཁྲ་བོ། ནག་པོ་སྟེ་རིགས་གསུམ་དུ་བཤད། རོ་ཁ་ལ་ཚ། དཀར་པོ་བསིལ། ཁྲ་བོ་སྙོམས། ནག་པོའང་སྙོམས། ནུས་པས། གློ་བ་སོར་བྱང་ཁོག་གི་རྣག་ཁྲག་ཆུ་སེར་སྐེམ། དུག་ཚད་སེལ། ནང་གསེས་ནུས་པ་ཆུང་ཟད་མི་འདྲ་བ་ཡོད།

# ཏ

ཏ་ཏྲུ་པ་ལ སཾཿ ཏྲ་ཕྲུགས་ཀྱི་མིང་།
ཏ་ཀྵ སཾཿ? བཙོད་ཀྱི་མིང་།
ཏ་ཐ ཐག་སྒྲ་ཏ་བོའི་མིང་།
ཏ་ལུ་བ་ལ ཁྲོམ་གྱི་སྐད ? ཏྲ་ཕྲུགས་ཀྱི་མིང་།
ཏ་ལུ་བ་རི་ཀོ་ཎ ཁྲོམ་གྱི་སྐད་དུ་ཏྲ་ཕྲུགས་ལ་ཟེར། (སྔོ་སྨན།)
ཏ་ཧྲི་ཊ་ཀ སཾཿ ཨ་རུ་གསེར་མདོག་གི་མིང་།
ཏ་ཧྲི་ཊ་ཀཱི སཾཿ ཚད་པའི་མདངས་འཕྲོག་སྟེ་ཨ་རུའི་མིང་།
ཏ་ཧྲི་ཊ་ལ སཾཿ བ་སླའི་མིང་།
ཏ་རི་མ་ག་ཊ སཾཿ ? ཉེ་ཤིང་ཚེར་མ་ཅན་གྱི་མིང་།
ཏ་རི་ཙ་ཎྜ་ཎ སཾཿ ཏ་རི་ཙ་ཎྜ་ཅན་ཏེ་གུར་གུམ་གྱི་མིང་།
ཏ་རི་ཏ སཾཿ སྐྱུར་པའི་མིང་།
ཏ་རི་ཏུ་ཀ སཾཿ འབྲ་གོའི་མིང་།
ཏ་རི་ཏུས སཾཿ ? མ་ནུ་ཏྲ་སྨམ་གྱི་མིང་།
ཏ་ལ སཾཿ ཐོང་ནག་གི་མིང་།
ཏ་ལ་ཏ་ལ སཾཿ ཐོང་ང་ནག་པོའི་མིང་།
ཏ་ལོ་དཀར་པོ ཐོ་ལུམ་དུ་གཟིགས།

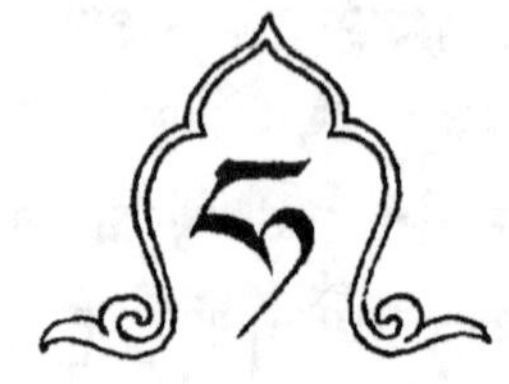

ཏཱ་ཡོ་དམ་ར་པོ  མོ་ལྷམ་དུ་གཞིགས།

ཏ་ཤིག  རྒྱ་ནག་གི་སྐད་ཏ་ཙེ་ཞེས་པ་ཟུར་ཆགས་པར་བཤད། ངོ་བོ་རྡོ་མཆིན་པའི་རིགས་དྭངས་ཤིང་རི་མོ་འཁྱིར་བཀྲབ་པ། བཙར་སྐྱེ་ཁར་མྱུང་ན་འཛུ་སྙམས་པ་དང་། ལག་པར་འཕུར་ན་འོད་འཕྲུང་ཞིང་འཛམ་པོར་འགྲོ་ནུས། དེ་ལ་རིགས་ཁ་དོག་དཀར་དམར་སྔོ་ལྗང་སེར་ནག་སོགས་ཡོད། ནུས་པ་དམར་པོ་དང་ནག་པོ་བཟང་། མཁྲིས་པ་དང་གསོབ་རིན་ཅན། རྒྱུད་ལས། ཏ་ཤིག་རྩ་སྦྱོང་མོ་རྗེ་རྗེ་ནད་སེལ། ཞེས་དང་། རང་བྱུང་ཞབས་ཀྱིས། ཐོད་ལེ་ཀོར་གྱིས་རྩ་ལམ་སེལ། ཞེས་གསུངས།

ཏ་ཤི་ཀྵི  ཐོད་ལེ་ཀོར་གྱི་མིང་།

ཏཱ་ལཱི་ས  སྔོ༔ ཀ་རའི་མིང་།

ཏང་འབག་པ  སྔོ༔ ? རྒྱལ་པོ་རི་རལ་གྱི་མིང་།

ཏབ་ཤང་ཚེ་ཙུ  ཁྲོང་པོ་ལག་པའི་མིང་།

ཏི་མ་བ་ལུ་ཀ  སྔོ༔ ཁ་བའི་བྱི་མ་སྐྱེ་ག་ཕུར་གྱི་མིང་།

ཏི་མ་གྲུ་ཀྲྀ  སྔོ༔ བསིལ་བ་སྙིང་པོ་སྐྱེ་ག་ཕུར་གྱི་མིང་།

ཏི་ལྣཱ་ཏ་ཡ  སྔོ༔ ཁ་བ་སྐྱེ་ག་ཕུར་གྱི་མིང་།

ཏཀྲུ  སྔོ༔ ཚ་ལའི་མིང་།

ཏཀྲུ་མ  སྔོ༔ ཤིང་ཀུན་གྱི་མིང་།

ཏང་ཟི  ཁྲོམ་གྱི་སྐད་དུ་ཡུང་བའི་མིང་།

ཏུ་ལུ་ཀ  སྔོ༔ ? བྲག་རྫའི་མིང་།

ཏ་པཏྲ  སྔོ༔ ? བྲེ་གའི་མིང་།

ཏི་མ་ཕ་ཏི  སྔོ༔ གངས་ལྷན་ཏི་ཤུ་དག་ནག་པོའི་མིང་།

ཏི་ཎུ་ཀ  སྔོ༔ ཤུ་དག་ནག་པོའི་མིང་།

ཏཀྲུ་ར  སྔོ༔ ཤིང་ཀུན་གྱི་མིང་།

**རྡེལ་ཏུལ་ཟ** ཁྲིམ་གྱི་སྐད་དུ་ཤིང་ཀུན་ལ་ཟེར།

**རྡོང་དཀར** ཟ་ཤ་ཀའི་མིང་སྟེ་རྡོང་ལེན་དཀར་པོ་ཞེས་ཕན་ནུས་ཀྱི་སྒོ་ནས་མིང་བཏགས།

**རྡོང་ལེན** འདི་ལ་རིགས་བཞི་སྟེ། རྩ་བ་དམར་སྨུག་ནུལ་བ་འདྲ་བ་དང་། སྐྱ་སེར་བ་སྒྲོ་ལོ་འདྲ་བ་གཉིས་མཆོག དམན་པ་རྫ་དང་ཐང་ལས་སྐྱེ་བ་ལོ་མ་སྨུག་སྨུལ་མེ་ཏོག་སྔོན་པོ། རྩ་བ་གོང་ལྟར་འདྲ་བ་ལ་ལོ་ལྷུམ། ལོ་ལྷུམ་མེ་ཏོག་དཀར་པོ་ལོ་མ་གཉེར་མ་ཅན། ཕན་·· ལག་སྨུ་རིང་ཀུན་ཀྱང་རོ་ཁ། ནུས་པ་བསིལ་ཞིང་ཞུ་རྗེས་སྙོམས། རྒྱུ་ཚད་སེལ། ངན་ཁྲག་རྒྱས་པ་གཅོག འཁྲུག་ཚད་དང་དོན་སྣོད་ཀྱི་ཚད་པ་སེལ།

**རྡོང་ལེན་སེར་པོ** སྤྱང་རྩི་སྤྲུས་ཀྱི་མིང་།

**ཧུ་པ** སཾ༔ དུར་བྱིད་ཀྱི་མིང་།

**ལྷ་ཁང་གྲུར་གྲུམ** ཡ་བྱག་གཟེར་འཇོམས་ཀྱི་མིང་།

**ལྷ་གླང** གླང་སྣའི་རིགས་ཤིག་སྟེ་མེ་ཏོག་འདབ་མ་སྨར་ཆེ་ཞིང་དཀར་མདངས་ཆེ་བ་ཞིག

**ལྷ་ལྷམ་མ** ཐག་སྐྱ་རྩ་བོའི་མིང་།

**ལྷ་ཆེན་མཧཱ་དེ་ཝ** དངུལ་ཆུ་ལྷ་ཆེན་པོའི་ཁམས་ཟགས་པའི་ལོ་རྒྱུས་དང་འབྲེལ··· བའི་རྒྱུ་མཚན་གྱིས་དངུལ་ཆུའི་གབ་མིང་ལ་འཇུག

**ལྷ་བུའི་ཁམས** ཅོང་ཞིའི་མིང་།

**ལྷ་བུའི་ཙི་ཏྲ** ཤང་ཀུའི་རིགས་བརྡབ་ཆག་ལ་ཕན་པར་བཤད། འདི་འཇང་དང་ཁ་བ་དཀར་པོ་གནས་མཇལ་བ་རྣམས་ཀྱིས་ཁ་བ་དཀར་པོའི་གུ་གུལ་ཟེར་ནས་ཁྱེར་འོང་བ་དེ་ཡིན་གསུངས། ཞེས་སི་ཏུ་སྨན་བརྒྱུད་ལས་གསུངས་སོ།

**ལྷ་མིན་ཁྲག** སྨིག་སྐྱུའི་མིང་།

**ལྷ་མིན་དགྲ** སྤྲག་མོ་ཞུང་གི་མིང་།

**ལྷ་མིན་བྲུ** མཚལ་གྱི་མིང་།

**ལྷ་མོ** ལྷམ་པ་དང་། སྦྱོར་བཏང་གི་ལྷ་མོ་གཉིས་ཀར་འཇུག

ཀླུ་མོའི་བླ་མཚན། རྒྱ་ཚོས་ཀྱི་མིང་།

ཀླུ་ཞོ། གངས་ཟིགས་ཀྱི་མིང་།

ཀླུ་ཡི་བདུད་རྩི་སྤོན་པོ། སྨན་ཆུང་གི་གབ་མིང་།

ཀླུའི་ན་བཟའ། བ་སླའི་མིང་།

ཀླུའི་མེ་ཏོག ལི་ཤིའི་མིང་།

ཀླུ་ཤིང་། རྒྱ་ཤུག་གི་མིང་།

ཀླུ་ཤིང་ཕུར་མོང་། ཕུར་མོང་གི་མིང་།

ཀླུང་ཆེར། འདིར་རིགས་བཞི་སྟེ། དཀར་སེར་དམར་ནག་བཅས་འབྱུང་། ངོ་བོ་རྡོའི་རིན་ སུ་རྟོགས་པ་ལྡངས་ཤིང་གཉེན་པའི་ཕྲུག་སྤུ་རྩེགས་པ་ལྟར་འབྱེ་བ་མང་དུ་འབྱེད་པ་ཡོད། དཀར་པོས་ཚིམ་དང་། ནད་འདུལ་ཐབས་ཀྱིས་བསྒྲུབས་ན་གསེར་འགྱུར་རྩང་བར་གསུངས། འདི་ནི་བྱེད་ཁམས་བཅུད་ཀྱི་ཡ་གྱལ་གཅིག་ཡིན།

ཀླུབ་མའི་འབྲས་བུ། ཀླམ་པའི་མིང་།

ཀླུ་དུག སྐྱག་ཤའི་མིང་།

ཀླུ་བལ་སྤྲིན་བལ་དཀར་པོ། ཤ་ཡི་ཀ་དང་། བོང་དཀར་ལ་འང་འཇུག

ཀླུ་ཤིང་། ཤིང་ཚའི་མིང་།

ཀླུག་དུག སྐྱག་ཤ་དང་། མིང་ཅན་སེར་པོའི་མིང་།

ཀླུག་དུག་ནག་པོ། བོང་ནག་དང་། མིང་ཅན་སེར་པོ། སྤོ་སྣར་ཀྱུ་གསུ་གར་འཇུག

ཀླུག་པའི་བདུད། སྐྱག་ཤའི་མིང་།

# ཨ

**ཨ་གྲོང** རྩ་ཨ་གྲོང་། འཕན་པ་ཨ་གྲོང་། ཤིང་ཨ་གྲོང་སྟེ་རིགས་གསུམ། རྩ་ནི་སྤང་རྩ་ལྷ་བུ་རྩ་ཕུང་པོང་ཞུང་མེ་ཏོག་དཀར་ཆུང་རྩ་བ་འདྲ་ལ་སྲ། འཕན་པ་ནི་འཕན་པ་ཨ་གྲོང་དུ་གཞིགས། ཤིང་ནི་ཕུར་དཀར་མེ་ཏོག་མེད་པ་དཀར་པོ་མོ་རིགས་ལོ་མ་སྲབ་པ་འདྲ་བ་དེ་འཕན་དཀར་ལ་ཟེར། ཕྱིར་རོ་མངར་བསྐ་བསིལ། གློ་ཚད་སེལ་ཞིང་གློ་རྣག་སྐེམ། རྩ་འབྲས་དང་རྐང་ལག་གི་སྐྲངས་འཇོམས། རྒྱུ་ལོང་གི་ཚད་པ་འཇོམས། ཁྲག་ཤོར་གཅོད། ལུས་ཀྱི་སྟོབས་འཕེལ་ལོ།

**ཨ་ཀླ་ར** སཾཿ མིག་སྨྲེ་བ་ནུའི་མིང་།

**ཨ་ག་རུ** སཾཿ ལྕི་མེད་ཀྱི་དོན། རིགས་ཨ་ར་སྐྱ་དང་། ཨ་ར་ནག ཨ་ག་ར་དམར་པོ་སྟེ་གསུམ། ཁྱི་ནུས། སྙིང་སྲོག་གི་ཚ་བ་ལ་ཕན་ཞིང་། སྙི་དཀྲིབས་དང་སྙིང་རླུང་སོ་སོར་ཕྲོམས། དེས་ཨར་སྐྱ་ལྕི་བ་ཨར་ནག་ཡུམ། ཁོ་སྙིང་བསིལ་བར་བཤད་དོ།

**ཨ་ག་རུ་དམར་པོ** སཾཿ ཤ་སྐྱི་ཨར་སྐྱ་དང་འདྲ་ཡང་ཁ་དོག་གི་ཁྱད་པར་ཡོད། དྲིམ་ཁོ་སྙིང་དང་འདྲ་ཞིང་། གློགས་ཤིང་དང་མེ་མདའི་ཤིང་སོགས་འཚོས་རྒྱུ་ཡིན་པར་.. བཤད། ནུས་པ་སྤྱིར་བཏང་སྙིང་སྲོག་གི་ཚ་བ་དང་། ཁྱད་པར་འདི་བསིལ་བས་རླུང་ཚད་འཇོམས་ནུས།

**ཨ་གཎྜེ** སཾཿ པ་སྣའི་མིང་།

**ཨ་གཎྜ** སཾཿ སྙིང་པོ་མེད་པ་སྟེ། འོམ་བུའི་མིང་།

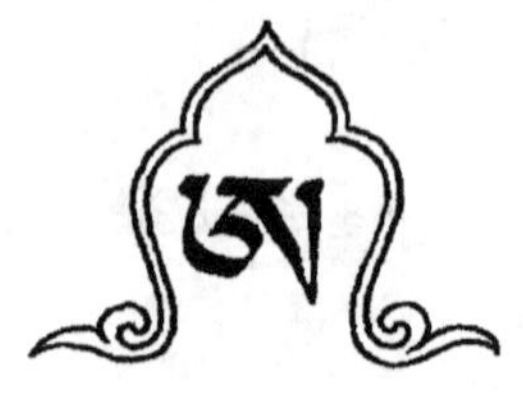

**ཨ་གར་རིགས་གསུམ་** ཨར་སྐྱ། སེར་ནག ཨར་དམར་གསུམ་དང་། ཡང་ ཨར་ནག ཨར་སྐྱ། ཨ་གར་གོ་སྙིད་གསུམ་འདང་ཟེར།

**ཨ་གསྟ** སཾཿ རྡོ་ཁབ་ལེན་གྱི་མིང་།

**ཨ་གུ་རུ** སཾཿ ཨ་ག་རུའི་སྤྱི་མིང་སྟེ། ལྕི་མེད་ཞེས་པའི་དོན།

**ཨ་མགོ་བེར་གྱོན** སྤང་རྩི་དོ་པོའི་མིང་།

**ཨ་མགོ་བེར་བ** སྤང་རྩི་དོ་པོ།

**ཨ་ཀྲི་རི** སཾཿ བྲག་ཞུན་གྱི་མིང་།

**ཨ་ཏུ་དཀར་པོ** པ་ཡག་རྩ་བའི་མིང་།

**ཨ་ཏི་བི་ཥ** སཾཿ ཤིན་ཏུ་དུག་མེད་དེ་བོང་དཀར་གྱི་མིང་།

**ཨ་ཏྲེས** ལོ་བརྒྱད་དྲི་རྩུ། ཨ་ཏྲེ་དང་། ཨ་ཏྲེ་ཡ་ཡང་སྐྱང་།

**ཨ་ཏྲེ་ར** སཾཿ སྨན་སྐྱུ་རོན་པའི་མིང་སྟེ། ཁྲག་མཁྲིས་མི་སྐྱེ། དྲོད་འཕེལ། ཁམས་མི་ཉམས་པ། སྟོབས་གསོ་བ་སོགས་ཡོན་ཏན་དང་ལྡན་པར་ཡན་ལག་བརྒྱད་པ་ལས་གསུངས།

**ཨ་འདྲ** ཨ་ཤྭ་རིགས་དམན་པའོ།

**ཨ་ན་ལ** སཾཿ མེ་འདྲ་སྤྱི་ཚི་ཏ་ཀའི་མིང་།

**ཨ་ནུ་ཏྲུ་ནུ** སཾཿ འཇིབ་རྩེ་ཆེན་པོ་དང་། ཞིམ་ཐིག་ལེའི་རིགས་གཅིག་ལའང་འཇུག

**ཨ་ནནྟ** སཾཿ མཐའ་ཡས་ཏེ་རྩ་རམ་པའི་མིང་།

**ཨ་པ་སྨ་རི་གུ་གུལ** ཨ་པ་སྨ་རི་ནས་འབྱུང་བའི་གུ་གུལ་མཆོག་གི་མིང་།

**ཨ་པ་ར་ཛི་ཏ** སཾཿ ཤུ་དག་དཀར་པོའི་མིང་།

**ཨ་ཕྲ་ཐང་ཤིང** ཤང་ཐོག་པའི་མིང་།

**ཨ་བ་ཀུ་ཙ** སཾཿ ན་ལེ་ཤམ་གྱི་མིང་།

**ཨ་བ་སེ** སཾཿ བི་སྙོན་ལས། རྩ་ཨ་བ་སེ་གོད། བྱང་པས། རྩ་ཨ་ཤྭ་དང་འོལ་མོ་སེ། བྲ་རྣམས་ཕུང་དཀར་དུ་བཞེད་པ་བརྟག

**ཨ་ཀྲི་མ** སཾ༔ མེ་ཏོག་ཐང་ཆུ་ཞེས་པ་རྒྱ་གར་དུ་སྔོན་གཡུལ་དུ་འཇུག་པའི་ཚེ་རྒྱལ་པོ་རྣམས་ཀྱིས་བསྟེན་པས་གཡུལ་བཀྲི་བ་སྤོབས་དང་ལྡན་ཞིང་གཅུམ་ཟམ་འབྱུང་། དེ་སྦྱོར་བ་དང་ལྡན་ན་རོ་བཅུད་བའི་མཆོག་ཏུ་བཤད།

**ཨ་འབི་ར** སཾ༔ སྡོང་པོ་འཁྲིད་ལ་སྐྱེ་བ། མདོག་ཁམ་སེར་ལ་ཚིག་མང་ཅན། ལོ་མ་ཁ་སྒྲོད་སྒོར་དབྱིབས་ཀྱི་མཚན་ཁྲུང་ནས་མེ་ཏོག་རྒྱ་སལ་དམར་པོའི་མདོག་སྐྱར་དང་འབྲས་བུ་སྒོང་དབྱིབས་དམར་རིལ་ཡོད། རང་བཞིན་དྲོད། རོ་མངར། ནུ་ཞག་དུས་ཐོག་མི་འབབ་པ་དང་། འབམ་གྲུམ་གྱིས་ཀེ་དད་པ་ན་བ་དང་། དབང་རྩ་ཉམས་པ། ཆ་དན་དུག་མཆེད། ལུས་སྟོབས་གསོ་བ་སོགས་ལ་ཕན།

**ཨ་བར་ཤ** ཨ་རུ་གསེར་མདོག བ་རུ། ཤ་གོ། རུ་རྟ་ཤིང་སོ་སོར་འཕྲུལ་དགོས།

**ཨ་བྲག** ཐ་ཡག་རྩ་བའི་མིང་།

**ཨ་བྲག་གྲུར་གྲུམ** ཨ་བྲག་གཟེར་འཇོམས་ཀྱི་མིང་།

**ཨ་བྲག་སྔོན་པོ** མེ་ཏོག་ལུག་མིག་གི་མིང་།

**ཨ་བྲག་ཆེན་པ** ཨ་བྲག་གཟེར་འཇོམས་ཀྱི་མིང་།

**ཨ་བྲག་ཚེར་སྔོན** ཚེར་སྔོན་གྱི་མིང་།

**ཨ་བྲག་གཟེར་འཇོམས** གྲིབ་རི་ནགས་ཕྲང་ལས་སྐྱེ་བ་ལོ་མ་ཐུང་ལ་རྩུབ་ཅིང་ཚེ་གྲོང་དང་ལྡན་ཞིང་། སྡོང་བུ་གདུགས་ཕུབ་ལྟ་བུར་མེ་ཏོག་དམར་སེར་འཆར། དབྱིབས་ལུག་མིག་འདྲ་བ་སྟེ། རིགས་གཉིས་ལས། འདི་ཆེ་ཆེད་པ་དང་། གཡུང་བ་ནི་ལོ་མ་འཁྱུར་བོ་ལྟ་བུར་མེ་ཏོག་གོང་སྔར་ཡོད། རོ་ཁ་ལ་ནུས་པས་མགོ་ཆག་པ་དང་ཆུ་སེར་སྐེམ། གཉན་ཚད་དང་གཟེར་རིགས། ཕོག་པ་འཇོམས་པ་སོགས་ལ་བསྔགས།

**ཨ་བྲག་སེར་པོ** ཨ་བྲག་གཟེར་འཇོམས་སམ་སེར་པོ་གཟེར་འཇོམས།

**ཨ་འབྲས** ཤིང་སྡོང་ཆུང་ཞིང་མེ་ཏོག་སྔོན་པོ། འབྲས་བུ་ཤ་བའི་རྙིག་པ་འདྲ། རོ་མངར་ལ་སྐྱུར། ནུས་པས་མཁལ་ནད་སེལ།

**ཨ་བྷྱ་ཡ** སཾ༔ ཨ་རུ་འཇིགས་མེད་ཀྱི་མིང་།

**ཨ་བྷཱི་རུ** སཾ༔ ཉེ་ཤིང་གི་མིང་།

**ཨ་བྷཱི་ར** སཾ༔ བོད་སྐད་དུ། དུག་མེད་ཅེས་ཟེར། ཇ་གཡའ་ཤིང་སོགས་གང་དུའང་སྐྱེ་བ། རྩ་བ་སྣག་གཅིག་འདྲ་ལ་ལོ་མ་ར་མཉེ་ལྟ་བུ། མེ་ཏོག་གྱེན་དུ་སྐྱེས་ཀྱང་ཐུར་དུ་སྤྱུབས་པ། འབྲས་བུ་རིལ་རིལ་ཨ་རུ་ལྟར་ལ་ལོ་མ་དང་སྡོང་པོ་རོ་མའི་རང་བཞིན་དུ་.... བཤད། རོ་མངར་ལ་ཁ། རང་བཞིན་བསིལ། ནུས་པས་རུས་པ་ཆག་པ་དང་མགོ་སྐྱོན་... གསོ། དུག་ཚད་སེལ། སྣ་ཁྲག་གཅོད། གློ་ཕུའི་ཚད་པ་གཅོད་ཅིང་ལུད་པ་འགོག གློ་འཛིན་པར་ཡང་ཕན།

**ཨ་མ་པ** སཾ༔ སྐྱུ་རུའི་ཁག་མིང་།

**ཨཱ་མ་ལ་ཀཱི** སཾ༔ སྐྱུ་རུའི་མིང་དང་། དེང་སང་ནུར་ཆག་སྟེ་ཨམ་ལ་ཞེས་འབོད།

**ཨ་མྲ** ཤིང་ཏོག་ཨ་མྲའི་འབྲས་བུ་བསྐོལ་ཐང་གིས་སྐྱིགས་བུ་ཆད་ནུས། འདི་ལ་ཤིང་ཏན་ཏུའི་འབྲས་བུ་ཟེར། ཚ་ནད་ལ་བསྒྲིགས་སྦྱུགས་པས་ཕན། ཐལ་

**ཨམྲ་ཕ་ལ** སཾ༔ ཨ་འབྲས་ཀྱི་མིང་།

**ཨ་ཤྲི་ཏ** སཾ༔ བདུད་རྩི་སྨན། ཨ་རུ་གསེར་མདོག ཀཱ་ལྷ་འཁར་ལོ་བརྒྱད་དྲི་ཆུ་ལ་འཁང་འཇུག

**ཨ་ཤྨ་པུ་ཥྤ** སཾ༔ ཤེལ་གྱི་མིང་།

**ཨ་ཙ་ཀཱ་པ** སཾ༔ ? མ་ཞེད་གྲུས་མའི་མིང་།

**ཨ་ཙ་བ་ལོ** སཾ༔ ? མ་ཞེད་གྲུས་མའི་མིང་།

**ཨ་ཙྪ** སཾ༔ ཤེལ་གྱི་མིང་།

**ཨ་ཙ་རའི་སླིག་འབྲས** ཚེར་སྔོན་གྱི་མིང་།

**ཨ་ཛེ་ན** སཾ༔ ཞིམ་ཐིག་གི་རིགས་ཆེ་བ་དཀར་པོ་ཕྱུ་ཕྱུད་མིག་སྨན།

**ཨ་ཛི་མོ** སཾ༔ ལ་ལ་ཕུད་ཀྱི་མིང་།

**ཨ་ཛེ་ཛི** སཾ༔ གོ་སྙོད་ཀྱི་མིང་།

ཨ་ཛཱི་ཕ་ཡི་ནི ཡུལ་སྐད་དུ་ཞི་རའི་མིང་།
ཨ་ཛཱི་ཕན སཾ༔ ལུག་དཀའ་སྐྱེ་ལ་ལ་ཕུད་ཀྱི་མིང་།
ཨ་ཛཱི་ཤི་ར སཾ༔ གཉི་མའི་མིང་།
ཨ་ཛཱི་ཤ སཾ༔ བོང་དཀར་གྱི་མིང་།
ཨ་ཐ མཆོག་དང་། འཕྲིང་། ཐམ་སྐྱེ་རིགས་གསུམ། ཐག་ཁ་བྱང་ལྷ་སྐྱེ་སྤེར་ཐག་ཐག… ཕྱུག་ལས་སྐྱེ་བ་རིང་ཐུང་ཁྲུ་གང་ཙམ་ལས་མཐོ་གང་ཙམ་པ་མཆོག འཕྲིང་སྤོང་སྐྱད་འདྲ་བ་མེ་ཏོག་དཀར་པོ་རྩུང་ནད་ཤར་བ་མོ་དང་། མེད་པ་པོ། ཐམ་སྐང་ལས་སྐྱེ་བ་ཐུང་ལ་འཁྱིང་བ་ཕག་ཞེ་ལྟར་སྐྱེ་བའོ། །རོ་མངར་ལ་བསིལ། ནུས་པས་བྲུང་ཁོག་རྨ་དང་རྣམ་ཆག་གསོ། མིག་གསལ་དུ་འགྲོ་ཞིང་མིག་ཤེད་སྐྱེ། རྩ་ཆད་པ་མཐུད།
ཨ་ཐ་མོ སཾ༔ དབྱི་མོང་གི་མིང་།
ཨཏུ་སྟེ ཨ་སྟེ་ཁ། ཚན་ཨཏུ་སྟེ་ཡང་རྫུང་།
ཨ་ཡ སཾ༔ ? རྣ་རྟའི་མིང་།
ཨ་ཡ་ཟླ སཾ༔ ཟླ་ཕྱི་ཨ་ཡ་ལ་སྟོས།
ཨ་ཡི་ཕིང སཾ༔ ཐུར་ཆགས་ནས་ཨ་ཕིས་མ་ཟེར། དོན་དུ་མེ་ཏོག་གང་ལའི་ཁུ་བཅུད་རྩོལ་བཞིན་བླངས་ནས་བསགས་པ་དེ་ཡིན། རྒྱ་རྒྱུས་ཀྱིས་སྤྲོབས་བསྐྱེད་པར་སྨན་བརྒྱུད་ནས་གསུངས། སོ་མ་སེ་ཏྲ་ཡང་ཟེར།
ཨ་ཡུ་ཕུ་ཥྤ སཾ༔ སྲོག་གི་མེ་ཏོག་སྐྱེ་དོམ་མཁྲིས་ཀྱི་མིང་།
ཨ་རི་མི སཾ༔ ཚོལ་སྨྲ་སྐྱེ་སེང་ལྡེང་གི་མིང་།
ཨ་རི་ཏ་ར རྒྱ་ནག་པས་ཕི་ཕི་ལིང་གི་མིང་དུ་བཤད།
ཨ་རུ་རམ་རྒྱལ བསྟན་བཅོས་ཀུན་ནས་སྨན་གྱི་རྒྱལ་པོར་གསུངས་ཤིང་། ཨ་རུའི་ནང་ན་ཨ་རུ་ཡོད་པར་བཤད། དབྱིབས་ཀུ་པའི་མཐུག་འདྲ་ལ། འདི་འཆང་བས་ནད་ཀུན་གསལ་ཞིང་། བཀྲ་ཤིས་པ་དང་དོན་འགྲུབ་པ་སོགས་བསམ་གྱི་མི་ཁྱབ་པར་གསུངས།

**ཨ་རུ་ར** སཾ༔ སྨན་གྱི་རྒྱལ་པོ་ཨ་རུ་ར་ནི། ལོ་རྒྱུས་ལྟར་ན་ཚངས་པའི་ཞལ་ནས་… བདུད་རྩི་སར་ལྷུངས་པས་སྐྱེ་བ་དང་། རི་བོ་སྤོས་ངད་ལྡན་དང་རྣམ་སྲས་ཀྱི་གཞལ་མེད་ཁང་གི་འདབ་སོགས་སུ་ཡོད་པར་བཤད་པའི་སྤྱིར་བཏང་གི་ལོ་རྒྱུས་དང་། རིགས་ཨ་རུ་ར་རྣམ་རྒྱལ། ཨ་རུ་ར་འཇིགས་མེད། ཤ་མཐུག སྐེམ་པོ། སྲུབ་མང་བཅས་ལྔ་ལས། རྣམ་རྒྱལ་ནི་ལྷ་ཡུལ་ལས་མི་ཡུལ་དུ་ཆེས་དཀོན། གཞན་བཞི་ནི་རྒྱ་གར་དུ་མང་། ཨ་རུ་རྣམ་རྒྱལ་ལ། རོ་དྲུག ནུས་པ་བརྒྱད། ཞུ་རྗེས་གསུམ། ཡོན་ཏན་བཅུ་བདུན་ཚང་བར་བཤད། དེ་ཡང་རྗེ་ཛྷ་སུ་མིས། ཨ་རུ་རྣམ་པར་རྒྱལ་བ་ནི། ཀུ་བའི་མཐུག་འདྲ་ཁྱད་པར་དུ། བཀྲིས་དོན་ཀུན་འགྲུབ་ཅེས་པ། ཨ་རུའི་ནང་ན་ཨ་རུ་ཡོད། ཅེས་ཁྱད་ཆོས་དང་ལྡན་ཞིང་ཡོན་ཏན་བསམ་གྱི་མི་ཁྱབ། སྤྱིར་… བཏང་ཨ་རུ་ར་ལ་ཡང་རྩེ་དང་མཐུག ནང་དང་ཕྱི་ཤ་དམར་སོགས་ཀྱི་ནུས་པའི་ཁྱད་པར་ཡོད་པ་ཞིབ་ཁྲིད་ནས་བཤད། གཞན་རྣམས་སོ་སོར་གཟིགས།

**ཨ་རོ་ཏ་ཊིཥྐ** སཾ༔ ཨ་རུ་མཆུ་སྐྱུང་གི་མིང་།

**ཨ་ལ་གྲྀ** སཾ༔ རྒྱ་ཆོས་ཀྱི་མིང་།

**ཨ་ལ་སྦུ་ཁ** སཾ༔ མཛོ་མོ་ཤིང་གི་མིང་།

**ཨ་ལུ** སཾ༔ ? དྭ་བའི་མིང་།

**ཨ་ལ་ཀྟ** སཾ༔ སྐྱེས་པ་གདོང་བཏགས་བྲག་ལ་སྐྱེས་པ་དེའི་མིང་ཡིན་ཟེར།

**ཨཿཤྭ་ཀཱ་ར** སཾ༔ བཙོ་བཀྲུའི་སྐབས་སུ་དགོས་སྤྲ་རྣ་གསེབ་སྤོ་ནག་གི་གཅེན།

**ཨཿཤྭ་གནྡྷ** སཾ༔ རྩ་བ་ཐང་ཁྲིམ་འདྲ་ཞིང་ལོ་མ་ལ་འཕྱུར་རྩེ་ཡོད་པ། སྡོང་པོ་ཚིགས་མང་ལ་མེ་ཏོག་དམར་པོ་འཆར། འདིའི་ལོ་མའི་དབྱིབས་ཐང་ཁྲིམ་དང་འདྲ་བས་ཐང་ཁྲིམ་ཀྱི་ཚ་བོར་བཤད། རིགས་གསུམ་ལས་ཐ་མའི་མིང་ལ་ཐང་ཞོར་ཟེར། རོ་མངར་ལ་ཚ། ནུས་པ་དྲོ་ཞིང་སྨོམས་པས་རོ་ཙ་བ་དང་། སྨད་གྲང་རྐུ་སེར་སེལ་ནུས།

**ཨཤྲ་ཏ་ར** སཾ༔ སྐྱོང་ཚེར་ནག་པོའམ་སྐྱང་ཚེར་ནག་པོའི་མིང་།

**ཨ་ས** ཟན་དྲོན་གྱི་མིང་།

ཨ་ས་ལ སཾ༔ དབྱི་མོང་གི་མིང་།

ཨ་སུ་ར་རུ་དྷི་ར སཾ༔ བོད་སྐད་དུ་ལྷ་མིན་ཁྲག་སྐྱེ། སྔོག་སྐྱུའི་མིང་།

ཨཤྭ་བ་ལི སཾ༔ མ་སྨོས་པས་ཧེ་ཙེ་ཧུ་ཀའི་མིང་།

ཨཤྭ་ཏྠ་པ སཾ༔ མིའི་སྨྲ་མ་བུ་སྐྱེ་པ་ལ་ལ་ཕྱུང་གྱི་མིང་།

ཨ་ག་ཏ་ཨུ་ཏྲ་ཀ སཾ༔ ཆུ་ཚན་གྱི་མིང་།

ཨང་ག་པུ་ཎ སཾ༔ ཆུ་ཚན་གྱི་མིང་།

ཨན་ཆེན ཕྲུག་མའི་མིང་།

ཨ་སྨ་ལི སཾ༔ སྙིང་ཚོ་ཤའི་མིང་།

ཨ་མ་བི་སྨྲ་མ་ཆེན སྐྱུ་རུ་རའི་མིང་།

ཨ་སྨྲི་ཡ སཾ༔ དཀྲིག་གི་མིང་།

ཨ་རྐ སཾ༔ ཤེལ་གྱི་མིང་།

ཨ་ར་སྐྲ ཤང་མའི་སྡོང་པོ་འདྲ་ཞིང་། ཡང་ལ་གསོབ། རིགས་ཨ་གར་འབའ་ཞིག་དང་། ཕུར་གཟུགས་མ། སྐྱ་ཆེན་གསུམ་སྐྱེ་རིམ་པས་དམན་ཞིང་། ནུས་པ་སྤྱི་བཤད་དང་འདྲ་ཡང་དེའི་ནང་ནས་ལྷེ་བར་བཤད།

ཨ་ར་ནག ཤོག་ཤིང་འབྲོང་གི་རྩ་འདྲ་ལ་ལྷག་ཅིང་མཁྲེགས་པ། བསྲེགས་ན་རོ་མེད་འཇུ། དྲི་ཞིམ་པ་ཡོད། ཁྲག་ཤས་ཀྱང་ཡོད། རོ་ཁ་ཚ། ནུས་པ་རྡོ་འཇམ་རླུང་ལ་སྨན་པས་སྙིང་སྲོག་གི་ཚ་བ་སེལ། རིགས་གསུམ་ལས་ལྷེ་བར་བཤད།

ཨ་ར་དམར ཨ་ག་རུ་དམར་པོའི་མིང་།

ཨཪྒྱ་ཀ སཾ༔ ལྷམ་འབྲུའི་མིང་།

ཨཤྲུ་བེ་ཏ སཾ༔ ལི་ག་དུར་གྱི་མིང་།

ཨིནྡྲ་ཀ་ར སཾ༔ དབང་ལག་གི་མིང་།

ཨིནྡྲ་ཛ་བ སཾ༔ དབང་པོའི་ས་བོན་ཏེ་དུག་མོ་ཉུང་གི་མིང་།

ཨིནྡྲ་ནཱི་ལ སཾཿ དབང་སྔོན་ནེར། རིན་པོ་ཆེ་ཨིནྡྲ་ནཱི་ལ། ནཱི་མ་ལ། ཀ་ཀ་ནཱི་ལ་སོགས་···
རིགས་མང་། གང་ཡང་ནུས་པ། ཨིན་དྲ་ནི་ལས་ནད་ཀུན་མ་ལུས་སེལ། ཞེས་སོ།

ཨིནྡྲ་པ་ཏི སཾཿ དབང་པོ་ལག་པའི་མིང་།

ཨིནྡྲ་ཡ་ན སཾཿ ཤང་དྲིལ་གྱི་མིང་།

ཨིནྡྲ་ཡ་བཾ སཾཿ དབང་པོའི་ནས་ཏེ་དུག་མོ་ཉུང་། འདི་སྔོན་བརྒྱ་བྱིན་གྱིས་ནས་ཀྱི་ས་བོན་···
ལ་སྨོན་ལམ་བཏབ་པ་ལས་འབྱུང་བར་བཤད།

ཨིནྡྲ་བཞི སྨུག་ཆུང་། བོང་དཀར། ག་དུར། ཐ་ལི་ཀ་བཅས་བཞི་ལ་ཟེར།

ཨུགྲ་གནྡྷ སཾཿ དྲག་ཤུལ་དྲི་སྟེ་ལ་ལ་ཕུད་ཀྱི་མིང་།

ཨུ་དུམྦ སཾཿ ཟངས་ཀྱི་མིང་།

ཨུ་པ་ལ་བེ་ཏ སཾཿ ལི་ག་དུར་གྱི་མིང་།

ཨུ་མའི་མངལ་བྲག བྲག་ཞུན་གྱི་གབ་མིང་།

ཨུ་ལུ་ཁ་ལ སཾཿ གུ་གུལ་གྱི་མིང་།

ཨུ་ལུགས དཔྱལ་ཤའི་མིང་།

ཨུ་ཥ་ཎ སཾཿ སྲིག་བྱེད་དེ་པི་པི་ལིང་གི་མིང་།

ཨུ་ཤཱི་ར སཾཿ པུ་ཤེལ་རྩེའི་མིང་།

ཨུག་ཆོས རིགས་གཉིས་ཡོད་པ་མི་རྟག་དམར་པོ་དང་དཀར་པོས་དབྱེ། དེ་ཡང་དམར་པོ···
བྲག་དང་གཡའ། དཀར་པོ་བྱེ་ཤག་ལྟ་བུར་སྐྱེས་པ་ལོ་མ་སར་འགྱུར་བ་ལ་སག་རིས་ཅན། མི་རྟག་བྱུ་རུ་
ལྟར་དམར་པོ། གང་བུ་མཛེ་མོའི་རྣ་ལྟར་གུག་པ། འཕྲས་བུ་ནག་སྨུག་དྲག་ཆུང་དབྱིབས་འདྲ་བར་ཡོད་
པར་བཤད། རིགས་སེར་པོ་ཞིག་ཡོད་པ་ཡང་བཤད། དམར་པོའི་གང་བུ་ལ་མཛེ་མོ་རོག་རོག་ཀྱང་
ཟེར། གང་ཡང་རོ་ཁ་ལ་མངར། རང་བཞིན་སྙོམས། དམར་པོའི་རྩ་བས། རྣ་བའི་ནད་སེལ།
ཁོག་པ་སྦྲོས་པ་སྦྱོང་། གླང་འཐབ་ཀྱི་ན་བྲུགས་གཅོག མི་རྟག་གིས་རྒྱུ་སེར་གྱི་རིགས་རྣམ་ལྔ་སྐེམ།
འཕྲས་བུས། རྣ་བའི་ནད་སེལ། ན་བྲུག་གཅོག འོན་པའང་སེལ་ཐུབ།

**ཨུཏྤལ** སྔ༔ བསིལ་ཞིང་རི་མཐོའི་ཁ་བྱང་ལྗོངས་སུ་སྐྱེས་པ་རྩ་བ་རྐང་གཅིག་ལ་ལོ་མ་ལྗང་སྐྱ་རྩེ་ཟླུམ་ཀུན་ལ་སྤུ་ཆུང་ཅན་ཡོད། མེ་ཏོག་རྒྱ་མིན་འདྲ་ཞིང་གེ་སར་རིང་ལ་ཟེའུ་… འབྲུ་ཟླུམ་ཟླུམ། གང་བུ་ཆེ་ཆུང་མཐེའུ་ཆུང་ཙམ་ནག་ཤུས་ཆེ་བ་ལ་ནང་དུ་འབྲུ་ནག་ཞིབ་ཆུང་ཆུང་གིས་གང་བ་ཅན་འདི་ལ་རིགས་སམ་མེ་ཏོག་གིས་དབྱེ་བས་དཀར་པོས་བད་སྨྱུང་། དམར་པོས་ཁྲག་འཇོམས། སེར་པོས་བད་ཀན་སྐྱུགས། སྔོན་པོས་ཚད་མཁྲིས་འཇོམས། རྒྱང་སེལ་དུ་བཤད་པའི་ཨུཏྤལ་སྔོན་པོ་རོ་མངར་ལ་བསྐ། རང་བཞིན་བསིལ། གློ་བ་དང་མཆིན་པའི་ཚད་པ་སེལ། ཚ་རྒྱུ་དང་འཕམ་རྒྱུར་ཕན། ཚ་བའི་ནད་རིགས་ལ་ཡང་ཕན།

**ཨུཏྤལ་དཀར་པོ** ཨུཏྤལ་དཀར་པོ་དངོས་དང་སྤང་རྒྱན་དཀར་པོ་ལ་ཡང་འཇུག

**ཨུཏྤལ་གེ་སར** ཨུཏྤལ་དངོས་ཀྱི་གེ་སར་དང་། ནཱ་ག་གེ་སར་གྱི་མིང་གཉིས་ཀར་འཇུག

**ཨུཏྤལ་རལ་གྲི་མ** མེ་ཏོག་ལུག་མིག་གི་མིང་།

**ཨུཏྤལ་སེར་པོ** སྐྱེ་དབྱིབས་ཨུཏྤལ་སྔོན་པོ་དང་འདྲ་ཡང་སྡོང་པོ་ཁོང་སྟོང་ དར་མ་དང་མེ་ཏོག་སོ་སོར་གྱེས་པས་ལྷམ་ལས་རིང་སྡོམ་ཆེ་ཞིང་དྲི་དྲུགས། ལྷང་ཕྱོག་སེར་པོ… ཡང་ཐེར། རོ་མངར་ལ་བསྐ། རང་བཞིན་བསིལ། གློ་བ་དང་མཆིན་པའི་ཚད་པ་སེལ། མ་ཟུ་པོ་ནད་སོགས་བད་ཀན་གྱི་ནད་རྣམས་སྐྱུགས་ནུས་སོ།

**ཨུ་མ་དེ་ཝ** སྔ༔ ཤུ་ཐིའི་གབ་མིང་སྟེ། འབྱུང་ཁུངས་ལོ་རྒྱུས་ལྟར་ན་རྒྱ་མཚོ་སྦྱབ་དུས་དུག་བྱུང་བ་ཚངས་པས་གཟིར་བས་དངུལ་ཆུ་སོགས་རྒྱུ་བ་དང་མི་རྒྱུ་བའི་དུག་ཏུ་འཐིམ། དུག་གི་བཙན་མོས་ནང་དབྱེན་བྱས་ནས་དངུལ་ཆུ་དྲང་སྲོང་གིས་དཀྲིགས་ཏེ་བཀུས་སྦྱང་གིས་བདུད་རྩིར་གྱུར་པ་དང་། བཙན་མོ་ཤུ་ཐེར་གྱུར་པར་བཤད། ཡང་དངུལ་ཆུ་དབང་ཕྱུག་ཆེན་པོའི་ཐིག་ལེ་ཡིན་པའི་ལོ་རྒྱུས་ལྟར་ན། ཤུ་ཐེ་ལ་ཨུ་མ་དེ་ཝི་སྦྱར་སྐྲམ་མོ།

**ཨེ་ཏ་ཀྲི** སྔ༔ བདེ་བའི་འབྲས་བུ་སྟེ་དུག་མོ་ཉུང་གི་མིང་།

**ཨེ་ར་ཎྜ** སྔ༔ དན་རོག་གི་མིང་།

**ཨེ་ལ** སྔ༔ ཨ་སྨུའི་གབ་མིང་།

ཨེ་ལ་ཕྲ་མོ སུག་སྨེལ་གྱི་མིང་།
ཨེ་ལ་སྦྲུམ་པ སྒྲོའི་སུག་སྨེལ་གྱི་མིང་།
ཨེ་ལ་ཛྫི སྔོ༔ སུག་སྨེལ་གྱི་མིང་།
ཨོ་ཏི སྔོ༔ ཐལ་དཀར་རྡོ་རྗེའི་མིང་།
ཨོ་པ་ཤི་རང སྔོ༔ ཐ་རམ་གྱི་མིང་།
ཨོ་ས་ར་ཡང་ཀྲུ སྔོ༔ ཀྱུ་ཚན་གྱི་མིང་།

www.ingramcontent.com/pod-product-compliance
Lightning Source LLC
LaVergne TN
LVHW050855200726
843508LV00011B/2022
* 9 7 8 2 9 7 0 1 4 6 4 1 4 *